D1730867

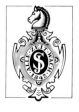

Hannes Schoberth

Orthopädie
des
Sitzens

Mit 154 Abbildungen
in 234 Einzeldarstellungen

Springer-Verlag
Berlin Heidelberg New York
London Paris Tokyo

Prof. Dr. Hannes Schoberth
Ostseeklinik Damp, D-2235 Damp 2

Umschlagabbildung
Amenophis IV (Echnaton), Kalksteinrelief aus Amarna, 18. Dynastie um 1350 v. Chr.

ISBN 3-540-50409-5 Springer-Verlag Berlin Heidelberg New York
ISBN 0-387-50409-5 Springer-Verlag New York Berlin Heidelberg

CIP-Titelaufnahme der Deutschen Bibliothek
Schoberth, Hannes: Orthopädie des Sitzens / Hannes Schoberth. –
Berlin ; Heidelberg ; New York ; London ; Paris ; Tokyo : Springer, 1989
ISBN 3-540-50409-5 (Berlin . . .) Gb.
ISBN 0-387-50409-5 (New York . . .) Gb.

Gesamtherstellung: Appl, Wemding
2121/3130-543210 – Gedruckt auf säurefreiem Papier

Vorwort

In der Bundesrepublik Deutschland steigt die Zahl der Menschen, die einer sitzenden Beschäftigung nachgehen, ständig an. Nach neuesten Erhebungen ist die Zahl der Sitzberufler bis 1987 auf 16 von ca. 25,7 Mill. Erwerbstätigen angestiegen. Die Arbeit am Bildschirm, aber auch am Fließband verlangt oft über längere Zeit eine monotone Haltung. Dies führt nicht nur zu den seit Jahrzehnten bekannten Kreuzschmerzen, sondern vermehrt auch zu Beschwerden im Nacken- und Hinterhauptbereich. Für sie spielen vertebragene Ursachen im Sinne zervikaler Bandscheibenschäden ursächlich eine untergeordnete Rolle. Anstelle der Osteochondrose der Halswirbelsäule müssen vielmehr die muskulären Überlastungen und die Insertionstendopathien beachtet werden. Sie entstehen durch Zwangshaltungen, aber auch durch den Leistungsdruck, den uns Technik und Arbeitsabläufe aufzwingen. Sitzschäden gewinnen deshalb in der Krankenstatistik zunehmend an Bedeutung. Ihre Behandlung ist oft langwierig und verschlingt nicht unwesentliche Summen unseres Gesundheitsetats.

Weil die Zwangshaltungen eine wesentliche Rolle in der Pathogenese spielen, müssen wir der Prävention besonderes Interesse schenken. Hier sind Ärzte und Konstrukteure von Sitzmöbeln gleichermaßen angesprochen. Aber auch die Fahrzeugindustrie muß ihren Beitrag leisten. Wer gezwungen ist, häufiger lange Nonstop-Flüge zu unternehmen, dem ist die Unbequemlichkeit der Flugzeugsitze sattsam bekannt. Umfangreiche Untersuchungen über die Physiologie und Pathologie des Sitzens haben hier in den letzten Jahrzehnten neue Erkenntnisse gebracht. Dabei ist die Sorge um die Entlastung der Schulter-Nacken-Region mehr und mehr in den Vordergrund getreten. Das Problem läßt sich vom Stuhl her allein sicher nicht lösen, dazu ist das soziale Umfeld im weitesten Sinne zu wichtig. Wenn aber grundsätzliche physiologische Voraussetzungen nicht geschaffen sind, müssen alle Versuche zur Verbesserung der Arbeitsbedingungen Stückwerk bleiben.

Die vorliegende Monographie will die Prinzipien der Orthopädie des Sitzens darlegen und die resultierenden Forderungen für die Konstruktion von Sitzmöbeln begründen. Sie wendet sich an den Mediziner gleichermaßen wie an den Designer und Hersteller. Schließlich will sie Orientierungshilfen geben für den Benutzer und die beschaffenden Institutionen. Das Ziel ist es, eine Brücke zu schlagen von der Theorie zur Praxis, um auf diese Weise einen Beitrag zur Humanisierung der Arbeitswelt zu liefern.

Die Erstellung dieser Monographie wäre nicht denkbar, ohne das Engagement meiner Mitarbeiter an der Ostseeklinik in Damp. Mein spezieller Dank gilt Frau U. Struck vom Fotolabor der Klinik sowie den Mitarbeitern der AWM-Agentur in

Köln. Bei der Gestaltung von Abbildungen hat Herr Gerd Schönenberg außerordentliches zeichnerisches Geschick bewiesen. Dafür möchte ich mich bei ihm besonders bedanken. Bei der Anfertigung des Manuskriptes hat mich in allen Phasen Frau G. Schleyer hervorragend unterstützt. Sie war mir auch bei der Erstellung des Literaturverzeichnisses und beim Korrekturlesen behilflich. Hier schulde ich auch Herrn H.-H. Mertens besonderen Dank.

Von großer Bedeutung war für mich die langjährige Unterstützung durch die Firma Drabert in Minden, an ihrer Spitze Herr Rolf Selling, die es mir ermöglicht haben, die theoretischen Erkenntnisse alsbald in die Praxis umzusetzen. So konnte ich die Resultate wissenschaftlicher Forschung in ihren Auswirkungen im Alltag der Arbeitswelt studieren und daraus Folgerungen ziehen.

Damp, Frühjahr 1989   H. SCHOBERTH

Inhaltsverzeichnis

1 Phylogenetische Entwicklung des Sitzens

Die sitzende Körperhaltung ist keine Errungenschaft des Menschen. Ähnliche oder gleiche Positionen werden nicht selten im Tierreich beobachtet. Dabei handelt es sich um Körperhaltungen, die zum Ausruhen, u. U. zum Schlafen eingenommen werden. Aber auch als „Arbeitshaltung", z. B. zur Erspähung der Beute, zum Zerlegen von Fanggut, kommt das Sitzen vor. Analysiert man die Position aber genauer, so fallen grundsätzliche Unterschiede auf. Es ist darum notwendig, das Sitzen gegen andere, ähnlich scheinende Haltungen abzugrenzen.

Das entscheidende Merkmal des Sitzens besteht darin, daß die Rumpflast über das Becken dem Gesäß mit den Knochenvorsprüngen, mehr aber noch mit den Weichteilen direkt, d. h. unter Ausschaltung der Beckengliedmaßen, auf die Unterlage übertragen wird. Die Beine werden dabei entweder überhaupt nicht belastet oder nehmen nur einen unwesentlichen Teil der Rumpflast auf. Voraussetzung ist dann, daß die Füße dem Boden aufgesetzt sind. Am eindrucksvollsten imponiert die sitzende Haltung, wenn die Beine vom Vorderrand des Sitzbretts frei herabbaumeln.

Das Sitzen ist grundsätzlich von dem nach dem äußeren Aspekt verwandten Hocken zu unterscheiden. Beim Hocken wird das Körpergewicht von den Füßen bzw. von den Zehen aufgenommen, die Hüft- und Kniegelenke geraten dann in maximale Flexion. Auch beim Menschen sind solche Positionen bekannt und nicht nur als kultische Haltung verbreitet. Letztere ist vor allem in Ostasien zu beobachten. Im Gegensatz zum Hocken wird hier eine Position eingenommen, in der die Rumpflast über die Gesäßpartien, die Unterschenkel bzw. die Fersen weitergegeben wird. Dabei fällt die totale Rundung des Rückens auf. Offensichtlich ist diese Umkrümmung der Lendenbiegung mit dem Gefühl der Entlastung verbunden.

1.1 Entwicklung des Beckengürtels

Die Entwicklung eines Schulter- und Beckengürtels ist ein Früherwerb der landbewohnenden Wirbeltiere. Der überwiegende Aufenthalt im Medium Luft auf dem Festlande macht es erforderlich, die Extremitäten auch skelettal mit dem Achsenstab Wirbelsäule zu verbinden. Besondere Bedeutung kommt dabei aus biomechanischen Gründen den hinteren Extremitäten zu. Sie haben den zur Fortbewegung notwendigen Schub zu leisten und die aufgebrachte Kraft auf den Rumpf zu übertragen. Schon bei den höheren Fischen findet sich eine Querverbindung der beiden Bauchflossen. Aus ihr geht im Laufe der phylogenetischen Entwicklung die

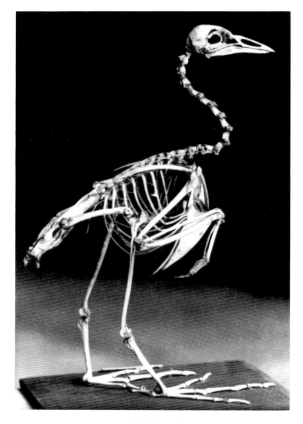

Abbildung 1
Vogelskelett (Fulica atra). Zwischen Rumpf und Schwanzwirbelsäule
erkennt man das mächtige Os sacrum

Pars ischiopubica des Hüftbeins hervor. Beim Landbewohner ergibt sich die Notwendigkeit, dieses Querstück fest mit der Wirbelsäule zu verbinden. Das kann knöchern erfolgen, häufig ist aber zwischen den Hüftbeinen und der Wirbelsäule eine Amphiarthrose, das für die Stoßdämpfung bei dynamischer Belastung so wichtige Iliosakralgelenk. Zu diesem Zweck muß zwischen Pars ischiopubica und Wirbelsäule ein Knochen eingeschaltet sein. Diese Funktion erfüllt die Pars iliaca. Bei den Amphibien findet erstmals ein solcher Kontakt zwischen Beckengürtel und Wirbelsäule statt. Die knöcherne Brücke bildet eine zunächst noch sehr bewegliche Sakralrippe. Bei den Reptilien ist sie, der vermehrten statischen Beanspruchung Rechnung tragend, bereits ossär mit den Wirbelkörpern verbunden. Damit erfährt nun aber auch das Verbindungsstück am Achsenstab eine formale Umgestaltung. Hier wäre es unzweckmäßig, die vorhandenen, segmental gegliederten Wirbelabschnitte in der ursprünglichen Form beizubehalten. Zwischen Rumpf und Schwanzwirbelsäule wird ein besonderer Skelettabschnitt eingeschaltet, der Sakralteil, der die hinteren Extremitäten funktionell wirksam werden läßt.

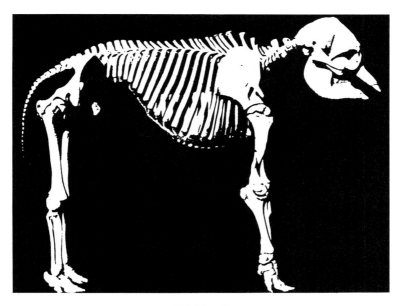

Abbildung 2
Skelett eines Elefanten. Beachtenswert sind die gestreckten Knie- und Ellbogengelenke.
(Aus Kummer 1959)

Bei den Amphibien ist in der Regel nur ein Sakralwirbel vorhanden. Mit der Zunahme des Körpergewichts wird das Verbindungteil kräftiger ausgebildet. Das geschieht durch Einbeziehung mehrerer Wirbel in den Sakralteil. Die Zahl schwankt beim Vierfüßler zwischen 2 und 6 (Braus 1954). Im Interesse ihrer statischen Aufgaben werden die einzelnen Wirbel im Laufe der kindlichen Entwicklung knöchern verbunden. Sie verschmelzen zu einem beim erwachsenen Individuum nicht mehr in einzelne Segmente aufzugliedernden, einheitlichen Knochen, dem Kreuzbein. Die Vögel, die wie der höher entwickelte Affe und der Mensch auf zwei Beinen stehen, besitzen ein besonders mächtig ausgebildetes Sakrum. Mit ihm sind die Hüftbeine knöchern fest verbunden (Abb. 1). Auch die dorsale Verbindung mit der Wirbelsäule ist im allgemeinen sehr fest. So können die beiden Ossa ilia dorsal miteinander verwachsen sein. Sie geben dann zusätzliche Festigkeit, was für die Stabilität des Skeletts beim Fliegen von Bedeutung ist. Ventral ist demgegenüber keine Festigkeit erforderlich. Der Beckenschluß wird häufig vermißt, und es fehlt die Symphyse. So ist genügend Raum für das Passieren der im Verhältnis zum Körperbau sehr großen Eier. Diese könnten einen engen Knochenring gar nicht durchlaufen.

Das Spaltbecken, das bei den Vögeln physiologischerweise vorhanden ist und das auch bei manchen Säugern, z.B. beim Maulwurf und vielen Fledermäusen anzutreffen ist, kommt auch beim Menschen als Hemmungsmißbildung vor. Mit dieser Fehlbildung ist häufig auch eine Blasenektopie verbunden, so daß insgesamt das Ausmaß der Fehlentwicklung erheblich ist. Demgegenüber kommt es

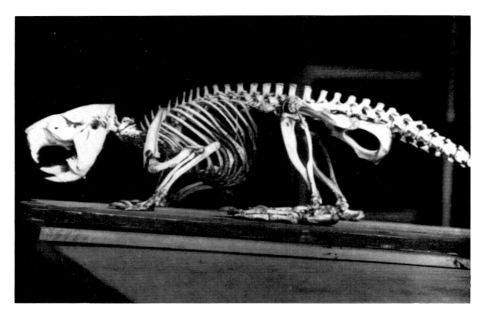

Abbildung 3
Skelett des Bibers. Das Hüftbein ist langgestreckt und liegt fast parallel der Wirbelsäule an

kaum zu Veränderungen im Bereich der Hüftgelenke. Die Fortbewegungsfähigkeit
bleibt im allgemeinen erhalten. Der Gang ist ungestört, wenn auch die statischen
Beeinträchtigungen, vor allem der unteren Wirbelsäule, nicht zu übersehen sind.

Das Kernstück des Beckens ist die Hüftgelenkpfanne, die statisches und loko-
motorisches Übertragungsmittel (von Meyer 1867) wird. Je nach Betonung von
Statik oder Dynamik ändert sich die Form des Hüftbeins. Bei den schwerfälligen
Vierfüßlern, wie Elefant oder Nilpferd, aber auch beim Paarhufer ist es kräftig
ausgebildet und steht mehr senkrecht zur Wirbelsäule (Abb. 2). So ist berechtigt,
daß es als statisches Becken bezeichnet wird. Beim Fluchttier, z. B. beim Biber
(Abb. 3), kann es lang gestreckt sein und fast parallel der Wirbelsäule anliegen.
Hier zeigen sich die biomechanischen Einflüsse sehr deutlich.

An der Bildung der Hüftgelenkpfanne sind bekanntlich alle drei Knochen, die
das Os coxae bilden, beteiligt. Sie stoßen mit ihren Körpern im Hüftgelenk im
Pfannenbereich zusammen, während die Fortsätze radiär nach außen ziehen. Die
beiden Darmbeine sind durch ihren kranialen Anteil direkt mit dem Sakralteil der
Wirbelsäule verbunden. Hier entsteht das Iliosakralgelenk. Die Schambeine vereinigen sich bei den meisten Säugern zu einer Synchondrose, der Symphysis ossis
pubis, durch welche der knöcherne Beckenring ventral geschlossen wird. Der
Schluß ist nicht absolut fest, sondern gestattet Ausgleichbewegungen. Sie sind bei
einseitiger Beanspruchung, z. B. beim Springen auf einem Bein, von Bedeutung.
Bei bestimmten sportlichen Betätigungen, z. B. beim Fußballspielen, wirken sich
hier unter Umständen Mikrotraumen aus, so daß es zu einem Umbau im Bereich

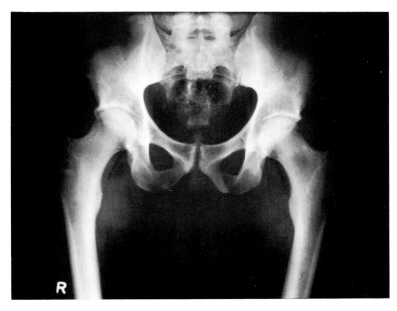

Abbildung 4
Aufgelockerte Symphyse bei einem Fußballspieler

der Symphyse kommen kann (Abb. 4). Diese klinische Beobachtung bestätigt die Tatsache, daß die Symphyse als federnde Dämpfungszone aufgefaßt werden muß.

Nach kaudal geht der absteigende Schambeinast in das Sitzbein über. Am Übergang findet sich beim Kind bis zum 8. Lebensjahr noch eine knorpelige Verbindung, die Synchondrosis ischiopubica. Sie verknöchert etwa um das 8. Lebensjahr, gelegentlich zeigen sich hier vorübergehend knorpelige Auftreibungen, die Schmerzen verursachen können. Das Sitzbein, das zusammen mit dem Schambein das Foramen obturatum bildet, zeigt am unteren Ende eine kräftig ausgebildete, bumerangförmig gebogene Knochenleiste. Es handelt sich um den Sitzbeinhöcker, das Tuber ossis ischii. Der Sitzbeinhöcker dient beim Vierfüßler als Ursprungsort für zum Teil kräftig entwickelte Extremitätenmuskeln. Er hat keine statische Aufgabe. Aus diesem Grunde divergieren die Tubera oft sehr erheblich, wie am Becken des Hundes deutlich zu sehen ist (Abb. 5). Beim anthropoiden Affen und beim Menschen bilden die Sitzbeinhöcker die eigentliche knöcherne Unterstützungsfläche für den Rumpf beim Sitzen. Diese Tatsache hat dem ganzen Knochen ja auch den Namen gegeben. Damit das Sitzbein seine Stützfunktion ausüben kann, wird es beim sitzenden Individuum möglichst so gedreht, daß der aufsteigende Sitzbeinast in die Vertikale kommt. Beim stehenden Menschen ist der vertikale Verlauf des Sitzbeines gesichert durch die Anspannung des kräftigen Lig. iliofemorale. Wenn beim stehenden Menschen das Becken maximal aufgerichtet wird, bildet der aufsteigende Sitzbeinast mit der Beinachse eine Linie. Man könnte auch sagen, beide Knochen stehen dann parallel. Damit ist die Streckbewegung in den

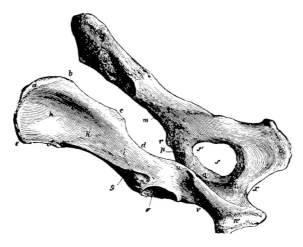

Abbildung 5
Becken des Hundes. Die Tubera ossis ischii divergieren erheblich.
(Aus Ellenberger-Baum 1943)

Hüftgelenken im Stehen endgültig begrenzt. Im allgemeinen wird aber eine gewisse Neigung beobachtet, was der sog. physiologischen Inklination entspricht. Darauf ist im Zusammenhang mit dem Sitzen nicht weiter einzugehen. Im Sitzen sind die Hüftgelenke bekanntlich gebeugt und damit die Fasern des Lig. iliofemorale entspannt. Der Sitzbeinhöcker ist zur Unterstützung des Rumpfes allein nicht geeignet, da er konvex gebogen ist. Aus diesem Grunde kommt den umgebenden Weichteilen eine große Bedeutung zu. Die Ausbildung der Sitzbeinhöcker als anatomische Voraussetzung für die sitzende Haltung ist bereits bei den höher entwikkelten Säugern, speziell bei den Primaten abgeschlossen.

1.2 Aufrichtung des Rumpfs

Bei den landbewohnenden Vertebraten bildet die Rumpfwirbelsäule einen zunächst nach dorsal konvex gekrümmten Stab. An ihrem kranialen Ende trägt sie den Schultergürtel. Im Gegensatz zum Beckengürtel ist der Schultergürtel praktisch mit der Wirbelsäule durch Verschmelzung oder durch Gelenke verbunden. Er wird nur durch Bänder und durch Muskulatur, besonders am Thorax, befestigt. Eine Ausnahme bildeten lediglich einige Flugsaurier. Die fast ausschließliche Befestigung des Schultergürtels am Rumpf wird beim Menschen vor allem bei der sitzenden Betätigung nicht selten zum Problem. Hier haben die Muskelzüge, die vom Hinterhaupt und von der Halswirbelsäule kommen, ggf. über lange Zeit hin statische Haltearbeit zu leisten.

 Die Körperlast des Quadrupeden ruht auf 4 mehr oder minder kräftigen Säulen, den Beinen. Durch die große Unterstützungsfläche wird eine stabile Gleichgewichtslage im Stehen garantiert. Das beruht auch darauf, daß der Rumpfschwerpunkt nahezu in der Mitte zwischen Vorder- und Hinterbeinen liegt (Abb. 6). Der

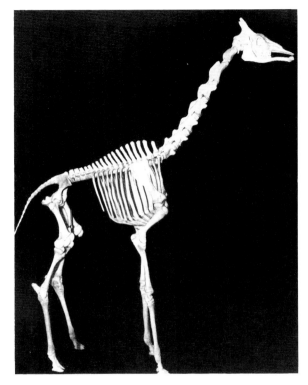

Abbildung 6
Skelett einer Giraffe. (Aus Kummer 1959)

Kopf wird von der sehr beweglichen Halswirbelsäule getragen. Diese ragt gewissermaßen als Stiel des Schädels am oberen kranialen Ende aus dem Rumpf hervor. Sie geht kontinuierlich in die Rumpfwirbelsäule über, zeigt aber eine deutliche Biegung. Je nach den Erfordernissen des Einzelindividuums kann die Halswirbelsäule nach allen Richtungen, vor allem aber auf- und abwärts bewegt werden. Besonders die Hebung nach oben ist für das Tier von großem Wert. So kann Ausschau nach der Beute gehalten werden, ohne daß Geräusche durch Tritte auftreten. Besonders wichtig ist die freie Exkursion des Kopfes zur Erkennung einer unmittelbaren Gefahr, z. B. Erspähung eines lauernden Feindes. Weil die Nahrung in der Regel mit dem Maul am Boden ergriffen werden muß, ist die Kyphosierung zur Senkung des Kopfes nicht weniger bedeutsam. In Ruhelage wird der Kopf meist in einer Mittelstellung, oft in Verlängerung des Rumpfs gehalten. Im Interesse der Ökonomisierung der Kräfte werden dabei ligamentäre, also passive Halte- und Trageorgane eingeschaltet. So kommt der Ausbildung des Nackenbandes große Bedeutung zu. Die Halswirbelsäule zeigt nicht selten bereits eine gegensinnige Krümmung im Vergleich zur Rumpfwirbelsäule. Die Lordose ist der früheste Aufrichtungsversuch in der phylogenetischen Entwicklung zum Stand.

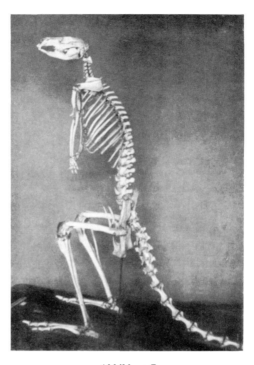

Abbildung 7
Skelett eines Känguruhs. Beine-, Becken- und Wirbelsäulenhaltung entsprechen der Haltung des
sitzenden Menschen. Dritter Unterstützungspunkt ist die kräftige Schwanzwirbelsäule

Das Ausspähen nach Beute oder die Erkundung des Geländes führen nicht
selten auch zur Aufrichtung des ganzen Rumpfs. Durch die Verlagerung der Körperlast auf die Hinterbeine werden die vorderen Extremitäten zum Ergreifen und
zum Festhalten der Nahrung frei. Die skelettale Verankerung der vorderen Extremitäten erlaubt eine mehr oder weniger große Exkursionsmöglichkeit. Bei den
Beuteltieren, Marsupialia, hat die aufgerichtete Position zur Verkümmerung der
vorderen Extremitäten geführt (Abb. 7). Die Stellung der Beine, des Beckens und
der Wirbelsäule sind beim Känguruh besonders interessant. Die Anordnung der
Skeletteile im Raum gleicht weitgehend der des sitzenden Menschen. Während
beim Menschen aber das Becken über die Sitzbeinhöcker direkten Kontakt mit
der Unterlage findet, belastet das Känguruh die Hüftgelenke und stützt sich
zusätzlich mit der stark entwickelten Schwanzwirbelsäule ab. Interessant ist, daß
das Känguruh bereits eine ausgeprägte Lendenlordose besitzt, die in ähnlicher
Weise auch bei der Giraffe anzutreffen ist.
    Durch eine Dressur ist es möglich, auch andere Vierbeiner wie Pferde, Hunde,
Katzen usw. für kurze oder längere Zeit zum Stehen auf 2 Beinen zu bewegen. Die
Gleichgewichtslage in dieser Haltung wird dadurch erreicht, daß der Körperschwerpunkt, der im Vierfüßlerstand weit kranial vor den Hüftgelenken liegt, nach
rückwärts und oben gebracht wird. Die Erhebung des Rumpfes durch Streckbewe-

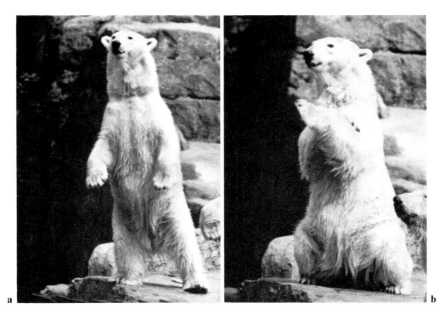

Abbildung 8 a, b
Eisbär in voller Aufrichtung und im Sitzen

gung in der Wirbelsäule spielt dabei ebenfalls eine Rolle. Im Gegensatz zum Menschen ist die Aufrichtung durch Streckung der Beine in den Hüften nicht relevant, da sie an den anatomischen Gegebenheiten scheitert. So bleibt für die Rückführung des Rumpfes nur die Beugung in den Gelenken der hinteren Extremität. Das Pferd, das in der Reitbahn oder in der hohen Schule seine Vorderhand erhebt, nähert aus diesem Grunde zunächst die Sitzbeine dem Boden. Aus dieser Haltung ist durch Streckung in den Kniegelenken und durch eine vermehrte Plantarflexion in den oberen Sprunggelenken eine völlige Erhebung möglich. Diese Haltung beobachtet man auch beim Erheben der Eisbären (Abb. 8). Weil aber diese Haltung nur mit erheblicher Arbeitsleistung der Beinmuskulatur möglich ist, sinkt das Tier alsbald wieder in seine Ruheposition zurück. Außer der Rückkehr in den Vierfüßlerstand ist theoretisch auch eine gegensinnige Bewegung des Rumpfs denkbar. Tatsächlich geschieht bei vielen Raubtieren, aber auch bei den Nagern, die Aufrichtung der Wirbelsäule und die Erhebung des Kopfes durch Senkung des Beckens. Hüft- und Kniegelenke sind dann maximal gebeugt. Der Fuß im anatomischen Sinne ist im Sprunggelenk extrem dorsalflektiert. In dieser Haltung, dem Hocken, kann das Tier über lange Zeit still verharren. Die Vorderbeine sind häufig noch als Stützpfeiler des Vorderrumpfs auf den Boden aufgestützt. Das zeigt sehr deutlich die bekannte Plastik der ägyptischen Katzengöttin Bastet

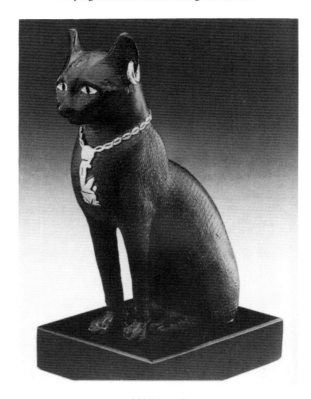

Abbildung 9
Bastet, die Katzengöttin, 26. Dynastie um 600 v. Chr. (Louvre, Paris)

(Abb. 9). Da die Vorderbeine aber nur noch einen geringen Teil der Rumpflast zu tragen haben, können sie leicht vorübergehend von der Unterlage gelöst werden. Diese Ruheposition gleicht äußerlich dem Sitzen. Wie man aus dem Röntgenbild eines sitzenden Hundes aber deutlich sehen kann, wird die Körperlast wie beim Stehen durch Vermittlung der Beingelenke dem Boden übertragen (Abb. 10). Anders verhält sich der Bär, der mitunter eine echte Sitzhaltung einnimmt, wie die Beobachtung im zoologischen Garten deutlich zeigt. Hier wird die Stufe als Sitz benutzt, die Streckhaltung der Beine und die Entlastung der Hüftgelenke sind unschwer zu erkennen (Abb. 11).

Die Erhebung vom Boden, deren erste Etappe die Lordosierung der Halswirbelsäule ist, wird erst vollkommen durch die Aufrichtung des Rumpfs. Sie beginnt häufig im kranialen Wirbelsäulenabschnitt. Die Streckhaltung kann sich dabei bis zur mittleren Brustwirbelsäule fortsetzen. Dieses Stadium ist bei den Halbaffen, die praktisch nie über längere Zeit als Zweifüßler laufen, erreicht (Abb. 12). Wegen der Fähigkeit, den Kopf aufrecht auf der Wirbelsäule zu balancieren, sind sie relativ leicht in der Lage, eine sitzende Haltung als Ruheposition einzunehmen. Dem Sitzen kommt, gerade beim Primaten, besondere Bedeutung zu. Das Baumleben

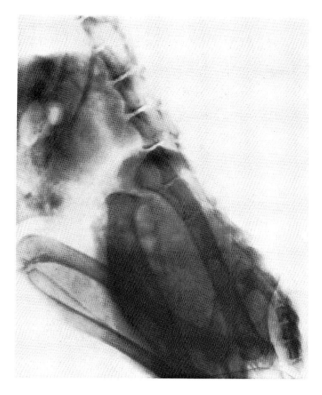

Abbildung 10
Röntgenbild eines hockenden Hundes. Die Wirbelsäule ist steilgestellt.
Die hinteren Extremitäten sind voll belastet

macht es nötig, die vorderen Extremitäten zu Greiforganen umzubilden. Dazu hat
auch das Schulterblatt in charakteristischer Weise eine Wanderung vollzogen. Es
wird nach dorsal auf den Brustkorb zurückgeführt und ist nun neben der Wirbelsäule plaziert. Die Körperlast muß beim Klettern und Springen fast ausschließlich
von den Schwanzgliedmaßen nach vorn geschnellt und geschoben werden. Diese
sind für die Bewegungsarbeit mit rasch reagierenden, dafür aber schnell ermüdenden Muskeln ausgestattet. Die Differenzierung von vorderer und hinterer Extremität, läßt erstere für die statische Haltearbeit zunehmend ungeeignet werden. Aus
diesem Grunde wird die Sitzposition auch als Dauerruhehaltung gewählt. Die
Tubera ossis ischii bilden den skelettalen Stützpunkt des Rumpfes, während die
Füße nur noch das Gewicht der Beine zu tragen haben, falls diese nicht frei hängen, was in der Natur nicht unbedingt häufig vorkommt. Damit die Sitzbeinhök-
ker ihrer statischen Arbeit gerecht werden können, erfahren sie jetzt eine formale
Umgestaltung (Abb. 13). Sie sind verbreitert und an ihrem oberen Ende zu einer
flächenhaften Knochenplatte ausgebildet. Diese stempelartige Verdickung ist von
einer derben Weichteilschwiele überzogen. Die Wirbelsäule zeigt, speziell bei den
niederen Affen, noch ganz die beim Quadrupeden vorherrschende Form. Ver-

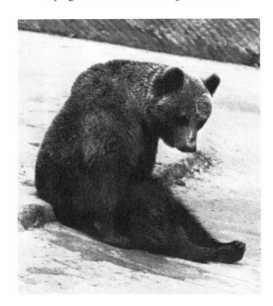

Abbildung 11
Sitzender Braunbär auf einer Stufe. Ausgestreckte Beine, die Hüftgelenke sind entlastet

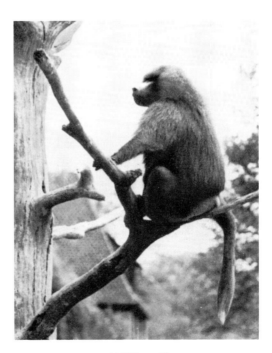

Abbildung 12
Sitzender Pavian. Die Rumpflast wird über die Sitzbeinhöcker übertragen.
Die Beine dienen als Gegenstütze

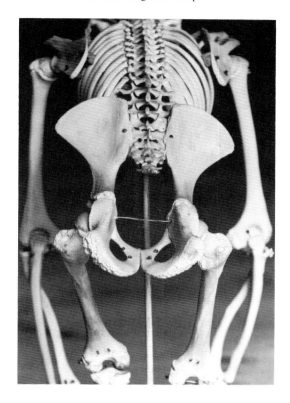

Abbildung 13
Knöchernes Becken eines Affen. Mächtig entwickelte und distal verbreiterte Sitzbeinhöcker

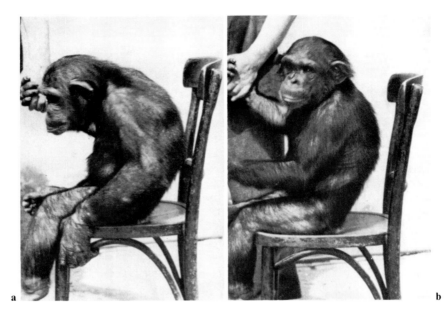

a   b

Abbildung 14a, b
Sitzender Schimpanse in lockerer (**a**) und aufrechter (**b**) Sitzhaltung

gleicht man das seitliche Röntgenbild eines Rhesusaffen mit dem eines Menschen, dann fällt vor allem das fehlende Promontorium sofort auf. Das Kreuzbein ist flach ausgestreckt und geht ohne wesentliche Knickbildung in die Lendenwirbelsäule über. Diese Verhältnisse sind auch beim Schimpansen noch anzutreffen. Er läßt in der Regel eine Lordose vermissen (Abb. 14).

Beim Sitzen bildet die Wirbelsäule des anthropoiden Affen einen kontinuierlichen kyphotischen Bogen, der beim Senken des Kopfs auch die Halswirbelsäule mit einbezieht. Durch aktive Anspannung der Rückenmuskulatur kann sich der höher entwickelte Affe aber etwas erheben und dabei die Wirbelsäulenkyphose abflachen. Vergleicht man die Sitzhaltungen von Affen und Menschen, findet man eine deutliche Übereinstimmung in Rückenform und Beinhaltung. Die starke Rundrückenbildung in erschlaffter Sitzposition ist beim Menschen nicht unbekannt und besonders bei Kindern häufig anzutreffen. Die Ähnlichkeit der Wirbelsäulenform beim Sitzen ist durch die gleichartige Stellung des Beckens auf der Sitzunterlage bedingt (Abb. 15).

Die aufrechte Haltung des Vierfüßlers unterscheidet sich vom Stehen des Menschen in erster Linie dadurch, daß die Kniegelenke gebeugt bleiben und die Rumpfwirbelsäule ihre kyphotische Form behält. In Wirklichkeit ist die Aufrichtung des Tieres also nichts anderes als eine Stellungsänderung des Rumpfs, worauf von Meyer bereits 1891 hingewiesen hat. Dadurch werden die Biegungen der Wirbelsäule nicht nennenswert verändert.

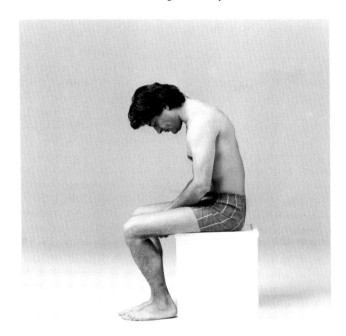

a

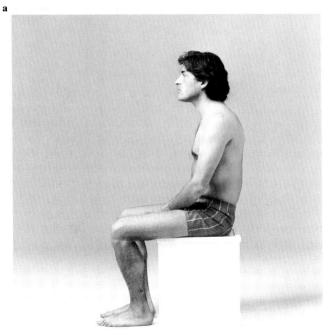

b

Abbildung 15a, b
Sitzender Mensch in lockerer (**a**) und aufrechter (**b**) Sitzhaltung

2 Anatomie und Ontogenese des Beckens und der Wirbelsäule

2.1 Anatomie des Beckens

Beim Studium des Säugerbeckens fällt die gleichartige Formung der unter der Hüftgelenkpfanne gelegenen Teile auf. Am eindrucksvollsten läßt sich diese Übereinstimmung demonstrieren, wenn man den Winkel vergleicht, den Sitz- und Schambein miteinander bilden (Abb. 16). Er ändert sich im Laufe der Evolution nicht wesentlich, wobei lediglich der Orang-Utan eine gewisse Ausnahme zu sein scheint.

Demgegenüber erfährt das Darmbein im Laufe der phylogenetischen Entwicklung eine grundlegende Umgestaltung. Beim Vierfüßler ist das Ilium schildförmig in der seitlichen Bauchwand so angelegt, daß es die Eingeweide schützt. Es dient außerdem der Verankerung der Bauchmuskulatur, welche den Inhalt der Leibeshöhle zu tragen hat. Beim Menschen ist das Hüftbein, durch den aufrechten Gang bedingt, teilweise zum Trageorgan für die Darmschlingen geworden. Aus diesem

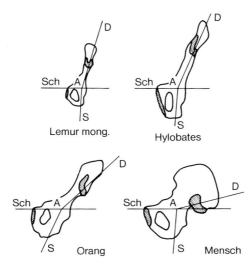

Abbildung 16
Entwicklung der Hüftbeinform vom Halbaffen bis zum Menschen. Das Os coxae bei horizontalgestellter Schambeinachse von innen gesehen (Umzeichnung nach Weidenreich).
D Darmbeinachse, *S* Sitzbeinachse, *Sch* Schambeinachse, *A* Acetabulum

Grunde ist die Innenseite auch entsprechend gebogen. Das Ilium ist für seine Tragefunktion knöchern verändert und wird zu der charakteristischen breiten Schaufel. Durch diese Ausbildung ist beim Menschen die Bauchmuskulatur im Gegensatz zum Vierfüßler wesentlich entlastet. Sie ist aus diesem Grunde auch dünner angelegt und neigt zur Insuffizienz.

Im Laufe der Entwicklung dreht sich das Darmbein auf die Sitzbeinachse zu und verkleinert damit den Winkel zur Schambeinachse. Schambein- und Darmbeinachse bilden beim Gibbon, dem Hylobatiden, einen Winkel von ca. 65°. Wie Weidenreich mitgeteilt hat, verringert sich dieser Winkel beim Orang-Utan auf 45° und erreicht beim Menschen einen Wert von 20°. Gleichzeitig nimmt die Darmbeinschaufel erheblich an Masse zu. Die Drehung des Darmbeins gegen das kleine Becken zieht eine Reihe von Veränderungen nach sich, welche das menschliche Os coxae auszeichnen. Am Übergang zum Sitzbein entsteht eine Incisura ischiadica major, die beim anthropoiden Affen nur andeutungsweise vorhanden ist. Aus ihr wird unter Vermittlung eines kräftigen Bandes das Foramen ischiadicum majus, durch welche der birnenförmige Muskel, der M. piriformis, zieht. Unter ihm verläuft der Ischiasnerv. Diese Lagebeziehungen sind in der Medizin von großer Bedeutung. Mit der Drehung des Darmbeins ändert sich beim Menschen auch die Lagebeziehung des Kreuzbeins zum Becken, was zu der typischen Ausbildung des Iliosakralgelenks führt.

2.1.1 Kreuzbein – Os sacrum

Das Sakrum ist als Kontaktstelle zwischen dem Os coxae und der Wirbelsäule fest in den Beckenring einbezogen. Es ist also ein Teil der Wirbelsäule und zeigt deswegen den typischen Aufbau ihrer knöchernen Bauelemente, der Wirbel. Nach oben schließt sich der Lendenteil an, nach unten das Steißbein, das als Schwanzwirbelsäule bei vielen Tieren mächtig ausgebildet sein kann. Das Steißbein ist beim menschlichen Embryo von 4–12 mm Länge als echter Schwanz, der aus segmentierten Wirbeln besteht, angelegt. Dieser Schwanz bildet sich dann im Verlauf der weiteren Entwicklung bis auf 4–5 Segmente zurück, die mit der Spitze des Kreuzbeins in einer Synchondrosis sacrococcygea verbunden sind. Hier sind passive Bewegungen möglich, was für den Geburtsakt eine gewisse Rolle spielt. Die ursprüngliche Anlage als segmental gegliederter, beweglicher Schwanz macht das Steißbein störanfällig.

Die Kokzygodynie zeichnet sich durch eine mitunter hartnäckige Therapieresistenz aus. Die Beschwerden werden oft ausgelöst durch einen Sturz auf das Gesäß. Die heftigen Schmerzen wirken sich vor allem beim Sitzen aus. Während man früher geneigt war, in der Kokzygodynie eine psychosomatische Erkrankung zu sehen, haben neuere Untersuchungen in der Regel organische Veränderungen als Grund der oft hartnäckigen Beschwerden gefunden. Neben der traumatischen Schädigung kommen auslösend u. a. auch degenerative Erkrankungen der Lendenwirbelsäule oder Insertionstendopathien des M. coccygeus, des M. levator ani oder des M. piriformis in Frage.

Die Synchondrosis sacrococcygea wird dorsal durch zwei Bänder verstärkt, das Lig. sacrococcygeum dorsale superficiale und das Lig. sacrococcygeum dorsale profundum. Auch die Fasern des Lig. sacrotuberale, das vom Kreuzbein zum Sitzbeinhöcker verläuft, haben mit dem Steißbein Kontakt. Alle Bänder lassen die Steißbeinspitze frei. Hier heften sich meist unter Vermittlung eines Septum anococcygeum die Muskelbündel des M. sphincter ani externum an. Nach der Seite verlaufen jeweils die kaudalen Abschnitte des M. glutaeus maximus, darunter liegt der M. coccygeus. Die geschilderten Strukturen können beim Sitzen zum Problem werden, das gilt speziell bei ungünstiger Polsterung und alten, marantischen Patienten. Unter normalen Umständen kommt das Steißbein aber nicht direkt mit dem Sitz in Kontakt, so daß entsprechende Alterationen nicht auftreten.

Das Kreuzbein, Os sacrum, ist bei der Geburt aus 5 selbständigen Wirbeln zusammengesetzt, die durch Zwischenwirbelscheiben getrennt sind. Außerdem findet man wie an den anderen Wirbelsegmenten Gelenke und Bänder. Vor allem in der Verbindung zwischen dem 1. und dem 2. Kreuzbeinwirbel sind noch in der Mitte des 1. Lebensjahrzehnts ergiebige Bewegungen möglich. Man kann sie bei Funktionsaufnahmen unter Umständen auch röntgenologisch darstellen. Am Einzelwirbel finden sich Rippenrudimente, die mit Wirbelkörper und -bogen in Kontakt stehen. Sie bilden, nachdem sie mit den Querfortsätzen und auch untereinander synostosiert sind, die mächtigen Seitenabschnitte des Kreuzbeins, die Massae laterales. Diese stellen den Verbindungteil zum Hüftknochen, dem Os coxae dar. Die Gelenkfläche entsteht so aus der Verschmelzung der ersten drei Sakralrippen und dokumentiert die entwicklungsgeschichtliche Primitivanlage des Beckens. Es entwickelt sich bei höheren Fischen als Verbindung zwischen den Hinterflossen und der Wirbelsäule durch Umwandlung von Rippen. Die Verschmelzung der Sakralwirbel zu einem einheitlichen Knochen läßt an der Dorsalseite beidseits der Mittelleiste die Cristae sacralis laterales entstehen. Zwischen diesen liegen die Foramina sacralia dorsalia, durch welche Nervenfäden, nämlich die Rami dorsalis der Sakralnerven, austreten. Die Verknöcherung des Sakrums beginnt etwa mit 14 Jahren und ist individuell recht unterschiedlich bis spätestens zum 30. Lebensjahr beendet. Zugleich läuft auch die Ossifikation der Zwischenwirbelscheiben und des Intervertebralraums ab.

Morphologisch ist das Kreuzbein keilförmig gebaut. Es ist zunächst gestreckt und nimmt erst im Verlauf der weiteren Entwicklung eine mehr oder weniger starke Krümmung ein, so daß die Rückseite konvex, die pelvische Seite konkav ausgebildet wird. Die Deckplatte des 1. Sakralwirbels bildet die Basis ossis sacri. Sie zeigt eine ausgeprägte knöcherne Randleiste, in der eine Bandscheibe verankert ist. Der Bogen ist flach und umschließt einen dreieckig geformten Canalis sacralis. Während die unteren Gelenkfortsätze von S1 mit denen des 2. Sakralwirbels verschmolzen sind, bleiben die kranialen zur Verbindung mit den letzten Gelenkfortsätzen des 5. Lendenwirbels normal ausgebildet. Die Gelenkfortsätze haben eine mehr frontale Stellung. Sie sind aber im ganzen nach dorsal gekrümmt. Wegen der schlaffen Gelenkkapsel sind hier relativ große Bewegungsausschläge möglich. Dies ist für die Gesamtbeweglichkeit der Wirbelsäule gegenüber dem Becken von entscheidender Bedeutung.

Die Partes laterales tragen die Gelenkflächen des *Iliosakralgelenks*. Sie gleichen einem Bumerang oder einer Ohrmuschel und werden darum auch Facies auricularis genannt. Die Krümmung der Gelenkflächen ist unterschiedlich und bei flachen Wirbelsäulenbiegungen mehr gestreckt, bei stark ausgeprägten Haltungsformen stärker gebogen. Am Sakrum findet sich zentral eine Vertiefung, in die ein Wulst hineinpaßt, der an korrespondierender Stelle, am Os ilium, zu finden ist. So kann das Sakrum eine Nutationsbewegung, das ist eine schraubige Drehung, um eine quere Achse vollführen. Die Achse wird anatomisch durch die Lig. sacroiliaca interossea repräsentiert. Am Darmbein liegt die Facies auricularis am dorsalen Anteil der Innenfläche. Sie erreicht kaudal mit ihren dorsalen Ausläufern die Spina iliaca posterior inferior. Im Iliosakralgelenk ist das Kreuzbein trotz der genannten Bewegungsmöglichkeit fest in den Beckenring eingepaßt.

2.1.2 Hüftbein – Os coxae

Der Beckengürtel umfaßt neben dem Kreuzbein die schon erwähnten Hüftbeine (Abb. 17). Jedes Hüftbein setzt sich aus 3 Knochen zusammen, die man beim Kind noch deutlich trennen kann und die beginnend im 10. Lebensjahr bis spätestens zum 20. Lebensjahr zu einem einheitlichen Knochen, dem Os coxae, verschmelzen. Die drei Anteile des Os coxae bestehen aus einem Körper und den Fortsätzen. Die Körper stoßen in der Hüftgelenkspfanne zusammen. Im ersten Lebensjahrzehnt werden sie durch eine Knorpelfuge, die einen dreieckigen Stern bildet, zusammengehalten. Das Darmbein trägt auf seinem Körper die bereits erwähnte breite und flache Schaufel, die Ala ossis ilii. Während sie vorn gerade aufsteigt, ist sie nach hinten lappig ausgezogen. Hier finden sich an der Innenseite die Facies auricularis zur Verbindung mit dem Kreuzbein. Den hinteren Anteil bildet eine Knochenleiste mit zwei dornartigen Höckern, der Spina iliaca posterior inferior und der Spina iliaca posterior superior. Letztere geht in die kammartig nach vorn ziehende Crista iliaca über, dem Beckenkamm, der nach vorn ebenfalls in zwei Höcker, die Spina iliaca anterior superior und die Spina iliaca anterior inferior endet.

Das *Sitzbein* setzt sich vom Körper, also vom Zentrum der Hüftgelenkpfanne aus, nach hinten in einen Dorn, die Spina ossis ischii, fort. Aus diesem Knochenmassiv entwickelt sich nach kaudal der Sitzbeinast, der sich am unteren Ende zum Sitzbeinhöcker, dem Tuber ossis ischii, verdickt. Dieser ist kufenförmig gestaltet und stellt die knöcherne Unterstützungsfläche des Rumpfes beim Sitzen dar. Von hier aus ist eine knöcherne Spange nach vorne oben gerichtet, die bumerangförmig gestaltet ist und die Verbindung zum absteigenden Schambeinast erreicht. Sitzbeinast und Schambeinast bilden zusammen mit dem Acetabulum das Foramen obturatum. Der Schambeinast zieht von der Hüftgelenkpfanne zunächst horizontal und bildet ventral den oberen Beckenrand. An der Biegung zum absteigenden Ast liegt an der Innenseite, genau in der Körpermitte, die längsovale Facies symphysialis, die sich mit der korrespondierenden Fläche des anderen Schambeins zur Schoßfuge, der Symphyse, vereinigt. Zwischen den beiden Knochen befindet sich eine Knorpelscheibe, die beim Erwachsenen eine vertikal verlaufende Spalte enthält. Die Verbindung wird kranial und kaudal durch Bänder verstärkt. Ventral wird die Symphyse durch die Ausläufer der Linea alba verstärkt, der Unterrand, der als Schamwinkel bezeichnet wird, wird vom Lig. arcuatum begleitet. Insgesamt handelt es sich bei der Symphyse um eine sog. Synchondrose, eine Verbindung zweier Knochen, die durch Zwischenschaltung vom Bindege-

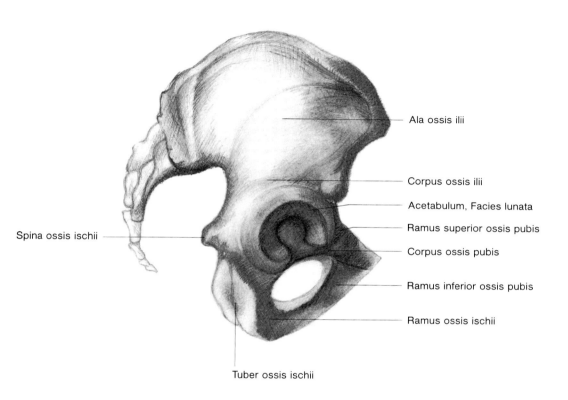

Ala ossis ilii

Corpus ossis ilii

Acetabulum, Facies lunata

Ramus superior ossis pubis

Corpus ossis pubis

Ramus inferior ossis pubis

Ramus ossis ischii

Spina ossis ischii

Tuber ossis ischii

Abbildung 17
Menschliches Becken

webe gesichert wird. Hier sind passive Bewegungen möglich. Die Symphyse spielt als Stoßdämpfer eine Rolle.

Das Kreuzbein überträgt die Körperlast auf das Becken. Das Gewicht wird über den 5. Lendenwirbel auf die beiden Iliosakralgelenke und von dort in Richtung Hüftpfanne weitergeleitet. Im Sitzen geht die Gewichtsübertragung in die Sitzbeine. Das Sakrum tritt durch die Belastung tiefer und spannt damit die dorsalen Bänder. Dadurch werden die hinteren Abschnitte der Ossa coxae einander genähert. Dabei geraten die Bänder der Symphyse in Spannung und nehmen den Horizontalschub auf. Durch den Gegendruck von den Sitzbeinhöckern aus wird die Belastung aufgenommen. Ein Teil dieser Kraft wirkt über die Schambeinäste ebenfalls auf die Symphyse.

Durch diese anatomischen Gegebenheiten läßt sich die oft diskutierte Frage nach der Gewölbekonstruktion des Beckens beantworten. Sie gründet sich auf die isolierte Betrachtung des aus seinem Verband gelösten Kreuzbeins. Dieses ist in der Tat von dreieckiger Form, so daß eine Ähnlichkeit mit einem Gewölbeschlußstein nicht abzuleugnen ist. Auch die Gelenkflächen des Darmbeins konvergieren etwas nach kaudal. Die Schrägstellung ist aber nirgends so erheblich, daß dadurch das infolge der Belastung nach abwärts gedrängte Kreuzbein eine Feststellung erfahren könnte (Strasser 1913). Die Stabilität im Beckengefüge kann nur durch die Anspannung der dorsalen Bandmassen erreicht werden. Sie setzen aber nicht nur dem Abwärtsgleiten des Kreuzbeins einen Widerstand entgegen, durch ihren Zug werden gleichzeitig die Darmbeingelenkflächen einander genähert, das Kreuzbein ist also gewissermaßen eingeklemmt. Gegenüber dieser Zug- und Biegungsbeanspruchung spielen Druckkräfte im Iliosakralgelenk keine nennenswerte Rolle. Die federnde Aufhängung entspricht im ganzen auch besser den statisch-dynamischen Anforderungen als eine eventuelle starre Gewölbekonstruktion.

Das Kreuzbein kann unterschiedlich gekrümmt sein. Nicht klar sind die Auswirkungen für die Klinik. Auf sie wird jedoch in der neueren Literatur vermehrt hingewiesen. So unterscheidet man je nach Krümmungsform des Os sacrum ein statisches und ein dynamisches Becken. Gutmann hat versucht, Beckentypen im einzelnen abzugrenzen und ihren Krankheitswert zu erfassen. Seine Beschreibungen des hohen Assimilationsbeckens und des anderen Extrems, des Horizontal- und Überlastungsbeckens sind jeodch nicht klar genug konzipiert. Dabei wird vor allem die Stellung der Kreuzbeindeckplatte als Basis für den Rumpf und für die Halswirbelsäule nicht genügend gewürdigt. Ganz unberücksichtigt bleiben auch die Stellungen der kleinen Wirbelgelenke, der sog. Facettengelenke am Lumbosakralübergang. Darauf wird im Zusammenhang mit der Ontogenese der Wirbelsäulenform (Kap. 3) näher einzugehen sein.

2.2 Anatomie der Wirbelsäule

Man unterscheidet die Rumpfwirbelsäule und die Halswirbelsäule, welche den Kopf trägt. Bei kritischer Durchsicht der einschlägigen Literatur fällt auf, daß die Rumpfwirbelsäule im allgemeinen im Zusammenhang mit der sitzenden Haltung genaue Beachtung findet. Demgegenüber wird die Halswirbelsäule sehr oft oberflächlich behandelt oder ganz ausgeklammert. Das ist aus funktionellen, also statischen wie dynamischen Gründen unzureichend. Gerade wegen der Bedeutung des Schultergürtels beim Zustandekommen vieler Sitzbeschwerden muß die ganze Wirbelsäule beachtet werden. So reicht dann auch die übliche Betrachtung und Beschreibung des Rückens nicht aus.

Die Wirbelsäule besteht aus 24 Knochen, die durch elastische Zwischenpuffer, die Bandscheiben, und durch einen komplizierten Bandapparat miteinander verbunden sind.

2.2.1 Knöcherne Elemente

Die Wirbel zeigen einen charakteristischen Aufbau, der an allen Abschnitten zu beobachten ist. Der Prototyp findet sich im Bereich des Brustteils, wenn auch hier durch die Verbindung mit den Rippen Abweichungen vom theoretischen Aufbau zu erkennen sind. Das Hauptstück des Wirbels ist der Wirbelkörper. Er nimmt von oben nach unten an Stärke zu. Dabei ist er nach Art eines abgeplatteten Zylinders gestaltet. In der Aufsicht erkennt man die ovale Form. Der Wirbel besteht aus einem spongiösen Knochenmaterial, das geflechtartig verbunden ist. Es wird umgeben von einer relativ dünnen Schale aus Kortikalis. Die Wirbelendplatten werden häufig auch als Grundplatten für den unteren Abschluß und als Deckplatten für den oberen Abschluß bezeichnet. Die Deckflächen sind abgeflacht und leicht konkav gestaltet. Sie sind von einem knöchernen, derberen Rand, dem knöchernen Randleistenanulus begrenzt. Die Festigkeit des spongiösen Markanteils wird von Weaver (1966) mit 42,2 kg/cm^2 angegeben. Am Wirbelkörper kann man 2 Tragezonen unterscheiden (Abb. 18). Der äußere Komplex wird gebildet durch den Anulus der Bandscheibe, durch die knöcherne Randleiste und die Kortikaliswände der Wirbelkörpervorder- und Seitenflächen. Die innere Stützkomponente umfaßt das spongiöse Trabekelsystem der einzelnen Wirbelkörper, die Zentralportion der Endplatten und den Nucleus pulposus sowie die zentralen Anteile des Anulus fibrosus. Bei Gewalteinwirkungen gibt der zentrale Abschnitt leicht nach, d. h. er bricht ein.

Auf der seitlichen Röntgenaufnahme läßt sich die Form der *Wirbelkörper* im allgemeinen gut erfassen. Von der rechtwinkeligen Grundform, die im Bereich der Rumpfwirbelsäule vorherrscht, gibt es zahlreiche Abweichungen. Es ist Töndury zu verdanken, auf diese Zusammenhänge aufgrund seiner embryologischen Untersuchungen aufmerksam gemacht zu haben. So findet er häufig Eindellungen und Unregelmäßigkeiten der Zwischenwirbelräume, die er mit Chordarückbildungsanomalien in Verbindung bringt (Abb. 19). Bekanntlich obliteriert die Chorda dorsalis im Verlauf der embryonalen Entwicklung weitgehend. Lediglich im Bereich des Gallertkerns bleiben während des ganzen Lebens Reste erhalten.

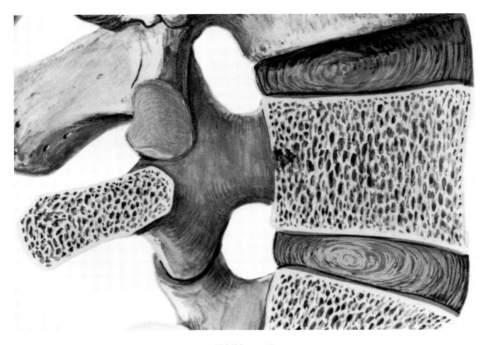

Abbildung 18
Schnitt durch einen Lendenwirbelkörper. Dünner, kompakter Rahmen um ein dichtes
Spongiosagitter

Bei den Chordarückbildungsstörungen ist die Obliteration beeinträchtigt. So sieht man im Röntgenbild mitunter perlschnurartig übereinander gereihte, mehr oder weniger ausgeprägte Eindellungen. Die unregelmäßigen Begrenzungen der Zwischenwirbelräume deuten auf eine mangelnde Ausdifferenzierung der Bandscheiben hin. Weil damit das Bewegungsspiel beeinträchtigt ist, kann man auf eine funktionelle Minderwertigkeit in einzelnen Abschnitten schließen.

Fälschlicherweise hat man solche Veränderungen als lumbale Scheuermann-Erkrankung bezeichnet. Nicht selten sind solche Veränderungen mit Abschrägungen der ventralen Wirbelkörperkanten kombiniert. Auch regelrechte Abtrennungen der Wirbelkörperecken auf der ventralen Seite werden beobachtet. Aus diesem Grunde entsteht dann gelegentlich eine Keilwirbelbildung, wie man sie bei der Scheuermann-Adoleszentenkyphose zu sehen gewohnt ist. In allen Fällen handelt es sich um Verknöcherungsstörungen, die Gruben und Spalten an den Abschlußplatten entstehen lassen. In diese Defekte wölbt sich dann Bandscheibengewebe vor und behindert den normalen Ersatz des Knorpels durch Knochenmaterial. Auf ähnliche Defekte in den Grund- und Deckplatten der Wirbel sind

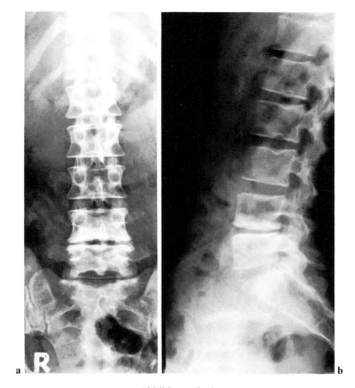

Abbildung 19 a,b
Chordarückbildungsstörungen im seitlichen Röntgenbild der Lendenwirbelsäule.
Man erkennt die napfförmigen Einbuchtungen an Grund- und Deckplatten, vor allem in den
Segmenten L1/L2 und L2/L3

auch die sogenannten Schmorl-Knorpelknötchen zurückzuführen. Dabei handelt es sich um hernienartige Vorstülpungen der Bandscheibe.

Im Bereich der Brustwirbelsäule sind Unregelmäßigkeiten der Wirbelkörperform häufiger zu sehen. Sie treten vor allem am dorsolumbalen Übergang und im Bereich der Brustkyphose auf.

Während die Wirbelabschlußplatten an der Brust- und Lendenwirbelsäule, von der zentralen konkaven Eindellung abgesehen, plan erscheinen, was im Röntgenbild zu der Rechteckform führt, sind an der Halswirbelsäule typische Abweichungen zu erkennen. Die Deckplatte der Halswirbelkörper zeigt seitliche Fortsätze, die sogenannten Processus uncinati. Sie sind in der a.-p.-Röntgenaufnahme deutlich zu sehen (Abb. 20). An den Grundplatten findet man bei seitlicher Betrachtung eine konkave Einbuchtung. Die ventralen Wirbelkörperanteile sind dann nach unten ausgezogen. Die typische Ausbildung des Halswirbelkörpers ist für die segmentale Verankerung von Bedeutung.

An den Wirbelkörper schließt sich der *Wirbelbogen* an. Er entspringt mit der Bogenwurzel am Wirbelkörper in der oberen Hälfte. Die untere Hälfte, kaudal der

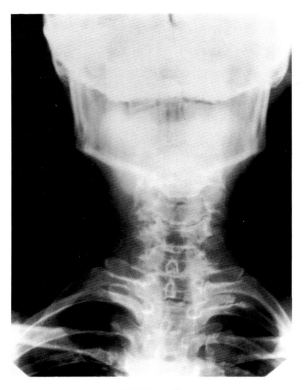

Abbildung 20
Uncovertebrale Exostosenbildung im Segment C5/C6. Processus uncinati
im Segment C4/C5 deutlich zu erkennen

Bogenwurzel, nämlich die Bandscheibe und die flache Eindellung in den nächsttieferen Arcusanteil, bilden die vordere und untere Begrenzung des Foramen intervertebrale (Abb. 21). Es wird dorsal vom Wirbelgelenk umrandet. Durch diese Öffnung tritt der Spinalnerv, aus dem Rückenmark kommend, aus. Hier kann er deshalb leicht durch Prozesse von ventral – in der Regel beim Bandscheibenvorfall – oder von dorsal, z. B. bei entzündlichen Erkrankungen der Wirbelgelenke, direkt beeinträchtigt werden. Der Arcus umschließt als knöcherne Spange das große Wirbelloch, das Foramen vertebrale. Durch Übereinanderlagerung der Foramina vom Kaudalteil bis zum Hinterhauptloch entsteht der Canalis vertebralis, in dem das Rückenmark bzw. die Nervenfäden der Cauda equina verlaufen.

Vom Wirbelbogen gehen die *Wirbelfortsätze* aus. Die nach der Seite gerichteten Querfortsätze sind mit den Rippen bzw. deren Rudimenten verbunden. Sie dienen als „Leitwerk" des Bewegungssegments und sind darum Ursprungsort bzw. Ansatzpunkt für die Muskulatur. Die Dornfortsätze, die nach hinten gerichtet sind, haben überwiegend stabilisierende Funktion.

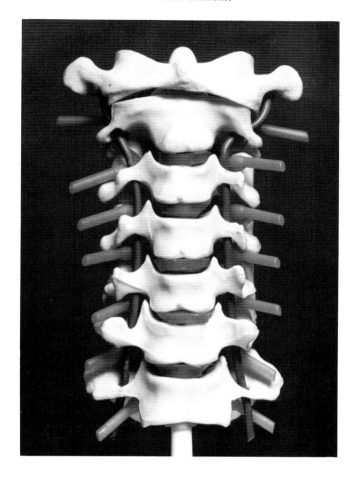

Abbildung 21
Skelett der Halswirbelsäule mit austretenden Nervenwurzeln. Senkrecht dazu verläuft in dem
jeweiligen Foramen transversum die A. vertebralis

2.2.2 Facettengelenke

Die Gelenkfortsatzpaare, eines nach oben, eines nach unten gerichtet, erfüllen statische und dynamische Aufgaben. Die statische Funktion hat bei Dauerhaltungen besondere Bedeutung. Durch diese anatomische Konstruktion kann nämlich die Körperlast von oben nach unten von 3 Säulen getragen werden: durch die Wirbelkörperreihe mit den Zwischenwirbelscheiben und die Nebensäulen der beiden Gelenkfortsatzreihen. Bei den Nebensäulen handelt es sich um die Reihe der kleinen Wirbelgelenke. Die Gelenkflächen sind plan bis konvex gekrümmt und zeigen die Form einer Facette. Aus diesem Grunde werden sie auch Facettengelenke genannt. Sie laufen von der Halswirbelsäule bis zum Kreuzbein durch. Die Gelenke haben die Fähigkeit, Belastungen, die den Körper in Längsrichtung treffen, aufzufangen. Neben dieser statischen ist die dynamische Funktion ohne Zweifel von großer Bedeutung. Wie Nachemson u. Elfström (1970) gezeigt haben, tragen die Wirbelgelenke beim aufrechten Stehen ca. 20% der Körperlast. Das ist dann der Fall, wenn die Wirbelsäule nach hinten geneigt wird. Beim Vorbeugen wird dagegen fast nur die Hauptsäule und damit die Gesamtheit der Bandscheibe belastet.

Die Basisbewegung in den Gelenken ist das Gleiten. Dabei gehen die Gelenkflächen aufeinander zu. Dies ist bei der Lordosierung der Fall. Dann bewegen sich die Spitzen der nach kaudal gerichteten Gelenkfortsätze gegen die Bogenwurzelanteile, die zwischen den nach oben bzw. nach unten gerichteten Fortsätzen liegt. Diesen Bezirk nennt man Interartikularportion. Er ist deswegen wichtig, weil hier Spaltbildungen auftreten können, die Vorbedingung für das Wirbelgleiten, die Spondylolisthesis, sind.

Bei der Kyphosierung werden die Gelenkflächen aus dem Gelenk „gezogen". Die Seitwärtsneigung kommt zustande, wenn auf der einen Seite der kaudale Gelenkfortsatz in das Gelenk gestoßen, auf der anderen Seite herausgezogen wird. Bei der Rotation bleiben die Gelenkfortsätze auf einer Kreisbahn bis zum knöchernen Anschlag bzw. bis zur Spannung des Kapselbandapparats um die longitudinale Achse.

Wegen der Konfiguration der Gelenkflächen spricht Med (1979) für den Bewegungstypus der Facettengelenke von einem Kolbengelenk, da die Bewegung am besten mit dem Gleiten eines Kolbens in einem Zylinder zu vergleichen ist. Nach dem Typ des Gelenks werden unterschieden (Abb. 22):

- die ventrozylindrische Form, die sich in den kyphotischen Abschnitten findet,
- die dorsozylindrische Form, die in den lordotisch gebogenen Teilen der Wirbelsäule anzutreffen ist,
- die flache Form, die die embryonale, ursprüngliche Form darstellt, aber auch beim Erwachsenen noch gefunden wird.

In der Embryonalzeit sind die Facettengelenke noch nicht ausdifferenziert. Sie zeigen eine flache oder nur leicht ventrozylindrisch gebogene Form. Während der postnatalen Entwicklung entstehen dann die gekrümmten Einstellungen im lordotischen bzw. kyphotischen Bereich. Im Lendenbereich herrschen beim Embryo die ventrozylindrischen Formen vor. Am Lumbosakralübergang überwiegt noch bei Neugeborenen die frontal orientierte Stellung. Aus ihr entwickelt sich durch das

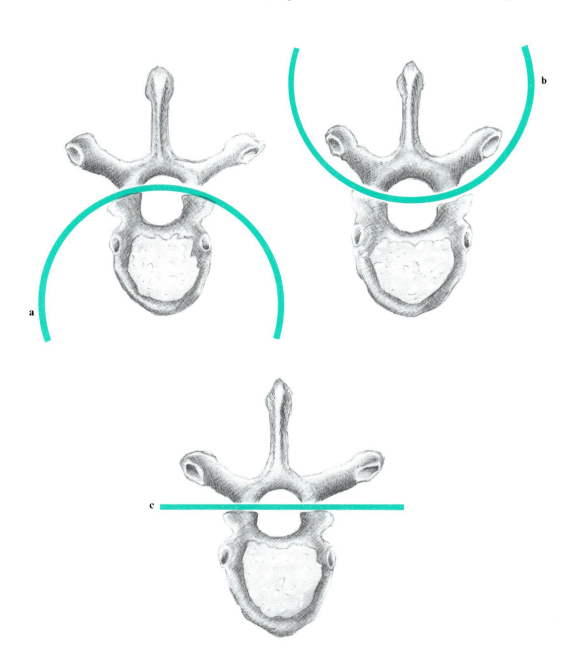

Abbildung 22 a–c
Wirbelgelenktypen nach Med, **a** ventrozylindrische, **b** dorsozylindrische, **c** flache Form

postnatale Wachstum, vor allem der lateralen Ränder der Gelenkfortsätze, die dorsozylindrische Form. Daraus entstehen schließlich bizylindrische Gelenkfortsatzkrümmungen, die beim Erwachsenen vorherrschen.

Durch die spezielle Einstellung der Gelenkfortsätze ist in den einzelnen Abschnitten der Wirbelsäule eine unterschiedliche Bewegungsrichtung vorgeprägt. An der *Halswirbelsäule* sind die Facettengelenke mehr in die Frontalebene gerückt, d. h. sie stehen mehr oder weniger dachziegelartig übereinander. Damit ist eine Beugung und Rückbewegung der HWS und des Kopfes bezogen auf die Rumpfebene vorprogrammiert. Bei der Beugung tritt der jeweils oben gelegene Wirbel etwas vor den unteren, umgekehrt ist bei einer Rückführung des Kopfes eine Übereinanderreihung zu erkennen. Desgleichen ist durch die Gelenkstellung eine Seitwärtsneigung nach rechts und links zu erreichen. Während die Beugung und Streckung der Halswirbelsäule inklusive der Kopfgelenke insgesamt ca. 130° von einem Extrem zum anderen beträgt, ist eine Seitwärtsneigung von 45° nach beiden Richtungen, also nach links und rechts, zu erreichen. Die maximale Drehung des Kopfes allein beträgt etwa 80° nach jeder Seite.

Im Bereich der *Brustwirbelsäule* sind die Gelenke so eingestellt, daß die Gelenkfortsätze fast dachziegelartig ineinandergreifen. Durch diese Einstellung ist vor allem die Beugung und Streckung möglich, aber auch die Drehbewegung ist leicht zu bewerkstelligen. Ungünstig für die Beweglichkeit wirkt sich an der Brustwirbelsäule aus, daß durch die Verbindung der knöchernen Rippen mit der Wirbelsäule die Bewegung in den einzelnen Segmenten reduziert wird. In den oberen Segmenten der Brustwirbelsäule findet im allgemeinen überhaupt keine Bewegung mehr statt. Auch in den mittleren Segmenten der Brustwirbelsäule kann eine weitgehende Fixierung bestehen. Diese Versteifung ist im Interesse des Schutzes der inneren Organe von Bedeutung. Außerdem ist die Fixierung der Wirbelsäule bei der extremen Ein- und Ausatmung sinnvoll. Vor allem die Einatmung macht die Hebung der Rippen erforderlich, was nur dann ausgiebig erfolgen kann, wenn die Wirbelsäule für sich zum Punctum fixum wird, gegen den bewegt werden kann. Insgesamt ist eine Drehbewegung im Bereich der Brustwirbelsäule von ca. 60° zu erreichen. Die Streckfähigkeit und die Beugung sind außerordentlichen Schwankungen unterworfen. Stark ausgeprägt ist die Beweglichkeit nur in den unteren Segmenten. Hier machen sich auffällige Versteifungen durch Fehlentwicklungen in der Ausbildung der Wirbelsäule besonders nachteilig bemerkbar.

An der *Lendenwirbelsäule* sind die Gelenke fast rechtwinklig zur Stellung derjenigen in der Brustwirbelsäule angeordnet. Daraus ergibt sich eine gute Bewegungsmöglichkeit für Vorbeugung und Rückneigung, was besonders in den unteren Segmenten ausgiebig genutzt wird. Hier kann dann sehr stark kyphosiert bzw. lordosiert werden. Korrekt ausgedrückt handelt es sich um eine Beugung nach vorn, eine Ventriflexion, und um eine Rückneigung, eine Retroversion. Die Ausdrücke Lordosierung und Kyphosierung haben sich aber im allgemeinen Sprachgebrauch derart eingebürgert, daß man diese Ausdrucksweise weithin bevorzugt. Die Drehbewegung in der Lendenwirbelsäule ist gering ausgebildet. Insgesamt sind nur 10° zu erreichen, die Seitwärtsneigung wird mit 30° nach beiden Seiten hin angegeben.

2.2.3 Kopfgelenke

Von der üblichen Wirbelsäulenform weichen die obersten beiden Halswirbel ab. Sie sind durch ihre Namen als Träger (Atlas) und Dreher (Axis) des Kopfes ausgewiesen. Der Schädel wird in den einzelnen Gelenken wie in einem Kugelgelenk unterschiedlich bewegt. Im sog. oberen Kopfgelenk, der Articulatio atlantooccipitalis erfolgt hauptsächlich das Nicken, d.h. die Hebung oder Senkung der Gesichtsebene. In den Gelenken zwischen Atlas und Axis, der Articulatio atlantoaxialis, wird die Rotation, die Drehung des Kopfes nach rechts oder links vollzogen.

Auf diese Aufgabe ist die knöcherne Form des 1. bzw. 2. Halswirbels ausgerichtet. Der Atlas besitzt keinen Körper und hat keinen Dornfortsatz. Anatomisch besteht er aus einem vorderen und einem hinteren Bogen, die seitlich ineinander

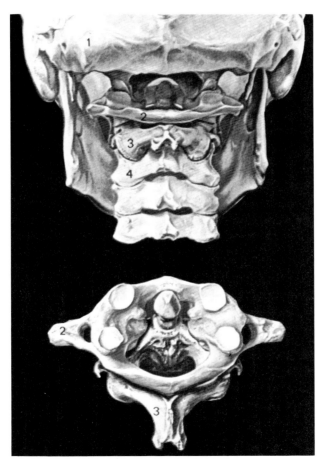

Abbildung 23
Axis, Atlas und Hinterhaupt bilden die beiden Kopfgelenke

übergehen. An dieser Stelle finden sich größere Knochenmassen, die Massal laterales. Hier findet sich an der Oberseite beidseits die Fovea articularis superior,
eine bohnenförmig ausgestaltete Fläche, die nach ventral konkav ausgebildet ist.
Sie dient der Aufnahme der Kondylen des Hinterhaupts. Bei der Flexion gleiten
die Hinterhauptkondylen auf den Atlas nach hinten, bei der Extension, d. h. der
Streckung des Kopfes, umgekehrt nach vorn (Abb. 23).

Der 2. Halswirbel, Axis, trägt auf seiner Deckplatte eine zapfenartige Erhebung, den sog. Zahn. Dieser tritt mit dem vorderen Atlasbogen in eine direkte
gelenkige Verbindung. Hinten wird er von einem queren Band, dem Lig. transversum geführt. Seitlich vom Zahn finden sich zwei Gelenkflächen, je eine Articulatio
atlantoaxialis lateralis. Somit hat die Verbindung zwischen Atlas und Axis insgesamt 4 Gelenke. An seiner Unterseite trägt der Axis je ein typisches Wirbelgelenk,
das mit dem 3. Halswirbel in Verbindung steht. Hier ist eine gleiche Ausbildung
wie in den übrigen Facettengelenken der Wirbelsäule zu erkennen.

An der Halswirbelsäule finden sich an den seitlichen Partien des Querfortsat-
zes Rudimente der Rippen. Diese Rippenrudimente sind mit den Querfortsatzan-
teilen verbunden und bilden lateral den Processus transversus. Zwischen den beiden Anteilen, nämlich dem vorderen Rippenrudiment und dem hinteren Anteil,
entsteht ein Foramen transversarium, das an der ganzen Halswirbelsäule nachzuweisen ist. Durch diese Öffnungen, die insgesamt einen Kanal bilden, der vom
6. Halswirbel bis zum Atlas reicht, tritt die A. vertebralis, welche für die Blutver-
sorgung der hinteren Schädelgrube verantwortlich ist. Um den Atlas windet sich
diese A. vertebralis in typischer Weise, um im Schädelinneren in die A. basilaris
überzugehen. Mit der Arterie verlaufen ein sympathischer Plexus und der N. vertebralis.

2.2.4 Bandscheibe und Bänder der Wirbelsäule

Bandscheibe

Zwischen den Wirbelkörpern befindet sich die Zwischenwirbelscheibe, die Bandscheibe, die aus zwei funktionell unterschiedlichen Teilen besteht. Der äußere Teil,
der sog. Faserring, Anulus fibrosus, umschließt ein mit Flüssigkeit gefülltes Bläs-
chen, den Gallertkern. Dieser Nucleus pulposus ist der Rest des in der Embryonalzeit vorhandenen Rückenstranges, der Chorda dorsalis. Der Faserring besteht
aus mehreren Lamellen, die von derben kollagenen Fasern gebildet werden. Diese
Fasern sind zum Teil in die knöchernen Randleisten eingewoben, zum Teil stehen
sie mit den knorpeligen Abschlußplatten, die sich auch beim Erwachsenen im
Zentrum der Deckplatten finden, in Verbindung. Auf diese Weise ist eine feste
Fixation der Bandscheibe gewährleistet. Der bereits erwähnte Nucleus pulposus
ist mit gallertiger Masse gefüllt und wirkt funktionell damit wie eine mit Flüssigkeit gefüllte Blase. So kann einfallender Druck auf die Bandscheibe elastisch zer-
splittert werden. Je nach Stellung des Wirbelkörpers im Gesamtgefüge wird die
Bandscheibe mehr oder weniger belastet.

Am Wirbel befinden sich, wie ausführlich dargestellt, die beiden Nebenstre-
ben, die von den Facettengelenken gebildet werden. Diese Gelenke haben die

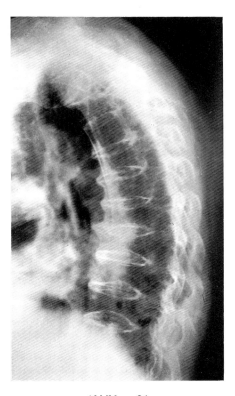

Abbildung 24
Osteoporose der Wirbelsäule im seitlichen Röntgenbild. Beachtenswert die
starken bikonkaven Eindellungen von Grund- und Deckplatten

Fähigkeit, Belastungen, die den Körper in der Längsrichtung treffen, unter
bestimmten Umständen abzufangen. Dabei spielt die Form der Wirbelsäule eine
große Rolle. Bei Abflachung der Krümmungen wird die Gesamtbelastung mehr
auf die Bandscheiben übertragen, die Wirbelgelenkreihe wird somit entlastet.
Scheinbar paradoxerweise tritt dies reflektorisch dann ein, wenn bei einem Ver-
schleißschaden das Bandscheibengewebe von der Mitte bzw. von ventral nach
hinten dorsal verlagert wird. Die Steilhaltung ist aber sinnvoll, denn durch gleichmäßige Druckverteilung, jetzt auch auf die ventralen Anteile der Bandscheibe,
wird der ursprünglich überlastete hintere Teil geschont. Die Folge ist ein Nachlassen der Beschwerden beim Bandscheibenvorfall bzw. beim Hexenschuß.

In Steilhaltung der Wirbelsäule wird die Belastung auf die Zwischenwirbelscheibe übertragen, die Wirbelgelenke sind relativ entlastet. Dies ist dann von Vorteil, wenn es sich um reine statische Belastungen handelt. Es wird zum Nachteil,
wenn die Wirbelsäule vermehrt vertikal einwirkende Stöße abfedern muß, z. B.
beim Autofahren auf unebener Straße. Hier ist es besser, die Wirbelsäule, vor
allem im Lendenabschnitt, zurückzubeugen, also leicht zu lordosieren.

Der Knorpelpuffer zwischen den Wirbelkörpern, der Discus intervertebralis, hat funktionell zwei unterschiedliche Aufgaben zu bewältigen. Durch den ihr innewohnenden Druck, den man als Sprengkraft bezeichnen kann, drängt die Bandscheibe die beiden angrenzenden Wirbelkörper auseinander. Man kann dies am besten verstehen, wenn man sich den Nucleus pulposus zusammen mit den zentral gelegenen Faseranteilen, die ihn lamellenartig umgeben, also eine mit Flüssigkeit gefüllte kugelige Blase vorstellt, die immer unter einem gewissen Druck steht. Durch diesen Druck wird der Gallertkern verformt, die Tendenz, Kugelgestalt anzunehmen, bleibt dem Nucleus im allgemeinen jedoch lange Zeit, eventuell bis ins hohe Alter erhalten. Das zeigt sich sehr deutlich, wenn die Tragfähigkeit der Spongiosaanteile im Wirbelkörper nachläßt, beispielsweise bei der Osteoporose (Abb. 24). Bei der besonderen anatomischen Konstruktion im Lendenbereich wird dann allein durch die Sprengkraft des Gallertkerns eine allmähliche Eindellung der Wirbeldeckplatten beobachtet. Wir sprechen bei dieser bikonkaven Gestaltung von Fischwirbeln. Der Gallertkern sieht nun tatsächlich wie eine Kugel aus, die zwischen den beiden Grund- und Deckplatten eingelagert ist. Diese Vorstellung von der Kugel zwischen zwei Platten erlaubt, die Bedeutung des Nucleus pulposus als Bewegungszentrum zu erfassen.

Umgekehrt, d.h. antagonistisch wirken die Fasern des *Anulus fibrosus*. Sie wirken der Tendenz des Nucleus pulposus, die Wirbelkörper auseinanderzutreiben, entgegen. Durch eine zunehmende Anspannung, die in Abhängigkeit von der Entfernung der Wirbelkörper voneinander immer größer wird, tritt eine Stabilisierung ein. Auf den einfachsten Nenner gebracht bedeutet dies, daß der Nucleus pulposus die Wirbelkörper auseinanderdrängt, die Fasern des Anulus fibrosus sie dagegen einander nähern. Dieses System funktioniert unter normalen Bedingungen ausgezeichnet. Durch die geschilderte Konstruktion entsteht in den einzelnen Verbindungen zwischen den Wirbeln, im sog. Bewegungssegment nach Junghanns, die Stabilität, die für den normalen Alltag vonnöten ist. Man wird dabei an die Stabilisierung erinnert, die man von pneumatischen Systemen her kennt. In einem aufgepumpten Reifen oder bei einem mit Luft prall gefüllten Fußball ist das Prinzip der Dämpfung der einfallenden Belastung gut erkennbar. Dabei bleibt zunächst unberücksichtigt, daß es sich beim Bandscheibenkern nicht um eine luft- sondern um eine gallertgefüllte Kugel handelt. Dieses hydraulische System bringt natürlich Vorteile. Es ist deswegen von Bedeutung, weil bei Druckbelastung der Bandscheibenkern als flüssigkeitsgefülltes Gebilde nicht komprimierbar ist. Erfolgt eine Belastung in vertikaler Richtung, versucht der Gallertkern nach den Seiten hin auszuweichen. Dieser Tendenz wirkt die Anspannung der Anulusfasern direkt entgegen. Daraus ergibt sich, daß sich bei der Verlagerung des Nucleus pulposus in jeder Position eine Stabilisierung im Bewegungssegment automatisch ergibt. Das ist vor allem für die Seitwärtsneigung von Bedeutung.

Bänder

Die Haltefunktion der Bandscheiben wird ergänzt durch den Bandapparat der Wirbelsäule. Hier ist das Längsbandsystem von besonderer Bedeutung, das den Wirbelkörper vorn und hinten mit den übrigen Anteilen der Wirbelsäule verbindet. Die langen Bandzüge reichen vom Hinterhaupt bis zum Kreuzbein. Das *vor-*

dere Längsband reicht bis zu den Seiten der Wirbelkörper. Es ist mit diesen fest verbunden, überzieht die Bandscheiben und ist von ihnen durch ein lockeres Bindegewebe getrennt. Unterhalb der knöchernen Randleiste ist dann die feste Verbindung durch derbe Bindegewebszüge vorhanden.

Die sog. Spondylosis deformans mit ihren oft markanten Verknöcherungsspangen wird so erklärbar. Das nach vorn drängende Bandscheibengewebe wölbt das Längsband zunächst etwas nach ventral, bevor es zu einer periostalen Reaktion kommt. Auf diese Tatsachen hat Schmorl besonders nachdrücklich hingewiesen. Da im vorderen Längsband keine Nervenstrukturen sind, wird im allgemeinen der Prozeß subjektiv nicht wahrgenommen.

Das *hintere Längsband* ist im Gegensatz dazu mit dem Wirbelkörper nur durch lockeres Bindegewebe verbunden. Im übrigen ist es dort auch verhältnismäßig dünn ausgebildet. Die Verbindung mit dem dorsalen Bandscheibenbereich ist dagegen sehr innig. Derbe Faserzüge strahlen in die Zwischenwirbelscheibe ein. So wird der Faserring verstärkt und geschient. Auf diese Weise ist eine Vorwölbung nach hinten durch das Bandscheibengewebe nicht ohne weiteres möglich. Lediglich bei länger anhaltenden, ausschließlich nach dorsal gerichteten Protrusionen kann es zu einer Druckatrophie kommen, die schließlich in eine Nekrose übergehen kann. Die Fasern des hinteren Längsbandes verstärken das Bandscheibengewebe und verhüten normalerweise die Protrusion. So ist das Rückenmark, das sich im Rückenmarkkanal unmittelbar an das hintere Längsband anschließt, tatsächlich gut geschützt. Von großer Bedeutung ist aber die Tatsache, daß das hintere Längsband reich mit Nervenendigungen versorgt ist. Hier sind Verästelungen und Verzweigungen mit Ausbildung eines Endnetzes vorhanden. Diese Nervenversorgung des hinteren Längsbandes ist die anatomische Grundlage für die Frühstadien des Bandscheibenvorfalls, aber auch für manche Arten des Kreuzschmerzes durch Fehlhaltungen. Bei Massenverlagerungen der Bandscheibe, dem sogenannten Dérangement interne, kommt es zu einer Volumenvermehrung in den dorsalen Anteilen, die Bandscheibenmassen werden unter dem Einfluß vor allem einer kyphotischen Haltung nach ventrolateral gedrückt. Dies kann abrupt geschehen, dann kommt es zum akuten Hexenschuß.

Zwischen den Wirbelbogen sind die *Zwischenbogenbänder,* die Ligg. interarcualia, ausgespannt. Sie zeichnen sich durch einen erheblichen Reichtum an elastischen Fasern aus. Aus diesem Grunde haben sie im Nativpräparat eine gelbliche Farbe und werden folgerichtig Ligg. flava genannt. Sie stehen ständig unter einer gewissen Spannung, können aber noch mehr verformt werden, z. B. durch die Kyphose. Dabei erfolgt eine Dehnung. Bei Rückkehr in die aufrechte Körperhaltung oder in die Lordose geht die Spannung zurück. Die elastischen Fasern liefern einen Teil der Kraft, die zur Aufrichtung führt. Wesentlich bedeutungsvoller ist aber die Tatsache, daß sie im Bewegungssegment die einzelnen Exkursionen elastisch, d. h. harmonisch führen. Schließlich kommt dem Ligg. flava die Aufgabe zu, den Rückenmarkkanal faltenlos auszutapezieren. Das gilt auch für das Foramen intervertebrale. Durch die Fasern des Lig. flavum wird die lichte Weite zwar etwas vermindert, die Bandzüge verhindern aber durch ihre elastischen Eigenschaften direkte Beeinträchtigungen der Nervenwurzeln.

Auch zwischen den *Wirbelfortsätzen* sind Bänder ausgespannt. Sie finden sich in sehr ausgeprägter Form zwischen den Dornfortsätzen und reichen vom hinteren

Anteil des Wirbelbogens bis zur Dornfortsatzspitze. Diese Bandzüge, die eine bestimmte Faseranordnung zeigen und damit, obwohl sie aus kollagenen Fasern aufgebaut sind, eine Strukturelastizität aufweisen, dienen der Begrenzung der Kyphosierung. So ist durch den passiven Bandapparat eine Stabilisierung der Wirbelsäule erreicht. Sie wird komplettiert durch die Anordnung der Fasern im Faserring. Insgesamt ist die Wirbelsäule ein sehr stabil gebauter Stab, der jedoch durch die segmentale Gliederung über eine große Beweglichkeit verfügt.

2.3 Anatomie des Brustkorbs und des Schultergürtels

Die vordere Körperwand wird im wesentlichen vom Brustkorb und vom Bauch gebildet, während der Hals als Trageorgan für den Schädel und den Schultergürtel mit den Armen Bedeutung hat. Die Brust wird in ihrer Form im wesentlichen vom knöchernen Thorax bestimmt. Auf einem Querschnitt durch den Rumpf erkennt man, daß der Körper im Thoraxbereich nierenförmig gestaltet ist. Die Brustwirbelsäule ist zur Mitte hin verlagert, da die Rippenspangen insgesamt zunächst nach hinten verlaufen, ehe sie in einer Winkelbildung scharf nach der Seite und dann nach ventral orientiert sind. Die Verlagerung der Wirbelsäule zum Innern des Brustkorbs wird als eine Vorbedingung für die aufrechte Haltung des Menschen angesehen. Durch die weniger exzentrische Lage des Lastträgers läßt sich das labile Gleichgewicht leichter halten (Braus 1954).

Brustkorb

Der Brustkorb besteht anatomisch aus den Rippen und dem Brustbein. Die *Rippen* sind elastische Spangen, die aus einem knöchernen und einem knorpeligen Anteil bestehen. Sie lassen einen Kopf, einen Hals und den Körper unterscheiden. Die Rippen sind unregelmäßig gekrümmt. Insgesamt kann man eine dreifache Drehung bzw. Biegung erkennen. Die Biegung um die Fläche erlaubt die bogenförmige Krümmung vom Ursprung an der Wirbelsäule bis zum Ansatz am Brustbein. Die Biegung um die Kante läßt die Anteile im ventralen Bereich stärker gesenkt erscheinen als die dorsalen. Und schließlich ist die Biegung um die Längsachse eine Rotationsverbiegung, welche der Rippe eine gewisse Spannung gibt. Im ventralen Bereich gehen die Rippen in einen knorpeligen Anteil über, der für die Funktion von großer Bedeutung ist. Die Rippenspangen werden nach ihrem Verhalten zum Brustbein eingeteilt. Bei den Costae sternales oder verae, das sind die 1.–7. Rippe, ist der Ansatz am Brustbein direkt gegeben. Die Verbindung erfolgt mit Ausnahme der 1. Rippe unter Zwischenschaltung eines knorpeligen Gelenks. Die Rippen 8, 9 und 10 sind als Costae arcuariae mit den unteren Rippenbogen verbunden. Sie bilden seitlich die weiter nach kaudal reichenden Flanken, lassen aber ventral den Rippenwinkel, den Arcus costarum frei. Die 11. und 12. Rippe erreichen im allgemeinen den Rippenrand nicht mehr, es handelt sich um frei endigende Rippen. Sie sind für die Ursprünge und Ansätze von Muskeln von Bedeutung.

Die Rippenköpfchen stehen mit den beiden Wirbeln und der dazwischengelegenen Bandscheibe eines Bewegungssegments in Verbindung. Zwischen den beiden Gelenkflächen ist eine Knochenleiste zu finden. Dort kann man auch ein Band isolieren, das mit der Zwischenwirbelscheibe in Verbindung steht. Der Rippenhals geht schräg nach hinten. So entsteht eine Rinne zwischen den Dornfortsätzen und dem Rippenwinkel, dem Angulus costae. Diese Rinne ist für die Lage der Rückenmuskulatur von Bedeutung. Sie ist am oberen Anteil schmal und wird nach unten immer breiter. Hier findet die Rückenmuskulatur Platz, die sich, vor allem im medialen Strang, deutlich nach diesem Raum richtet. Das zeigt sich an der stärkeren Ausbildung im kaudalen Bereich, während nach kranial zu eine Verschmächtigung festzustellen ist.

Der Rippenhals verläuft, wie beschrieben, schräg nach hinten auf das Niveau des Dornfortsatzes zu. Am Übergang zum Rippenwinkel findet sich ein kleiner Höcker, der mit dem Querfortsatz artikuliert. Rippen und Querfortsatz sind durch kräftige Bänder verbunden. Die Ligg. costotransversaria führen das Bewegungsspiel, das immer synchron mit der Artikulation zwischen Rippenköpfchen und Wirbelkörpern verläuft. Diese Bänder hemmen eine zu starke Drehung der Rippen. Jenseits vom Rippenwinkel biegen die knöchernen Spangen nach vorn um. Sie erreichen das Brustbein unter Zwischenschaltung einer knorpeligen Spange. Der Rippenknorpel ist durchscheinend und wird deswegen als hyaliner Knorpel bezeichnet. Vom 16. Lebensjahr an kann man aber faserige Strukturen feststellen. Der Knorpel erscheint dann im ganzen verdickt, schließlich tritt eine Verkalkung ein. Durch diese Prozesse wird die Elastizität des Brustkorbs erheblich eingeschränkt.

Das *Brustbein* verleiht dem Thorax an der vorderen Seite die besondere Stabilität. Der Rippenring mit dem Brustbein kann mit einer gespannten Feder verglichen werden. Die Widerstandsfähigkeit des Brustkorbs beruht auf der hochgradigen Elastizität der Rippenringe, und zwar im knorpeligen wie im knöchernen Anteil. Im Gegensatz zu den stark beweglichen Rippen 2–10 sind die Bandverbindungen zwischen der Wirbelsäule und dem ersten Rippenpaar sehr kräftig. Dadurch wird eine erhebliche Stabilität erreicht. Sie äußert sich im übrigen auch darin, daß der Rippenknorpel am 1. Rippenpaar kurz und fest ausgebildet ist. Für die Atemmechanik ist dies von Bedeutung. So kann das 1. Rippenpaar zum Stellglied werden, gegen das die restlichen Rippen kettenförmig von oben nach unten bewegt werden.

Bei jeder Atmung wird das Brustbein bewegt, bei der Drehung der Rippen wird es nach vorn und nach oben getrieben.

Die Thoraxform ändert sich im Laufe der postnatalen Entwicklung sehr rasch. Während beim Neugeborenen die Rippen noch weitgehend horizontal verlaufen, d. h. in einer Art Inspirationsstellung stehen, sinken sie mit der Erlernung von Sitzen und Stehen nach ventral ab. Sie geraten zunehmend in eine Ausatemposition. Die Stellung des Brustkorbs hängt maßgeblich von der Haltung der Wirbelsäule ab. Eine tiefe Inspiration, zu der die kostale wie die diaphragmale Atmung herangezogen werden müssen, ist nur möglich, wenn die Brustwirbelsäule weitgehend gestreckt ist. Nur in dieser Position ist eine genügende Spannung der aktiven Elemente möglich. Bei der sitzenden Position spielt dies eine wichtige Rolle, wenn es darauf ankommt, die Atmung zu forcieren. In der gewöhnlichen Arbeitshaltung sind derartige Überlegungen aber von untergeordneter Bedeutung. Im allgemeinen reicht hier ja das normale Atemzugvolumen aus, um den Körper genügend mit Sauerstoff zu versorgen. Zur Beförderung des Blutkreislaufs und damit zur Bekämpfung einer Ermüdung ist allerdings die Einschaltung der Rippenhebung, d.h. die Erweiterung des Brustkorbs von Bedeutung.

Schultergürtel

Betrachtet man den Brustkorbquerschnitt eines Menschen und vergleicht ihn mit dem eines Vierfüßlers, so fällt die Änderung der Gestalt auf (Abb. 25). Der Vierfüßler hat eine sehr starke Kielbrust, der sagittale Durchmesser ist wesentlich größer als der quere Durchmesser. Diese anatomische Konstruktion wird sinnvoll, wenn man bedenkt, daß beim Vierfüßler ein Teil der Rumpflast von den vorderen Streben, nämlich den Vorderbeinen, getragen wird. Beim Menschen haben die vorderen Extremitäten ihre statische Bedeutung verloren. Es kommt bei ihm darauf an, daß ein möglichst großer Bewegungsraum erreicht wird. Nur so kann der Arbeitsraum für die Arme im erforderlichen Umfang garantiert werden. Die Umverlagerung von der statischen zur dynamischen Funktion macht sich vor allem in der anatomischen Formung des Schultergürtels bemerkbar.

Im Gegensatz zu den Verhältnissen an den hinteren Extremitäten, den Beinen, fällt an den oberen Gliedmaßen eine außerordentliche Mobilität auf. Eine knöcherne Verankerung findet sich lediglich im Bereich des Brustbeins mit der Gelenkverbindung zum Schlüsselbein. Im übrigen ist der Schultergürtel mit Mus-

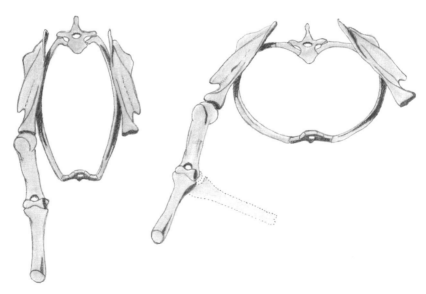

Abbildung 25
Brustkorbquerschnitt von Vierfüßler (*links*) und Mensch (*rechts*)

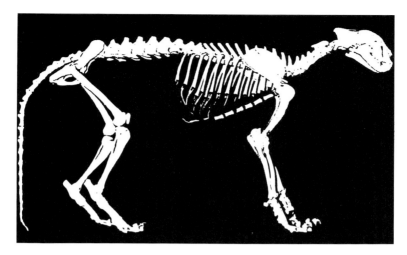

Abbildung 26
Skelett eines Leoparden. Die Schulterblätter sind dem Thorax seitlich angelagert

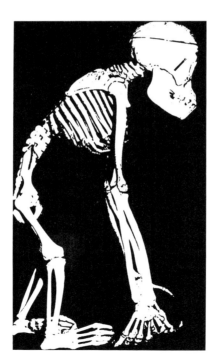

Abbildung 27
Skelett eines Affen. Das Schulterblatt ist auf die Dorsalseite zurückgewandert

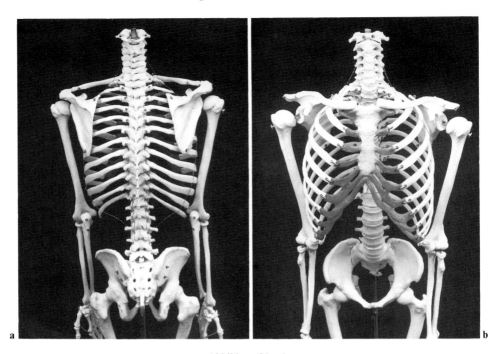

a   b

Abbildung 28 a, b
Skelett eines Menschen von hinten (**a**) und von vorn (**b**). Das Schulterblatt ist nach dorsal
gewandert. Auf der Ventralseite ist zwischen Sternum und Schulterblatt die Clavicula
eingeschaltet

kelschlingen am Thorax befestigt. Diese anatomische Konstruktion hat ihren
Ursprung in der Entwicklungsgeschichte.

Bei den niederen Wirbeltieren ist jede Hälfte des Schultergürtels eine Art knorpelige Spange. Sie ist in die Rumpfmuskulatur eingelassen und wird ventral durch
Bindegewebe festgehalten. Aus der Mitte dieses Ringes entspringt der Oberarm-
knochen, der Humerus. Beim landbewohnenden Quadrupeden kommt den Muskelschlingen, die den Schultergürtel am Thorax befestigen, besondere Bedeutung
zu. Das Schulterblatt wird am Thorax seitlich fixiert. Eine Verbindung zwischen
der Skapula und dem Brustbein ist oft nur rudimentär, mitunter überhaupt nicht
mehr vorhanden. So fehlt ein Schlüsselbein völlig bei Tieren, welche die vorderen
Extremitäten ausschließlich zum Laufen benutzen, wie man das beim Pferd, beim
Rind, vor allem aber bei den Katzen beobachten kann (Abb. 26). Die Skapulae
hängen frei in den Muskeln, die sich wie ein Gurt um die vorderen Rippen ziehen.
Aus diesem Grunde hat man recht anschaulich von Tragerippen gesprochen. Mit
der weiteren Ausbildung der Aufrichtung erfolgt eine Umgestaltung des Schultergürtels. Sie wird erkennbar beim Primaten, bei dem die Skapula bereits an die
Rückseite des Thorax wandert (Abb. 27). Die Verbindung zwischen Schulterblatt
und Brustbein stellt das Schlüsselbein her, das wie beschrieben eine zunehmend
statische Bedeutung hat.

Mit der Änderung der Lage des Schulterblatts ändert sich aber auch die Aufgabe der Muskulatur. Die beim Vierfüßler überwiegend dynamisch funktionierenden Muskeln sind beim Menschen zu Haltemuskeln des Schultergürtels bzw. zu Atemmuskeln geworden. Die Haltefunktion, d.h. die statische Aufgabe ist offensichtlich der Schwachpunkt in der Entwicklung vom Vierfüßlerstand zum aufrechten Gang. Die Umwandlung des Schultergürtels führt zur Überlastung der schultergürteltragenden Muskulatur. Hierin sehen wir die Hauptursache für das gehäufte Auftreten von Schulter-Arm-Beschwerden bei überwiegend Haltearbeit fordernden Beschäftigungen, wie z.B. bei sitzenden Berufen. Ein Vergleich zwischen den Schultergürtelskeletten des Vierfüßlers und dem Schultergürtel des Menschen unterstreicht das Gesagte anschaulich (Abb. 28). In diesem Zusammenhang ist es interessant, die Haltung bzw. Position der Gliedmaßengelenke zu analysieren. Nur bei schweren Vierfüßlern, z.B. beim Elefanten oder beim Nilpferd, sind die Gelenke gestreckt, meistens sind Ellenbogen und Kniegelenk gebeugt.

2.4 Muskulatur des Rückens und des Halses

Unter funktionellen, aber auch statischen Gesichtspunkten unterscheidet man am Rumpf die vordere Rumpfwand und den Rücken. Die vordere Rumpfwand ist im allgemeinen beweglich und dehnbar. Sie wird vorwiegend zum Schutz der Eingeweide und besonders für die Atmung benutzt. Der Rücken dient der Statik und der Erhaltung der Körperform. So ist die feste Verbindung der einzelnen passiven Elemente am dorsalen Abschnitt zu verstehen. Die Wirbelsäule ist durch kräftige Bänder in sich stabilisiert. Zwar sind hier mannigfache Veränderungen durch Bewegungen, also Umkrümmungen, denkbar, doch ist auch am Leichnam oder am präparierten Schlachttier die Stützfunktion noch deutlich erkennbar. Die Rückenmuskulatur wird im Stehen und im Sitzen für die Haltung des Rumpfes herangezogen. Der Vorteil dieser Arbeitsteilung zwischen der vorderen Rumpfwand und dem Rücken liegt vor allem darin, daß gegen das Punctum fixum der dorsalen Elemente die mobilen ventralen Anteile bewegt werden können.

Diesem Konstruktionsprinzip folgend sind die Rückenmuskeln angeordnet. Zu ihnen gesellen sich als stabilisierende Faktoren Muskeln, die in der Anatomie als dorsale Bauchmuskeln beschrieben sind. Bei dieser Betrachtungsweise ist schließlich noch zu bedenken, daß die schultergürteltragende Muskulatur, ursprünglich überwiegend mit Bewegungsaufgaben begabt, beim aufrechtgehenden Primaten und beim Menschen zu Haltefunktionen herangezogen wird.

Zur funktionellen Wertung sind die Rumpfwirbelsäule mit dem Rücken und der zervikalen Abschnitt voneinander abzugrenzen.

2.4.1 Rücken

Das Fundament der Wirbelsäule ist der Lendenabschnitt, der auf dem Beckensockel der Kreuzbeindeckplatte steht. Er ist durch kräftige Bänder mit den Darmbeinschaufeln verbunden. Es handelt sich hierbei um die Ligg. iliolumbalia, welche die

beiden letzten Lendenwirbel mit dem Darmbein fest vereinen. Von den Rippenfortsätzen des 5. Lendenwirbels gehen Faserzüge zur Kreuzbeinvorderseite, zum
Iliosakralgelenk und zur Darmbeinschaufel. Dadurch ist eine statische Sicherung
gegeben, die bei Bewegungen zu einer Bremsung führt. Sie wirkt sich vor allem bei
einer Seitneigung aus. Auf die Bewegung des 4. Lendenwirbels hat das Band vom
Processus costarius zur Darmbeinschaufel durchaus einen Einfluß. Trotz dieser
Verbindungen bleiben aber die Bandscheiben das wesentliche stabilisierende Element. Durch den normalen Turgor werden die Wirbel auseinander getrieben und
die Bänder gestrafft. So ist die feste Verbindung gegeben. Um den Nucleus pulposus als Bewegungszentrum ist eine Bewegung möglich. Sie ist im ganzen nicht
unbeträchtlich.

Die Bedeutung der untersten Bandscheiben für die Mobilität der Wirbelsäule
wird deutlich erkennbar, wenn degenerative Veränderungen das System stören.
Bekanntlich ereignen sich lumbale Bandscheibenvorfälle vorwiegend in den beiden letzten Segmenten. Nach Krämer (1978) stellen bandscheibenbedingte
Erkrankungen an der Lendenwirbelsäule 62% aller degenerativen Leiden. Davon
sind zu 98% die beiden unteren Segmente betroffen. Inwieweit statische Belastungen für diese Häufigkeit verantwortlich gemacht werden können, ist bis heute
nicht zu beantworten. Sicher ist, daß trotz aller Bemühungen, selbst durch intradiskale Druckmessungen, mögliche Zusammenhänge zwischen einseitiger Belastung, speziell bei bestimmten Sitzhaltungen, und Bandscheibenverschleiß nicht
wahrscheinlich gemacht werden konnten. Nach einer Studie von Braun aus dem
Jahre 1968 kann der übergroßen Bewegungsarmut durch Tätigkeit im Sitzen keine
fördernde Wirkung beigemessen werden. Die Bandscheibendegeneration hat
offensichtlich mehr endogene, also gewebliche Voraussetzungen. Dafür sprechen
auch die Überlastungsreaktionen, die man in den Interartikularportionen bei
Kunstspringern und bei Turnern sieht. Hier bleibt interessanterweise der Band-
scheibenapparat völlig intakt, während der Knochen als das labilere Element
nachgibt.

Die Stabilisierung der Lendenwirbelsäule durch passive Strukturen wird
ergänzt durch den Muskelmantel, der vor allem bis zum 3. Lendenwirbel deutlich
eine verspannende und haltende Funktion hat. Die Rückenmuskulatur teilen wir
aus praktischen klinischen, wie therapeutischen Gründen wie folgt ein:

Dorsale Bauchmuskulatur

Der Raum zwischen den Rippenfortsätzen, der Lendenwirbelsäule und dem Bek-
kenkamm wird von Muskelfasern ausgefüllt, die dem M. quadratus lumborum
zugerechnet werden. Man kann an ihm 3 Faserbündelzüge unterscheiden:

- Lateral und am weitesten dorsal gelegen, finden sich gerade Muskelzüge, die
  von der 12. Rippe zum Beckenkamm ziehen (Abb. 29).
- Auf diesem liegen Faserzüge, die von den Rippenfortsätzen von oben nach
  unten absteigend zum Beckenkamm gelangen.
- Darüber schließlich liegt die dritte Schicht, deren Züge von der 12. Rippe kommend zu den queren Fortsätzen der Lendenwirbelsäule verlaufen.

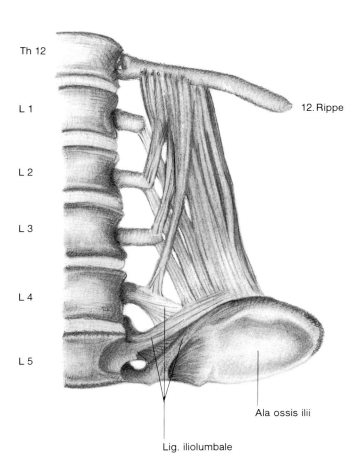

Th 12

L 1

12. Rippe

L 2

L 3

L 4

L 5

Ala ossis ilii

Lig. iliolumbale

Abbildung 29
Verlauf des M. quadratus lumborum

Durch diese Dreiteilung ist eine Verspannung zwischen dem unteren Thoraxende und dem Beckenkamm unter Einbeziehung der Lendenwirbelsäule gewährleistet.

Auf dem M. quadratus femoris liegt der Psoas, der aus zwei Schichten besteht. Die tiefe Schicht zieht von den Processus costarii der Lendenwirbelsäule nach kaudal. Die oberflächliche Schicht entspringt an den Bewegungssegmenten der Lendenwirbelsäule, und zwar so, daß Faserzüge von der Grundplatte des obengelegenen Wirbels, von der Zwischenwirbelscheibe und von der Deckplatte des daruntergelegenen Wirbels kommen. Auf diese Weise ist eine Sicherung des Zwischenwirbelraums gewährleistet. Die oberflächlichen und die tiefen Fasern vereinigen sich in der gemeinsamen Sehne, die schließlich mit dem M. iliacus unter dem Leistenband hindurchziehend am Trochanter minor inserieren. Der Psoas ist insgesamt auf dem M. quadratus femoris, d. h. also ventral von ihm, gelegen.

M. erector spinae

Das früher als M. erector trunci bezeichnete Muskelsystem bildet zwei kräftige Wülste, die beidseits der Dornfortsätze gelegen sind. Sie steigen vom Kreuzbein nach oben und sind im oberen Brust- und im Halsbereich noch von den Extremitätenmuskeln des Nackens und der Brust bedeckt. Im unteren Bereich der Lendenwirbelsäule lassen sich die einzelnen Faseranteile noch nicht voll differenzieren. Ganz in der Tiefe liegen die Mm. intercostarii, welche auf dem Psoas, bzw. dem Quadratus lumborum liegen. Die Mm. intercostarii ziehen von den queren Fortsätzen der Lendenwirbelsäule und bilden den Boden einer osteofibrösen Röhre, in der der M. erector spinae liegt. Diese Faszienröhre ist besonders deutlich in Höhe des 3. Lendenwirbels zu erkennen (Abb. 30). Sie reicht von da aus nach kranial, bis sie im Bereich der mittleren Brustwirbelsäule allmählich weniger differenziert verläuft. Den Faszienverlauf kann man sich am besten vorstellen, wenn man von der Spitze des queren Fortsatzes der Lendenwirbel ausgeht. Dieser auch als tiefes Blatt der Faszie bezeichnete Anteil, liegt dorsal auf dem M. quadratus lumborum und erreicht den Beckenkamm. Er umschließt dann die tiefe lange Rückenmuskulatur und inseriert an der Spitze des Dornfortsatzes. Die medialen und ventralen Anteile der osteofibrösen Röhre werden durch den Dornfortsatz, den Processus mamillaris und den Processus costarius des Wirbels gebildet. Hier im unteren Lendenbereich überwiegen Strangsysteme, die dem sog. transversospinalen System zugerechnet werden. Es handelt sich im wesentlichen um den im Lendenbereich stark fleischig ausgebildeten M. multifidus. Er entspringt von der Kreuzbeinrückseite und dem Beckenkamm und zieht zu den Querfortsätzen der Lendenwirbelsäule. Er wird im Ganzen überdeckt vom M. sacrospinalis, der sich kranial etwa in Höhe des 3. Lendenwirbels beginnend in den M. longissimus dorsi und den M. iliocostalis teilt (Abb. 31).

Kapandji (1985) bezieht sich in seinen Darstellungen auf Untersuchungen von Delmas zur funktionellen Bedeutung des 3. Lendenwirbels. Von hier aus kann man bis zum Hinterhaupt drei Strangsysteme am Erector spinae differenzieren:

Spinales System: Es wird verkörpert durch den M. spinalis, der vom 3. Lendenwirbel an im Brustbereich kräftig ausgebildet ist. Er endet am Dornfortsatz des

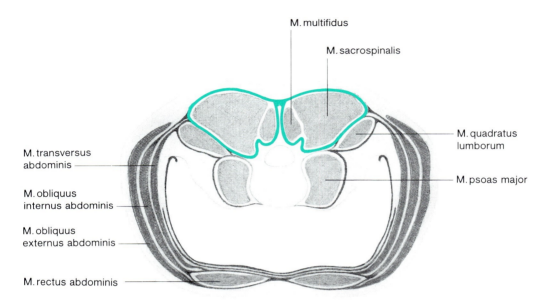

M. multifidus

M. sacrospinalis

M. quadratus
lumborum

M. transversus
abdominis

M. psoas major

M. obliquus
internus abdominis

M. obliquus
externus abdominis

M. rectus abdominis

Abbildung 30
Osteofibröse Röhre. Gebildet von den Dorn- und Querfortsätzen der unteren Lendenwirbel,
komplettiert durch die Fascia dorsolumbalis. In ihr gleitet der Erector spinae

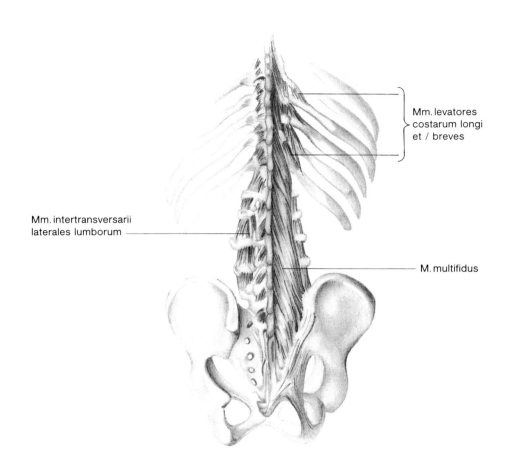

Mm. levatores costarum longi et / breves

Mm. intertransversarii laterales lumborum

M. multifidus

Abbildung 31
Muskelzüge des Erector spinae lumbalis

2. Brustwirbels. An der Halswirbelsäule finden sich noch Rudimente dieses Muskels. Diese haben praktisch aber offensichtlich keine große Bedeutung.

Transversospinales System: Wesentlich wichtiger ist das transversospinale System. Es ist vor allem an der Brustwirbelsäule kräftig ausgebildet und hat für die Funktion eine eminente Bedeutung. Die Faserzüge ziehen, wie der Name sagt, von den Querfortsätzen zu den Dornfortsätzen, wobei man kurze und längere Züge unterscheiden kann. Die kurzen Züge werden gebildet von den Mm. rotatores, ihnen folgen die Faserzüge des M. multifidus, der 2–3 Segmente überspringt. Am mächtigsten ausgebildet ist der M. semispinalis, der über 4–7 Segmente reichen kann. Die Muskeln haben eine wesentliche Bedeutung für die Stabilisierung der Wirbelsäule. Die kurzen Muskeln drehen unter Umständen in einem Segment und sind für die Entstehung der seitlichen Wirbelsäulenverbiegung, der Skoliose, von Bedeutung.

Sakrospinales System: Das sakrospinale und das sakrokostale System entwickeln sich, wie bereits angedeutet, aus dem M. sacrospinalis. Zwischen dem transversospinalen System und den lateralen Anteilen liegt der M. longissimus dorsi, der in einzelnen Abschnitten von der Lende bis zum Hinterhaupt ausgebildet ist. Die Fasern verlaufen zu den Querfortsätzen bzw. zu den Rippenwinkeln. Lateral davon ist der M. iliocostalis zu finden, der im Brustbereich die Wirbelsäule nicht mehr erreicht. Ein oberer Abschnitt des M. intercostalis cervicis setzt an den Querfortsätzen des 6.–4. Halswirbels an.

2.4.2 Zervikaler Abschnitt

Ähnlich wie im Lendenbereich ist auch im Bereich der Halswirbelsäule eine starke muskuläre Sicherung gegeben. Sie bedarf einer gesonderten Darstellung, weil nur so die mannigfachen Krankheitsbilder, die sich aus statischer Überlastung ergeben, verständlich sind.

Vertebrale Muskelgruppe

Unmittelbar auf der Halswirbelsäule liegt ventral der M. longus colli. Er reicht vom Atlas bis zum 3. Brustwirbelkörper. Nach dem Verlauf kann man in dem paarig angelegten Muskel 3 Systeme erkennen (Abb. 32). Unmittelbar neben der Mittellinie findet sich der M. longus capitis medialis. An den vorderen Höckern der Querfortsätze, den Tubercula anteriora des 4. und 5. Halswirbels setzen die von dem oberen Halswirbel kommenden, absteigenden Fasern des M. longus capitis an. An der gleichen Stelle inserieren die aufsteigenden Fasern, die vom 2. und 3. Brustwirbel stammen und die als M. longus colli inferior bezeichnet werden. Unmittelbar seitlich von diesen Muskeln finden sich die Treppenmuskeln, die Mm. scaleni, die von den Querfortsätzen der Halswirbel entspringen und an der 1. bzw. 2. Rippe ansetzen. Zwischen dem vorderen und dem mittleren Scalenus ist eine Lücke zu erkennen. Durch diese ziehen der Plexus brachialis und die Arteria

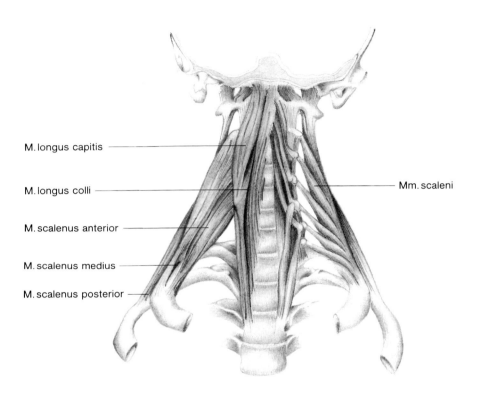

M. longus capitis

M. longus colli

M. scalenus anterior

M. scalenus medius

M. scalenus posterior

Mm. scaleni

Abbildung 32
Ventrale Halsmuskulatur

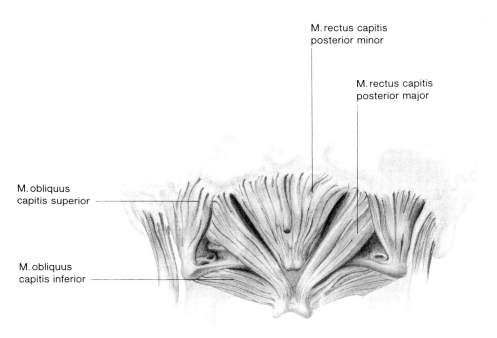

M. rectus capitis
posterior minor

M. rectus capitis
posterior major

M. obliquus
capitis superior

M. obliquus
capitis inferior

Abbildung 33
Tiefe Nackenmuskulatur

sowie die Vena subclavia. Zu erwähnen sind auch die Kurzmuskeln, die vom Atlas zum Hinterhaupt ziehen und damit die muskuläre Verbindung zwischen Wirbelsäule und Hinterhauptknochen an der ventralen Seite darstellen.

An der dorsalen Seite liegt die Nackenmuskulatur (Abb. 33). Sie ist in 4 Schichten angeordnet und zeigt einen sehr komplizierten Aufbau. Es handelt sich hier im Prinzip zunächst um die Fortsetzung des M. erector spinae im Halsbereich. In der tiefsten Schicht findet man die kurze Nackenmuskulatur, die vom 1. bzw. 2. Halswirbel nach oben zieht. Es sind dies gerade- und querverlaufende Muskeln, die für die feine Einstellung des Kopfes bzw. für abgestufte Bewegungen gegenüber der Halswirbelsäule von Bedeutung sind.

Im Bereich der mittleren und der unteren Halswirbelsäule wird die tiefe Schicht gebildet vom M. semispinalis cervicis bzw. von kurzen Muskeln, die von Dornfortsatz zu Dornfortsatz ziehen. In einer Schicht darüber findet sich der M. semispinalis capitis, der an der Schuppe des Hinterhaupts ansetzt. Seitlich davon liegen die Züge des lateralen Stranges, nämlich der M. longissimus capitis und cervicis, die durch das breite Nackenband, das Lig. nuchae, von einander getrennt sind. Auf den genannten Muskeln ist der breite Riemenmuskel, M. splenius capitis und cervicis zu erkennen. Er geht von der Dornfortsatzreihe aus. Die oberen Fasern erreichen den Processus mastoideus, den Warzenfortsatz hinter dem Ohr.

In diesem Zusammenhang muß auch der Kopfnickermuskel, der M. sternocleidomastoideus erwähnt werden, der die Halswirbelsäule diagonal überquert. Dadurch kann er die Halswirbelsäule strecken bzw. in eine Hyperlordose bringen.

Schultergürteltragende Muskulatur

Im Bereich der Halswirbelsäule spielen schließlich die Muskeln eine Rolle, welche den Schultergürtel tragen und ihn bewegen (Abb. 34). Wie aus der Entwicklungsgeschichte bekannt, ist diese Muskulatur beim Menschen überwiegend mit statischen Aufgaben belastet. So kommt es leicht zu muskulären Schäden, auf die im einzelnen im Zusammenhang mit den Sitzschäden eingegangen werden muß. Von besonderer Bedeutung ist dabei der M. trapezius, der Kapuzenmuskel. Er entspringt in 3 Portionen, vom Hinterhaupt, vom Nackenband – dem Lig. nuchae –, von den Dornfortsätzen der Halswirbelsäule und von allen Dornfortsätzen der Brustwirbelsäule. Je nach dem Faserverlauf spricht man von einem absteigenden, von einem querverlaufenden und von einem aufsteigenden Teil. Besonders belastet ist der absteigende Teil deswegen, weil er an Spina scapulae relativ weit lateral ansetzt. Die mittleren Fasern erreichen den mittleren Anteil der Schulterblattgräte, während die aufsteigenden Anteile zu dem inneren Drittel der Spina scapulae gelangen. Auf diese Weise kann der Muskel, wenn er insgesamt innerviert wird, was relativ selten vorzukommen scheint, das Schulterblatt an den Brustkorb andrücken. Diese Aufgabe, vor allem aber auch die Zurückführung des Schulterblatts, erfüllt der Rautenmuskel, der M. rhomboides, der von den unteren beiden Dornfortsätzen der Halswirbelsäule und von den oberen vier Dornfortsätzen der Brustwirbelsäule entspringt. Er setzt im Bereich des Innenrands des Schulterblatts an. Zusammen mit dem seitlichen Sägemuskel, dem M. serratus anterior, fixiert er

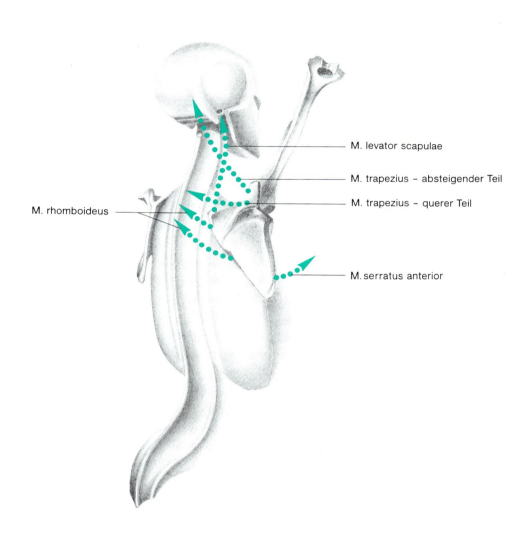

Abbildung 34
Schultergürteltragende Muskulatur

die Skapula in jeder beliebiger Stellung und preßt sie der Brustwand an. Dadurch
wird ein flügelartiges Abstehen des Schulterblatts verhütet. Die Mm. rhomboidei
setzen sich nach oben fort im M. levator scapulae, der in 4 Bündeln von den hinteren Höckern des 1.–4. Halswirbel entspringt. Er zieht steil nach abwärts zum inneren oberen Schulterblattwinkel. Das Schulterblatt ist somit am M. levator scapulae
aufgehängt und wird beim Zusammenziehen des Muskels zum Kopf hin gezogen.
Normalerweise arbeitet der Levator scapulae mit dem absteigenden Trapezius
zusammen. Bei der Beurteilung von Krankheitsbildern ist es wichtig zu wissen,
daß auch der seitliche Sägemuskel, der M. serratus anterior, eine wichtige Haltefunktion hat und das Schulterblatt fixiert. Nur so ist es zu erklären, daß Überlastungsschäden am Serratus, vor allem an den Ursprüngen an den Rippen 1–9, auftreten können, was zu beachtenswerten Schmerzen führen kann.

Die schultergürteltragende Muskulatur hat aufgrund des Ursprungs an der
Wirbelsäule direkten Einfluß auf die Wirbelsäulenhaltung. Gerade bei degenerativen Veränderungen an der Halswirbelsäule darf man ihre Wirkung aber nicht isoliert betrachten. Man hat vielmehr den gesamten Muskelmantel zu berücksichtigen, der an der Halswirbelsäule, wie dargestellt, sehr kompliziert aufgebaut ist.

2.5 Ventrale Rumpfmuskulatur

Die Bauchwandmuskulatur spielt beim Sitzen eine geringere Rolle, weil sie im
Ganzen entlastet ist. Dies kommt dadurch zustande, daß durch die kyphotische
Gesamthaltung Ursprung und Ansatz einander genähert sind. Betrachtet man aber
die Verhältnisse im Bereich der Lendenwirbelsäule, wird man die Bauchmuskulatur in den funktionellen Gedankenkreis einzubeziehen haben. Das gilt besonders
für den M. transversus abdominis, aber auch für die aufsteigenden Fasern des
inneren schrägen Bauchmuskels, des M. obliquus internus. Daß die Bauchmuskulatur als Hilfstrageorgan der Wirbelsäule eine nicht geringe Rolle spielt, ist vielfach in der orthopädischen Literatur begründet. Der mit Eingeweiden gefüllte
Bauchraum ähnelt einer nicht prallgefüllten, aber allseits abgeschlossenen Blase
(Schanz 1931b). Durch Anspannung der Bauchwandung kann der intraabdominelle Druck so steigen, daß die Bauchblase nunmehr Teile der Rumpflast übernehmen und damit die Wirbelsäule entlasten kann. Dabei spielt auch das Zwerchfell als Abschluß der Bauchhöhle nach kranial eine Rolle. Besonders eindrucksvoll zeigt sich die Arbeitshilfe immer dann, wenn durch eine Schwächung der
Bauchmuskulatur, die Spannung der Bauchblase gemindert ist. Die Überforde-
rung der Rückenmuskulatur kann dann hartnäckige Schmerzen verursachen, die
erst nach Wiederherstellung des Gleichgewichts, z. B. durch Tragen eines die
Spannung der Bauchblase steigernden Korsetts, schwinden.

3 Ontogenese der Wirbelsäulenform

Schon beim Simier ist die Erhebung des Rumpfes bis zu einem gewissen Grad erreicht. Aber selbst beim anthropoiden Affen, wie beim Schimpansen, beim Orang-Utan oder beim Gorilla ist eine Aufrichtung nur bei gebeugten Hüft- und Kniegelenken möglich. Die aufrechte Körperhaltung im Stehen wird im Tierreich nur sehr selten eingenommen. Das auffallende Merkmal beim aufrechten Gang des Menschen ist die Kombination von Streckhaltung der Kniegelenke und Streckung in den Hüftgelenken. Diese wird unterstützt durch eine im Uhrzeigersinn erfolgende Drehung der Darmbeinschaufeln mit den Iliosakralgelenken gegen die Sitzbeinachse. Diese ist schon beim menschlichen Embryo ausgeprägt. Vollkommen wird die Aufrichtung aber erst durch eine Form- und Gestaltänderung der Wirbelsäule und des Kreuzbeins. Als charakteristische Neuerwerbung ist die Knickbildung des Kreuzbeins gegen die Rumpfwirbelsäule anzusehen.

Zum Verständnis der Vorgänge am lumbosakralen Übergang ist es notwendig, die Entwicklung der Wirbelsäule von den Anfängen an zu betrachten. Beim menschlichen Embryo bilden sich im Bereich des Rückens 42–43 Ursegmente, die sich schließlich auf 32–33 reduzieren. Im Zentrum stehen das Nervenrohr und die „Rückensaite", die Chorda dorsalis. Um diese entwickeln sich die Sklerotome, die primitiven Wirbel. Diese sind segmental angeordnet und liefern das Baumaterial für die Wirbel und für Zwischenwirbelscheiben. Bereits bei einem Embryo von 12 mm Scheitel-Schwanz-Länge ist eine Gliederung in Wirbelkörper und Zwischenwirbelscheiben zu erkennen. Die Zwischenwirbelscheiben sind aus dichtgefügten Zellen aufgebaut und etwa gleich hoch wie die Anlagen für die Wirbelkörper.

Die Wirbelentwicklung durchläuft 3 Stufen. In der 1. Stufe sind sie rein mesenchymal, d.h. aus Bindegewebszellen angelegt. Im Verlauf des 2. Monats setzt die Verknorpelung ein und bereits im 3. Monat beginnt der Verknöcherungsprozeß. Die mesenchymale Wirbelsäule ist in der ganzen Länge von der Chorda dorsalis durchsetzt. Diese ist ein elastischer Stab, der aus sehr wasserreichen druckelastischen Zellen besteht. So ist bereits eine gewisse Stabilisierung gegeben.

Die Ausbildung des Knorpels in den Wirbelkörpern führt zu einer Umorientierung der Chorda dorsalis. Durch den konzentrischen Wachstumsdruck der Knorpelkerne werden die Knorpelzellen in die Zwischenwirbelscheiben hinein gepreßt. Es bilden sich sog. Chordasegmente. Die Verknöcherung beginnt beim Embryo bei einer Scheitel-Steiß-Länge von etwa 6 cm im 3. Monat. Dabei entstehen aus einem geteilten Knochenkern schließlich knöcherne Wirbel mit Ausnahme von kranial und kaudal gelegenen Abschlußplatten. Diese sind noch beim Neugeborenen knorpelig und bilden die Grenze zum Zwischenwirbelraum. In sie dringen die Fasern des Anulus fibrosus der Bandscheibe ein.

Die Knorpelplatten sind für das Höhenwachstum der Wirbelkörper von eminenter Bedeutung. Schließlich spielen sie zur Zerlegung von Druckkräften, die vom Gallertkern ausgehen, eine grundsätzliche Rolle. An der Ventral- und Dorsalseite erreicht beim Neugeborenen der Knochenkern die Oberfläche, während die als Grund- und Deckplatten bezeichneten Knorpelscheiben zusammen mit den Zwischenwirbelscheiben eine funktionelle Einheit bilden.

Die Verknöcherung des Wirbels ist von der planmäßigen Rückbildung der Chorda dorsalis abhängig. Nicht selten finden sich Chordarückbildungsstörungen. Sie sind beim Erwachsenen erkennbar an unregelmäßiger Begrenzung der knöchernen Abschlußplatten, die in der Pubertät die Knorpelplatten weitgehend ersetzen.

Die Zwischenwirbelscheibe baut sich aus dicht gelagerten Mesenchymzellen auf. Die Chorda dorsalis, die in der ersten Anlage auch die Zwischenwirbelscheiben durchsetzt, wird wie bereits dargestellt, im Stadium der Verknorpelung des Wirbelkörpers segmental gegliedert. Diese Gliederung wird bei Embryonen von 15 mm Länge eingeleitet und ist bei Embryonen von 50 mm bereits abgeschlossen. Die Zwischenwirbelscheibe besteht in diesem Alter aus blasigen Zellen, die aus dem Chordasegment hervorgegangen sind. Um sie herum entwickeln sich faserbildende Zellen des Anulus fibrosus. Hier kann man eine Innen- und eine Außenzone abgrenzen. Die Außenzone bildet im wesentlichen die Sharpey-Haltefasern, während die Innenzone verknorpelt. Durch die Anordnung der Chordasegmentzellen wird die Verbindung zwischen Wirbelkörper und Zwischenwirbelscheibe fest. Es ist anzunehmen, daß die Chorda und später der Nucleus pulposus der fetalen Wirbelsäule ihre elastische Ruhelage verleiht (Töndury 1940, 1958). Unter dem Einfluß der Sprengkraft der Chordasegmente bzw. der Gallertkerne vollzieht sich die Differenzierung des fibrösen Gewebes der Faserringe.

Schon in der fetalen Anlage läßt die Wirbelsäule des Menschen am Lumbosakralübergang ihre charakteristische Gestalt erkennen. Der Promontoriumwinkel ist typisch für die menschliche Wirbelsäule und kein Attribut des aufrechten Gangs. Wie Abb. 35 zeigt, läßt die fetale Wirbelsäule die späteren Krümmungen der Wirbelsäule vermissen. Sie ist im ganzen gestreckt, bzw. in situ kontinuierlich kyphotisch gebogen. Aber schon im dritten Emrbyonalmonat erscheint eine Abknickung des Kreuzbeins, die den Eindruck einer ersten lordotischen Biegung vermittelt. Der Knick des Promontoriums wird zumeist vom 2. Sakralwirbel gebildet, während der 1. Kreuzbeinwirbel der Lendenwirbelsäule anzugehören scheint. Er kann als letzter präsakraler Wirbel aufgefaßt werden. Schwabe (1933) fand bei histologischen Untersuchungen der Neugeborenenwirbelsäule grundsätzlich den gleichen geweblichen Aufbau an der 1. sakralen Bandscheibe wie an der übrigen Wirbelsäule. Dieser Befund ist durch die Untersuchungen von Töndury bestätigt worden. Erst im Verlauf der weiteren Entwicklung wird der 1. Kreuzbeinwirbel in

---

Abbildung 35 a–c
Lendenwirbelsäule von Feten mit **a** 24 cm, **b** 36 cm, **c** 40 cm Scheitel-Fersen-Länge. Das Sakrum erscheint im ganzen gestreckt. Man erkennt aber bereits deutlich die Promontoriumbildung. Abknickung Kreuzbeins gegen das Steißbein

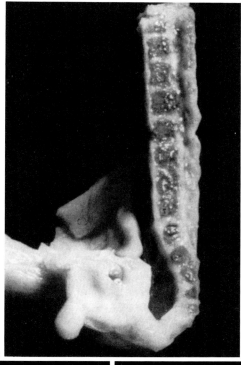

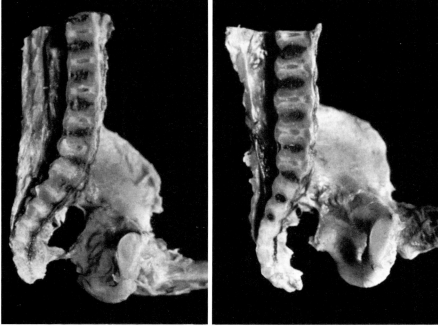

das Sakrum einbezogen. Noch im ersten Lebensjahrzehnt sind die Gelenkverbindungen zwischen dem 1. und dem 2. Sakralwirbel grundsätzlich von gleicher Art wie die an der Lendenwirbelsäule. Es handelt sich also in den oberen Segmenten des Kreuzbeins zunächst um echte Gelenke. Die Verknöcherung der Zwischenwirbelscheibe beginnt erst im 15.–16. Lebensjahr. Sie ist etwa um das 30. Lebensjahr beendet.

Die Form des fetalen Kreuzbeins erinnert noch ganz an die des Anthropoiden. Die beim Erwachsenen charakteristische sagittale Krümmung fehlt zunächst. Andeutungen sind aber bereits frühzeitig feststellbar. Wie beim Feten so ist auch beim Neugeborenen in der Regel ein doppeltes Promontorium vorhanden, das dadurch zustande kommt, daß der 1. Sakralwirbel gegen den 2. gekantet ist und außerdem noch eine Knickung zwischen L5 und S1 besteht. Diese Knickbildung schwindet auch bei maximaler Ventriflexion der isolierten Wirbelsäule des Neugeborenen nicht und erfährt bei starker Lordosierung erwartungsgemäß keine Verstärkung. Wegen der mangelnden Kreuzbeinkrümmung und des Promontoriumhochstands spricht Kirchhoff (1949) von einer Trichter- oder Kanalform des Neugeborenenbeckens. Die anthropoide Kreuzbeinform bleibt im allgemeinen bis zur Pubertät erhalten. Die erste Streckung geht am Becken spurlos vorüber (Hirsch 1927). Um das 8. Lebensjahr beginnt zuerst an den unteren Kreuzbeinabschnitten eine allmählich fortschreitende sagittale Krümmung. Etwa im 10. Lebensjahr senkt sich der 1. Kreuzbeinwirbel nach ventral und kaudal. Auf diese Weise tritt das Promontorium tiefer und läßt nunmehr die für den Erwachsenen typische Kreuzbeinform entstehen.

3.1 Röntgenologische Bestimmung der Kreuzbeinform

3.1.1 Kreuzbeinkrümmung

Material und Methode

Zur Bestimmung der Kreuzbeinform wurden die Pausen von 150 seitlichen Röntgenaufnahmen der unteren Lendenwirbelsäule, die im Sitzen angefertigt worden waren, herangezogen. Es handelte sich um die Röntgenbilder von 90 weiblichen und 60 männlichen Patienten. Zur Bestimmung der Kreuzbeinkrümmung haben wir uns einer Methode bedient, die für die direkte Untersuchung am anatomischen Präparat 1893 von Paterson angegeben wurde. Radlauer (1908) hat dieses Verfahren für seine anthropologischen Studien verwandt. Faßt man die ventrale Kontur des Kreuzbeins als einen Kreisbogen auf, dann läßt sich durch die beiden Endpunkte leicht die Bogensehne errichten. Die Auffindungg des Promontoriumerkers als kranialem Ausgangspunkt ist im allgemeinen leicht. Der untere Punkt ist durch die kaudale Kante des 5. Kreuzbeinwirbels gegeben; man kann sie an den dorsalgelegenen Cornu ossis sacri leicht erkennen. Außerdem ist eine Abgrenzung durch einen breiten Spalt, der das Kreuzbein vom Steißbein trennt, im allgemeinen gut aufzufinden. Auf die durch diese beiden Punkte gezogenen Bogensehne wurde vom höchsten Punkt der konkaven Kreuzbeinkrümmung das Lot gefällt.

Das Verhältnis dieser beiden Strecken fassen wir nach Radlauer im mittleren Sakralindex zusammen. Dafür gilt folgende Formel:

$$\text{Sakralindex} = \frac{\text{größte Bogenhöhe} \cdot 100}{\text{vordere Sehnenlänge}}$$

Zum besseren Verständnis haben wir den Sakralindex als *Kreuzbeinkrümmungsindex* bezeichnet. Je kleiner die Indexzahl ist, desto schwächer ist die Kurve gekrümmt, je größer sie wird, um so stärker ist die ventrale Aushöhlung.

Ergebnisse

Bei rund 80% der ausgewerteten Röntgenpausen fanden wir einen Kreuzbeinkrümmungsindex zwischen 12 und 29,8, was einen Mittelwert von 24,2 ergibt. Diese Zahl deckt sich in etwa mit dem mittleren Krümmungsindex, den Radlauer angegeben hat. Er hat ihn aufgrund von direkten Messungen an nahezu 500 Kreuzbeinen mit 23,6 errechnet. Bei 18 Patienten lag der Index unter 12, in 8 Fällen sogar unter dem von Radlauer für die höheren Affen gefundenen Wert von 9,6. Daß die Kreuzbeinkrümmung sehr gering sein kann, ist lange bekannt. So machte z. B. Waldeyer 1899 die Mitteilung, daß die Berliner Beckensammlung ein Kreuzbein enthalte, bei welchem die Krümmung fast vollkommen fehle. Auf der anderen Seite wiesen in unserem Material 10 Personen besonders starke Kreuzbeinkrümmungen mit einem Index von über 30 auf (Abb. 36). Zur Vereinfachung der weiteren Untersuchungen haben wir je nach dem Grad der Kreuzbeinkrümmung 4 Krümmungstypen unterschieden und sie wie folgt festgelegt:

Kreuzbeinform A: Index bis 11,9;
Kreuzbeinform B: Index 12,0–19,9;
Kreuzbeinform C: Index 20–29,9;
Kreuzbeinform D: Index über 30.

Diese zunächst willkürliche Unterteilung hat sich als äußerst zweckmäßig erwiesen. Wir haben sie im folgenden und für weitere Untersuchungen beibehalten. Die Verteilung der Kreuzbeintypen bei den untersuchten 150 Patienten zeigt Tabelle 1.

Bei der weiteren Analyse hat sich gezeigt, daß die einzelnen Kreuzbeintypen in verschiedenen Altersklassen in unterschiedlicher Häufung zu finden sind. In den ersten Lebensjahren haben wir in allen Fällen einen Kreuzbeinindex unter 20

Tabelle 1
Verteilung der Kreuzbeintypen bei 150 Personen

Kreuzbeintyp	A	B	C	D	Gesamt
Männlich	6	29	21	4	60
Weiblich	12	33	39	6	90
Gesamt	18	62	60	10	150

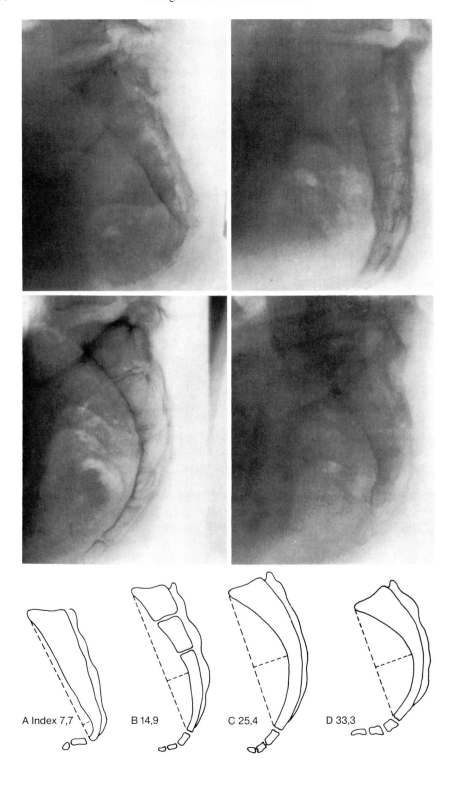

A Index 7,7   B 14,9   C 25,4   D 33,3

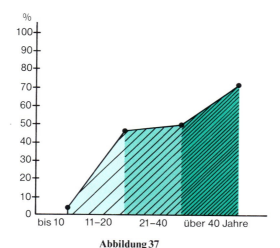

Abbildung 37
Entwicklung der Kreuzbeinkrümmung im Laufe des Lebens bei 150 Probanden

gefunden. Um die Pubertät tritt mit einer Ventral- und Kaudalverlagerung des ersten Kreuzbeinwirbels eine stärkere Ausbildung des Promontoriums ein. Da wir bei unseren Messungen von der ventralen Promontoriumkante ausgingen, mußte nunmehr auch der Kreuzbeinindex ansteigen, d. h. es mußten stärkere Kreuzbeinkrümmungen zu beobachten sein. Dies war tatsächlich der Fall. Diese Tendenz hielt bis etwa zum 40. Lebensjahr an. Um das 40. Lebensjahr nahm die Häufigkeit der Kreuzbeinformen mit einem Index über 20 nochmals zu.

Diese Ergebnisse belegen die bekannte Tatsache, daß die Kreuzbeinkrümmung, die zwar schon embryonal angedeutet ist, ihre endgültige Ausbildung erst im Laufe des Lebens erfährt (Abb. 37). Dabei kann man offensichtlich 2 Perioden unterscheiden, in denen ein Krümmungsschub vor sich geht. Die erste Krümmungsphase fällt in die Zeit der Pubertät. In unserem Material liegt sie zwischen dem 10. und dem 16. Lebensjahr. Dann ist eine gewisse Stabilisierung erreicht, die sich in der Häufigkeitsverteilung als Stillstand manifestiert. Möglicherweise mit dem Klimakterium der Frau zusammenfallend, vielleicht durch osteoporotisch-osteomalazische Prozesse gefördert, tritt jenseits des 40. Lebensjahrs nochmals eine Krümmungszunahme auf. Die Zusammenhänge zwischen Kreuzbeinform und Lebensalter ergeben sich aus Tabelle 2.

Die Kreuzbeinformen A und B mit einem Krümmungsindex < 20 sind im ersten Lebensjahrzehnt am häufigsten anzutreffen. Bis auf den Fall eines 8jährigen Jungen mit einem Krümmungsindex von 23 zeichneten sich die kindlichen Kreuzbeine durch eine mehr oder weniger gestreckte Form aus. Wir halten uns darum für berechtigt, die Kreuzbeinformen A und B als die jugendlichen oder

Abbildung 36
Kreuzbeintypen im Röntgenbild. Auf der Skizze sind die Bogensehne und das Lot vom Scheitelpunkt der Krümmung eingezeichnet

Tabelle 2
Verteilung der Kreuzbeinformen auf die verschiedenen
Altersklassen

Jahre	A	B	C	D	
0–10	8	22	1	–	31
11–20	5	18	17	3	43
21–40	3	17	18	5	43
>40	2	5	24	2	33
Gesamt	18	62	60	10	150

Tabelle 3
Beziehung zwischen Kreuzbeinform und
Bogensehnen-Deckplatten-Winkel

Bogensehnen-Deckplatten-Winkel	Kreuzbeinform			
	A	B	C	D
55°–65°	4	1	–	–
65°–75°	6	26	2	–
75°–85°	8	31	13	–
85°–95°	–	12	33	2
über 95°	–	2	12	8

infantilen zu bezeichnen. Zwischen dem 11. und dem 40. Lebensjahr hat die Kreuzbeinkrümmung im ganzen zugenommen, so daß die jugendlichen Formen seltener werden. Jetzt überwiegen die Krümmungstypen C und D. Sie halten sich nahezu die Waage. Wir haben die Kreuzbeinkrümmungen C und D als die reifen Formen bezeichnet. Jenseits des 40. Lebensjahres beobachteten wir eine weitere Zunahme der Kreuzbeinkrümmung, so daß nur noch 25% der Fälle unter einem Index von 20 liegen, während 75% den Gruppen C und D angehören.

Im Gegensatz zu Speransky (1926), der die Krümmungszunahme lediglich durch eine ventrale Knochenapposition an S1 erklärt, glauben wir, eine direkte Ventral- und Kaudalverlagerung von S1 für die Zunahme der Krümmungsindexe verantwortlich machen zu können. Dies wird fast allgemein in der Literatur auch angenommen. Unsere Untersuchungen bestätigen diese Meinung. Als einen Beweis für die Verlagerung des 1. Kreuzbeinwirbels sehen wir die Tatsache an, daß sich die Kreuzbeindeckplatte gegenüber der Bogensehne um so mehr neigt, je mehr man zu einer stärkeren Krümmung gelangt. Wir haben diese Erscheinung dadurch dokumentiert, daß wir die Bogensehne des Kreuzbeins mit der Deckplattentangente des 1. Sakralwirbels in Verbindung brachten (Abb. 38). Der Winkel, der im Schnittpunkt entsteht, verändert sich entsprechend. Je stärker der Krümmungsgrad des Kreuzbeines wird, um so mehr neigt sich auch die Deckplatte. Die Beziehungen zwischen der Kreuzbeinform und dem Bogensehnen-Deckplatten-Winkel zeigt Tabelle 3.

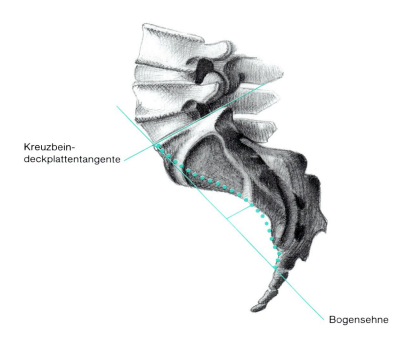

Kreuzbein-
deckplattentangente

Bogensehne

Abbildung 38
Bogensehnen-Deckplatten-Winkel des Kreuzbeins. *Gepunktet* Kreuzbeinkrümmung
im Röntgenbild

Bei den gestreckten Kreuzbeinformen der Gruppe A ist der Winkel am geringsten, d.h. daß die Kreuzbeindeckplatte bei gleicher Haltung wie bei den anderen
Kreuzbeinformen horizontal steht. In der Gruppe B ist bereits eine deutliche Verschiebung festzustellen. In der Gruppe C ändert sich das dann zugunsten der stärkeren Neigung, die sich in dem größeren Winkel ausdrückt. Jetzt werden Winkel
über 80° am häufigsten gesehen. Bei den infantilen Kreuzbeinen sind die Winkel
deutlich kleiner. Die Durchschnittswerte betragen für den Kreuzbeintyp A 72°, für
den Kreuzbeintyp B 79,5°, für den Kreuzbeintyp C 88° und für den Kreuzbeintyp D 94°.

3.1.2 Stellung des Kreuzbeins im knöchernen Becken

Ganz offensichtlich wird die Form der Lendenwirbelsäule durch die Neigung der
Kreuzbeindeckplatte geprägt. Zur aufrechten Haltung muß die Wirbelsäule im
ganzen in unterschiedlichem Umfang gekrümmt werden, wenn die Sehachse zum
Blick geradeaus horizontal gestellt werden soll. Je mehr die Basis der Wirbelsäule,
und das ist die Kreuzbeindeckplatte, nach ventral abfällt, um so mehr ist eine
gegensinnige Krümmung, also eine Lordose erforderlich. Andererseits wird bei
einer Dorsalneigung, wie sie im Sitzen vorkommt, eine Umkrümmung nach vorn,
also eine Kyphosierung zu erfolgen haben. Es hat sich gezeigt, daß bei der Beurteilung der Kreuzbeinneigung der Einbau des Os sacrum in das knöcherne Becken
nicht unberücksichtigt bleiben darf. Man kann das am besten erfassen, wenn man
die Kreuzbeindeckplatte mit dem aufsteigenden Sitzbeinast in Beziehung setzt.
Dieser Knochenabschnitt bietet sich deswegen besonders an, weil er als Sitzbalken
für die sitzende Position statisch eine entscheidende Rolle spielt.

Methode

Zur Untersuchung dieser Zusammenhänge haben wir seitliche Röntgenaufnahmen der Lendenwirbelsäule herangezogen. Die Röntgenaufnahmen der LWS und
des Beckens wurden im Sitzen angefertigt. Dazu wurden die Patienten vor ein
Wandstativ, das eine Buckyblende trug, gestellt bzw. gesetzt. Dieses Stativ ist so
ausgelotet, daß die Kassetten und die Filmhorizontalen mit der Raumhorizontalen
übereinstimmen. Im allgemeinen wurde der Zentralstrahl auf den Beckenkamm
gerichtet. Der Fokus-Film-Abstand betrug 120 cm. Die angelegte Spannung vari-
ierte je nach der Stärke des Patienten. Von jedem so gewonnenen Röntgenbild
haben wir zur exakten Auswertung eine Pause auf Transparentpapier gezeichnet.
Auf diese Pause wurden die verschiedenen Hilfslinien eingetragen (Abb. 39):
    a) Die kraniale Kreuzbeindeckplatte wurde durch eine Linie markiert, welche
die ventrale und die dorsale Oberkante des 1. Sakralwirbels verbindet. Wir haben
diese Tangente die Kreuzbeindeckplattentangente genannt.
    b) Die dorsale Kante des Os coxae wurde markiert durch eine Gerade, die an
den aufsteigenden Sitzbeinast gelegt wurde. Der Ramus superior ossis ischii ist auf
dem Röntgenbild unter den genannten Aufnahmebedingungen gut erkennbar. Die
dorsale Kontur zeichnet sich besonders scharf ab. Diese wird bekanntlich durch

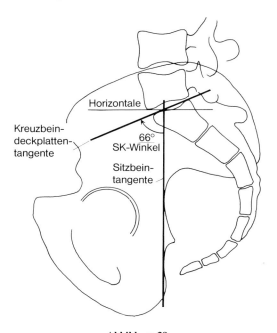

Abbildung 39
Hilfslinien am Becken. Kreuzbeindeckplatten- und Sitzbeintangente; am Schnittpunkt entsteht
der SK-Winkel (Röntgenpause eines Beckenskeletts)

die Spina ossis ischii in eine Incisura ischiadica major und eine Incisura ischiadica
minor unterteilt. Durch die beiden am weitesten nach ventral vorspringenden
Punkte der im allgemeinen flachen Krümmungsbogen dieser Einsenkungen wurde
eine Gerade gezogen. Wir haben sie *Sitzbeintangente* genannt. Diese Linie wird in
Beziehung gebracht zu den Raumebenen und definiert dann die Stellung des Bek-
kens. Zur Erfassung der Kreuzbeineinkrümmung in das Becken ist es ausreichend,
wenn man den Winkel bestimmt, den die Sitzbeintangente mit der Kreuzbeindeckplattentangente bildet. Wir haben diesen Winkel *SK-Winkel* genannt. Es hat sich
gezeigt, daß dieser wegen des nahezu unbeweglichen Einbaus des Sakrums in das
Becken konstant bleibt, gleichgültig, welche Haltung eingenommen wird.

Ergebnisse

Die Lagebeziehung zwischen Kreuzbeindeckplatte und Becken läßt sich mit dem
SK-Winkel erfassen. In unserem Material haben wir einen SK-Winkel von durchschnittlich 71° bei Streuungen zwischen 45° und 90° gefunden. Nach den angestellten theoretischen Überlegungen, daß sich nämlich die Lagebeziehung des
1. Kreuzbeinwirbels gegenüber dem Kreuzbeinrest und damit natürlich auch die
der Deckplatte zum Becken, dargestellt durch die Sitzbeintangente, im Laufe des
Lebens ändert, war die Überprüfung eines möglichen Zusammenhangs zwischen
Lebensalter und SK-Winkel von besonderem Interesse (Abb. 40).

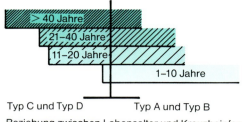

Beziehung zwischen Lebensalter und Kreuzbeinform

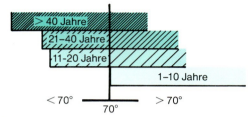

Beziehung zwischen Lebensalter und
Sitzbein-Kreuzbeindeckplatten-Winkel (SK-Winkel)

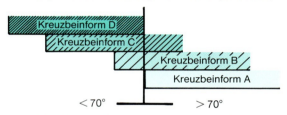

Beziehung zwischen Kreuzbeinform und SK

Abbildung 40
Beziehung zwischen Lebensalter und Kreuzbeinform, Lebensalter und SK-Winkel
sowie Kreuzbeinform und SK-Winkel

Bei den 31 Fällen, die zwischen dem 1. und 10. Lebensjahr stehen, ist der SK-Winkel stets größer als 70°. Daß er nicht höher liegt, mag vielleicht damit zu begründen sein, daß die meisten der untersuchten Kinder zwischen 7 und 10 Jahren alt waren und nur 5 jünger gewesen sind. Bei den älteren Kindern muß man aber annehmen, daß der Kreuzbeineinkrümmungsprozeß bereits in Gang gekommen ist. Nach dem 10. Lebensjahr findet sich eine Winkelbildung über 70° etwa gleich häufig wie eine solche unter 70°. Diese Verteilung bleibt bis etwa zum 40. Lebensjahr erhalten. Später werden die Winkel über 70° immer seltener. In unserem Material stehen jenseits des 40. Lebensjahres 24 Fälle mit einem SK-Winkel unter 70° nur noch 9 mit einem größeren Winkel gegenüber. Vergleicht man dieses Ergebnis mit den Befunden, die wir bei der Messung des Kreuzbeinindex gefunden haben, dann ergibt sich eine fast völlige Übereinstimmung.

Diese Relation wird schließlich noch unterstrichen, wenn man den SK-Winkel und die Krümmungsform des Kreuzbeins miteinander in Beziehung bringt. Die gestreckte Kreuzbeinform A hat in allen Fällen einen Winkel über 70° aufzuweisen, während kein Kreuzbein der Gruppe D, welche die am stärksten gekrümmten Formen umfaßt, einen Winkel über 70° hat.

Unsere Ergebnisse decken sich mit Beobachtungen, die von gynäkologischer Seite gemacht worden sind. So fand Schuberth 1929, daß der Beckenöffnungswinkel beim Kind zunächst klein ist, mit zunehmendem Alter aber eine Vergrößerung erfährt. Kirchhoff (1949) fand beim Neugeborenen ebenfalls einen gestreckten Kreuzbeinverlauf. Erst um das 11.–12. Lebensjahr trat eine Änderung im Kreuzbein und der Beckenform ein.

Die dargestellte normale Entwicklung der Kreuzbeineinkrümmung kann in jedem Lebensalter zum Stillstand kommen. Erreicht das Kreuzbein keine genügende Einkrümmung, dann bleibt es auf einer infantilen Entwicklungsstufe stehen. Daß dabei auch die Beckenentwicklung unvollkommen bleibt, soll am Rande erwähnt sein. Sie hat für den Gynäkologen, speziell für den Geburtshelfer, große Bedeutung.

Wie unsere Zahlen beweisen, findet sich auch beim Erwachsenen die infantile Kreuzbeinform nicht selten. Offensichtlich handelt es sich hier um eine besondere Form einer Präarthrose, einer Disposition, die gehäuft zur Lumbosakralarthrose führt. Da die Stellung und die Lage des Kreuzbeins und des Beckens aber einen Einfluß auf die Haltung des Rumpfs und die Krümmung der Wirbelsäule haben, muß das bei der Analyse der bedingenden Faktoren für die Lendenwirbelsäulenbiegung von Bedeutung sein. Darauf ist später hinzuweisen.

3.2 Entwicklung der Wirbelsäulenform

Die kindliche Wirbelsäule, wie auch im embryonalen Stadium, zeigt in den ersten Lebenswochen eine im ganzen nach dorsal konvexe Krümmung (Abb. 41). Aus dieser Haltung ist zwar passiv eine Extension und Lordosierung möglich, sie wird aktiv aber erst dann erreicht, wenn die Rückenmuskulatur kräftig genug geworden ist, um den Rumpf gegen die Schwerkraft von der Unterlage zu heben. Die Rückenmuskulatur ist die eigentliche formgebende Kraft für die Entstehung der physiologischen Wirbelsäulenbiegungen. Diese werden entscheidend mitgeprägt von der Ausbildung des Bewegungssegments. Es hat sich gezeigt, daß nicht selten Differenzierungsstörungen im Bandscheibengewebe vorhanden sind, so daß die Rückenmuskulatur mit ihrer Wirkung nicht voll zur Geltung kommen kann. Das ist besonders der Fall bei partiellen Blockbildungen, deutlich sieht man dies bei den im ganzen seltenen totalen Blockwirbelbildungen.

Die aktive Streckfähigkeit der Wirbelsäule wird erfahrungsgemäß erst im 3. Lebensmonat voll erreicht. Sie ist aber reflektorisch schon bald nach der Geburt auszulösen, wie der Landau-Reflex beweist. Man versteht darunter die reflektorische Hebung des Kopfs, die Streckung der Wirbelsäule und der Hüft- und Kniegelenke, die dann auftritt, wenn man den Säugling bei parallel gehaltenen und leicht von der Unterlage abgehobenen Beinen auf den Bauch legt. Dieser Reflex scheint den ursprünglichen Sperrtonus der Rückenmuskulatur des Neugeborenen abzulösen. Dieser verhindert in den ersten Lebenstagen die zu starke Rundrückenbildung.

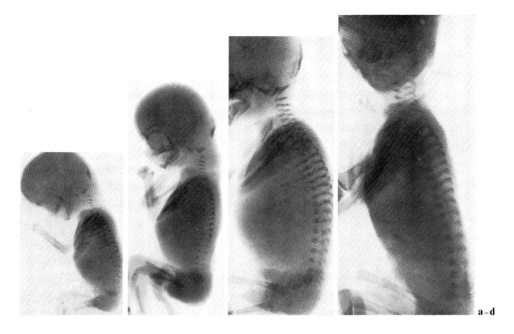

a–d

Abbildung 41 a–g
Entwicklung der Wirbelsäule auf den seitlichen Röntgenaufnahmen von Feten im 4.–10. Monat.
Scheitel-Fersen-Länge: **a** 15 cm, **b** 20 cm, **c** 24 cm, **d** 30 cm, **e** 36 cm, **f** 40 cm, **g** 50 cm

Sehr bald erscheint beim Säugling die Halslordose. Die Entwicklung steht im Zusammenhang mit der Kräftigung der Schulter-Nacken-Muskulatur. Die Stellung der kleinen Wirbelgelenke und die Ausbildung des Kapselbandapparats dienen dabei als Wegweiser. Sie sind richtunggebend für die endgültige Formung.

Wenn das Kleinkind zu stehen beginnt, sind Halslordose und Brustkrümmung schon vorhanden. Die Lendenlordose insgesamt fehlt dagegen noch. Ihre Ausbildung geht in der kindlichen Entwicklung nur etappenweise vor sich. Analysiert man das Bild eines stehenden Kindes im Vorschulalter, dann fallen der vorgewölbte Bauch und die starke Einziehung über dem Becken in der dorsalen Körperkurve auf. Es findet sich ein sog. Hohlkreuz. Wie Schede (1935) bereits ausdrücklich postuliert hat, darf man dies mit einer echten Lendenlordose nicht verwechseln. Bei der Lendenlordose ist der Radius der Krümmung der Gesamtwirbelsäule vermindert. Das Hohlkreuz kommt dagegen weniger durch eine Lordosierung der Lendenwirbelsäule, als vielmehr durch eine Rückverlagerung des Rumpfs auf dem Becken zustande. Schede beschreibt das als typisch für die Haltungsschwäche des Kindes. Auch im Halteversuch nach Matthiaß wird dies deut-

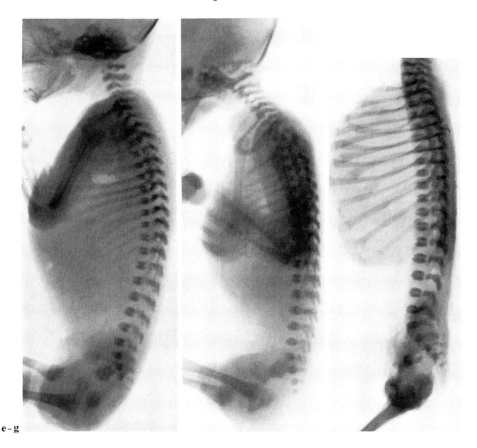

e-g

lich. Das muskelschwache Individuum legt zur Verkürzung der Hebelarme und
damit zur Einsparung statischer Arbeit den Oberkörper auf dem Becken zurück.

Faktisch ist also die Haltung in den ersten Lebensjahren von der späteren Haltungsschwäche vom äußeren Aspekt her nicht wesentlich verschieden. Die Röntgenaufnahme im Stehen zeigt – mit Ausnahme in den unteren beiden Segmenten
– keine Lordose (Abb. 42). Im übrigen imponiert die Totalkyphose der Wirbelsäule. Diese Beobachtung deckt sich mit den Befunden von Dubois, der in einer
1925 erschienenen Arbeit darauf hinweist, daß die Differenzierung der Wirbelsäulenform im 7. Lebensjahr noch nicht soweit fortgeschritten sei, so daß bei 60%
aller Kinder eine Lendenlordose fehle. Im Verlauf des weiteren Wachstums setzt
dann die Entwicklung der normalen Wirbelsäulenform des Erwachsenen ein.

Unabhängig von der jeweiligen Muskelspannung, die das Haltungsbild des
Individuums entscheidend zu ändern vermag, kann man nach dem Aufbau der
Wirbelsäule recht unterschiedliche Rückenformen beobachten. Sie sind offen-
sichtlich genetisch fixiert und als Anlage vererbbar, können aber durch äußere
Einflüsse moduliert werden. Der äußere Aspekt wird im wesentlichen bestimmt

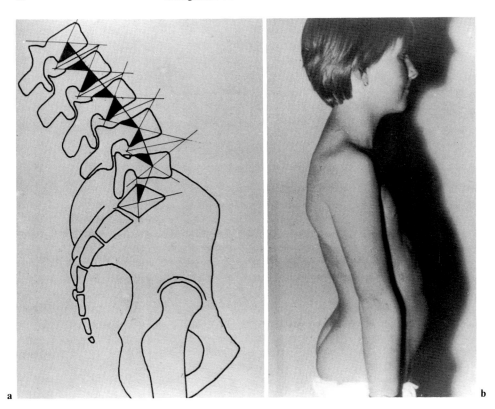

Abbildung 42 a,b
Hohlkreuz. Nur die unteren Lendensegmente stehen in Lordose, darüber tiefgezogene Kyphose

Abbildung 43 a–e
Haltungstypen. **a** Normaler Rücken, **b** runder Rücken, **c** flacher Rücken, **d** hohler Rücken,
e hohlrunder Rücken

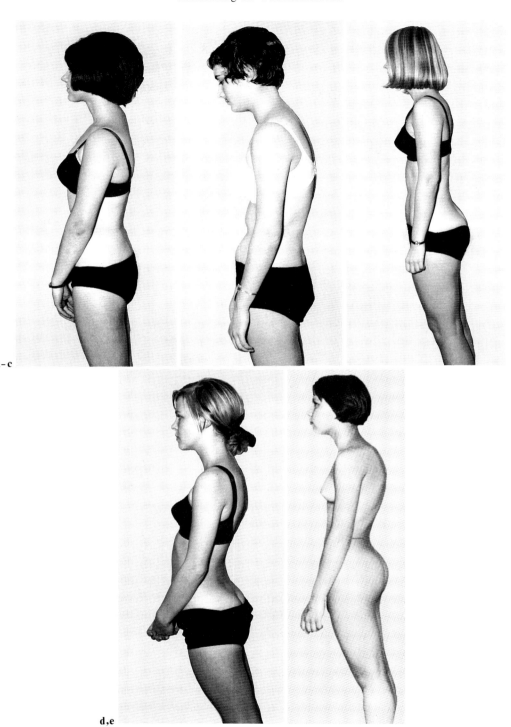

a–c

d,e

durch eine Verstärkung oder Abflachung der physiologischen Biegungen in der Sagittalebene. Staffel hat 1889, also vor Entdeckung der Röntgenstrahlen, allein nach dem klinischen Aspekt aus der Vielzahl der möglichen Kombinationen 5 Haltungstypen abgegrenzt, die bis heute im wesentlichen anerkannt werden (Abb. 43):

Der *normale Rücken* zeigt eine Wirbelsäulenform, wie man sie in den Lehrbüchern der beschreibenden Anatomie in typischer Weise abgebildet findet. Die Lendenwirbelsäule steht dabei in einer mäßigen Lordose und geht in Höhe der oberen Segmente kontinuierlich in die Brustkyphose über. Die Halswirbelsäule zeigt wiederum eine lordotische Krümmung.

Beim *runden Rücken* findet sich eine kurze Abknickung der Wirbelsäule nach hinten, die dicht über dem Kreuzbein liegt. Es handelt sich hier um das beschriebene Hohlkreuz. Von hier aus verläuft die Wirbelsäule in einem großen kyphotischen, mehr oder weniger kontinuierlichen Bogen, der erst in Höhe der oberen Brustsegmente in die Halslordose umschlägt. Der Kopf erscheint im ganzen nach vorn geschoben, die Schultern sind vorgefallen, und die Brust ist eingezogen. Das Bild erinnert deswegen an die Rückenform, die man bei mangelnder Aufrichtung, also in der Ruhehaltung findet.

Beim *flachen Rücken* ist das Becken wenig gekippt, Lendenlordose und Brustkyphose sind, wie der Name sagt, abgeflacht, die Rippenbögen springen weit vor. Der Bauch scheint eingezogen, und der Thorax weist einen kleinen sagittalen, dagegen aber einen großen frontalen Durchmesser auf.

Beim *hohlen Rücken* ist der Beckeneingang steilgestellt, d.h. das Becken gekippt. Dadurch wird der Oberkörper nach vorn gebracht und sekundär durch den Erector trunci aufgerichtet. So entsteht eine verstärkte Lendenlordose und eine abgeflachte Brustkyphose. Diese bedingt ihrerseits eine flach ausgebildete Halslordose. Das Kinn scheint der Wirbelsäule genähert. Die vermehrte Beckenkippung kann einen Hängeleib bedingen. Weil die Brustkyphose im ganzen gering ausgeprägt ist, hat man auch von einer Turnriegenhaltung gesprochen. Tatsächlich findet man beim Turner häufig die vermehrte Beckenkippung durch verstärkte Anspannung des Erector trunci im Lendenbereich, bei gleichzeitiger Streckung der übrigen Wirbelsäule.

Beim *hohlrunden Rücken* schließlich findet sich neben einer verstärkten Lendenlordose auch eine vermehrte Brustkyphose.

Leger hat anhand von seitlichen Wirbelsäulenganzaufnahmen eine neue Einteilung von Haltungstypen versucht. Er kommt zu 8 Wirbelsäulenformen, die sich durch unterschiedliche Krümmungen auszeichnen. Interessant ist seine Angabe, daß bei Kindern die Wirbelsäulen wesentlich gleichförmiger gestaltet seien als bei Erwachsenen. Das Becken ist meist aufgerichtet, darüber findet sich eine kurze, häufig nur die unteren Segmente betreffende Lordose. Die oft übermäßig betonte Brustkyphose beginnt schon im Segment L2/L3. Mit zunehmendem Alter findet Leger eine Verschiebung des Umschlagpunkts von der Lordose zur Kyphose nach kranial. Die stärker gekrümmten Wirbelsäulenformen überwiegen bei Kindern deutlich über die flachen. Der Rumpf wird zudem meist auf dem Becken zurückgeneigt. Diese Befunde bestätigen im wesentlichen unsere Erkenntnisse.

Neben der Beckenneigung, deren Bedeutung für die Wirbelsäulenform bereits von Strasser (1913) herausgestellt wurde, spielt die Einkrümmung des Kreuzbeins

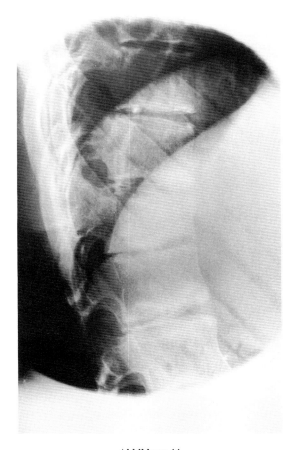

Abbildung 44
Dorsolumbale Übergangswirbel im Röntgenbild. Trapezform des 1. Lendenwirbels

in den Beckensockel eine Rolle. Auch die Formgestaltung der einzelnen Wirbelkörper ist von Bedeutung. So finden wir beim flachen Rücken oft Abweichungen
von der normalen Rechteckform der einzelnen Wirbel, speziell am Dorsolumbalübergang. Man kann hier ausgesprochene Übergangswirbel beobachten (Abb. 44).
Auf den seitlichen Röntgenaufnahmen sind Eindellungen der Grund- und Deckplatten im dorsalen Wirbelkörperdrittel nicht selten. Töndury und schließlich auch
Lindemann und seine Schule neigen zu der Ansicht, daß es sich dabei möglicherweise um Rückbildungsstörungen der Chorda dorsalis handelt, die den normalen
Ossifikationsablauf beeinflussen. Andere Patienten zeigen Verknöcherungsstörungen, die Mau (1958) in den Formenkreis der endchondralen Dysostose einordnet.
Ob auch Bewegungseinbußen erworben oder angeborener Art für die Formgestaltung der Wirbelsäule nennenswerte Bedeutung haben, ist objektiv nicht sicher zu
beweisen. Unter krankhaften Bedingungen spielen sie aber ohne Zweifel eine

Rolle, wie die Wirbelgelenkankylosen beim M. Bechterew zeigen. Schließlich ist die Elastizität der Weichteile, speziell der Muskulatur, in Betracht zu ziehen. Bei runden Rückenformen fällt in den meisten Fällen eine Tonusminderung der Strekker auf.

4 Biomechanik des Stehens

4.1 Physikalische Grundlagen

Die Aufrichtung des Rumpfs zum Stehen auf 2 Beinen stellt an den Halteapparat des Menschen besondere Anforderungen. Mechanisch betrachtet geht es im Prinzip darum, den Schwerpunkt des Körpers über die Unterstützungsfläche, die Füße, zu bringen und ihn dort zu halten. Der Schwerpunkt ist ein idealler, gedachter Punkt, in dem man sich die Massen des Körpers vereinigt denken kann (Abb. 45). Nach den Untersuchungen von Braune u. Fischer (1890) liegt der Schwerpunkt im aufrechten Stand über der queren Hüftgelenkachse ventral der vorderen Kante des 1. Sakralwirbels. Diese Position ist durch Untersuchungen am liegenden Menschen bzw. an der Leiche bestimmt worden. Berechnungen am stehenden Menschen haben ergeben, daß der Körperschwerpunkt um 2 Wirbel nach kranial verschoben etwa vor dem 3. Lendenwirbel liegt.

Auf den Körper wirken im Schwerefeld der Erde Gravitationskräfte ein. Die Richtung, in der die Schwerkraft wirkt, bezeichnet die Schwerlinie. Sie ist, vereinfacht ausgedrückt, die vertikale Linie, die den Körperschwerpunkt mit dem Erdmittelpunkt verbindet. Sie liegt auf der Körperlängsachse und steht senkrecht auf einer Tangentialebene an der Erdoberfläche. Solange die Schwerlinie in die Unterstützungsfläche fällt, ist ein Gleichgewichtszustand gegeben. Die Unterstützungsfläche des Körpers wird gebildet von der Verbindung der einzelnen Stützflächen, also von der Tangente an die Fußspitzen, den Außenseiten der Füße und der Tangente an die Fersen. Beim breitbeinigen Stehen ist diese Unterstützungsfläche demnach wesentlich größer als bei geschlossenen Füßen. So ist ein Gleichgewichtszustand auch auf schwankendem Untergrund, z. B. beim Stehen auf einem Schiffsdeck, aufrecht zu erhalten. Fällt die Schwerlinie in die Begrenzung der Unterstützungsfläche, die sog. Kippkante, dann besteht ein labiles Gleichgewicht. Die geringste Änderung durch eine Krafteinwirkung von außen kann den Körper über die Kippkante zum Umfallen bringen. Das durch eine solche Krafteinwirkung entstehende Drehmoment muß zur Erhaltung des Gleichgewichts ausgeglichen werden (Abb. 46). Häufig erfolgt die Aufnahme des Drehmoments durch aktive Muskelkraft.

Aus diesen biomechanischen Grundlagen entwickelt sich das Verständnis für die aufrechte Haltung. Betrachtet man den menschlichen Körper als ein stabiles Ganzes, das in den Hüftgelenken unbeweglich auf dem Boden steht, dann läßt sich nach der Lage des Massenschwerpunkts leicht erkennen, ob der Körper stehen bleibt oder ob er sich nach vorn oder nach hinten neigt bzw. nach der Seite fällt. Damit hat aber, wie Schede (1954) sagt, der Gesamtschwerpunkt des Körpers

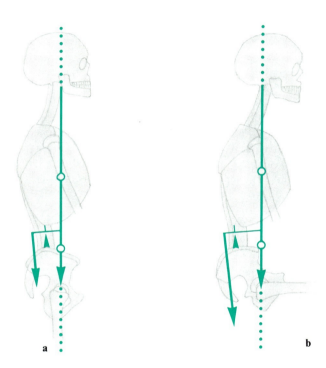

Abbildung 45 a, b
Lage des Körperschwerpunkts im Stehen (**a**) und im Sitzen (**b**)

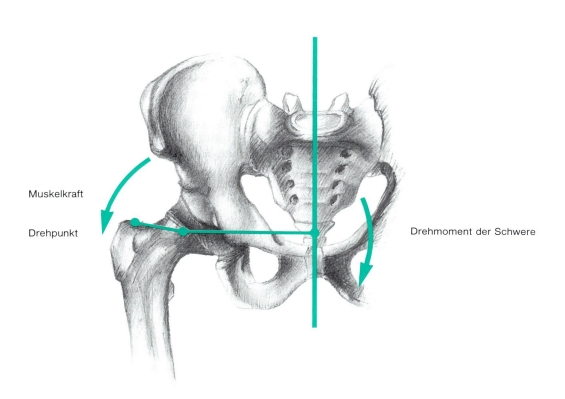

Abbildung 46
Krafteinwirkungen und Hebelarme an Becken und Hüftgelenk

seine Rolle in der Mechanik bereits ausgespielt. Auf die höherliegenden Gelenke
wie Knie-, Hüft- und Wirbelgelenke wirken ja immer nur die Gewichte, die über
den betreffenden Gelenken liegen. Aus diesem Grund ist es kaum möglich, für
jede praktisch vorkommende Körperhaltung die Lage der einzelnen Partialschwerpunkte exakt festzulegen. Im günstigsten Falle lassen sich für einen
bestimmten Moment statische Gleichungen aufstellen. Nur ausnahmsweise liegt
der Teilschwerpunkt eines Körperabschnitts aber über der dazugehörigen Gelenkachse. Fällt sein Lot außerhalb des Unterstützungspunkts, in diesem Fall aus der
Gelenkachse heraus, dann wirkt die Schwere nur zum Teil als Druckkraft, der
Rest aber greift als Drehkomponente an.

Gegen diese Drehwirkungen arbeiten als Gegenkräfte Mechanismen, die wir
als Haltevorrichtungen bezeichnen. Neben den passiven, die durch den anatomischen Bau der gelenkbildenden Knochen, den Band- und Kapselapparat und die
Elastizität bzw. den Sperrtonus der Muskulatur, durch exzentrisch-dynamische
oder statische Arbeit gegeben sind, spielen die aktiven Kräfte eine mehr oder minder wesentliche Rolle. Je nach Überwiegen der einen oder anderen Komponente
kann man deswegen von einer *Ruhehaltung* und einer *aufrechten Haltung* sprechen. Die Ruhehaltung ist dann gegeben, wenn überwiegend die passiven Haltevorrichtungen die Position des Körpers im Raum sichern. Von einer aktiven Haltung spricht man, wenn in erheblichem Umfang Muskelkräfte zur Wahrung des
Gleichgewichts herangezogen werden müssen. Der Übergang zwischen beiden
Haltungen ist fließend, denn auch die passive Ruhehaltung erfordert eine gewisse
Muskeltätigkeit. Das Stehen ist darum keine starre Position, die – einmal eingenommen – für längere Zeit behauptet werden kann, sondern eine Funktion, die
auf das Stehenbleiben, eine Behauptung der Lage im Raum ausgerichtet ist. Die
Haltung ist darum ein dauernd neu erworbener und neu bedrohter Gleichgewichtszustand zwischen dem Stehen und dem Stürzen, zwischen Schwerkraft und
Haltekraft, zwischen der Außenwelt und dem Körper. Jede Analyse der Körperhaltung muß den beiden Komponenten Rechnung tragen. Sie muß die Mechanik
berücksichtigen, denn wie jeder Körper unterliegt der Organismus den Gesetzen
der Schwere. Andererseits darf sie nicht an der Tatsache vorübergehen, daß der
lebende Körper durch aktive Muskelarbeit durchaus in der Lage ist, der Schwerkraft entgegenzuwirken. Statische und dynamische Betrachtung müssen sich
ergänzen und in der endgültigen Beurteilung einer Haltung sichtbar werden.

Weil der aktive Streckapparat immer in Tätigkeit bleiben muß, soll das Gleichgewicht behauptet werden, gibt es strenggenommen keine Haltungg des menschlichen Körpers, die ohne Muskelarbeit zustande kommt, wenn man vom Liegen
absieht. Eine reine Statik des menschlichen Körpers ist nicht denkbar. Im Interesse der Ökonomie der Kräfte sind jedoch Vorkehrungen getroffen, die stoffwech-
selfordernde und darum ermüdende Muskelarbeit möglichst einzuschränken. Die
Ruhehaltung im Stehen ist durch eine Sicherung der Hüftgelenke durch den Bandapparat gekennzeichnet. Sie wird erreicht durch die Aufrichtung des Beckens und
eine damit verbundene Anspannung der iliofemoralen Bandverbindungen. Im
äußeren Erscheinungsbild imponieren dann der eingesunkene Thorax, der vor-
springende Bauch und die oft überstreckten Kniegelenke (Abb. 46). Die Rumpfschwerlinie fällt dabei hinter die Hüftgelenke, so daß ein Drehmoment im Sinne
einer Streckbewegung wirksam wird. Zur Erhaltung der Gesamtstatik muß aber

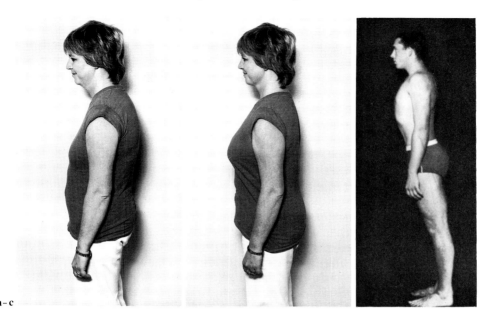

a-c

Abbildung 47
a Ruhehaltung, **b** aufrechte Haltung, **c** militärische Haltung

der Oberkörper über dem Becken nach vorn gehoben werden. Durch diese aus statischen Gründen notwendige Ventriflexion entsteht ein Rundrücken. Weil die Haltungstabilisierung zum Teil durch die Einschaltung des passiven Mechanismus zustande kommt, wird diese gelöste Haltung auch als Ermüdungshaltung gekennzeichnet. Sie wird vom muskelschwachen Individuum besonders dann angenommen, wenn eine zunehmende kyphosierende Kraft, z. B. durch Anheben der in den Ellenbogen gestreckten Arme, zum Einsatz kommt (Matthiaß-Halteversuch).

Im Gegensatz zur Ruhehaltung liegt bei der sog. *aufrechten* oder militärischen *Haltung* der Rumpfschwerpunkt vor der queren Hüftgelenkachse (Abb.47). Von der militärischen Haltung hat man deswegen gesprochen, weil die Aufrichtung beim Kommando „Stillgestanden" vollkommen erstrebt wird. Vor allem in der Literatur um die Jahrhundertwende ist dieser Begriff fest verankert, doch er kann auch heute noch gebraucht werden. Die Gleichgewichtslage ist nur durch eine aktive Anspannung der Gesäß-, der Quadriceps- und der Wadenmuskulatur gewährleistet. Dazu kommt die Anspannung der Muskulatur in der Fußsohle. Insgesamt sind die Muskeln, welche die Streckerschlinge des Beins bilden, in Aktion. Löst sich die Spannung der statisch arbeitenden Muskeln, dann folgt aus der militärischen Bereitschaftshaltung die Vorwärtsbewegung, die dynamische Arbeit. Aus diesem Grunde ist diese Stehhaltung eine aktive. Sie ermöglicht den raschen Übergang zu einer Bewegung, ist aber anstrengend und führt schnell zur Ermüdung.

Zwischen den beiden Positionen der militärischen Haltung und der Ruhehaltung liegt die seit Braune u. Fischer (1890) bekannte und angestrebte *Normalhaltung*. In der Normalhaltung wird der Schwerpunkt des Rumpfs mit Kopf und

Armen über die Hüftgelenkachse eingestellt. Der Massenschwerpunkt von Rumpf und Kopf liegt genau über dem Kniegelenk und der des ganzen Körpers über der Achse des oberen Sprunggelenks. Weil diese ausgewogene Gleichgewichtslage aber labil bleibt, sind Rücken- und Gesäßmuskulatur angespannt. Das Becken wird dadurch eher aufgerichtet, so daß der Bauch eingezogen scheint. Diese Haltung, die gleichermaßen Aktivität und Ruhe vereint, wird als Idealbild der Körperschulung durch Leibeserziehung dargestellt. In dieser Position stellt sich die Wirbelsäule in ihren Krümmungen dar, wie sie der Anatom zu zeichnen gewohnt ist.

4.2 Bedeutung der aktiven Muskelkräfte

Wie oben dargelegt, kann auch in der entspannten Haltung, der Ruhehaltung, auf die Mitwirkung der Skelettmuskulatur nicht verzichtet werden. Zwar kommen im Tierreich, z. B. beim Muschelschließmuskel, Dauerverkürzungen vor, für die eine Stoffwechselsteigerung oder eine erhebliche Aktivität unwahrscheinlich ist. Im Warmblüterorganismus gibt es wirkliche energielose Dauerkontraktionen der Skelettmuskeln ohne Aktionsströme und ohne Stoffwechselsteigerung praktisch nicht (Rein 1941). Aus diesem Grunde führt jede Haltearbeit zur Ermüdung und erfordert darum eine Entspannung.

Das Streben nach einem möglichst ökonomischen Einsatz der Muskelkräfte führt zur Asymmetrie der menschlichen Haltung. Der alternierende Einsatz der paarig angelegten Haltemuskulatur schafft nach der ermüdenden statischen Arbeit die notwendigen Erholungspausen und ermöglicht so die Behauptung einer Position über längere Zeit. Diese von Souriau 1889 aufgestellte „Loi d'asymétrie" hat für die Gestaltung von Sitzmöbeln große praktische Bedeutung. Es nimmt die Erkenntnis vorweg, daß es einen individuell der Körperform angepaßten Stuhl nicht geben kann. Interessanterweise wird auch in der darstellenden Kunst der Mensch nahezu immer asymmetrisch abgebildet. Symmetrie ist Ausdruck des Toten oder Überirdischen. Die Gottheit erscheint dann in ihrer zeitlosen göttlichen Vollkommenheit, wenn sie in absoluter Ebenmäßigkeit dargestellt wird. Sie hat menschliche Züge, ist vom Leben erfüllt, wenn sie uns asymmetrisch entgegentritt. Der abstrakten Kunst mit ihren asymmetrischen Darstellungen gelingt es auf diese Weise mit einfachen Mitteln, lebendig und anregend zu wirken.

Wenn die Stützfläche des Körpers größer wird, kann der Muskel seine Spannung reduzieren, also Arbeit sparen. Außerdem läßt die Abstützung, z. B. auf einen Stock, das Anstemmen oder Anlehnen an eine Wand, das Benutzen einer Lehne, das Gefühl einer zusätzlichen Sicherung eintreten. Auch das bewirkt eine Spannungsminderung. Fehlt diese Möglichkeit des Abstützens an einen Gegenstand der Umwelt, dann kann eine Stütze am eigenen Körper herangezogen werden. So sucht der ermüdende Mensch einen zusätzlichen Halt in einem Außengelenk (von Bayer 1940) durch Schluß einer offenen Gliederkette, etwa durch Stützen der Arme in die Seiten oder durch Verschränken vor der Brust. Die so erreichte psychologische Sicherung ermöglicht es, die Willkürinnervation auszuschalten, die überanstrengte Haltemuskulatur zu entspannen und damit eine Erholung einzuleiten. Das Haltungsbild eines Menschen wird durch die Tendenz zur

Stabilisierung entscheidend mitgeprägt, so daß Souriau (1889) mit Recht von einem „Loi de stabileté" sprechen kann.

Die Tendenz, durch Wechsel der Haltung Kraft zu sparen und durch zusätzliche Abstützung die Muskulatur zu entspannen, führt zu den unendlich wechselnden Haltungsbildern eines Menschen. Daneben spielen psychologische Faktoren ohne Zweifel eine nicht zu unterschätzende Rolle. Die Haltungsforschung wird so zu einem echten medizinischen Problem, das in gleicher Weise naturwissenschaftliche wie geisteswissenschaftliche Betrachtung notwendig macht. Die psychosomatische Einheit wird hier besonders deutlich.

Der Stamm bildet durch sein Achsenorgan, die Wirbelsäule, eine statische Einheit. Man muß bei der Betrachtung der Haltung des Menschen Kopf- und Halswirbelsäule mit berücksichtigen. Bei den bisherigen Untersuchungen fällt auf, daß im wesentlichen von der Rumpfwirbelsäule, das sind Lenden- und Brustwirbelsäule, gesprochen wird. Hier werden die Formveränderungen dargestellt und bewertet. Bei einem derartigen Vorgehen bleiben die Hauptursachen für die Haltungsschäden, die sich im kranialen Abschnitt des Stamms bemerkbar machen, jedoch unberücksichtigt.

Zur Erhaltung des Gleichgewichts werden erfahrungsgemäß auch die oberen Extremitäten in unterschiedlicher Weise herangezogen. Für die Form des Rumpfs im Stehen, speziell des Rückens, ist die Wirbelsäule verantwortlich. Sie zeigt gewisse Bewegungsmöglichkeiten und kann darum die Gestalt von sich aus verändern. Der Stamm wird aber auch im ganzen mit seiner knöchernen Basis, dem Becken, um die als Kugelgelenk ausgebildeten Hüftgelenke bewegt. Die Bewegung erfolgt beim Stehen auf beiden Beinen um die quere Hüftgelenkachse, die durch das Zentrum der Hüftköpfe geht. Um diese Achse kann das Becken nach vorn bewegt werden. Diese Bewegung wird als Beckenkippung bezeichnet. Unter einer Beckenkippung versteht man die Senkung der Symphyse und die Anhebung des Kreuzbeins. Das Kreuzbein beschreibt einen Kreisbogen von der mehr vertikalen Einstellung in die horizontale. Auf das Hüftgelenk bezogen handelt es sich um eine Beugebewegung, denn sie entspannt die vorderen Hüftgelenkbänder. Dabei ist der Erector spinae im Lendenbereich aktiv. Die umgekehrte Bewegung wird als Aufrichtung des Beckens bezeichnet. Von einer Beckenaufrichtung sprechen wir, wenn die Symphyse angehoben wird und das Kreuzbein aus der horizontalen Einstellung in die vertikale kommt. Die Bewegung des Beckens ist auf die Hüftgelenke bezogen nichts anderes als eine Streckbewegung. Sie ist dann zu Ende gebracht, wenn sich der ventral vom Hüftgelenk gelegene Bandapparat, das ist im wesentlichen das kräftige Lig. iliofemorale, anspannt. Nun ist eine weitere Aufrichtung nicht mehr möglich. Das Becken ist gegenüber dem Bein stabilisiert.

4.3 Stellung des Beckens im Stehen

Die Bewegung des Beckens wird im wesentlichen durch Muskulatur bewirkt. Es spielen dabei aber auch die passiven Kräfte der Schwere eine Rolle. Dies zeigt sich besonders bei der Beckenkippung. Bei der Beckenaufrichtung ist eine Einwirkung der Schwere dann denkbar, wenn der Rumpf nach rückwärts geneigt wird. Durch die Schwere erfolgt dann automatisch eine Streckbewegung in den Hüftge-

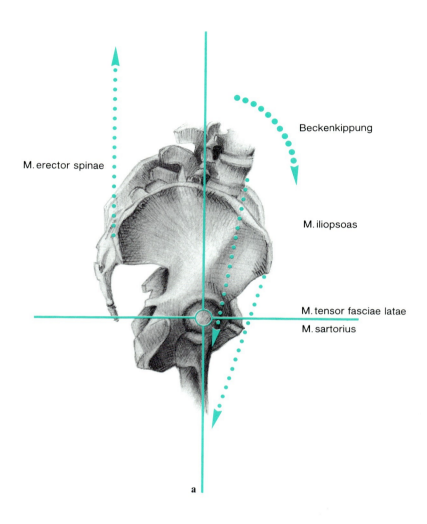

M. erector spinae

Beckenkippung

M. iliopsoas

M. tensor fasciae latae

M. sartorius

a

Abbildung 48 a, b
Beckenkippung (**a**) und Beckenaufrichtung (**b**) mit den bewegenden Muskelkräften

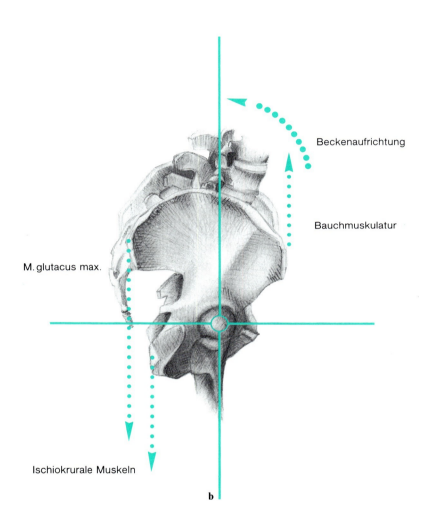

Beckenaufrichtung

Bauchmuskulatur

M. glutacus max.

Ischiokrurale Muskeln

b

lenken. In diesem Fall findet man im entspannten Stehen eine Aufrichtung des Beckens und gleichzeitig eine Rückneigung des Rumpfes.

Die aktive Kraft wird durch die entsprechenden Muskeln aufgebracht. Zum Verständnis der Wirkungsweise teilt man das Becken in 4 Quadranten. Dazu wird zunächst die quere Hüftgelenkachse bestimmt und durch diese eine Senkrechte nach oben wie nach unten errichtet (Abb. 48). Dadurch wird das Becken in zwei Hälften, nämlich eine ventrale und eine dorsale, geteilt. Auf diese vertikale Linie ist im rechten Winkel die Horizontale zu errichten. Somit ergibt sich eine Vierteilung, bestehend aus zwei oberen und zwei unteren Quadranten.

Die *Beckenkippung* wird erzielt durch Anspannung von Muskeln, die im oberen hinteren und im vorderen unteren Quadranten gelegen sind. Im wesentlichen sind das der Erector spinae im Lendenbereich sowie nach seinem Ursprung der Iliopsoas, der im unteren Quadranten ventral ansetzt. In gleicher Weise wirken beckenkippend die Spinalmuskeln, d.h. vor allem der Tensor fasciae latae und der Sartorius sowie der lange Kopf des Quadriceps, der Rectus femoris. Eine Beckenkippung ist somit immer verbunden mit einer Beugung im Hüftgelenk. Man findet deshalb eine verstärkte Beckenkippung bei Beugekontrakturen. In diesem Zusammenhang ist der Spanner der Oberschenkelbinde, der Tensor fasciae latae, von besonderer Bedeutung. Er bildet mit dem großen Gesäßmuskel, dem Glutaeus maximus, einen Winkelhebel. Wird an der hinteren Seite dieses Hebels gezogen, entfaltet der Glutaeus maximus seine streckende Wirkung auf das Hüftgelenk. Erfolgt eine Verkürzung der vorderen (ventralen) Seite, also im Bereich des Tensor fasciae latae, erfolgt eine Beugung.

Die *Beckenaufrichtung* geschieht vornehmlich durch das Zusammenwirken der im oberen vorderen Quadranten und der im unteren hinteren Quadranten arbeitenden Muskeln. Die Beckenaufrichtung geschieht vornehmlich durch das Zusammenwirken von Bauchmuskulatur und großer Gesäßmuskulatur. Die Bauchmuskulatur ist in diesem Zusammenhang am leichtesten in ihrer Funktion zu erfassen, wenn man die kraniokaudalen Züge betrachtet. Diese Züge, anatomisch dargestellt durch den Rectus abdominis, heben bei aufrecht gehaltenem Thorax die Symphyse und gewinnen damit Einfluß auf die Form der Lendenwirbelsäule. Der Glutaeus maximus, der aus der Gegend des Iliosakralgelenks entspringt, streckt das Hüftgelenk, indem er seinen Ursprung am Becken dem Ansatz im Bereich des Tractus iliotibialis nähert. Im gleichen Sinne wirken Muskeln, die vom Tuber ossis ischii nach unten verlaufen. Es handelt sich um die sog. ischiokrurale Muskulatur, nämlich den M. biceps femoris, den M. semitendinosus und den M. semimembranosus. Die ischiokrurale Muskulatur ist für die Aufrichtung des Beckens mitverantwortlich. Sie stabilisiert andererseits das Becken in dieser Position, d.h. sie stabilisiert die Streckung im Hüftgelenk. Man merkt diese Rolle sehr deutlich, wenn man die ischiokrurale Muskulatur auf Dehnung beansprucht. Bei der Rumpfbeuge nach vorn aus dem Stehen, entsteht ein Ziehen, wenn die Dehnbarkeit dieser Muskulatur überschritten wird. Die Rumpfbeuge vorwärts wird weniger durch die Beweglichkeit der Wirbelsäule als vielmehr durch die Unnachgiebigkeit der ischiokruralen Muskulatur begrenzt. Dies zeigt sich besonders deutlich bei der sog. Lendenstrecksteife.

Mit der Änderung der Beckenstellung ändert sich zwangsläufig die Stellung des Kreuzbeins insgesamt. Das Kreuzbein ist ja in den Iliosakralgelenken nahezu unbeweglich und somit eine Einheit des Beckens. Jede Kippung des Beckens bewirkt eine Vorbeugung des Rumpfs, jede Rückdrehung oder Aufrichtung führt zu einer Streckhaltung der Lendenwirbelsäule. Wegen der starren Verbindung des Kreuzbeins mit dem Becken ist die Beckenkippung zur Erhaltung des Blicks geradeaus stets mit einer vermehrten Biegung der Lendenwirbelsäule, speziell im Lumbalbereich, verknüpft. Diese Biegung ist eine lordotische Biegung, d.h. es entsteht eine Einsattelung des Rückens. Bei der Beckenaufrichtung flacht sich die Lendenlordose ab, sie macht einer Steilstellung Platz.

Im Extremfall ist dies beim lumbalen Bandscheibenvorfall zu beobachten, wo der Patient unbewußt, um die betroffene Bandscheibe zu entlasten, das Becken aufrichtet und damit die Wirbelsäule streckt. Auf diese Weise wird der Druck gleichmäßig auf die gesamte Bandscheibenfläche verteilt.

Die Erfassung der Beckenstellung im Raum ist bei der klinischen Untersuchung nicht ganz leicht (Abb. 49). Strasser (1913) hat zur Feststellung der Beckenposition die beiden oberen Darmbeinstachel verbunden. Fällt diese Linie nach ventral ab, handelt es sich um eine Beckenkippung, fällt sie nach hinten ab, ist die volle Aufrichtung erreicht. Fick (1911) hat dazu die Hüftbeinneigungslinie herangezogen. Die Hüftbeinneigungslinie verbindet die Spina iliaca posterior superior mit dem Oberrand der Symphyse. In der Praxis hat sich die Verbindung der Spinae nach Strasser am besten bewährt.

Will man genauere Einblicke in die wahren Verhältnisse bekommen, ist man auf die Analyse eines Röntgenbildes im Stehen angewiesen. Voraussetzung ist, daß die Spina iliaca posterior superior und die Symphyse exakt zur Darstellung kommen. Weil das nur selten der Fall ist, hat man die Beckenneigung definiert durch eine Linie, welche den Beckeneingang markiert. Es handelt sich dabei um die Conjugata anatomica, die Verbindungslinie zwischen Promontorium und Symphyse. Auch Leger hat, um den Zusammenhang zwischen Beckenneigung und Wirbelsäulenform zu erfassen, diese Konstante gewählt. Die nach Sellheim als obere Beckeneingangsebene bezeichnete Linie wird mit der Horizontalen in Verbindung gebracht. Damit ist die physiologische Inklination definiert. Sie beträgt im Schnitt beim aufrechten Stehen 55° beim männlichen und 60° beim weiblichen Becken. Wenn mit dieser Methode auch ein ungefährer Hinweis auf die Beckenneigung gegeben ist, so ist die wirkliche Beckenstellung damit nicht zu erfassen. Die Conjugata orientiert sich nur nach der ventralen oberen Kreuzbeinkante. Diese steht aber beim Kanalbecken nach Kirchhoff, das bis zum 11.–12. Lebensjahr in der Regel vorhanden ist, höher über dem Becken als im späteren Alter. Auch beim Assimilationsbecken besteht diese Abweichung.

Es hat sich jedoch gezeigt, daß man wesentlich exaktere Angaben erhält, wenn man die Neigung der Sitzbeintangente mit der Horizontalen in Beziehung bringt.

Auf das Sitzbein bezogen ist die Aufrichtung des Menschen im allgemeinen unvollkommen. Die anatomisch mögliche Streckung im Hüftgelenk wird unter normalen Umständen im aufrechten Stand nicht zu Ende geführt. In der medizinischen Umgangssprache spricht man deshalb von einer vollen Streckung (Neutralnullposition), wenn Oberschenkel- und Rumpfachse einen Winkel von 180° bilden, obwohl darüber hinaus eine Überstreckung des Beins nach hinten von 15° möglich ist, d.h. eigentlich noch gar keine volle Streckung vorliegt. Auf dem seitlichen Röntgenbild des Beckens erscheint bei Nullstellung im Hüftgelenk im Ste-

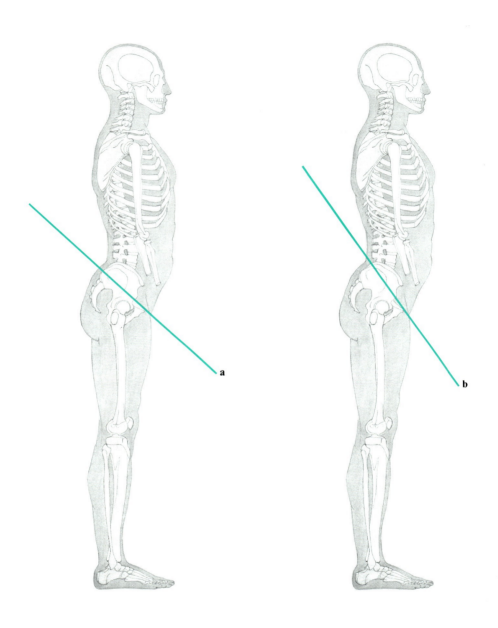

Abbildung 49 a–d
Hilfslinien zur Bestimmung der Beckenstellung im Raum. **a** Hüftbeinneigungslinie nach Fick,
b Conjugata anatomica, **c** Sitzbeintangente, **d** Darmbeinstachellinie nach Strasser

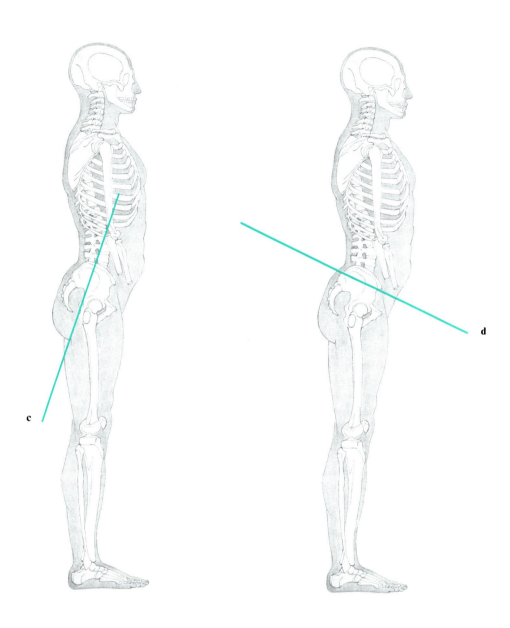

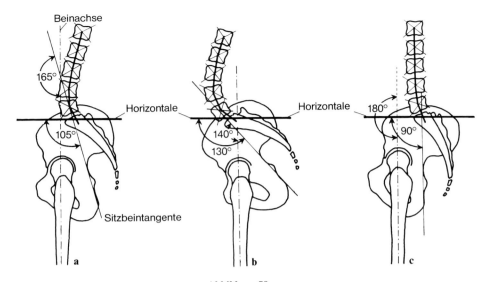

Abbildung 50 a–c
Seitliches Röntgenbild im Stehen bei unterschiedlicher Beckenhaltung.
a Normalhaltung, **b** Beckenkippung, **c** volle Beckenaufrichtung

hen die Sitzbeintangente demnach nicht als Verlängerung der Oberschenkelachse,
sondern bildet mit dieser einen Winkel, der um etwa 15° von der Horizontalen
bzw. Vertikalen abweicht (Abb. 50). Nur dann, wenn die Lendenwirbelsäule auch
im Stehen steilgestellt ist, d.h. wenn das Becken völlig aufgerichtet wird, ist ein
Winkel von 180° bzw. auf die Horizontale bezogen von 90° erreicht. Bei maximaler Aufrichtung des Beckens nach erschöpfter Überstreckmöglichkeit ist die Spannung im Lig. iliofemorale komplett.

Zur Erfassung der physiologischen Neigung im Stehen haben wir 25 Probanden untersucht. Dabei haben wir 16mal eine Sitzbeinneigung gegen die Horizontale zwischen 104° und 110° gefunden. Nur 5mal war ein Winkel von 90° zu
beobachten. Bei diesen Patienten war entweder eine Halteanomalie des Rumpfs
vorhanden oder (bei 2 Patienten) die Aufrichtung des Rückens durch einen akuten
Bandscheibenvorfall erzwungen. Auch bei der Durchsicht von 19 seitlichen Ganzaufnahmen der Wirbelsäule erwachsener Frauen, haben wir im lockeren Stehen
eine mittlere Neigung der Sitzbeintangente gegen die Horizontale von 101° gefunden.

Aufgrund dieser Befunde muß festgestellt werden, daß Folgerungen, die Bek-
kenneigungswinkel für die Conjugata anatomica bzw. den Hüftbeinneigungswin-
kel zur Grundlage haben, ungenau sind.

Die kritische Analyse der Beckenstellung in Zusammenhang mit der möglichen daraus resultierenden Wirbelsäulenform hat indessen auch gezeigt, daß die
Erfassung der Beckenstellung allein nicht genügt. Es ist auf jeden Fall die Neigung der Kreuzbeindeckplatte in Betracht zu ziehen. In langjährigen Überprüfun-
gen haben wir die Erfahrung gemacht, daß die Neigung der Kreuzbeindeckplatte

das verläßlichere Maß für den funktionellen Aufbau der Wirbelsäule im Stand ist. Erst wenn man die Basis der Wirbelsäule exakt erfaßt, kann man verwertbare Schlüsse ziehen. Wir haben darum diese Bezugsebene auch für die Auswertung der Röntgenaufnahmen im Sitzen herangezogen (s. 5.6.2).

Neben der Stellung des Beckens im Raum wird die Form der Wirbelsäule natürlich beeinflußt durch die Differenzierung der einzelnen Segmente. Will man die Beweglichkeit der Wirbelsäule erfassen, so muß man sich einer subtilen Untersuchungstechnik bedienen. Eine grobe Orientierung gestattet die Messung der Abstände der Dornfortsätze nach Art des Schober-Zeichens. Zur Beurteilung der Gesamtbeweglichkeit kann man den Dornfortsatz des 7. Halswirbels und den Dornfortsatz des 5. Lendenwirbels markieren. Letzterer ist durch Ausbildung der Michaelis-Raute leicht zu finden. Die erste Messung erfolgt beim aufrechtstehenden Menschen, das zweite Maß wird genommen, indem man die Distanz bei maximaler Rumpfbeuge nach vorn bestimmt. Der Unterschied in der Länge beider Strecken beträgt beim Erwachsenen 4–10 cm. Naturgemäß sagt dieser Befund nicht viel aus. Besser ist, wenn man die einzelnen Segmente exakt prüft. Dazu läßt man entweder im Stand oder auch im Sitzen die maximal kyphosierte Wirbelsäule langsam von oben nach unten fortschreitend aufrichten. So kann man die Verschiebung der Dornfortsätze gegeneinander erkennen und die Beweglichkeit in den einzelnen Abschnitten erfassen. Liegt eine Fixierung vor, dann wird eine größere Strecke „übersprungen". Die Beweglichkeit in den angrenzenden Segmenten ist in diesen Fällen häufig vergrößert. Die Prüfung der Wirbelsäulenbeweglichkeit in den einzelnen Segmenten ist zeitraubend, aber zur Erfassung der tatsächlichen Verhältnisse unbedingt notwendig. Exakte Aussagen kann man durch die Beurteilung von Funktionsaufnahmen der Wirbelsäule gewinnen. Es hat sich gezeigt, daß Aufnahmen im Stehen weniger Aussagekraft haben als Aufnahmen im Sitzen, weil im Stehen eben durch die Mitbewegung des Beckens in den Hüftgelenken keine Ausschöpfung des Bewegungsraums der einzelnen Segmente eintritt. Wir bevorzugen deshalb Funktionsaufnahmen im Sitzen.

Neben der bereits beschriebenen Beckenstellung im Raum und der Beweglichkeit der Wirbelsäule prägt auch die nervale Koordination das Haltungsbild im Stehen. So findet man bei labilen Menschen ausgesprochen schlaffe Haltungen, während man bei Menschen mit starkem Selbstgefühl mehr aufrechte Positionen antrifft. Die Haltung ist Ausdruck der Gesamtpersönlichkeit, worauf immer wieder hingewiesen worden ist. Gerade im Stehen macht sich das besonders deutlich bemerkbar. Nicht zuletzt muß aber auch das Funktionieren der lebenswichtigen Organsysteme bedacht werden. Bei schweren Kreislaufstörungen oder Herzerkrankungen leidet das Haltungsbild. Das bekannteste Beispiel ist die kauernde Position des „blue babies" mit Fallot-Tetralogie. Bei diesen Patienten erzwingt die Herzinsuffizienz die Verkürzung der Kreislaufstrecke, d. h. die Abweichung vom normalen Haltungsbild.

Das Stehen ist gekennzeichnet durch die Streckung in den Knie- und Hüftgelenken. In den letzteren bleibt, wie beschrieben, häufig ein Beugerest zurück. Die Wirbelsäulenform hängt von verschiedenen Faktoren ab. Vereinfacht ausgedrückt, kann man die formprägenden Komponenten wie folgt zusammenfassen:

Die Haltung des Menschen wird beeinflußt durch die Beckenstellung im Raum, die Beweglichkeit der Wirbelsäule, den Einsatz der aufrichtenden Muskulatur und den Funktionszustand der inneren Organe, speziell von Kreislauf und Atmung. Dazu trägt als wesentlich prägend die nervale Komponente von der peripheren Tonusregulierung angefangen bis zum zentral-nervösen Impuls bei.

5 Biomechanik des Sitzens

5.1 Literaturübersicht

Ältere Literatur

Neben der Stellungsänderung der Oberschenkel in den Hüftgelenken fällt beim Sitzenden besonders die Umformung der Wirbelsäule auf. Diese läßt im allgemeinen die im Stehen charakteristische Lendenlordose vermissen und zeigt einen im ganzen kyphotischen Bogen. Während die Wirbelsäulenform des Sitzenden, nämlich der totalrunde Rücken, allgemein bekannt und beschrieben ist, herrschen über die Ursachen der Wirbelsäulenkrümmung recht unterschiedliche Vorstellungen. Im wesentlichen geht es dabei um die Frage, ob Beckenrückdrehung oder Vorbeugung der Wirbelsäule als das Primäre anzusehen sind. Das spiegelt sich in der Literatur wieder.

Staffel vertritt 1884 die Überzeugung, daß das wesentliche Moment bei der sitzenden Haltung im Übergang der Beckenneigung aus der mehr vertikalen Stellung im Stehen in eine Horizontale im Sitzen zu suchen sei. Die Stellungsänderung des Beckens komme zustande durch die Beugung der Hüftgelenke. Durch die Flexion werden die dorsal gelegenen Hüftstrecker in Spannung versetzt und ziehen ihrerseits den Beckenkamm sitzbrettwärts, wodurch das Becken nach hinten aufgerichtet wird. Die Beckenrückdrehung werde ausgeglichen durch eine Anteflexion der Wirbelsäule, welche den Oberkörper nach vorn führe. Schulthess (1905) kommt zu ähnlichen Ergebnissen, die er aufgrund von statischen Überlegungen gewinnt. Er betont, daß die Erhaltung des Schwerpunkts über der Unterstützungsfläche beim Sitzen alleinige Aufgabe des Rumpfes sei. Die Wirbelsäule steige immer von einer Fläche empor, die in oder sogar hinter der Unterstützungsfläche Tubera – Oberschenkel oder Tubera – Kreuzbein liegt. Zum Ausgleich muß sich der Rumpf nach vorn biegen. Außerdem ist die Aufrichtung des Beckens, die 8–10°, ja unter Umständen sogar 40–45° betragen kann, für die Form der Wirbelsäule im Sitzen von Bedeutung. Mit der Aufrichtung des Beckens stellt sich die Kreuzbeindeckplatte mehr horizontal, sie kann sogar nach dorsal abfallen. Aus diesem Grunde büßt die Wirbelsäule ihre im Stehen vorhandenen Krümmungen ein und wird in eine andere Form überführt. Die Tendenz, den Schwerpunkt über die Unterstützungsfläche zu bringen, führt zur Vorbeugung beim nachlässigen Sitzen, dagegen zur Vorneigung des Rumpfes in den Hüftgelenken beim strammen Sitzen. In nachlässiger Haltung ist die Beckendrehung nach rückwärts immer stark. Bei Anspannung der Rückenmuskulatur im strammen Sitzen findet eine teilweise Reduktion der Beckenstellung statt, weil das Kreuzbein nach hinten oben gezogen

wird. Anstelle der normalen Lendenlordose entsteht dann aber eine flache Einziehung am Übergang von der Brustwirbelsäule zur Lendenwirbelsäule. Infolge der
Elastizität des Muskel- und Bandapparats bestehen bei den einzelnen Altersgruppen Unterschiede. In jugendlichem Alter nimmt die Wirbelsäule mehr die Form
eines kontinuierlich gebogenen Stabes an, sie sinkt mehr nach vorne. Beim
Erwachsenen bleiben die fixierten physiologischen Krümmungen teilweise erhalten, die Wirbelsäule sinkt unter Vermehrung der Dorsalkyphose stärker in sich
zusammen.

Auch für Spitzy (1926) ist die Änderung der Beckenstellung das Primäre. Weil
bei der Horizontalstellung des Beckens die Lendeneinsattelung verschwindet, hält
er die Lordosierung der Lendenwirbelsäule im Sitzen für unphysiologisch. Zudem
sei sie, wie er meint, bei der Aufstützung des Beckens auf der horizontalen Unterlage statisch unnötig. Schede (1935) nennt die Sitzhaltung die ungesündeste Form
aller Dauerhaltungen überhaupt. Die europäische Art des Sitzens erfordert immer
eine starke Beugung in den Hüftgelenken und damit eine passive Spannung der
ischiokruralen Muskeln. Diese ist verantwortlich für die Rückdrehung des Bek-
kens und die sich daraus ergebende Kyphosierung der Wirbelsäule. Im Reitsitz,
den er nachdrücklich empfiehlt, löst sich die Spannung der Kniebeuger, und das
Becken kann nach vorn gedreht werden. Aus diesem Grunde fällt auch die Aufrichtung des Rumpfs leicht.

Akerblom stellt 1948 fest, daß beim Hinsetzen die Beckenrotation immer dann
eintritt, wenn der Schwerpunkt des Rumpfs über oder hinter die Verbindungslinie
der Sitzbeine kommt. Die Rotation des Beckens wird durch eine Ventriflexion der
Lendenwirbelsäule ausgeglichen. Diese ist um so größer, je stärker das Becken
gedreht wird. Die Höhe des Stuhls spielt für die Beckendrehung keine besondere
Rolle, sofern nicht extreme Maße gewählt werden. Beide, Beckendrehung und
Wirbelsäulenbewegung, ergänzen die Abwinkelung des Oberschenkels, so daß die
rechtwinklige Beugehaltung der Oberschenkel gegenüber dem Rumpf nicht identisch ist mit einer gleichgroßen Hüftbewegung. Im Gegensatz zu den bisher geäußerten Anschauungen, nämlich daß die Beckendrehung das Entscheidende sei,
meint Fick (1911), das Primäre sei die Abflachung der Lendenlordose, die beim
Jugendlichen sogar in eine lumbale Kyphose umgekehrt sein könne. Dadurch,
daß der Lendenteil der Wirbelsäule möglichst nach hinten und unten gedrückt
werde, könne der Schwerpunkt der unteren Rumpfpartien hinter die quere Hüftachse zu liegen kommen.

Heuer (1930) schließt sich der Ansicht von Fick an. Er glaubt, daß die Beckenrotation sekundär sei und deswegen zustande komme, weil das Gewicht der oberen Rumpfhälfte die Lendenwirbelsäule nach hinten herausdrückt. Der untere Teil
der Lendenwirbelsäule drehe dann seinerseits das Becken nach hinten. In der
bequemen Sitzhaltung bilden Brust- und Lendenwirbelsäule zwei gleichgroße und
ausgeprägte Bogen. Sie gehen nicht kontinuierlich ineinander über, sondern sind
durch eine Einziehung getrennt, die sich etwa vom 9. Brustwirbel bis zum 1. Lendenwirbel erstreckt. Durch die Beugung in den Hüftgelenken wird der Massenschwerpunkt des Rumpfs nach dorsal gebracht und fällt damit nach hinten aus
der Unterstützungsfläche des Körpers im Stehen, dem von den Füßen umschlosse-
nen Areal, heraus. Damit eine Gleichgewichtslage möglich wird, muß das Becken
selbst eine Abstützung erfahren. Diese wird von der Sitzunterlage gebildet.

Der Urtyp des Sitzes ist nach H. von Meyer (1867) das horizontal gestellte Brett. Auf ihm ruhen die beiden Tubera ossis ischii. Wegen der anatomischen Gestaltung der Sitzbeinhöcker, die den Kufen eines Schlittens oder eines Schaukelpferds gleichen, berühren diese jeweils nur mit einem Punkt der Peripherie die Unterlage. Die Verbindung der beiden aufliegenden Punkte nennt von Meyer die Unterstützungslinie des Rumpfs. Weil sich auf einer Linie aber ein ruhiges Sitzen auf die Dauer nicht denken läßt, sucht der Körper eine zusätzliche Abstützung durch Heranziehung weiterer Skelettstrukturen. Je nach der Lage dieser zusätzlichen Unterstützungsflächen unterscheidet er 2 Grundformen des Sitzens:

a) Die *vordere Sitzlage:* Die zusätzliche Stützfläche liegt vor der Tuberlinie. In der Regel ist sie durch die Berührungsfläche der Oberschenkelrückseiten mit der Sitzunterlage gegeben. Auf dem Viereck, das von den Sitzbeinhöckern einerseits und den Oberschenkeln andererseits gebildet wird, ruht der Körper. Sein Schwerpunkt hat über der Stützfläche eine relativ große Beweglichkeit. Diese Sitzlage ist deswegen stabil.

b) Die *hintere Sitzlage:* Der zusätzliche Unterstützungspunkt liegt hinter der Tuberlinie. Dazu wird das Becken soweit nach hinten gedreht, daß das Kreuzbein in direkten Kontakt mit dem Sitzbrett kommt, nachdem das bewegliche Steißbein ausweichen kann.

In der vorderen Sitzlage fällt die Projektion der queren Hüftgelenkachse im allgemeinen vor die Tuberlinie. Stellt man sich den Rumpf in der Wirbelsäule fixiert vor, dann greifen am Mittelpunkt des Systems, nämlich dem Hüftgelenk, zwei Hebelarme an. Der eine geht von der Hüftachse in die Sitzbeinhöckerlinie, der andere von der Hüftachse nach aufwärts in den Rumpf. Zieht die Schwerkraft den Rumpf nach ventral, so muß der Endpunkt des anderen Hebelarms, nämlich die Gegend der Tubera ossis ischii, angehoben werden. Das würde ein Zusammensinken des Rumpfes bedeuten. Ihm wirken normalerweise entgegen:

a) Die Reibung der unter Belastung stehenden Berührungspunkte des Körpers auf der Unterlage.
b) Die Anspannung der ischiokruralen Muskeln. Bei voller Kniestreckung ist die Hüftbeugung über einen Winkel von 90° hinaus normalerweise nicht möglich.
c) Die direkte Anspannung der Hüftstrecker und der Adduktoren.

Auch auf den oberen Hebelarm wirken Kräfte ein. Sie können im Körper selbst liegen. Gegen das Vorgleiten arbeiten die Rückenmuskeln. Sie setzen der Überdehnung den passiven Widerstand ihrer elastischen Kräfte entgegen. Je stärker die Vorneigung wird, um so größer wird auch der passive Dehnungswiderstand der Muskeln. Die Muskulatur findet Unterstützung durch die Anspannung der elastischen Bänder der Wirbelsäule. Aber auch eine Abstützung des Körpers durch Auflegen der Arme auf den Tisch oder durch Anstemmen des Brustbeins an der Tischkante kann die weitere Vorneigung begrenzen. Ist der Tisch sehr weit von der Sitzfläche entfernt, dann wird auch der Grad der Vorbeugung größer. Fehlt die ventrale Abstützungsmöglichkeit, dann kann ein Ausgleich noch gesucht werden durch Streckbewegung in den Hüftgelenken oder durch Zurückschlagen der Unterschenkel unter den Stuhl.

Bei der hinteren Sitzlage ist eine Stabilisierung der Abstützungspunkte des Rumpfes nicht notwendig, weil die Auflagepunkte, nämlich die Sitzbeinhöcker

und das Kreuzbein, fest miteinander verbunden sind. Dagegen muß aber der
Rumpf mit dem Becken so weit zurückgeschoben werden, daß nunmehr ein
Umfallen nach dorsal droht. Damit ein ruhiges Sitzen möglich wird, muß entweder eine Lehne als weiterer Stützpunkt dem Rückfallen des Rumpfs entgegenwirken, oder die Wirbelsäule muß selbst stark nach vorn gekrümmt werden. Wie beim
Sitzen in vorderer Sitzlage die Tubera das Bestreben haben, nach hinten wegzurut-
schen, so droht bei der hinteren Sitzlage ein Schub nach vorn. Wird eine Lehne
am Stuhl benutzt, ist diese Gefahr besonders groß, weil vor allem bei Verwendung
hoher Rückenlehnen die horizontal nach ventral gerichtete Kraft sehr groß ist. Sie
greift ja am Scheitelpunkt der Brustkyphose an, wogegen die untere Brustwirbelsäule und die Lendenwirbelsäule freibleiben. Mit dem Wegrutschen nach vorn
wird die Wirbelsäule dann zwischen dem Sitz und der Lehne maximal nach ventral gekrümmt. Durch aktive Anspannung der Lendenmuskulatur kann dem
Wegrutschen entgegengearbeitet werden. Wegen der damit verbundenen zusätzlichen Arbeitsleistung ermüdet diese aber sehr rasch. Ist die Möglichkeit des Anleh-
nens nicht gegeben, so wird eine ruhige Sitzhaltung nur dann erreicht, wenn die
Hüftgelenke unbeweglich fixiert werden. Das geschieht durch Überkreuzen der
Beine. Die Außenrotation der Oberschenkel in den Hüftgelenken spannt das Lig.
iliofemorale wieder an, das zwangsläufig bei der Hüftbeugung entspannt war.
Beim Überschlagen der Beine und der damit verbundenen Flexion im Hüftgelenk
und der Streckhaltung im Kniegelenk steigt außerdem die Spannung der ischiokruralen Muskulatur an. Diese leistet nun der Beugung des Beckens Widerstand.
Insofern wirkt sie den Bertini-Bändern entgegen, welche die Beckenrückneigung
bremsen. Die Bewegung ist durch diesen doppelten Zügelzug behindert, die
Unterstützungsfläche des Rumpfs auch in der hinteren Sitzlage nunmehr stabilisiert. Ein Nachteil des Sitzens mit übergeschlagenen Beinen besteht darin, daß die
dem übergeschlagenen Bein zugehörige Beckenseite angehoben wird. Die seitliche
Ausbiegung der Lendenwirbelsäule mit Konkavität auf der angehobenen Seite
muß durch ständigen Wechsel ausgeglichen werden, da sonst seitliche Verbiegungen entstehen könnten.

Staffel (1884) hält grundsätzlich an den statischen Erkenntnissen, die H. von
Meyer gewonnen hat, fest. Die vordere Sitzhaltung unterteilt er aufgrund seiner
Beobachtungen nach der jeweiligen Rückenform und umschreibt so 2 Typen:

a) Die Wirbelsäule nimmt eine Totalkyphose ein. Durch die Kompression der
Bandscheiben an der Ventralseite und die Bandhemmung an der Rückseite ist die
Wirbelsäule so weit fixiert, daß nur noch eine minimale Muskelarbeit notwendig
ist, um sie vor dem Hintenüberfallen zu bewahren. Der Kopf ist vor allem im
Atlantookzipitalgelenk hintenübergehalten, so daß das Kinn stark vorgeschoben
erscheint. Diese Haltung findet Staffel besonders bei muskelschwachen Individuen. Weil es ihnen beim Aufstehen nicht gelingt, den nach vorn zusammengesun-
kenen Rücken zu strecken, lassen sie ihn in den Hüftgelenken hintenüberhängen.
Die Sitzhaltung führt im Stehen zum runden Rücken.

b) Auch beim zweiten Typ ist die Lendenwirbelsäule dorsal herausgedrückt.
Die darübergelegenen Wirbelsäulenabschnitte sind aber aufgerichtet. Nur im
unteren Teil der Wirbelsäule ist jetzt die oben beschriebene passive Fixation möglich. Die fehlende Hemmung wird durch eine akzessorische Abstützung erreicht,
z. B. durch Auflegen der Ellbogen auf den Tisch. Die abgeflachte Wirbelsäule

kann auch beim Aufstehen nicht mehr ausgeglichen werden. Deshalb gelingt keine volle Kyphosierung der Brustwirbelsäule mehr. So entsteht nach Staffels Meinung aus dieser Sitzhaltung der flache Rücken. Zur Verhütung der zusammengekrümmten Sitzhaltung empfiehlt Staffel eine Kreuzlehne. Sie soll die Beckenaufrichtung und damit die starke Kyphosierung der Wirbelsäule verhindern.

Strasser (1913) teilt die Sitzarten nach der Unterstützungsfläche des Rumpfes ein. Der *tuberale Sitz* stellt die Mittellage dar. Den direkt unterstützenden Teil des Beckens bilden zusammen mit den hier vorhandenen straffen Bindegewebszügen und der Haut die beiden Sitzbeinhöcker. Die Oberschenkel stehen horizontal. Sie werden entweder im Kniegelenk vom Unterschenkel getragen, oder sie sind in den Hüftgelenken mit dem Rumpf versteift und werden von ihm gehalten. Das Becken steht etwas weniger vorgeneigt als im aufrechten Stand. Die Unterkanten von Symphyse und Sakrum sind gleich weit von der Unterlage entfernt, der Rumpf wird im ganzen aufrecht gehalten. Wird das Becken aus dem tuberalen Sitz stärker zurückgeneigt, entsteht der *tuberosakrale* oder sogar der *sakrale Sitz*. Nunmehr bilden die untere dorsale Wölbung des Kreuzbeins und die daneben gelegenen Teile des Gesäßes die hauptsächlich unterstützende Fläche. Dreht sich das Becken dagegen aus dem tuberalen Sitz nach vorn, so nähert sich die Symphyse der Unterlage. Jetzt sind die Perinealränder der Schambeine die hauptsächlich belasteten Stellen. Bei weiterer Vorneigung werden im tuberofemoralen Sitz die Rückseiten der Oberschenkel in die Belastung mit einbezogen. Die Horizontalstellung der Oberschenkel wird nicht nur durch die Flexion der Hüftgelenke erreicht. Dadurch werden die Beine in weniger extreme Beugestellung gebracht als nach der Oberschenkelhaltung anzunehmen wäre. Damit der obere Teil des Rumpfs senkrecht über die Unterstützungsfläche kommt, ist eine Vorbeugung der Wirbelsäule unter Aufhebung der Lendenlordose und Verstärkung der Brustkyphose notwendig. Diese Haltung kann alleine gegen den Widerstand des Bandapparats der Wirbelsäule mit einem mäßigen Muskeltonus aufrecht erhalten werden. Wird der Oberkörper nach vorn gelegt und werden die Arme angehoben, dann entsteht ein flacher oder flachhohler Rücken. Das Becken wird dabei so stark gekippt, daß die Schambeine zum *tuberopubischen* Sitz aufliegen, vor allem, wenn die Kniegelenke unter die Sitzfläche zurückgezogen werden. Mit dem Becken ist auch die Lendenwirbelsäule vorgeneigt, zwischen ihrem unteren und dem mittleren Teil ist eine Abknickung vorhanden. Diese Rumpfhaltung erinnert an den militärischen Stand. Beim Sitzen mit rundem Rücken, vor allem bei Vorbeugung, werden die elastischen Bänder auf der dorsalen Seite der Wirbelsäule in Anspruch genommen, während im Sitzen mit flachem Rücken der ventrale Bandapparat in Spannung gerät.

Beim Sitzen auf ebenem Boden werden die hinter dem Hüftgelenk und die an der Rückseite des Oberschenkels gelegenen Muskeln angespannt. Sie verhindern eine stärkere Beugung im Hüftgelenk und erzwingen somit die starke Aufrichtung des Beckens. Diese wiederum bedingt eine vermehrte Krümmung der Rumpfwirbelsäule. Eine gestreckte Haltung der Wirbelsäule ist nur dann möglich, wenn die Unterschenkel gesenkt oder die Kniegelenke gebeugt werden.

Kemsies u. Hirschlaff (1912) unterscheiden von der Tätigkeit her 4 Sitzhaltungen:

1. Bei der *Schreibhaltung* fällt die Rumpfschwerlinie nur wenig vor die Sitzbeinhöcker. Der Rücken ist leicht gekrümmt. Die Rumpfachse steht fast senkrecht
   und bildet mit der Sitzfläche bzw. mit der Oberschenkelachse nahezu einen
   rechten Winkel. Die Unterarme liegen zu zwei Dritteln der Tischplatte auf, die
   Ellbogengelenke stehen etwas vom Körper ab und werden unter dem Niveau
   der Tischkante gehalten. Kopf und Kinn sind nach vorn gebeugt.
2. In der *Lesehaltung* geht die Schwerlinie zwischen den Sitzbeinhöckern nieder,
   der Rücken ist wie bei der Schreibhaltung gerade, so daß die Rumpfachse fast
   senkrecht auf dem Sitzbrett steht.
3. Die *Hörhaltung* zeigt eine Streckung des Rumpfs bei gleichzeitiger leichter
   Reklination. Dabei fällt die Schwerlinie knapp hinter die Sitzbeinhöckerlinie.
4. Bei der *Ruhehaltung* schließlich sind Brust-, Bauch- und Rückenmuskeln
   erschlafft. Die Rumpfachse ist stärker nach hinten geneigt, die Schwerlinie liegt
   hinter den Sitzbeinhöckern.

Für Akerblom (1948) ist die Hauptunterstützungslinie des Rumpfs im Sitzen ohne
Lehne in der Gegend der Sitzbeinhöcker mit den sie umgebenden Weichteilen zu
suchen. Weil ihr Krümmungsradius sehr groß ist, können sie zusammen mit den
Weichteilpolstern den Druck gut aufnehmen. Im übrigen bilden die Tubera ja keinen Punkt, sondern eine Fläche. Der Körper ruht also, wenn er auf den Sitzbeinhöckern abgestützt wird, nicht wie von Meyer meint, auf einer Linie, sondern
auf einem langgestreckten Rechteck, dessen seitliche Begrenzung die Sitzbeinhök-
ker sind. Weil beim Sitzen die Hüften gebeugt werden, geht die Stabilität der Haltung in den Hüftgelenken, wie sie beim Stehen vorhanden ist, verloren. Ersatz-
weise müssen nun Muskeln das Gleichgewicht aufrechterhalten. Fällt die
Schwerlinie vor die Tuberalinie, dann kontrahieren sich die Hüftstrecker, liegt sie
dahinter, haben die Hüftbeuger die Arbeit zu leisten. Die Ventriflexion wird
begrenzt durch die Spannung der gelben Bänder, der Ligg. flava. Akerblom hat
den Spannungszustand der gelben Bänder untersucht. Er glaubt, ihren Einfluß als
Stabilisatoren dadurch bewiesen zu haben, daß ein Bewegungszuwachs pro Segment von 20–30° auftritt, wenn die Bogenanteile mit den gelben Bändern von der
Wirbelkörperreihe entfernt werden. Die Anspannung im Anulus fibrosus, mit
anderen Worten die Bandscheibenhemmung, tritt normalerweise wesentlich später
auf als die Hemmung durch die elastischen Bänder.

   Güntz (1957) weist darauf hin, daß die Kompensation des Sitzrundrückens
durch eine vermehrte Lordosierung der Halswirbelsäule geschehen muß, wenn
das Kind in der Schule aufgefordert wird, gerade zu sitzen. Beim Aufstehen
erfolgt wegen der gewohnheitsmäßigen Beugehaltung in den Hüftgelenken auch
eine Lordosierung der Lendenwirbelsäule, so daß zunächst ein hohlrunder Rük-
ken entsteht. Während das gesunde Kind diese Haltung im Stehen rasch ausgleicht, kann beim muskelschwachen Kind dadurch der Entstehung des Haltungsrundrückens Vorschub geleistet werden. Ollefs (1951) meint, daß im Sitzen das
Becken auf dem Sitzknorren ruht und sich besonders auf den Sitzbalken, das ist
der aufsteigende Sitzbeinast, stütze. Dieser stehe senkrecht und falle in die Bela-
stungslinie.

   Im Gegensatz zu Spitzy (1926) glaubt Jantzen (1958), daß ein ermüdungsarmes
Sitzen mit einer zur Lordose tendierenden Wirbelsäule möglich sei. Wesentlich für

die Sitzhaltung seien Art der Tätigkeit, Blickrichtung und Haltung der Hände. Die ermüdungsärmste Ruhehaltung ist die Totalkyphose bei durchgehender Unterstützung durch eine rückgeneigte Lehne. In mittlerer Sitzlage wird das Sitzen mit lordotischer Lendenwirbelsäule zur physiologischen Haltung. Für den Autofahrer, bei dem der Blick geradeaus gerichtet sein muß, ist eine hintere Sitzhaltung mit weiterer Aufrichtung des Rückens bzw. mit Lordosierung der Lendenwirbelsäule die zweckmäßigste Haltung.

Zur Verhütung einer übermäßigen Totalkyphose der Wirbelsäule fordert Schlegel (1956a) eine nach vorn geneigte Sitzfläche. Dadurch werde die starke Rückdrehung des Beckens verhindert, so daß eine übermäßige Kyphosierung praktisch unmöglich sei. Mit dem nach vorn abfallenden Sitzbrett hat sich seinerzeit schon Staffel (1884) auseinandergesetzt. Er weist mit Recht darauf hin, daß zur Verhütung des Abrutschens von der Sitzfläche nach vorn zusätzlich statische Arbeit durch vermehrte Anspannung der Beinmuskulatur geleistet werden müsse. Den Füßen, die beim Sitzen entlastet werden sollen, wird wieder ein größerer Teil der Körperlast übertragen, deshalb verwirft er diese Möglichkeit grundsätzlich. Für bestimmte Sitzhaltungen, z. B. für die vordere Sitzhaltung zum Schreiben und zum Arbeiten, ist ein nach vorn abfallendes Sitzbrett aber nicht generell abzulehnen.

In der älteren Literatur werden grundsätzlich statische und biomechanische Erwägungen in den Vordergrund gestellt. Dabei geht es aber nicht nur um die möglichen Schäden, die beim Sitzen auftreten können, sondern es werden auch die Veränderungen, die für die Wirbelsäule grundsätzlich resultieren, diskutiert. Das wird deutlich schon von Staffel ausgesprochen, der aus der Sitzhaltung auf pathologische Haltungsformen im Stehen schließt. Auch Güntz vertritt diese Meinung, wenn er glaubt, daß aus dem Sitzrundrücken der Hohlrundrücken im Stehen entsteht.

Neuere Untersuchungen

Im Gegensatz zu diesen überwiegend statischen Untersuchungen der Sitzhaltung ist in der modernen Literatur deutlich zu erkennen, daß funktionelle und biomechanische Komponenten.im Vordergrund stehen. Schwerpunktmäßig wird vor allem dem Innendruck in den Bandscheiben beim Sitzen und den Muskelaktivitäten, wie sie sich im EMG ausdrücken, Beachtung geschenkt.

Die Überlegungen basieren auf der Tatsache, daß die Bandscheibe als osmotisches System aufzufassen ist. Krämer geht dabei davon aus, daß nur durch den Wechsel in der Belastung, aber auch durch das Zusammenspiel von hydrostatischem Druck und osmotischem Sog die Bandscheibe ausreichend ernährt wird. Dabei stellt man sich vor, daß durch die Belastung die Flüssigkeit aus der Bandscheibe herausgepreßt wird, während der onkotische Sog, der durch Makromoleküle im Bandscheibeninneren, vor allem durch Mukopolysaccharide, verursacht wird, Wasser bzw. Nährflüssigkeit ansaugt. Dadurch ist die Ernährung des Bandscheibengewebes sichergestellt. Dieses osmotische System kann durch mechanische Komponenten stark beeinflußt werden. Dabei zeigt sich eine deutliche Abhängigkeit von der jeweiligen Körperposition. Durch Untersuchungen von Nachemson (1966) sind Vorstellungen über den intradiskalen Druck bekannt geworden. Die Bandscheibendrücke betragen in Abhängigkeit von der Körperposition im Liegen um 20 kp, im Stehen um 100 kp, im Sitzen dagegen um 150 kp. Die Druckbelastbarkeit der beiden letzten Lendenbandscheiben ist schon 1933 von Petter untersucht worden. Er hat allerdings die Werte an unbelasteten Bandscheibenpräparaten gewonnen. Nachemson hat seine Befunde an der belasteten Wirbelsäule erhoben. Andersson et al. (1974) aus der gleichen Arbeitsgruppe haben Durchschnittswerte des normalisierten Bandscheibendrucks beim Sitzen ohne Rückenunterstützung mitgeteilt. Sie fanden dabei die höchsten Werte beim Sitzen in vorgebeugter Haltung. Diese Angaben decken sich mit den Mitteilungen von Nachemson u. Elfström (1970), welche die starke Bandscheibenbelastung durch das Sitzen herausstellen. Civjan und andere haben 1972 intradiskale Druckmessungen an 20 Probanden durchgeführt. Sie fanden Druckwerte im Liegen um $2{-}3{,}2 \ \mathrm{kg/cm}^2$, im Stehen betrugen die Mittelwerte $5{,}5 \ \mathrm{kg/cm}^2$ und im Sitzen $6{,}4{-}8{,}0 \ \mathrm{kg/cm}^2$. Aus diesen Untersuchungen geht hervor, daß die letzten Lendenbandscheiben im Sitzen tatsächlich extrem stark belastet werden. Ob diese Befunde von praktischer und klinischer Bedeutung sind, ist umstritten. Darauf wird im einzelnen bei der Besprechung der Sitzschäden hinzuweisen sein. Zusammenhänge mit degenerativen Veränderungen an der Bandscheibe konnten jedenfalls nicht nachgewiesen werden.

Von Interesse ist in der modernen Literatur auch das Verhalten der Muskulatur in den verschiedenen Sitzpositionen. Es hat sich gezeigt, daß bei verschiedenen Sitzhaltungen unterschiedliche Muskelanspannungen in Erscheinung treten, was wiederum auf einen erhöhten oder verminderten Stoffwechsel schließen läßt.

Die Durchsicht der einschlägigen Literatur läßt erkennen, daß viele grundsätzliche Probleme der Biomechanik des Sitzens einer Klärung bedürfen. Das gilt besonders für die Frage nach der physiologischen Haltung der Wirbelsäule in den verschiedenen Sitzpositionen. Wegen der funktionellen Einheit von Becken und Wirbelsäule ist die einseitige Betrachtung des Achsenskeletts unzureichend. Die anatomische Formung am Rücken, speziell am Lumbosakralübergang ist bedingt durch das dorsale Prominieren der Beckenschaufel. Die Beurteilung der Lendenbiegung ist darum exakt nur auf dem seitlichen Röntgenbild möglich, wenn man auch die beiden letzten Segmente erfassen will. Zur Analyse der Krümmungen von Hals-, Brust- und Lendenteil reicht dagegen vielfach die äußere Inspektion aus. Weil die Form des Rückens durch die statische Notwendigkeit der Gleichgewichtssicherung entscheidend mitgeprägt wird, ist die Bestimmung des Rumpfschwerpunkts bzw. des Fußpunkts innerhalb der Unterstützungsfläche von praktischer Bedeutung. Schließlich ist zu prüfen, wodurch Rückenschmerzen ausgelöst werden können, die man auf das Sitzen beziehen muß. Mainzer u. Romert (1980) haben darauf hingewiesen, daß die ideale Haltung einzelner Wirbelsäulenabschnitte, z. B. der Halswirbelsäule, noch nicht ausreichend beschrieben ist.

5.2 Veränderungen der Körperform beim Hinsetzen

Zum Verständnis der Vorgänge beim Hinsetzen greifen wir zurück auf die Entwicklung der aufrechten Haltung. Der Vierflüßler hatte sich bei gebeugten Hüftgelenken unter Kniebeugung erhoben und den Rumpfschwerpunkt nach oben und dorsal gebracht. Wird diese Bewegung zu Ende geführt, dann sinkt der Schwerpunkt auf einem gedachten Kreisbogen nach kaudal und dorsal. Damit rückt er aus der Unterstützungsfläche des Rückens, den Füßen, nach hinten heraus. Die Folge müßte ein Hintenüberfallen sein, wenn nicht Ausgleichsbewegungen des Rumpfs erfolgen würden, welche die labile Gleichgewichtslage wiederherstellen. Dies kann durch eine weitere Vorbeugung des Rumpfs geschehen. Das Zusammenkrümmen des Oberkörpers erhält die aufrechte Haltung für eine gewisse Zeit. Geht die Rückführung des Rumpfs nach dorsal aber weiter, dann bewegt sich dieser so lange nach hinten, bis die am weitesten kaudal vorspringenden Skelettpunkte mit den sie deckenden Weichteilen am Boden oder an einem höher gelegenen Unterstützungspunkt aufliegen. Das kann ein Baumstamm sein oder eine Stufe. So endet die Aufrichtung des Rumpfs beim Quadrupeden dann, wenn der Körper eine Abstützung auf den Unterschenkeln oder den Füßen findet. Das Hocken ist graduell vom Sitzen nicht unterschieden, wenn man nur die Wirbelsäulenform betrachtet. Die Hüft- und Kniegelenke bleiben jedoch stark gebeugt. Diese Position ist deshalb bei Vierfüßlern, die oft eine permanente Beugestellung in diesen Gelenken zeigen, leicht zu erreichen. Die Hockhaltung ist im Tierreich weit verbreitet, wie die Erfahrung zeigt. Diese Beobachtungen rechtfertigen den Schluß, daß die Sitzhaltung offensichtlich ein phylogenetisch älterer Erwerb ist als die volle Aufrichtung, die an die Streckung in den Hüften gebunden bleibt. Im Prinzip ist das Sitzen des Menschen also nichts anderes als die Rückkehr zu einer älteren, bereits im Tierreich verankerten Ruhehaltung. Charakteristisch ist, daß dabei alle Neuerwerbungen, die der Mensch durch den aufrechten Stand gewonnen hat, wieder aufgegeben werden: nämlich die Hüft- und Kniestreckung und die Lendenlordose.

Hüftflexion

Betrachtet man einen sich setzenden Menschen, dann ist es in der Tat so, daß zuerst eine Beugung in den Knie- und Hüftgelenken eintritt (Abb. 51). Während die Beugestellung in den Kniegelenken leicht zu erfassen ist, kann der Grad der Flexionstellung der Hüften nicht ohne weiteres exakt definiert werden. Bezieht man die Oberschenkelachse auf die Rumpfachse, etwa das Lot vom Gehörgang auf die Sitzfläche, dann ergibt sich bei horizontal dem Sitzbrett aufliegenden Oberschenkeln im Hüftgelenk ein Winkel von etwa 90°. Dies muß jedoch keineswegs heißen, daß damit auch das Hüftgelenk um 90° gebeugt ist. So kann ein Patient mit einer Beugebehinderung im Hüftgelenk durchaus noch aufrecht sitzen, obwohl er objektiv sein Gelenk nicht bis 90° beugen kann. Wie im Schrifttum seit langem bekannt, wird durch die Rückdrehung des Beckens ein Teil der Beugearbeit im Hüftgelenk eingespart. Um einen Überblick über die tatsächlichen Bewegungen zu bekommen, muß man den Wechsel vom Stehen zum Sitzen auf seitli-

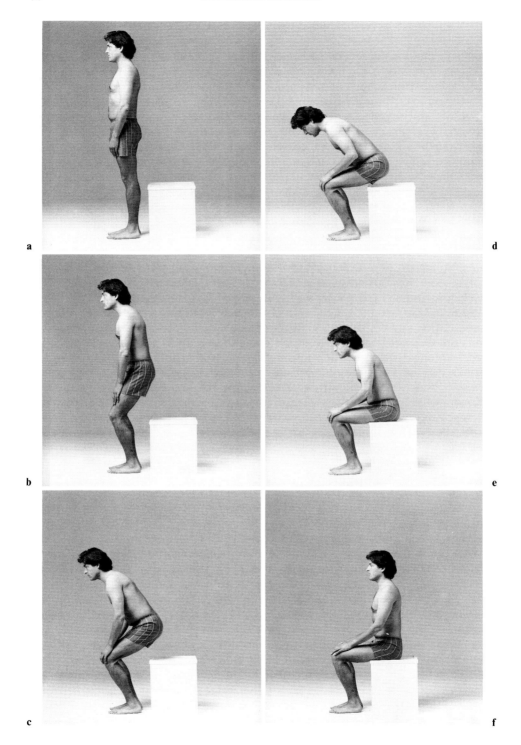

chen Röntgenaufnahmen des Beckens in beiden Positionen analysieren. Das haben wir getan.

Bei der Herstellung der Aufnahmen im Stehen war darauf geachtet worden, daß die statische Beinachse in der Vertikalen stand. Das bedeutet, daß die Kniegelenke gestreckt waren und der Fuß einen Winkel von 90° mit dem Unterschenkel bildete. Auf die statische Beinachse wurde die Sitzbeintangente bezogen. Der Winkel an der Kreuzungsstelle beträgt 165°. Nach der Definition in Kap. 4 entspricht diese Stellung der vollen Hüftstreckung von 180° in Einklang mit der Neutralnullmethode. Bei der Herstellung der Sitzaufnahmen war im Interesse der Vergleichbarkeit darauf geachtet worden, daß die Oberschenkel dem Sitzbrett horizontal auflagen. Die statische Beinachse war also im Oberschenkelbereich um 90° gegenüber dem Stehen geändert worden. Erfolgte diese Bewegung ausschließlich aus den Hüftgelenken, dann müßte sich jetzt der Winkel zur Sitzbeintangente von 165° um 90° reduzieren, es müßte also ein Winkel von 75° entstehen.

Wählt man nicht die Vertikale, sondern die Raumhorizontale als Bezug, ist im aufrechten Stehen bei vollgestreckten Hüftgelenken zwischen der Horizontalen und der Sitzbeintangente ein Winkel von 105° zu erkennen. Dieser Winkel dürfte sich nicht ändern, wenn die Bewegung beim Hinsetzen ausschließlich aus den Hüftgelenken erfolgt. Die Neigungen der Sitzbeintangente im Stehen wie im Sitzen müßten gleiche Werte zeigen. Ist der Winkel im Sitzen verändert, im speziellen Falle kleiner geworden, dann hat das Becken beim Hinsetzen eine Drehung im Sinne einer Beckenaufrichtung erfahren. Es hat damit einen Teil der Beugearbeit in den Hüftgelenken übernommen.

Wir haben die Verhältnisse anhand von 25 Fällen überprüft. Tabelle 4 zeigt den Umfang der Beckenrotation beim Übergang vom Stehen zum Sitzen. Die 24 auszuwertenden Probanden haben im Durchschnitt ihr Hüftgelenk nur um 63,12° gebeugt, um die Oberschenkel dem Sitzbrett horizontal auflegen zu können.

Bedeutung hat die Stellung des Beckens vor allem deswegen, weil bei aufliegendem Oberschenkel auf dem Sitzbrett dadurch der Beugewinkel im Hüftgelenk verändert wird. Dies ist bei der Konstruktion von Stühlen wichtig, weil vom Beugewinkel der Grad der Bequemlichkeit abhängt.

Auf der seitlichen Röntgenaufnahme, wenn der aufsteigende Sitzbeinast zur Darstellung kommt, bereitet die Bestimmung des Beugewinkels keine Schwierigkeiten. Wir haben bei unseren Untersuchungen zunächst die Neigung der Sitzbeintangente zur Horizontalen bestimmt. Bei einer Beugehaltung im Hüftgelenk von 90° bildet die Sitzbeintangente mit der Horizontalen einen nach vorn offenen Winkel von 105° (Abb. 52). Voraussetzung ist, daß die Beinachse in der Horizontalen verläuft. Bei Zunahme der Beugung, wenn also der Winkel im Hüftgelenk unter 90° absinkt, nimmt der Winkel zwischen Horizontaler und Sitzbeintangente zu. Das Becken dreht sich gegen den Uhrzeigersinn auf den Oberschenkel zu.

Abbildung 51a–f. Übergang vom Stehen zum Sitzen

Tabelle 4

Neigung der Sitzbeintangente zur Horizontalen
und Beugehaltung im Hüftgelenk (in °)

Pat. Nr.	Sitzbeinneigung im Stehen	Sitzbeinneigung im Sitzen	Beugestellung der Hüfte im Sitzen[a]	
1	93	76	119	(61)
2	118	108	87	(93)
3	104	101	94	(86)
4	87	63	132	(48)
5	93	71	124	(56)
6	95	55	140	(40)
7	104	83	112	(68)
8	107	81	114	(66)
9	107	80	115	(65)
10	105	55	140	(40)
11	106	58	137	(43)
12	107	53	143	(37)
13	110	98	97	(83)
14	113	113	82	(98)
15	105	66	129	(51)
16	126	70	Oberschenkel nicht horizontal (Koxitis)	
17	107	58	137	(43)
18	108	83	112	(68)
19	105	75	120	(60)
20	108	77	118	(62)
21	106	73	122	(58)
22	107	90	105	(75)
23	124	89	106	(74)
24	112	90	105	(75)
25	105	80	115	(65)

[a] Die angegebenen Winkel zur Erfassung der Beugestellung im Hüftgelenk geben die geometrischen Verhältnisse wieder. In Klammern ist der Bewegungsumfang nach der Neutralnullmethode angegeben.

Eine Abnahme der Beugung ist dann angegeben, wenn sich das Becken im Uhrzeigersinn dreht. Die Berechnung erfolgt nach der einfachen Formel:

$$\frac{\text{ST-Winkel}}{\text{Vertikale minus } 105°}$$

Positive Zahlen bedeuten, daß die Beugung im Hüftgelenk weniger als 90° beträgt, negative Zahlen, daß die Beugung größer als 90° ist.

Man kann logischerweise als Beziehungslinie auch die Oberschenkelachse nehmen. Wenn eine Beugung im Hüftgelenk von 90° besteht, bildet die Sitzbeintangente mit der Oberschenkelachse einen Winkel von 75°. Dieser Winkel nimmt ab, wenn die Beugung so weit zunimmt, daß die Hüftgelenkbeugung einen Winkel von 90° unterschreitet (nach der Neutral-Null-Methode einen Winkel von 100°).

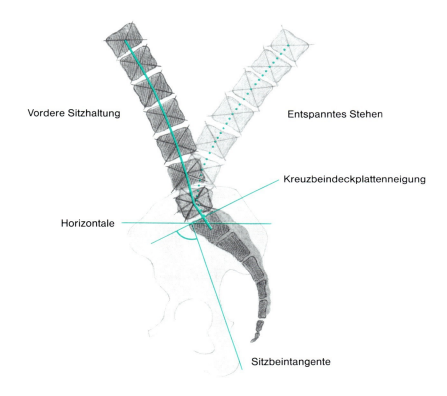

Abbildung 52
Röntgenpause von Becken und Lendenwirbelsäule im Sitzen.
Beugewinkel im Hüftgelenk 90°, Neigung der Sitzbeintangente gegen die Horizontale 108°.
Die punktiert gezeichnete Röntgenpause stellt die Wirbelsäule im entspannten Stehen
bei Zurücklagerung des Rumpfs dar

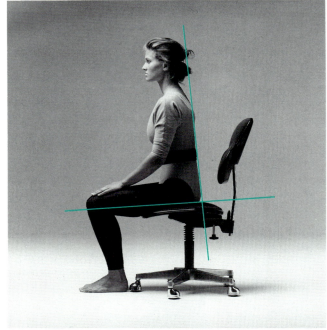

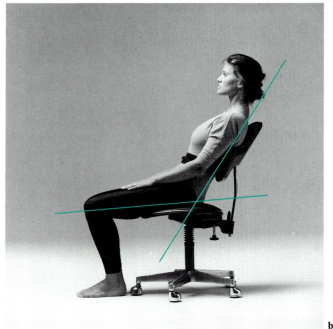

Abbildung 53 a, b
Bestimmung der Beugestellung im Hüftgelenk nach Foto

Bei einer Zunahme des Winkels dreht sich das Becken im Uhrzeigersinn, d.h. die Hüftbeugung erreicht den rechten Winkel nicht. Nach der Neutral-Null-Methode bedeutet das eine Beugehaltung von 80°. Auch hier ist eine einfache Rechnung möglich. Man bedient sich der Formel:

$$\frac{\text{ST-Winkel}}{\text{Horizontale gemessen minus } 75°}$$

Negative Zahlen bedeuten, daß die Beugung im Hüftgelenk kleiner ist als 90°. Positive Zahlen ergeben eine Beugehaltung von mehr als 90°.

Nach klinischer Erfahrung kann man den Hüftgelenkbeugewinkel im Sitzen annähernd auch dadurch bestimmen, daß man die Oberschenkelachse in Beziehung zur Spinalinie setzt. Wir bedienen uns dabei des folgenden Verfahrens (Abb. 53): Zur Bestimmung des Beckenstands verbindet man die beiden oberen Darmbeinstacheln an der Vorder- und an der Rückseite des Beckens, also die Spina iliaca anterior superior und Spina iliaca posterior superior (Spinalinie). Sie entspricht der Strasser-Linie. Röntgenmessungen haben ergeben, daß der aufsteigende Sitzbeinast mit dieser Linie einen Winkel von 110° bildet. Hat man so die Sitzbeintangente festgelegt, kann man nach obigem Verfahren den Beugewinkel auf die Oberschenkelachse bezogen feststellen. Einen Näherungswert erhält man im übrigen auch, wenn man sich an der Gesäßkontur orientiert. Bekanntlich bildet das Gesäß eine nach dorsal konvexe Kurve. Wenn man den Scheitelpunkt der Kurve über dem Sitzbrett als einen Punkt und die Spina iliaca posterior superior als zweiten Punkt nimmt und hier eine Tangente anlegt, hat man etwa die Richtung der Sitzbeintangente markiert. Beide Linien verlaufen, wie ausgiebige Untersuchungen gezeigt haben, nahezu parallel. Man kann diese Linie nun mit der Oberschenkelachse in Verbindung bringen und erhält so die Beugehaltung im Hüftgelenk.

Vorbeugung der Wirbelsäule

Gleichzeitig mit der Beugung im Hüftgelenk kommt es beim Hinsetzen zu einer Vorbeugung der Wirbelsäule. Mit der Ventriflexion flacht sich die Lendenkrümmung ab. Die Wirbelsäule bildet wieder einen nach dorsal konvexen, mehr oder weniger kontinuierlichen Bogen. Dabei geschieht die Vorbeugung in unterschiedlicher Weise. Nur selten wird der volle Bewegungsraum ausgeschöpft. Männliche Individuen vollführen beim Hinsetzen eher eine Beugung der Wirbelsäule, Frauen halten sich im allgemeinen mehr steil und gehen zum Hinsetzen im wesentlichen in eine Kniebeuge. Durch die Ventriflexion der Wirbelsäule einerseits, die Beugung in Hüft- und Kniegelenken andererseits wird das Gesäß nach hinten und bodenwärts gebracht. Hat das Becken auf dem Sitzbrett eine Auflage gefunden, dann erfolgt sekundär aus der Vorneigung des Rumpfs wieder die Aufrichtung. Sie kann auf 2 Arten geschehen:

a) durch Drehung des Rumpfs um die kufenförmig gestalteten Sitzbeinhöcker und Beibehaltung der Wirbelsäulenform, also unter Beibehaltung der starken Kyphose;

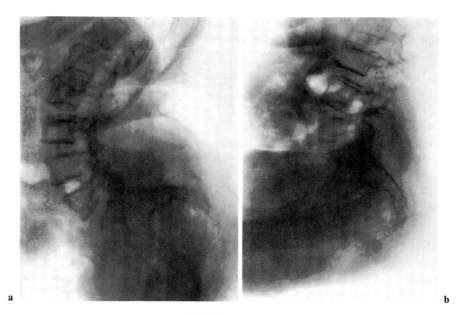

a   b

Abbildung 54 a, b
Os sacrum acutum bei einer 53jährigen Frau mit unbehandelter angeborener Hüftluxation.
a Im Stehen, b im Sitzen

b) durch aktive Streckung der Wirbelsäule unter Bewahrung der eingenommenen Beckenhaltung. Je nachdem entsteht dann eine Vor- oder Rückneigung des
Rumpfs, die vordere oder die hintere Sitzlage.

Durch die Beugung in den Hüftgelenken hat das Becken eine Rückdrehung erfahren, die wir im Stehen als Aufrichtung bezeichnen. Sie wirkt sich in einer Ventriflexion am Lumbosakralübergang aus. Die Knickbildung des Kreuzbeins gegen
die übrige Wirbelsäule wird vermindert, erkennbar an der Abnahme des Lumbo-
sakral- und des Promontoriumwinkels. Wie die Röntgenvergleichsaufnahmen
einer 53jährigen Frau zeigen, kann allein durch die Beckendrehung im Hinsetzen
auch ein erhebliches Os sacrum acutum weitgehend ausgeglichen werden (Abb. 54).
Es erfolgt eine Umkrümmung der Wirbelsäule, das Kreuzbein, das im Stehen in
der Horizontalen verläuft, kommt beim Sitzen mehr in die Vertikale. Dadurch
werden naturgemäß auch die Gelenke am Lumbosakralübergang entlastet.

Der Bewegungsumfang in den unteren Lendensegmenten beim Übergang vom
Stehen zum Sitzen ist recht unterschiedlich (vergl. Tabelle 5). Wir haben bei
25 Personen, nämlich bei 10 männlichen und 15 weiblichen, eine genauere Analyse durchgeführt. Der jüngste Proband war 5, der älteste 41 Jahre alt. Diese Aus-
wahl wurde deswegen getroffen, weil jenseits des 45. Lebensjahres die Anzahl der

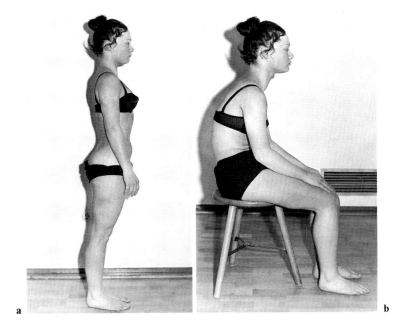

Abbildung 55 a, b
Änderung der Form der Lendenwirbelsäule im Stehen (**a**) und im Sitzen (**b**)

altersbedingten Fixationen durch degenerative Bandscheibenprozesse zunimmt. Dann ist eine vergleichende Messung nicht mehr aussagekräftig. Die erste Röntgenaufnahme war im lockeren Stehen, die zweite im erschlafften Sitzen in hinterer Sitzposition vorgenommen worden (Abb. 55). Über das Ergebnis der Untersuchung unterrichtet Tabelle 5.

Mit Ausnahme eines Patienten von 38 und eines Kindes von 10 Jahren fanden wir bei den übrigen 23 Patienten beim Positionswechsel vom Stehen zum Sitzen im Segment L5/S1 einen Bewegungsausschlag von bis zu 20°. Der arithmetische Mittelwert lag bei 8,8°. Im Segment L4/L5 war der Bewegungsumfang etwas größer. Bei Grenzwerten zwischen 1° und 23° lag hier das rechnerische Mittel bei 11,6°. Wie aus diesen Zahlen eindeutig hervorgeht, findet beim Sitzen eine ausgiebige Ventralbewegung der Lendenwirbelsäule im Sinne einer Kyphosierung in den unteren Segmenten statt. Der Gesamtbewegungsausschlag in den unteren drei Lendensegmenten betrug beim Übergang vom lockeren Stehen zur lockeren Sitzhaltung im Durchschnitt 30,4°. Diese Ventriflexion der Lendenwirbelsäule ist im Interesse der Verlagerung des Rumpfschwerpunkts nach ventral notwendig. Nur so ist es möglich, daß der Schwerpunkt über die Unterstützungsfläche des sitzenden Körpers gebracht wird. Und nur unter dieser Voraussetzung ist ein Sitzen ohne Rückenlehne grundsätzlich über längere Zeit möglich.

Tabelle 5
Bewegungsumfang (in °) in den drei unteren Lendensegmenten
beim Wechsel vom Stehen und Sitzen

Pat. Nr.	Alter (Jahre)	Bewegung L5/S1	Bewegung L4/L5	Bewegung L3/4	Summe
1	38	–	16	13	29
2	14	11	17	12	40
3	10	20	12	17	49
4	25	7	10	10	27
5	7	1	–	3	4
6	18	14	16	13	43
7	41	11	3	13	27
8	16	12	12	9	33
9	29	6	10	13	29
10	7	14	23	14	51
11	11	2	14	7	23
12	10	–	14	6	20
13	7	6	10	6	22
14	11	16	1	2	19
15	11	4	14	12	30
16	17	15	14	16	45
17	9	8	14	14	36
18	5	9	18	4	31
19	12	4	16	11	31
20	12	2	4	13	19
21	9	15	10	6	31
22	7	9	17	11	37
23	8	11	14	–	25
24	15	13	6	12	31
25	11	9	6	15	30

Bewegungsablauf

Die Formänderung beim Hinsetzen zeigt sich am besten bei der Registrierung der Bewegungsabläufe in Zeitlupe (siehe Abb. 51). In der ersten Phase des Hinsetzens erfolgt eine leichte Vorbeugung der Wirbelsäule, dabei wird die Halswirbelsäule vermehrt lordosiert, damit die Blickrichtung etwa gerade bleibt. Gleichzeitig ist eine Beugung in den Hüft- und Kniegelenken festzustellen. Die gesamte Beinmuskulatur wird dynamisch-exzentrisch beansprucht. Mit zunehmender Beugung in den Hüft- und Kniegelenken senkt sich das Gesäß sitzbrettwärts, wobei eine deutliche Streckhaltung der gesamten Wirbelsäule resultiert. Sie ist bedingt durch die Anspannung des Erector spinae. Dadurch wird ein Nachvornesinken des Rumpfs verhütet. Die Hüftstrecker geben der Beugebewegung nur zögernd nach, sie bremsen eine allzu abrupte Flexion. Die Beckenhaltung ändert sich beim Hinsetzen zunächst in der Weise, daß die Sitzbeintangente einen größeren Winkel gegen die Horizontale aufweist als im Stehen. Dies entspricht einer verstärkten Beckenkippung. Nach Aufsetzen des Gesäßes beginnt erst die eigentliche Beckenrotation. Sie erfolgt um einen Drehpunkt zwischen den Sitzbeinhöckern und dem Sitzbrett. Indem das Becken zurückgedreht wird, strecken sich gleichzeitig die Hüftgelenke,

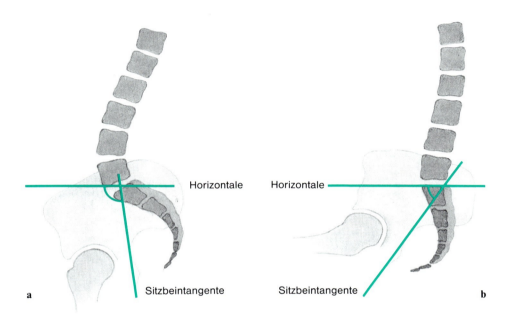

Abbildung 56 a, b
Übergang vom Stehen zum Sitzen bei einem 18jährigen Mädchen

wenn die Oberschenkel horizontal dem Sitz aufliegen. Entsprechend der Aufrichtung oder Rückdrehung des Beckens nimmt die Ventriflexion der Wirbelsäule zu, so daß aus dem flachen ein runder Rücken werden kann. Die kyphosierende Bewegung ist unterschiedlich ausgebildet. Je stärker die Beckendrehung ist, um so stärker ist auch die Vorbeugung in den Bewegungssegmenten der Lendenwirbelsäule.

Die Formung der Rückenkontur hängt vornehmlich vom Gleichgewichtsbestreben des Körpers ab und wird über die Halte- und Stellreflexe gesteuert, sie geschieht also unbewußt.

Beim Wechsel vom Stehen zum Sitzen erfolgt immer eine starke Ventralbeugung der Wirbelsäule in den Lendensegmenten. Sie kompensiert die Rückdrehung des Beckens, welche durch die Dorsalverlagerung des Rumpfes auf die Sitzunterlage hin eintritt. Je stärker das Becken zurückgeneigt ist, um so stärker ist auch die Wirbelsäulenvorbeugung, die Anteflexion. Als Beispiel möge der Fall eines 18jährigen Mädchens dienen (Abb. 56). Es hat bei entspannter Stehhaltung den Rumpf nach rückwärts geneigt und damit seine Hüftgelenke überstreckt. Wir finden eine Sitzbeintangentenneigung von 95°, d.h. die Beine sind um 10° überstreckt. Es handelt sich im ganzen um eine juvenile Haltungsform, denn diese Art zu stehen ist jenseits der Pubertät ungewöhnlich. Im lockeren Sitzen beträgt die Sitzbeintangentenneigung 55°. Das Becken hat also beim Hinsetzen eine Rotation von 40° vollführt. Gegenüber dem Stehen ist die Oberschenkelachse in die Horizontale gebracht worden, es fand also eine Beugung des Oberschenkels um 90° statt. Bei der Analyse ergibt sich, daß 50° Beugearbeit im Hüftgelenk geleistet worden ist, die restlichen 40° sind durch die Beckenrotation aufgebracht worden. Dieses Beispiel zeigt das Zusammenspiel von Becken- und Hüftbeweglichkeit. Außerdem ist aber auch eine Bewegungsarbeit der Wirbelsäule eingetreten. Im vorliegenden Fall beträgt der Bewegungsausschlag in den unteren drei Segmenten der Lendenwirbelsäule 43°. Davon entfallen auf das Segment L5/S1 14°, auf das Segment L4/L5 16° und auf das Segment L3/L4 13° (Tabelle 5, Pat. Nr. 6).

Der Umfang der Wirbelsäulenbewegung wird besonders deutlich, wenn man die Sitzbeintangentenneigung gegen die Horizontale konstant hält und auf Röntgenpausen nur die Aufnahmen verwertet, welche im entspannten Stehen und in der vorderen Sitzlage gewonnen wurden. Jetzt wird nur die Wirbelsäulenbeweglichkeit registriert. Man erkennt dann deutlich den Grad der Umkrümmung an den eingezeichneten Wirbelsäulenkurven (Abb. 52).

Faßt man diese Befunde zusammen, dann ergibt sich, daß die Bewegungsarbeit der Lendenwirbelsäule allein durch den Akt des Hinsetzens beträchtlich sein kann. Der Unterschied zwischen der Haltung im Stehen und im Sitzen erklärt einen Teil der Beschwerden, genauer gesagt, das Gefühl der Unbehaglichkeit, das viele Menschen dazu zwingt, einen Lehnenkontakt zu suchen. Und auch bei der Beurteilung einer verbliebenen Arbeitsfähigkeit nach einem Wirbelsäulentrauma muß beachtet werden, daß Sitzen, wenn man die Wirbelsäule isoliert betrachtet, mit einer beträchtlichen Bewegungsarbeit verbunden ist.

5.3 Eigenform der Wirbelsäule im Sitzen

Die Rückenform im Sitzen hängt entscheidend von der Eigenform des Rückens ab. Die Erfahrung lehrt, daß die Kyphosierung in Ruhehaltung verschiedene Formen annehmen kann. Zur Analyse der Haltungsbilder, die eine gewisse Aussage über die Beweglichkeit der Wirbelsäule geben, haben wir eine Untersuchung im Stehen und dann im Sitzen durchgeführt. Um die Beweglichkeit global zu erfassen, wurde die Sitzuntersuchung in zwei Extremhaltungen vorgenommen. Die Wirbelsäulenform wurde dabei fotografisch festgehalten.

Material und Methode

Es wurden 1113 Kinder im Alter von 6–14 Jahren, d.h. sämtliche an diesem Tage erreichbaren Schüler einer Erlanger Volksschule, untersucht. Zunächst erfolgte die klinische Beurteilung der Wirbelsäulenform im Stehen. So bekommt man einen Überblick über die Haltung bzw. Haltungsabweichungen des Rumpfs. Danach wurden die Wirbelsäulenuntersuchungen im Sitzen vorgenommen. Zu diesem Zweck wurde das zu untersuchende Kind auf einen normalen Hocker gesetzt. Um vergleichbare Ergebnisse zu bekommen, ist darauf geachtet worden, daß die Kniekehlen eben die Vorkante des Hockers berührten. Die Unterschenkel standen senkrecht auf den vollaufgesetzten Füßen, die, falls notwendig, auf einer in der Höhe verstellbaren Unterlage ruhten. So wurde eine Mittelstellung im Fußgelenk und eine rechtwinklige Beugung im Kniegelenk erzielt. Das Kind mußte möglichst entspannt, d.h. maximal kyphosiert sitzen. Diese maximale Rundung entspricht der extremen Ventriflexion in Vorneigung. Wir haben das kontrolliert, indem wir bei mehreren Patienten die Rückenkontur bei maximaler Beugung bei gestreckten Kniegelenken im Stehen markiert haben. Diese Kurve wurde mit der Kurve verglichen, die im Sitzen unter den gegebenen Bedingungen eingenommen wird. Beide Kurven waren deckungsgleich (Abb. 57). Die erste „schlampige" Sitzhaltung bei geradeaus gerichtetem Blick und schlaff herabhängenden Armen wurde auf einer seitlichen Fotoaufnahme dokumentiert.

Anschließend erfolgte die Anweisung zur maximalen Lordosierung, etwa wie bei der Aufforderung des Lehrers: „Setz dich gerade". Dabei wurde darauf geachtet, daß die Beckenkippung maximal war. Durch tiefes Nachdrücken wurde die Erreichung der extremen Lordose garantiert. Der Blick ging wiederum geradeaus, die Arme hingen locker herunter. In dieser Position wurde vom gleichen Kamerastandort aus die zweite Aufnahme geschossen. Diese beiden Haltungen ergeben die Grenzwerte der individuellen Wirbelsäulenkapazität nach Schede.

Zur genauen Auswertung wurde das Negativ des Films mit einem Vergrößerungsgerät auf Millimeterpapier projiziert. Die Sitzfläche wurde mit einer festgelegten Nullinie zur Deckung gebracht, die unterschiedliche Körpergröße durch Variation des Abstandes Optik - Papier ausgeglichen. Durch einfaches Nachzeichnen konnte man so die sich scharf abhebenden Rückenkonturen mit einem Bleistift auf das Blatt übertragen. Die zweite Aufnahme in aufrechter Haltung wurde in gleicher Weise auf das gleiche Papier gebracht, wobei sich die beiden Kniegelenke und die Oberschenkeloberseiten decken mußten. In beiden Positio-

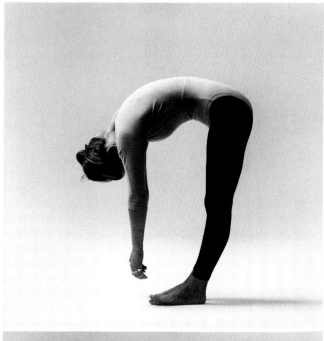

a

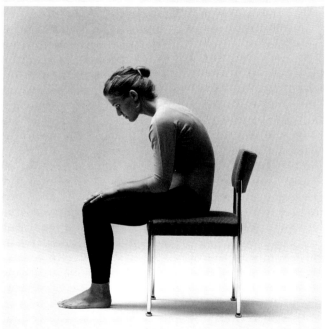

b

Abbildung 57a, b
Rückenkrümmung bei maximaler Ventriflexion im Stehen (**a**) bei sitzender Ruhehaltung (**b**).
Beide Bogen sind deckungsgleich

nen wurde der Übergang von der Brust- zur Halswirbelsäule, was etwa der Lage des 7. Halswirbels entspricht, mit einem Querstrich markiert. Zur Auswertung standen uns insgesamt 1035 so angefertigte Kurven zur Verfügung. Bei den restlichen 78 Kindern waren durch technische Fehler die Fotografien ganz oder teilweise unbrauchbar. Sie sind im folgenden deswegen nicht berücksichtigt.

Die Wirbelsäulenform im Stehen

Die klinische Untersuchung im Stehen erfolgte in der bekannten Weise. Nach einer Inspektion aus etwa 1,50 m Entfernung wurden Beckenstand, die Form des Schultergürtels und die Form der Wirbelsäule in aufrechter lockerer Position beurteilt. Anschließend erfolgte nach einer Palpation des Beckenkamms die Inspektion in Vorbeugung sowie in Seitneigung. Bei der Beurteilung von seitlichen Abweichungen der Wirbelsäule ist besonders auf das Vorhandensein eines Rippenbuckels bzw. einer Lendentorsion geachtet worden. Das Ergebnis dieser Untersuchung erbrachte keine neuen Erkenntnisse. Auffallend ist vielleicht, daß nur bei 518 Kindern, also 50%, kein krankhafter Wirbelsäulenbefund zu erheben war. Diese Untersuchungsergebnisse decken sich annähernd mit Annahmen von Koetschau von 1952, der bei 7916 Hamburger Schulkindern im Alter von 6–19 Jahren 44,8% Haltungsfehlformen fand.

Wesentlich größere Bedeutung als die Untersuchung im Stehen hat die Untersuchung im Sitzen gewonnen. Sie ist wesentlich für das weitere Vorgehen.

Auswertung der Sitzkurven

Die Grundlagen für die folgende Auswertung bilden die nach der oben beschriebenen Methode gewonnenen Sitzkurven.

Ruhehaltung

Bei allen 1035 untersuchten Kindern fand sich im Sitzen in Ruhehaltung eine mehr oder weniger stark ausgeprägte Kyphose. Sie läßt in ihrem Ausmaß Unterschiede erkennen. Um sie zu erfassen, haben wir uns der gleichen Methode bedient, die wir auch bei der Bewertung der Kreuzbeinform angewandt haben (s. 3.1). Zunächst wurde der Krümmungsbogen erfaßt. Zur Festlegung wurde der 7. Halswirbel markiert und das auf den Sitzaufnahmen gut erkennbare Areal zwischen den beiden hinteren Spinae ossis ilii. Diese beiden Punkte wurden mit einer Linie verbunden. Nun wurde das Lot auf den höchsten Krümmungspunkt errichtet (Abb. 58). Das Verhältnis der beiden Strecken, nämlich die vordere Sehnenlänge und die größte Bogenhöhe, waren zur Bestimmung des Krümmungsindex nach der Formel herangezogen worden:

$$\frac{\text{größte Bogenhöhe mal } 100}{\text{vordere Sehnenlänge}}$$

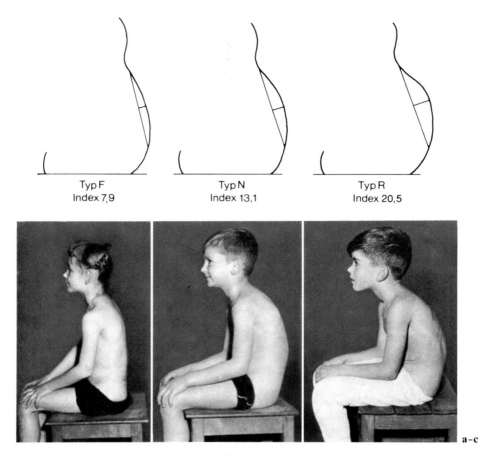

Typ F   Typ N   Typ R
Index 7,9   Index 13,1   Index 20,5

Abbildung 58a–c
Formen der Ruhekyphose. **a** Flachrücken (Typ F), **b** Normalrücken (Typ N),
c Rundrücken (Typ R)

Aus der sich ergebenden Verteilungskurve haben wir die Grenzbereiche nach der
flachen wie nach der stark gekrümmten Seite zunächst willkürlich abgegrenzt. Die
Abgrenzung erfolgte von einer gewissen Indexzahl an. Bei dieser Einteilung haben
wir bei 638 Fällen eine mittlere Krümmung mit einem Index von 10–18 festgestellt, bei 218 lag der Index über 18, d.h. es lag eine vermehrte Rundung vor. Bei
116 Kinder fand sich eine Indexzahl unter 10, die einem flachen Rücken entspricht. Die einzelnen Krümmungsformen sind im folgenden mit den Buchsta-
ben N für normal, R für rund und F für flach gekennzeichnet. Der totalkyphotische Bogen der Wirbelsäule war unbeschadet des Grades der Krümmung, d.h. der
Indexzahl, bei 668 Kindern, d.h. bei 64,5% der Fälle, kontinuierlich (Abb. 59). Bei
164 Kindern, d.h. 15,9%, lag die größte Bogenhöhe im Bereich der Brustwirbelsäule. Bei 203 Kindern, d.h. 19,6%, fanden wir den Krümmungsscheitel im
Bereich der Lendenwirbelsäule. Dieser Befund ist deswegen auffallend, weil damit

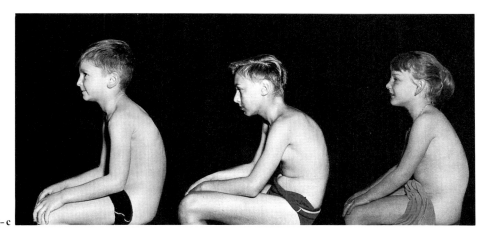

a-c

Abbildung 59 a–c
Verschiedene Krümmungsformen der Ruhekyphose. **a** Kontinuierlich,
b Krümmungsscheitel in der BWS, **c** in der LWS

ein Haltungsbild beschrieben wird, wie man es bei der lumbalen Kyphose zu
sehen gewohnt ist. Hier ist, worauf Staffel bereits 1884 aufmerksam gemacht hat,
die Lendenwirbelsäule dorsal herausgedrückt, die darüberliegenden Wirbelabschnitte sind aber aufgerichtet. Staffel sieht hierin Zusammenhänge mit dem flachen Rücken im Stehen.

Dieses Zahlenverhältnis der Krümmungsformen zeigt in den einzelnen Alters-
jahrgängen keine signifikanten Unterschiede. Es deutet sich hier also eine anlage-
bedingte Bewegungsbeeinträchtigung an.

Zur Klassifizierung eines fixierten Haltungsrundrückens ist die beschriebene
Registrierung des Scheitelpunkts der Sitzkurvenkrümmung von besonderem Interesse. Bei einem fixierten Rundrücken, d. h. bei einer verstärkten und nicht aus-
gleichbaren Krümmung der Brust- und oberen Lendenwirbelsäule, muß die Schei-
telhöhe im Bereich der Brustwirbelsäule liegen; das wird besonders deutlich bei
den fixierten Kyphosen nach Art der Scheuermann-Erkrankung oder beim fixierten Altersrundrücken. Daß übrigens der fixierte Rundrücken am besten bei der
Untersuchung im Sitzen nachzuweisen ist, haben schon Schede (1954) und Güntz
(1958) nachhaltig betont. Häufig deckt die Sitzuntersuchung die Art der Haltungs-
abweichung erst voll auf. Solange eine Haltungsschwäche, d. h. ein Rundrücken
im Sitzen ausgleichbar ist, kann keine Fixierung vorliegen, dann sind Haltungsschulung und gegebenenfalls der Sportförderunterricht zur Abwendung einer dro-
henden Fehlform aussichtsreich und ausreichend. Zeigt die Sitzkurve dagegen
bereits eine deutliche Verstärkung der Brustkrümmung, was dadurch zum Ausdruck kommt, daß die größte Bogenhöhe im Bereich der Brustwirbelsäule zu finden ist, und ist ein Ausgleich nicht möglich, dann sind eingreifendere Maßnahmen am Platze. Ob man dabei wie früher angenommen, mit Rumpforthesen
Erfolg haben kann, sei dahin gestellt. Die Hohmann-Mahnbandage reicht für
diese Fälle im allgemeinen nicht mehr aus.

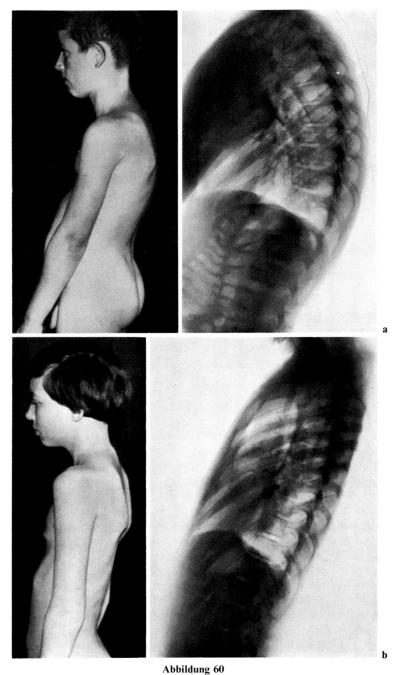

Abbildung 60

a Fixierter Haltungsrundrücken bei einem 11jährigen Knaben. Der Scheitel der Wirbelsäulen-krümmung liegt im Bereich der Brustwirbelsäule. **b** „Haltungsrundrücken" bei einer 10jährigen Trichterbrust-Patientin. Die Röntgenaufnahme im Stehen zeigt die Steilstellung der Brustwirbelsäule

Nicht selten ist die Beobachtung zu machen, daß ein vermeintlicher Haltungsrundrücken, der aufgrund einer Untersuchung im Stehen angenommen wurde, im Sitzen verschwindet. Es zeigt sich dann unter Umständen sogar eine mehr oder minder starke Abflachung des kyphotischen Bogens. Ein besonders gutes Beispiel dafür ist die sog. verstärkte Brustkyphose bei der Trichterbrust. In der einschlägigen Literatur wird auf diesen Zusammenhang, nämlich eine Konkordanz von Rundrücken und Trichterbrust, verwiesen. Unsere Sitzanalysen haben aber gezeigt, daß gerade in schweren Fällen von Trichterbrust nicht eine Verstärkung, sondern eine Abflachung der Brustkrümmung vorgelegen hat (Abb. 60). Bei der Betrachtung im Stehen täuschen der vorgeschobene Bauch, die hängenden Schultern und der im ganzen auf dem Becken zurückgeneigte Rumpf die Haltungskyphose vor. Das Beispiel belegt eindrucksvoll, daß die exakte klinische Untersuchung im Stehen und im Sitzen sehr wohl in der Lage ist, eine Deformität der Wirbelsäule zu erfassen, ohne daß man zunächst eine Röntgenaufnahme anfertigen muß. Diese ist allerdings zur Abklärung der Genese einer Deformierung nicht zu entbehren. Aus verschiedenen, nicht zuletzt aus Gründen der Strahlenbelastung ist die Röntgenuntersuchung für Routineuntersuchungen jedoch nicht geeignet.

Aus unseren Untersuchungen geht hervor, daß die beim Sitzen aufgetretene Totalkyphose der Wirbelsäule verschiedene Grade und Ausprägungen zeigen kann. Im allgemeinen findet man beim Kleinkind stärkere Rundungen als beim Erwachsenen. Verantwortlich sind dafür wohl die geringere Muskelkraft des Kindes und die im ganzen stärkere Dehnbarkeit des Bandapparats. Insgesamt ergibt sich, daß Kleinkinder eine größere Kyphosierbarkeit der Wirbelsäule aufweisen. Allerdings zeigen sich schon hier deutliche Abweichungen, insofern, als auch beim Kleinkind bereits ausgesprochene Steilhaltungen der Wirbelsäule zu finden sind. Es ist Schede zuzustimmen, wenn er im Flachrücken eine pathologische Wirbelsäulenform sieht. Beim Kleinkind ist die Steilstellung immer verbunden mit einer Behinderung der Beweglichkeit in den einzelnen Segmenten. Hier sind wahrscheinlich konstitutionelle Faktoren von Bedeutung.

Die getroffene Typeneinteilung der Ruhekyphoseformen ist keine willkürliche. Das zeigt sich im Studium der weiteren Entwicklung. Wir haben in einem Diagramm die Altersverteilung der Kyphoseformen im lockeren Sitzen eingetragen (Abb. 61). Während die Typen N und F mit zunehmendem Alter geringgradig zunehmen, fällt die vermehrte Ruhekyphose bis zum 14. Lebensjahr hin anteilmäßig stark ab. Um das 10. Lebensjahr zeigt die Altersverteilungskurve des Typs R eine stärkere Senkung. Um eine sichere Aussage hinsichtlich der Ursache der Kyphose machen zu können, haben wir die untersuchten Kinder in 2 Gruppen (unter und über 10 Jahre) eingeteilt. In Gruppe I finden sich die 694 Kinder unter 10 Jahren, in Gruppe II die 341 Kinder über 10 Jahren. Von den 694 untersuchten Kindern der Gruppe I gehören 223 dem Typ R an, d.h. sie haben einen Krümmungsindex der Wirbelsäule von über 18. In der Gruppe II waren nur 58 Kinder vom Typ R zu finden. In Prozenten ausgedrückt heißt das, daß 32,1% der Altersgruppe unter 10 Jahren 17,0% in der Gruppe über 10 Jahren gegenüberstanden. Die Differenz betrug 32,1% minus 17,0 = 15,1 oder 0,151. Nachdem die Differenz größer ist als die dreifache mittlere Abweichung, gilt die Differenz von beiden Werten als gesichert.

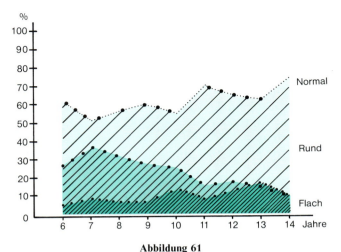

Abbildung 61
Verteilung der Ruhekyphoseformen auf das Lebensalter bezogen bei 1035 Schulkindern

Die Auswertung der Fotositzkurven zeigt, daß mit zunehmendem Lebensalter die extreme Kyphosebildung in der erschlafften Sitzhaltung bei normaler Wirbelsäule seltener wird. Dementsprechend steigen die Häufigkeitszahlen der Typen N und F mit zunehmendem Alter um 20–30% an. Diese Feststellung deckt sich mit der schon festgehaltenen Erkenntnis, daß erst um das 10. Lebensjahr die Lendenlordose fixiert wird. Bis zu diesem Zeitpunkt ist die Lendenwirbelsäule noch so beweglich, daß sie an der Rundung des Rückens insgesamt teilnimmt. Auf diese Weise entstehen dann stärkere kyphotische Bogen.

Aufrechte Sitzhaltung

Aus der Ruhehaltung ist durch aktive Muskelarbeit eine Aufrichtung möglich. Dabei kommt es zu einer Abflachung der Ruhekyphose. Die deutlichsten Formabweichungen weist die Lendenwirbelsäule auf. Auch die Halswirbelsäule ist stets betroffen. Dies ist gerade im Zusammenhang mit der Vermeidung von Überlastungsschäden von Bedeutung. Auch bei der Wirbelsäulenform in aufrechter Sitzhaltung haben wir 3 Typen unterschieden (Abb. 62). Als Kriterium für die Klasseneinteilung wurde die Form der Lendenwirbelsäule gewählt. Wir haben dabei die Bogensehne, die wir zur Bestimmung des Krümmungsscheitels verwendet haben, herangezogen. Fiel der Krümmungsscheitel der Lendenwirbelsäule ventral von dieser Linie, war also die Biegung nach dorsal konkav, dann war eine echte Lordose vorhanden. War dagegen die Krümmung nach dorsal konvex, wie das von der Ruhehaltung bekannt war, dann war auch im aufrechten Sitzen eine Kyphose vorhanden. Für diese Fälle, bei denen die Kontur der Lendenwirbelsäule mit der Senkrechten zusammenfiel, haben wir eine Steilstellung angenommen. Auf diese Weise kamen wir zu folgender Gruppeneinteilung:

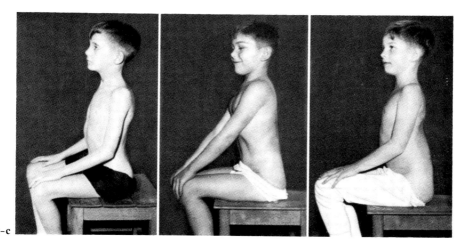

a–c

Abbildung 62 a–c
Krümmungsformen der Lendenwirbelsäule in aufrechter Sitzhaltung.
a Lendenlordose, b Steilhaltung, c Kyphose

Gruppe L (Lordose): Hier war eine Lendenlordose nachweisbar. Sie ging in eine deutliche, wenn auch gegenüber der Ruhehaltung abgeflachte Brustkyphose über, deren Scheitel in den oberen Brustsegmenten lag. Die Haltung ähnelt der Haltung im Stehen, das Becken ist stark gekippt, auch die Halswirbellordose ist im ganzen abgeflacht.

Gruppe S (Steilhaltung): Hier bleibt, trotz des Versuchs, das Becken so weit wie möglich zu kippen, die ganzen Lendenwirbelsäule mehr oder weniger gestreckt. Der Lendenteil fällt mit der errichteten Senkrechten annähernd zusammen. Die Brustkyphose ist ebenfalls abgeflacht, die Krümmung geht nahezu kontinuierlich in die Lendenbiegung über. Wir haben es in diesen Fällen mit einem abgeflachten Rücken zu tun, ohne daß man von einem direkten Flachrücken reden könnte. Wesentlich ist die Feststellung, daß es auch bei maximaler Beckenkippung nicht gelingt, die Lendenwirbelsäule zu kyphosieren. Hier kann man davon ausgehen, daß bewegungshemmende Faktoren im Spiel sind, welche die zu erwartende Lordosierung verhindern. Sie begrenzen auch den Umfang der Beckenkippung.

Gruppe K (Kyphose): Die Biegung der Lendenwirbelsäule blieb auch in der Aufrichtung nach dorsal konvex. Im ganzen behält die Wirbelsäule eine Einstellung wie in der Ruhehaltung. Durch den Einsatz von Muskelkraft zur Aufrichtung sind aber die Biegungen mehr oder weniger abgeflacht. Die Lendenkyphose kann in eine Lordose am Dorsolumbalübergang umschlagen. Hier findet man dann eine lordotische Einziehung. Wir haben sie auch als hochgezogene Lordose bezeichnet. Interessant ist, daß unter Umständen die Beckenkippung sehr erheblich sein kann. Die hochgezogene Lordose zeigt, daß eine lumbosakrale Fixierung durch eine dorsolumbale Überbeweglichkeit kompensiert wurde. Solche Fälle bedürfen in jedem Fall der genaueren Analyse durch eine eingehende Untersuchung, denn es ist anzunehmen, daß die unteren Lendensegmente durch pathologische Prozesse versteift sind. Insgesamt entsteht bei diesem Typ dann eine Wirbelsäulenform, die aus 2 Bogen zu bestehen scheint. Der eine Bogen reicht von der Halswirbelsäule bis in den Dorsolumbalübergang, der andere vom Dorsolumbalübergang bis zum Kreuzbein. Diese Wirbelsäulenhaltung hat Heuer bereits 1930 beschrieben.

Bei 316 Kindern fanden wir bei der Aufrichtung eine echte Lordose, das entspricht einem Prozentsatz von 30,5%. Bei 519 Kindern, d. h. 50,1%, war die Lendenwirbelsäule steilgestellt, eine echte lordotische Einsattelung war auf der Fotositzkurve nicht nachweisbar. Bei 200 Kindern, 19,4%, blieb auch bei der Aufrichtung die Kyphose der Lendenwirbelsäule zurück.

Die Zahl der echten Lordosen ist also auffallend klein. Nur etwa ein Drittel der untersuchten Kinder zeigte eine Einsattelung im Bereich der Lendenwirbelsäule. Möglicherweise wäre bei manchen Untersuchten durch eine stärkere Kippung des Beckens bzw. eine größere Muskelanspannung im Rücken eine Lordosierung eben noch zu erreichen gewesen. Wir haben bewußt auf solche Extremhaltungen verzichtet, da solche Extremhaltungen ohnedies keinen praktischen Wert hätten. Es kam ja vielmehr darauf an, die eingenommenen Haltungen, also die Leistungskapazität der Wirbelsäule, festzustellen.

Bei der Unterteilung in 2 Altersgruppen, wie es bei der Beurteilung der Ruhekyphosen geschehen ist, fanden wir keine signifikanten Unterschiede.

Die Wirbelsäulenform in Ruhe läßt nicht ohne weiteres Schlüsse auf die mögliche Aufrichtungsform zu. Wir fanden auch bei den verstärkten Rundrückenbildungen, also der Kyphose vom Typ R, Lordosen bei der aufrechten Sitzhaltung. Von den 281 Kindern dieses Sitztyps R in der Ruhehaltung erreichten 88, das sind nahezu 32% die volle Aufrichtung zur lordotischen Haltung. Dieser Prozentsatz entspricht ungefähr dem, der auch in den beiden anderen Gruppen festzustellen war (Tabelle 6). In allen Gruppen bleibt ein etwa gleichgroßer Anteil in Aufrichtung kyphotisch, nämlich 17,3% der Gruppe N, 18,2% der Gruppe F und 24,2% der Gruppe R. Dieses Ergebnis ist bedeutungsvoll, wenn auch nicht überraschend. Am einfachsten liegen die Verhältnisse beim vermehrt gekrümmten Rücken. Diese Wirbelsäulen verfügen über eine besonders gute Beweglichkeit. So kann der kyphotische Raum voll ausgeschöpft werden, desgleichen ist eine volle Lordosierung möglich. Dieser Typ ist, was die Beweglichkeit der Wirbelsäule anlangt, der Idealtyp. Das heißt aber nicht, daß damit auch die optimale Wirbelsäulenform gefunden wäre. Bei den übrigen Typen, die zu einer Lordosierung in der Lage waren, ist wichtig, daß die nicht völlige Kyphosierung kompensiert werden kann, d. h. daß keine knöchernen Hindernisse vorliegen. Dies ist bei den Fällen mit Kyphose der Lendenwirbelsäule in der Aufrichtung aber nicht der Fall.

Ein Kind mit erschlafftem Band-Muskel-Apparat, etwa ein Astheniker, oder das sehr kleine Kind kann in eine abnorme Ruhehaltung sinken. Durch verstärkte Anspannung erreichen diese Kinder wenigstens zunächst die volle Aufrichtung. Solange dies möglich ist, kann von einem Haltungsfehler, der Defintion von Schede entsprechend, noch nicht die Rede sein. Bei über zwei Dritteln der untersuchten Kinder bleibt auch bei der Aufrichtung die Lordose der Lendenwirbelsäule aus. Im Gegensatz zu den Verhältnissen im Stehen spielt dabei die Beckenrotation, d. h. die extreme Aufrichtung beim Sitzen, eine entscheidende Rolle. Die

Tabelle 6

Beziehungen zwischen der Form der Wirbelsäule im lockeren und aufrechten Sitzen

Aufrichtungsform Alter (Jahre)	Lordose		Steil		Kyphose	
	n	[%]	n	[%]	n	[%]
Ruheform N (normal)						
6	12	23,5	27	53	12	23,5
7	19	25	39	51	18	22
8	37	38	40	41	21	21
9	25	26	58	60	13	14
10	29	36	44	54	8	10
11	30	34	47	53	12	13
12	15	31	27	55	7	14
13	14	18	49	62	16	20
14	7	37	8	42	4	21
	188	29,5	339	53,2	111	17,3
Ruheform R (rund)						
6	9	39	7	30,5	7	30,5
7	17	30	23	41	16	29
8	19	33	24	42	14	25
9	17	37	18	39	11	24
10	10	24	23	56	8	20
11	6	27	13	59	3	14
12	4	28,5	6	43	4	28,5
13	5	26	10	53	4	21
14	1	33	1	33	1	33
	88	31,3	125	44,5	68	24,2
Ruheform F (flach)						
6	2	33	3	50	1	17
7	6	40	6	40	3	20
8	3	23	6	46	4	31
9	2	17	7	58	3	25
10	7	30,5	12	52	4	17,5
11	4	33	6	50	2	17
12	4	40	5	50	1	10
13	12	55	8	36	2	9
14	–	–	2	67	1	33
	40	34,4	55	47,4	21	18,2

Lordose ist in Ruhehaltung beim Sitzen in der Regel aufgehoben. Ausnahmen bilden nur Erwachsene, die eine Versteifung der Wirbelsäulensegmente im unteren Bereich aufweisen. Mitunter kann das an einer reflektorischen Verspannung liegen, in anderen Fällen an knöchernen oder arthrogenen Streifen.

Die Wirbelsäule beschreibt in Ruhe einen mehr oder minder kontinuierlichen, nach dorsal konvexen Bogen. Bei starker Muskelanspannung kann eine Lordose entstehen, sie ist bei den von uns untersuchten Kindern in etwa einem Drittel der Fälle zu beobachten. Abweichungen von der beschriebenen Krümmungsform sind nur bei schweren Wirbelsäulendeformierungen festzustellen. So sind die fixierte

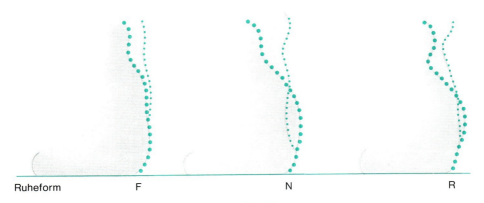

Ruheform   F   N   R

Abbildung 63
Wirbelsäulenbewegung beim Übergang von der entspannten zur aufrechten Sitzhaltung

Brustkyphose und der sog. rachitische Sitzbuckel in der Kurve gut zu erkennen. Die Versteifung der Wirbelsäule bei der Skoliose kann ebenfalls auf diese Weise erfaßt werden. Auch der Flachrücken ist deutlich sichtbar. Zusammen mit dem klinischen Aspekt vermitteln die Fotositzkurven einen guten Überblick über die Wirbelsäulenbeweglichkeit (Abb. 63). Die Kapazität kann aus den Fotodiagrammen abgelesen werden. Einzelheiten über die Beziehungen ergeben sich aus der Tabelle 6.

Diagnostischer Stellenwert

Wie wichtig die Erfassung der Rückenformen im Sitzen für die exakte Diagnosestellung einer Wirbelsäulenverbiegung ist, zeigt die Gegenüberstellung der Untersuchungsergebnisse im Stehen mit der jeweiligen Sitzkurve. Sie lehrt uns, daß eine Haltungsbeurteilung aus dem Haltungsbild im Stehen allein nicht exakt möglich ist. Bei den Skoliosen ist je nach Ausprägung der Torsion und dem Sitz der Primärkrümmung die Rückenkontur im Sitzen abgeflacht und unregelmäßig. Da die unteren Lendensegmente aber von der skoliotischen Verbindung relativ selten betroffen sind, kann auch bei einer weitgehenden Versteifung der übrigen Wirbelsäule eine Lordosierung durchaus möglich sein. Bei hochsitzenden Verbiegungen ist im Kindesalter eine Rundung mit einem Index über 18° möglich. Große Bedeutung hat die Sitzkurve schließlich für den runden und für den flachen Rücken. Hier zeigen sich beim Wechsel von der aufrechten zur Ruhehaltung Versteifungen besonders eindrucksvoll. Beim flachen Rücken ist oft in Ruhehaltung eine gute Kyphosierung zu erreichen. In Aufrichtung beobachtet man nicht selten eine lumbale Kyphose, während die Brustwirbelsäule eine lordotische Einziehung ihrer unteren Abschnitte erkennen läßt. Die Diagnose einer lumbalen Kyphose ist oft nur aufgrund der Sitzuntersuchungen zu stellen. Das zeigt die Gegenüberstellung von Fotoaufnahmen im Stehen und im Sitzen. Durch die verstärkte Beckenkippung im Stehen wird ein Hohlkreuz erzielt, wodurch eine normale Rückenform vorgetäuscht wird. In Wirklichkeit bleibt aber auch in diesen Fällen die dorsolum-

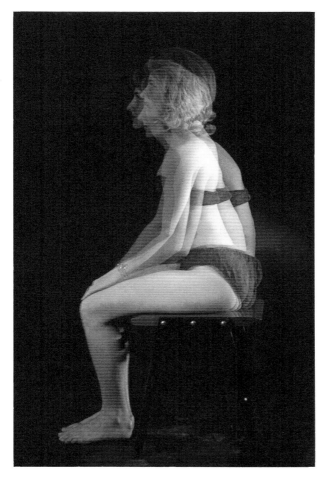

Abbildung 64
Dorsolumbale Kyphose auf Phasenfoto zu erkennen

bale Kyphose erhalten. Man erkennt das bei genauer Analyse der Sitzkurve. Noch deutlicher kommt dies natürlich, und allein das ist beweisend, in der seitlichen Röntgenaufnahme zum Ausdruck. Fällt die Beckenkippung weg, was durch das Hinsetzen automatisch geschieht, dann zeigt sich der Schaden in vollem Umfang (Abb. 64). Oft ist die umschriebene Versteifung, die dem Sitzbuckel zugrunde liegt, erst nach mehrmaliger Beobachtung von Aufrichtung und Erschlaffung erkennbar. In diesen Fällen ist die Filmaufnahme besonders wertvoll. Heute bedient man sich dazu der Videoaufzeichnung, die sich bei Reihenuntersuchungen hervorragend bewährt. Ähnlich wie bei der Fotoaufnahme lassen sich die Aufnahmen problemlos und in kurzer Zeit machen, durch wiederholtes Betrachten, evtl. in Zeitlupe, ist dann eine genauere Analyse möglich. Wir haben diese Untersuchungen bei den Olympischen Spielen in München 1972 angewandt. Dabei wurden über

500 Athleten aus nahezu allen Delegationen untersucht. Die Methode erwies sich als sehr aufschlußreich und brauchbar.

Die Fotositzkurven sind ohne Zweifel eine wichtige Bereicherung der Diagnostik. Wenn sie unter bestimmten Kriterien vorgenommen werden, kann man aus ihnen, d.h. auf der Übereinanderprojektion von Ruhe- und aufrechter Haltung, direkt die Wirbelsäulenkapazität erkennen.

Die Fotositzkurve hat natürlich auch ihre Grenzen. Immer dann, wenn es darauf ankommt einen Einblick in das Verhalten einzelner Bewegungssegmente, vor allem am Lumbosakralübergang zu gewinnen, muß eine subtile Untersuchung, wie sie die manuelle Medizin lehrt, erfolgen. Aber auch dann wird man keine endgültigen Schlüsse ziehen können, sondern Funktionsaufnahmen der Wirbelsäule heranziehen. Die Funktionsaufnahmen im Sitzen lassen bei entsprechender Technik die wahren Verhältnisse hervorragend erkennen. Wir haben sie zur Überprüfung der gewonnenen Inspektionsbefunde herangezogen.

5.4 Form der Wirbelsäule auf Röntgenganzaufnahmen

Wirbelsäulenganzaufnahmen im Sitzen in den beiden extremen Haltungen, nämlich der vollen Aufrichtung und der totalen Rundung. geben sicher einen guten Einblick in die Gesamtbeweglichkeit. Die technische Durchführung ist nicht ganz leicht, die Strahlenbelastung relativ hoch. Deswegen haben wir Wirbelsäulenganzaufnahmen nur noch ausnahmsweise zur Beurteilung der Wirbelsäulenkapazität herangezogen. Die wenigen Beispiele haben aber in verschiedener Hinsicht große Bedeutung. Zunächst ist die Beweglichkeit im Bereich der Rumpfwirbelsäule gut zu erfassen. Probleme ergeben sich erfahrungsgemäß bei der Halswirbelsäule. Wir haben deswegen nach wiederholten Versuchen darauf verzichtet und die Beweglichkeit am Zervikodorsalübergang isoliert dargestellt.

Bei der Untersuchung der Rumpfwirbelsäule auf Ganzaufnahmen läßt sich die Beckenkippung gut erfassen. Man erkennt sie am besten an der Neigung der Kreuzbeindeckplatte, da die Sitzbeintangente nicht immer klar dargestellt werden kann. Die Beweglichkeit wird durch Ausmessung der einzelnen Segmente bestimmt. Dazu haben wir uns der bereits beschriebenen Methode bedient (s.3.1). Es wurde von jedem Röntgenbild eine Pause auf Transparentpapier hergestellt. Zur Festlegung der Wirbelsäulenform haben wir die Wirbelkörpermittelpunkte miteinander verbunden. Daraus ergibt sich eine Wirbelsäulenkurve, die in ähnlicher Weise von Fick (1911) beschrieben worden ist. Die Verwendung von Geraden als Verbindung der einzelnen Wirbelkörper hat den Vorteil, daß man den Bewegungsausschlag der einzelnen Wirbelsäulenabschnitte leicht kontrollieren und in Graden ausdrücken kann. Zur Ausmessung des Bewegungsausschlags wurden die beiden Aufnahmen in aufrechter und in lockerer Sitzhaltung übereinander projiziert.

Wesentlich wichtiger als die Erfassung der Gesamtbeweglichkeit ist die Analyse der Verhältnisse im Lumbosakral- und im Dorsolumbalübergang. Die Röntgenaufnahmen in Abb.65 zeigen einmal die normale Beweglichkeit bei einem Patienten im 3. Lebensjahrzehnt, zum anderen die Bewegungsausschläge bei einem 14jährigen Trichterbrust-Patienten. Hier fällt vor allem die Versteifung der unteren

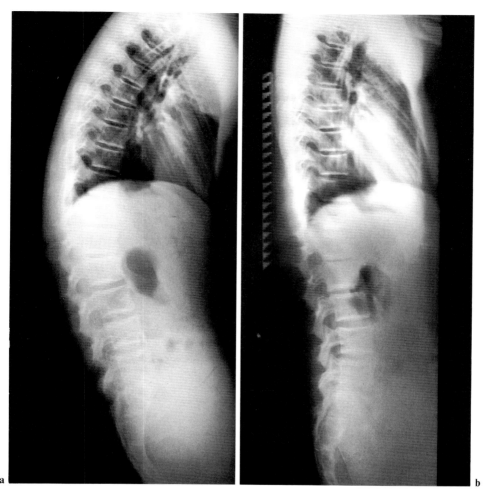

Abbildung 65 a, b
Sitzkyphose im Röntgenbild. Auch bei Aufrichtung bleibt die Fixierung bestehen.
a Entspannte Sitzhaltung, **b** aufrechte Haltung

Lendensegmente auf, kompensatorisch entwickelt sich dadurch eine sog. hochgezogene Lordose, d.h. eine lordotische Einziehung am Dorsolumbalübergang.

Verfolgt man die Rückenkontur, wie sie sich durch den Weichteilbogen abzeichnet und vergleicht diese mit der Verbindungslinie der Wirbelkörpermittelpunkte, die wir als Wirbelsäulenkurve bezeichnet haben, so ergibt sich, daß beide Kurven parallel verlaufen (Abb. 66). Man kann also aus dem Verlauf der Rückenkontur auf die Form der Wirbelsäule schließen. Das gilt sowohl für die aufrechte wie für die Ruhehaltung. Nach diesen Befunden ist man also berechtigt, bei Reihenuntersuchungen zur Erfassung der Wirbelsäulenform im Sitzen allein auf den klinischen Aspekt zu achten. Dazu kann man sich der Fotositzkurven bedienen. Nur

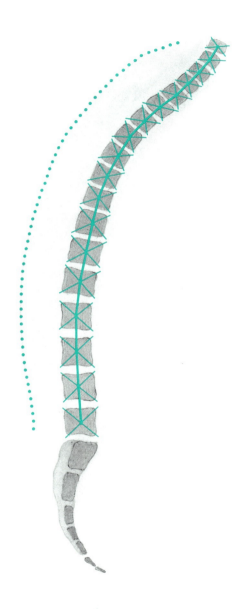

Abbildung 66
Vergleich der Wirbelsäulenkurve mit der Weichteilkontur des Rückens. Beide verlaufen parallel

wenn man nähere Einblicke in bestimmte Wirbelsäulenabschnitte haben muß, sind Röntgenaufnahmen angezeigt.

Es hat sich nicht bewährt, die Analyse der Wirbelsäulenbeweglichkeit aufgrund von Röntgenaufnahmen im Stehen vorzunehmen. Beckenkippung und Beckenaufrichtung sind hier unabschätzbare Fehlerquellen. Deswegen haben wir uns bei der Beurteilung der Wirbelsäulenbeweglichkeit grundsätzlich auf Sitzaufnahmen festgelegt. Nur so kann man die Bewegung exakt erfassen. Kritisch ist natürlich zur Beurteilung von Wirbelsäulenaufnahmen im Stehen oder im Sitzen zu sagen, daß die Detailzeichnungen der Spongiosa nicht optimal sind. Zur Beurteilung von eventuellen Herden im Wirbelkörper, aber auch bei bestimmten Formabweichungen ist deshalb entweder eine Schichtaufnahme oder eine Computertomographie vorzunehmen. Zur Beurteilung des Sitzverhaltens ist allerdings die Röntgenuntersuchung nach wie vor heranzuziehen, wenn man die anatomischen Ursachen für die Veränderung der Wirbelsäulenform in den einzelnen Sitzhaltungen erfassen will.

5.5 Form der Lendenwirbelsäule im Sitzen

Aus der Röntgenbildanalyse der Wirbelsäule im Sitzen wollten wir Aufschluß gewinnen über die Form des Kreuzbeins und die Einkrümmung in den Beckensockel. Wir wollten außerdem die Form der Lendenwirbelsäule in den verschiedenen Sitzhaltungen erfassen. Schließlich war es unser Ziel, aus den beiden Komponenten eine Aussage zu gewinnen über bedingende Faktoren für die Form der Wirbelsäule und die mögliche Stabilisierung durch eine Rückenlehne im Sitzen. Hier kam es vor allem darauf an, festzulegen, wo der Abstützungspunkt zweckmäßigerweise angreifen muß.

Zur Beantwortung dieser Fragen haben wir Hunderte von Röntgenaufnahmen im Sitzen angefertigt. Die Analyse der ersten 100 Aufnahmen gab uns einen gewissen Anhaltspunkt für das weitere Vorgehen. Es hat sich gezeigt, daß neue Erkenntnisse auch bei einer größeren Zahl von Wirbelsäulenaufnahmen nicht gewonnen werden können. Wir haben deswegen darauf verzichtet, tabellarisch die einzelnen Fälle darzustellen. Die grundsätzlichen Verhältnisse ergaben sich aus dem Material, das wir bereits 1962 veröffentlicht haben. Im einzelnen ist folgendes festzuhalten:

Material und Methode

Wir haben in einer ersten Serie von 100 Personen Röntgenaufnahmen in 2 Sitzhaltungen, nämlich in lockerer Ruhehaltung und in maximaler Lordosierung, also in aufrechter Position anfertigen lassen. Bei den meisten der Patienten lag klinisch ein Schmerzzustand im Bereich des Lumbosakralübergangs bzw. der Lendenwirbelsäule vor. Nur in den Fällen mit einer ausgesprochenen radikulären Symptomatik war die Beweglichkeit aber erheblich eingeschränkt. Deswegen konnten die Röntgenbildanalysen stellvertretend auch für die Beweglichkeit normaler Rücken herangezogen werden. Um eine Übersicht über die Veränderung im Laufe des

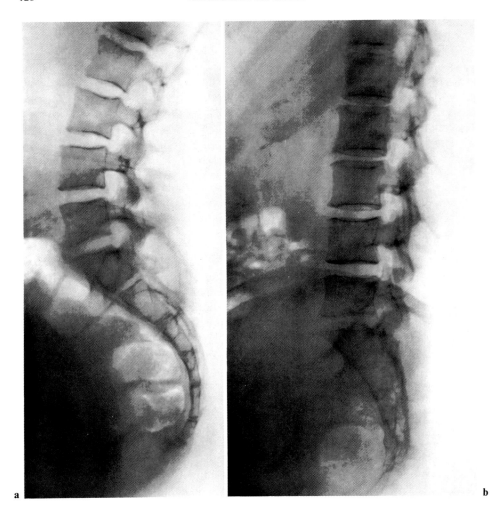

a   b

Lebens zu bekommen, haben wir auch eine Anzahl gesunder Kinder zu unseren
Untersuchungen herangezogen. Sie waren in der Regel wegen Haltungsschäden
bzw. relativer Unbeweglichkeit am Lumbosakralübergang in der Sprechstunde
vorgestellt worden. In einer zweiten Serie haben wir weitere 100 Patienten teils
mit, teils ohne Schmerzen im Bereich des Lumbosakralübergangs geröntgt. Die
Auswertung dieser Serie ergab grundsätzlich gleiche Verhältnisse wie die erste.

Bei unserer ersten Untersuchungsgruppe von 100 Patienten handelte es sich um
41 männliche und um 59 weibliche Personen im Alter zwischen 2 und 83 Jahren.
Die Verteilung auf die einzelnen Altersgruppen ergibt sich aus Tabelle 7.

Zur Untersuchung wurde der Patient auf einen Hocker vor das Wandstativ
gesetzt, in der Weise wie unter 5.3 beschrieben. Als Sitz diente ein Hocker mit

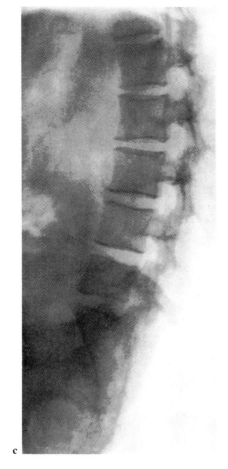

c

Abbildung 67 a–c
Krümmungskurven der Lendenwirbelsäule im seitlichen Röntgenbild im Sitzen.
a Lordose, **b** Steilhaltung, **c** Kyphose

einer Platte von 40×50 cm. Auf diese Platte war eine entsprechend große Schaumgummiunterlage von 1 cm Stärke gelegt. Auf eine Lehne wurde grundsätzlich verzichtet, weil es auf das Bewegungsspiel der freien, nicht abgestützten Wirbelsäule ankam. Die Beine wurden im Oberschenkel horizontal gehalten, die Knie rechtwinklig gebeugt, die Unterschenkel standen etwa in der Vertikalen. Wesent-

Tabelle 7
Altersverteilung der untersuchten 100 Patienten

Lebensjahre	2–10	11–20	21–30	31–40	41–50	über 50
Patienten	13	31	18	13	15	10

lich wichtiger als die Unterschenkel- und Fußhaltung war uns aber die Haltung der Oberschenkel. Die Oberschenkel mußten in vollem Umfang dem Sitzbrett aufliegen, die Oberschenkelachse befand sich in der Raumhorizontalen. Auch bei diesen Aufnahmen wurde grundsätzlich auf eine passive Korrektur verzichtet. Die Patienten wurden aber energisch aufgefordert, für die lockere Sitzhaltung völlig zu entspannen. Desgleichen sollte bei der aufrechten Haltung eine möglichst weitgehende Streckung der Wirbelsäule erreicht werden. Dies ist nach wiederholter Aufforderung in der Regel möglich. Wir haben in Einzelfällen nachgeprüft, ob durch eine passive Korrektur, etwa durch Drücken auf die Dornfortsatzreihe, eine stärkere Lordosierung zu erreichen ist. Dies ist nicht der Fall gewesen. Damit war unser Vorgehen gerechtfertigt. Die Durchführung der Untersuchungen glich also genau der, die wir bei den Schulkindern zur Aufnahme der Fotositzkurven vorgenommen haben. Auch die gewonnenen Röntgenbilder wurden auf Transparentpapier gepaust und die erforderlichen Hilfslinien eingezeichnet.

Zur Erfassung der Lendenwirbelsäulenform in beiden Sitzhaltungen haben wir auch hier eine Klassifizierung vorgenommen. Bildeten die Verbindungsstrecken der Mittelpunkte aller Lendenwirbel nahezu eine Gerade, dann wurde von einer Streckhaltung gesprochen (S). Dieser Steilhaltung standen die beiden Extreme gegenüber: Die Verbindungskurve der Wirbelkörpermittelpunkte lag ventral von der Vertikalen. In diesem Fall war eine Lordose vorhanden. Lag dagegen eine konvexe Kurve vor, die aus der Vertikalen nach dorsal abwich, haben wir von einer Kyphose gesprochen.

Wegen der nicht konstanten Lagebeziehung zwischen dem letzten freien Lendenwirbel und dem 1. Kreuzbeinwirbel blieb das Segment L5/S1 für diesen Teil der Untersuchungen unberücksichtigt.

Ergebnisse

Am eindrucksvollsten sind die Ergebnisse in aufrechter Sitzposition. Bei 32 Patienten fand sich in aufrechter, angespannter Sitzhaltung eine Lordose der Lendenwirbelsäule, wobei die stets starke lordotische Einstellung im Segment L5/S1 nicht gewertet wurde. Es kam auf die Biegung der gesamten Lendenwirbelsäule an. Der Scheitelpunkt der Lordose lag zwischen dem 2. und dem 3. Lendenwirbel. 52mal haben wir eine Steilstellung der Wirbelsäule beobachtet, bei 16 Fällen wurde in aufrechter Sitzhaltung eine lumbale Kyphose gefunden. Vergleicht man diese Zahlen mit dem Ergebnis der Untersuchung mit Hilfe der Fotositzkurven, dann ergibt sich eine fast völlige Übereinstimmung. Die Gegenüberstellung veranschaulicht das.

Bei den Fotositzkurven fanden wir:
  Gruppe L 30,5%, Gruppe S 50,1%, Gruppe K 19,4%.
Bei den Röntgenuntersuchungen ergaben sich:
  Gruppe L 32%, Gruppe S 52%, Gruppe K 16%.

Dieses Ergebnis ist deswegen überraschend, weil wir von einem altersmäßig ganz anders zusammengesetzten Material ausgegangen waren. Bei den Fotositzkurven waren Kinder untersucht worden. Bei den Röntgenbildanalysen wurden Aufnah-

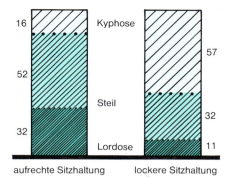

Abbildung 68
Verteilung der Wirbelsäulenform in entspannter und aufrechter Sitzhaltung

Tabelle 8
Altersverteilung der Wirbelsäulenformen in entspannter und lockerer Sitzhaltung
auf dem Röntgenbild

Aufrichtung	Lordose	Steilstellung	Kyphose	
unter 20 Jahre	10	21	13	44
über 20 Jahre	22	31	3	56
	32	52	16	
Ruhehaltung	Lordose	Steilstellung	Kyphose	
unter 20 Jahre	3	7	34	44
über 20 Jahre	8	25	23	56
	11	32	57	

men von Personen aus allen Altersgruppen herangezogen. So wichtig diese Feststellung auch ist, so problematisch ist die Analyse. Es wurde bereits darauf hingewiesen, daß sich die Form der Wirbelsäule erst nach der Pubertät endgültig ausbildet. Das Kreuzbein ändert seine Form jenseits des 40. Lebensjahres noch einmal, so daß die Krümmungen im Erwachsenenalter stärker sind als bei Jugendlichen. Aus diesem Grunde mußten wird das gesamte Material in zwei Gruppen unterteilen. In einer ersten Gruppe fanden sich 44 Patienten im Alter zwischen 2 und 20 Jahren, in der zweiten Gruppe 56 Patienten über 20 Jahren. Vergleicht man die beiden Gruppen miteinander, dann zeigt sich ein starkes Steigen der Lendenlordose und ein Absinken der Lendenkyphose bei der Aufrichtung jenseits des 20. Lebensjahrs (Tabelle 8 orientiert über die genauen Zahlen). Diese sich ergebende Differenz zwischen den Lordosen in der Aufrichtung bei den Jugendlichen und in der Gruppe der Erwachsenen haben wir statistisch überprüft. Den 23,0% Lordosen unter dem 20. Lebensjahr standen 39,1% Lordosen über dem 20. Lebensjahr gegenüber, was einer Differenz von 16,1 oder 0,161 entspricht. Die dreifache mittlere Abweichung beträgt 0,158. Die Differenz zwischen den Lordosen bei der Aufrichtung ist statistisch eben gesichert und echt. Aus den erhobenen Befunden läßt sich der Schluß ableiten, daß die Möglichkeit zur Lordosierung offensichtlich

nicht von der Wirbelsäulenform selbst bedingt sind, sondern ihre Ursache in der
Koordination der Muskulatur hat. Auch das Kind kann schon lordosieren etwa in
dem Umfang, wie man das im späteren Lebensalter findet. Die Ausbildung des
Kreuzbeins erfolgt offensichtlich unter diesem Einfluß. Geht man von der reinen
Wirbelsäulenform aus, wie sie sich im Röntgenbild darstellt, läßt sich eine Alters-
abhängigkeit in der Formgebung der Lendenwirbelsäule nachweisen.

In der lockeren Sitzhaltung zeigten im Bereich der Lendenwirbelsäule nur
57 Personen eine kyphotische Krümmung der Lendenwirbelsäule, bei 32 trat nur
eine Steilstellung auf und 11mal haben wir in erschlaffter Ruhehaltung noch eine
Lordose gefunden (Abb. 68). Auch bei dieser Klassifizierung ist die Altersabhän-
gigkeit deutlich. Im Alter unter 10 Jahren fanden wir in der Ruhehaltung überhaupt keine Lordose, sie wurde nach dem 20. Lebensjahr häufiger. Der Häufigkeit
von 6,8% unter 20 Jahren steht eine solche von 14,6% im höheren Lebensalter
gegenüber.

Vergleicht man Ruhe- und aufrechte Haltung miteinander, dann zeigt sich: Die
Lendenwirbelsäule zeigt in Ruhehaltung, d.h. wenn die aufrichtende Muskulatur
weitgehend erschlafft und das Becken zurückgedreht, d.h. aufgerichtet ist, in den
meisten Fällen eine Steilstellung oder eine Kyphose. Eine Lordosierung ist auch
beim Menschen jenseits des 20. Lebensjahres nur zu etwa 15% anzutreffen. Hier
handelt es sich möglicherweise um pathologische Bewegungseinschränkungen.
Aufgrund unserer Röntgenbildanalyse kann die Anschauung bestätigt werden,
daß die Wirbelsäule in erschlaffter Sitzposition bei den meisten Menschen eine
totale Kyphose aufweist (85%). Diese bezieht die Lendenwirbelsäule mit ein. Erst
in höherem Alter, wenn die Bewegungsausschläge in den Lendensegmenten geringer werden, ist eine Restlordose häufiger. In aufrechter Sitzhaltung tritt stets eine
Streckung der Lendenwirbelsäule auf. Bei jugendlichen Individuen wird zu 23%
eine echte Lordose erreicht, bei älteren Menschen nimmt die Häufigkeit mit fort-
schreitendem Alter zu, erreicht aber auch dann nur knapp 50%, wie die Analyse
einer Altersgruppe über 40 Jahre gezeigt hat.

Die unterschiedlichen Ausprägungen der Wirbelsäulenform in den verschiedenen Lebensaltern läßt an einem Zusammenhang mit der Entwicklung der Kreuzbeinform denken.

5.6 Ursachen der Wirbelsäulenumkrümmung im Sitzen

5.6.1 Stellungsänderung des Beckens

Überblickt man die Sitzliteratur, dann wird deutlich erkennbar, daß die Wirbelsäulenform von den meisten Autoren in Beziehung mit der Beckenneigung gebracht
wird. Hinsichtlich des primären Geschehens bestehen unterschiedliche Auffassun-
gen, im Endergebnis ist man sich über den Zusammenhang aber einig. Wir haben
den Grad der Beckenkippung markiert durch den Winkel, den die Sitzbeintangente mit der Horizontalen bildet. Wie dargestellt, beträgt dieser Winkel bei voller
Streckung der Beine im Hüftgelenk 105°. Er kann unter Heranziehung der Über-
streckbarkeit von 15° auf 90° absinken. Eine weitere Aufrichtung des Beckens ist
nicht mehr möglich. Hier tritt jetzt die Spannung des Lig. iliofemorale voll in

Aktion. Die Praxis zeigt, daß dieses Stadium oft nicht erreicht wird, weil die Verkürzung der ventral gelegenen Muskelzüge die volle Beckenaufrichtung verhindert. Für das Sitzen spielt dies jedoch keine Rolle. Im Sitzen fallen ja durch die Beugung in den Hüftgelenken die muskuläre Hemmung und die Bandanspannung fort. Deswegen kann das Becken auch weiter aufgerichtet werden. Bei den 100 untersuchten Patienten fanden wir Sitzbeintangentenneigungswinkel zwischen 57° und 117°. Für die einzelnen Wirbelsäulenformen in den verschiedenen Sitzpositionen ergibt sich ein unterschiedliches Bild.

Aufrechte Sitzposition

Gruppe L: Eine Lordose wurde von einer Sitzbeinneigung gegen die Horizontale von 84° an gefunden. In den meisten Fällen war der Winkel deutlich größer als 90°, der rechnerische Mittelwert bei 32 Fällen betrug 97°.

Gruppe K: Bei der Kyphose in aufrechter Haltung war der Winkel zwischen Sitztangente und Horizontaler deutlich geringer. Wir fanden einen Mittelwert von 71,1°. Die Überschneidung mit den Neigungswinkeln bei den Lordosen der Gruppe L blieb gering, hierbei handelt es sich immer um durch krankhafte Prozesse am Lumbosakralübergang bewegungsbehinderte Patienten.

Bei *Gruppe S,* der Steilstellung, erstrecken sich die Neigungswinkel über die ganze Breite. Wir fanden eine Neigung zwischen 70° und 110°.

Aus diesen Befunden geht hervor, daß eine Abhängigkeit zwischen Beckenhaltung und Wirbelsäulenform besteht. Es sind allerdings gewisse Überschneidungen vorhanden, die im einzelnen untersucht werden müssen. Auffallend ist vor allem, daß steilgestellte Wirbelsäulen bei maximaler Aufrichtung bei allen beobachteten Beckenkippungen auftreten können. Diese Feststellung ist deswegen von Bedeutung, weil sich zeigt, daß durch Begrenzung der Beckenrotation auf dem Sitz eine Kyphose zwar vermieden werden kann, daß aber die Steilstellungen bestehen bleiben werden.

Ruhehaltung

In der Ruhehaltung war, wie zu erwarten, nur bei den Lordosen eine Abhängigkeit zwischen Wirbelsäulenform und Beckenstellung gegeben. Das rechnerische Mittel der Sitzbeinneigung betrug bei den Lendenlordosen unserer Gruppe L der Ruhelordosen 84°. Bei den Steilstellungen der Ruhehaltung und bei den Kyphosen ergab sich ein rechnerisches Mittel von 75° Sitzbeintangentenneigung. Im ganzen war der Winkel gegen die Horizontale deutlich geringer als bei der Aufrichtung, wobei die Unterschiede aber verhältnismäßig niedrig ausfielen. Dies mag daran liegen, daß die Menschen die maximale Aufrichtung, d. h. Rückdrehung des Beckens, als unbequem empfinden. Möglicherweise ist dies dadurch zu erklären, daß der Mensch beim Sitzen auf einem Hocker in einer mittleren Sitzhaltung zu verharren pflegt. Anders sind die Verhältnisse sicher, wenn man gleiche Röntgenuntersuchungen beim Sitzen mit Lehnen auf verschiedenen hohen Stühlen vornehmen würde.

5.6.2 Neigung der Kreuzbeindeckplatte gegen die Horizontale

Deutlicher als die Beckenneigung bestimmt die Neigung der Kreuzbeinplatte die Wirbelsäulenform. Bei der Beckenaufrichtung haben wir niemals eine Lordose beobachtet, wenn die Kreuzbeindeckplatte weniger als 18° gegen die Horizontale nach ventral abfiel. Andererseits war mit einer Ausnahme, die jedoch unberücksichtigt bleiben kann, weil eine Lähmung der Rückenmuskulatur nach Poliomyelitis die Aufrichtung verbot, eine Kyphose nicht mehr zu finden, wenn der Winkel größer als 10° war. Auch in der Ruhehaltung hat die Stellung der Kreuzbeindeckplatte einen wesentlichen Einfluß auf die Wirbelsäulenform. Mit Ausnahme des eben erwähnten Kinderlähmungsfalls, trat die Ruhekyphose erst bei einem Kreuzbeinneigungswinkel unter 20° ein, während die Ruhelordosen Winkel über 13°, im Mittelwert sogar von 22° aufwiesen. Die Steilstellung der Lendenwirbelsäule stand in den Winkelwerten jeweils in der Mitte. Im einzelnen ergaben sich folgende rechnerische Mittelwerte:

Aufrichtung: In Gruppe L (Lordosen) war die Kreuzbeindeckplatte durchschnittlich 35,9° gegen die Horizontale geneigt. Bei der Gruppe S (Steilstellungen) betrug die Neigung 11,5°, und bei den Kyphosen der Gruppe K fiel die Kreuzbeindeckplatte im Mittelwert 2,2° nach dorsal ab.

Ruhehaltungen: Bei den 11 Fällen, die in erschlaffter Sitzposition eine Lordose zeigten, war im Mittel die Kreuzbeindeckplatte gegen die Horizontale um 22° geneigt. Bei Steilstellungen fanden wir eine Neigung von 8°. Die Ruhekyphosen zeigten einen Deckplattenabfall von im Mittel 2,9° nach dorsal.

Das Ergebnis ist in mehrfacher Beziehung bemerkenswert. Sowohl bei der Erfassung des Sitzbeintangentenwinkels als auch bei der Beurteilung der Kreuzbeindeckplattenneigung zeigt sich, daß die Form der Wirbelsäule eindeutig von der Beckenhaltung abhängig ist (Abb.69). Bei der Rückdrehung des Beckens, d.h. der Aufrichtung, flacht sich auch beim Erwachsenen in der Regel die Lordose ab, wenn man von den wenigen Fällen absieht, in denen es durch pathologische Prozesse zu einer Versteifung oder Bewegungsbehinderung am lumbosakralen Abschnitt der Wirbelsäule gekommen ist. Von einer gewissen Deckplattenstellung an ist eine Steilhaltung der Lendenwirbelsäule zu erkennen, und schließlich entsteht die Kyphose. Außerdem hat sich ergeben, daß die Abhängigkeit der Wirbelsäulenform von der Neigung der Kreuzbeindeckplatte wesentlich eindeutiger ist, als die von der Stellung der Sitzbeintangente. Es zeigt sich also, daß der Einbau des Kreuzbeins in das Becken entscheidende Bedeutung hat.

Aus diesem Grunde muß die Kreuzbeinform für die Ausbildung der Lendenkrümmung bedeutungsvoll sein. Dieser Zusammenhang hat sich bei der analytischen Betrachtung unserer 100 Sitzaufnahmen ergeben.

Der SK-Winkel in aufrechter Sitzhaltung betrug bei der Gruppe L (Lordosen) im Durchschnitt 63,6°, bei der Steilstellung der Lendenwirbelsäule (Gruppe S) 73,5° und bei den Fällen der Gruppe K 82,5°. Auch bei den Ruhehaltungen war eine Abhängigkeit zu erkennen. Bei den Lordosen (Gruppe L) haben wir einen Winkel von im Schnitt 59,4° gefunden, bei der Gruppe S (Steilstellung) einen

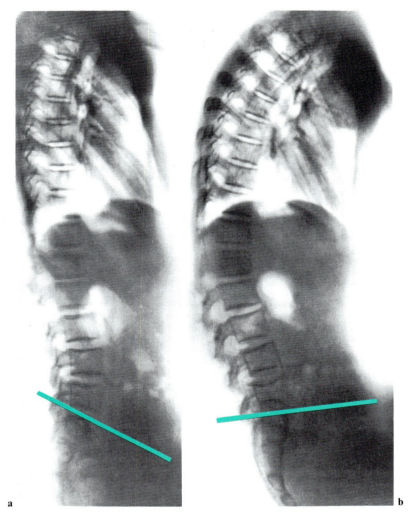

Abbildung 69 a, b
Abhängigkeit der Wirbelsäulenform vom Neigungsgrad der Kreuzbeindeckplattentangente
in aufrechter (**a**) und entspannter (**b**) Sitzhaltung

Winkel von 65,5° und bei den Totalkyphosen (Gruppe K) einen Winkel von 76,2°.
Es zeigt sich also, daß die Wirbelsäulenform in Abhängigkeit von der Neigung der
Kreuzbeindeckplatte gegenüber dem aufsteigenden Sitzbeinast beeinflußt wird.
Wie ausführlich begründet, steigt der SK-Winkel bei geringer Kreuzbeinkrümmung an (s. 3.1). Aus diesem Grunde mußte sich auch ein entsprechender Zusammenhang zwischen der Form des Kreuzbeins selbst und der Haltung der Lendenwirbelsäule feststellen lassen. Das infantile Kreuzbein mit einem Krümmungsindex unter 12 war am häufigsten in der Gruppe der Kyphose in Aufrichtung sowie

Tabelle 9
SK-Winkel und Form der Lendenwirbelsäule im aufrechten und entspannten Sitzen

SK-Winkel	Aufrechte Sitzhaltung			Entspannte Sitzhaltung		
	Lordose	Steilstand	Kyphose	Lordose	Steilstand	Kyphose
45–49°	3	–	–	1	1	–
50–54°	2	4	–	1	5	–
55–59°	8	–	–	5	4	–
60–64°	5	6	–	1	4	6
65–69°	8	8	1	3	8	6
70–74°	3	8	1	–	5	7
75–79°	1	12	5	–	3	15
80–84°	–	9	2	–	1	10
85–89°	1	4	4	–	1	8
>90°	1	1	3	–	–	5

in der erschlafften Ruheposition zu finden. Umgekehrt waren die Kreuzbeine mit einem Krümmungsindex von 20 und höher am häufigsten mit einer Lordose vergesellschaftet.

Wie die bisherigen Untersuchungen gezeigt haben, hängt die Form der Wirbelsäule im Sitzen von der Neigung der Kreuzbeindeckplatte, der normalen Beweglichkeit und dem Formbild der einzelnen Wirbel und den Bewegungssegmenten ab. Wegen des unterschiedlichen Einbaus des Kreuzbeins in den Beckenring ist zur Erreichung der gleichen Deckplattenneigung ein unterschiedlicher Grad der Beckendrehung auf dem Sitz notwendig. Bei der Mehrzahl der untersuchten Personen ließ sich schließlich allein aufgrund des SK-Winkels, der ja die Lagebeziehung zwischen Sakrum und Becken definiert, eine Voraussage über die zu erwartende Wirbelsäulenform im aufrechten und im lockeren Sitzen machen. Die Zusammenhänge ergeben sich aus der Tabelle 9.

Es zeigt sich, daß in *aufrechter Sitzhaltung* eine Lordose im allgemeinen nur bei einem SK-Winkel unter 74° zu erreichen war. Nur in 3 Fällen von 32 war der Winkel größer. Hier scheint also eine Ausnahme vorzuliegen. Zur Klärung des Befundes ist eine genauere Analyse notwendig:

Fall 1
Es handelt sich um ein 19jähriges Mädchen mit einem SK-Winkel von 90°. Die Deckplattenneigung gegen die Horizontale von 20°, die zur Erzielung der Lordose notwendig ist, wurde durch eine verstärkte Beckenkippung mit einer Sitzbeintangentenwinkelbildung von 110° erreicht.

Fall 2
10jähriger Junge mit einem SK-Winkel von 85°. In aufrechter Sitzhaltung wurde die Lordose der Lendenwirbelsäule ebenfalls durch eine verstärkte Beckenkippung erreicht. Sie drückt sich aus in einem Sitzbeintangentenwinkel von 105°. Dadurch stellt sich die Kreuzbeindeckplatte in dem Winkel von 20° gegen die Horizontale ein.

Fall 3
Bei einem 14jährigen Mädchen mit einem SK-Winkel von 79° betrug die Beckenkippung, erkennbar an dem Sitzbeintangentenwinkel gegen den Horizont 99°. Auch dadurch wurde die Kreuzbeindeckplatte um 20° gegen die Horizontale geneigt.

Zusammenfassend ergibt sich für diese 3 Fälle: War der SK-Winkel größer als 74°, dann mußte eine verstärkte Beckenkippung die kritische notwendige Horizontaleinstellung der Kreuzbeindeckplatte von 20° herbeiführen. Andererseits konnte im Fall eines kleinen SK-Winkels, die für die Lordose notwendige Kreuzbeindeckplattenneigung bei einer geringeren Beckenkippung eintreten. Bei der Prüfung des Zusammenhanges zwischen Neigung der Sitzbeintangente und der Horizontalen haben wir 2 Fälle beobachtet, bei denen der Winkel kleiner als 90° war. Bei einem 15jährigen Mädchen betrug der SK-Winkel 68°, war also auffallend klein. Bei einem weiteren Mädchen von 16 Jahren betrug die Horizontalneigung der Sitzbeintangente 87°. Hier fand sich ein SK-Winkel von 57°.

Die mitgeteilten Fälle sind in mancher Beziehung interessant. Allen ist gemeinsam, daß zur Erreichung einer Lordose in aufrechter Sitzhaltung die Kreuzbeindeckplatte so einzustellen war, daß ein Winkel mit der Horizontalen von 20° und mehr entsteht. Nur in einem Fall lag er knapp darunter. Wegen der unterschiedlichen Einkrümmung des Kreuzbeins in den Beckenring wird diese Deckplattenneigung mehr oder weniger leicht erreicht. Bei kleinem SK-Winkel ist die Lordose schon bei geringer Beckenkippung möglich. Bei großem SK-Winkel dagegen ist eine erhebliche Muskelarbeit notwendig oder die Benutzung besonderer Lehnenkonstruktionen, um die notwendige Beckeneinstellung zu erreichen. Hier könnte evtl. ein dorsal angebrachter Keil eine Hilfe bringen. Daß dies im allgemeinen aber nicht möglich ist, wird später zu begründen sein.

Bei der Beurteilung der Situation im *erschlafften Sitzen* muß darauf hingewiesen werden, daß die Beckenneigung in der vorderen Sitzhaltung keine Rolle spielt. Hier ist in jedem Fall das Becken so weit gekippt, d.h. vorgedreht, daß die kritische Neigung der Kreuzbeindeckplatte praktisch immer vorliegt. Wegen der Hinwendung zum Arbeitsplatz ist in diesen Fällen aber eine Lordose praktisch nicht notwendig. Eine Ausnahme ist nur, wenn die Rückenmuskulatur vermehrt eingesetzt wird, was zum Dehnen und Strecken mitunter erfolgt. Prompt entsteht dann auch eine Lendenlordose. Für die hintere Sitzhaltung in Ruhe gelten grundsätzlich die gleichen Gesetzmäßigkeiten, die wir für die aufrechte Sitzhaltung gefunden haben. Bei 3 untersuchten Personen haben wir eine Lordose gefunden, obwohl die Kreuzbeindeckplatte um weniger als 20° nach ventral abfiel. Im einzelnen handelte es sich dabei um:

Fall 1

Ein 15jähriges Mädchen mit einem SK-Winkel von 68°. Die Sitzbeintangente war um 78° gegen die Horizontale geneigt. Interessanterweise ist hier eine Kreuzbeinform von Typ D mit einem Index von 30,3 gefunden worden.

Fall 2

Eine 65jährige Frau hatte einen SK-Winkel von 65° mit einer Sitzbeintangentenneigung von 83°. Sie hatte ebenfalls einen sehr hohen Krümmungsindex des Kreuzbeins. Er betrug 29,5.

Fall 3

Bei einem 22jährigen Mann mit einem SK-Winkel von 48° betrug die Horizontalneigung der Deckplatte 11°. Die Sitzbeintangentenneigung war mit 59° registriert worden. Auch in diesem Fall fand sich ein stark gekrümmtes Kreuzbein mit einem Krümmungsindex von 27,3.

Zusammengefaßt ergibt sich: Die Form der Lendenwirbelsäule wird von verschiedenen Faktoren mitbestimmt. Eine wesentliche Rolle spielt die Stellung des Bek-

kens im Raum. Sie kann definiert werden durch einen Winkel, den die Sitzbeintangente ventral mit der Horizontalen bildet. Zur Erreichung einer Lordose war in
unserem Material immer ein Winkel von über 85° notwendig. Mit anderen Worten, die Sitzbeintangente mußte etwa in die Vertikale gestellt werden. Noch eindrucksvoller sind die Zusammenhänge zwischen Horizontalneigung der Kreuzbeindeckplatte und der Wirbelsäulenform. War der ventrale Abfall gegen die
Horizontale kleiner als 16°, dann war niemals, weder in aufrechter noch in lockerer Sitzhaltung, eine Lordose zu beobachten. Weil es sich gezeigt hat, daß diese
Winkelbildung durch eine unterschiedliche Beckenstellung erreicht werden
konnte, wurde die Entwicklung der Kreuzbeinkrümmung im Beckenring beachtet.
Dabei stellte sich heraus, daß am infantilen gestreckten Kreuzbein, wie man es
beim Neugeborenen findet, erst gegen Ende des 1. Lebensjahrzehnts eine stärkere
Krümmung erkennbar wird. Nach Abschluß der Pubertät bleibt die Kreuzbeinform bis zum 40. Lebensjahr nahezu gleich, danach tritt nochmals ein Krümmungsschub ein. Mit der Einkrümmung des Kreuzbeins, die in Etappen erfolgt
und für die vor allem die Ventral- und Kaudalverlagerung des 1. Kreuzbeinwirbels
verantwortlich gemacht werden muß, ändert sich der Winkel zwischen Kreuzbeindeckplatte und Sitzbeintangente, der so bezeichnete SK-Winkel. Bei den Lordosen
wurde stets ein Winkel von 64° und weniger beobachtet, bei den Kyphosen immer
ein Winkel von 76° und mehr. Durch eine Bewegung der Lendenwirbelsäule im
Sinne der Vorneigung (Ventriflexion) oder der Streckung (Retroflexion) oder eine
vermehrte Kippung des Beckens, die um die Tubera ossis ischii als Drehpunkt
erfolgt, kann ein ungünstiger SK-Winkel teilweise ausgeglichen werden, so daß
dennoch eine Lordose erreicht wird.

5.6.3 Einfluß der Beweglichkeit in den einzelnen Wirbelsegmenten

Normal bewegliche Wirbelsäule

Die Faktoren, welche die Beckendrehung nach rückwärts, das ist die Aufrichtung,
erzwingen, sind im wesentlichen passiver Natur. Hat einmal die Rumpfschwerlinie
den Drehpunkt des Beckens, das sind im Sitzen wechselnde Punkte an der Berührungsfläche zwischen dem Sitzbrett und dem Sitzbeinknorren, nach rückwärts
überschritten, dann bewirkt das Drehmoment allein eine fortschreitende Dorsalverlagerung. Das Becken kippt schließlich so weit nach hinten, daß die Schwerlinie aus der Unterstützungsfläche gerät. Damit fiele der sitzende Körper nach
hinten um. Bleibt er in aufrechter Haltung stehen, dann müssen die Drehmomente
durch entgegengesetzt wirkende Kräfte aufgenommen werden. Beim Stuhl mit
Rückenlehne kann diese den notwendigen Gegenhalt geben. Auch durch körpereigene passive Hilfen kann eine Stabilisierung des Beckens versucht werden. So
führt z.B. das Umklammern der Stuhllehne mit den Unterschenkeln und den
Füßen eine Sicherung der Haltung herbei. Die dabei notwendige aktive Muskelarbeit bedingt indessen bald Ermüdungserscheinungen, die schließlich zur Aufgabe des Zangengriffs führen. Zur Balancehaltung bedienen wir uns darum oft
des Zurückschlagens eines oder beider Beine unter den Sitz. Auch das Überkreuzen der Beine hat offensichtlich einen stabilisierenden Effekt.

Die Sicherung des Gleichgewichts wird schließlich am einfachsten dadurch erreicht, daß der Oberkörper eine der Beckenrückdrehung entgegengerichtete Bewegung ausführt, sich also in Ventriflexion begibt. Damit muß sich zwangsläufig die Lendenlordose abflachen, sie geht schließlich wie gezeigt in eine Kyphose über. Diese Ventriflexion bringt den Rumpfschwerpunkt über die Unterstützungsfläche, obwohl sich das Becken nach rückwärts dreht. Eine vollkommene Umkrümmung von der Lordose zur Kyphose setzt aber die ungestörte Beweglichkeit in den Bewegungssegmenten der Lendenwirbelsäule voraus. Die Beweglichkeit im Brustbereich ist weniger bedeutungsvoll, weil es sich hier ja an sich um eine Kyphosierung handelt.

Beim Übergang vom Stehen zum Sitzen findet, wie dargestellt, eine Vorbeugung vor allem in den unteren Lumbalsegmenten statt. Schon durch das Hinsetzen wird also ein gewisser, im allgemeinen nicht unbeträchtlicher Anteil der gegebenen Bewegungsmöglichkeit ausgenutzt. Eine lumbale Kyphose ist bei normaler Wirbelkörperform nur dann zu erreichen, wenn die Vorwärtsbeugung ungehindert möglich ist und keine Bremsung erfährt. Wird sie durch Elastizitätsminderung in den ligamentären oder auch muskulären Strukturen der Bewegungssegmente behindert oder sind gar knöcherne Hemmnisse vorhanden, dann bleibt auch im Sitzen, selbst in der hinteren Ruhelage, die Lordose oder Steilstellung erhalten. Dies erfordert aber eine vermehrte Beweglichkeit in den darüberliegenden Segmenten. Die Umkrümmung muß so oder so erfolgen. Diesen Umständen ist es wohl vor allem zuzuschreiben, daß im Alter die Ruhelordosen häufiger anzutreffen sind, denn auch eine vermehrte Brustkyphose muß die Lendenkrümmung maßgebend beeinflussen. In der Gliederkette der Wirbelsäule ist die ungehinderte Funktion an einen in allen Abschnitten erhaltenen, normalen Bewegungsablauf gebunden. Versteifungen in einem, wenn auch umschriebenen Bezirk müssen sich auf die Nachbarsegmente auswirken und beeinflussen nicht selten die ganze Gliederkette. Das zeigt sich nicht nur an der Lendenwirbelsäule, sondern vor allem im Halsbereich. Dort sind die Auswirkungen so gravierend, daß im einzelnen darauf noch Bezug genommen werden muß.

Über die Form der Krümmung, ob Steilstellung oder Kyphose, entscheidet grundsätzlich die Beweglichkeit in den Lendensegmenten. Auch bei entspannter hinterer Sitzhaltung, also dann, wenn die Ventriflexion der Wirbelsäule maximal ausgenutzt wird, steht das letzte kaudale Bewegungssegment praktisch immer in einer lordotischen Endstellung. Man kann das dadurch nachprüfen, daß man die Stellung der Wirbelkörper festlegt: Dazu werden in die einzelnen Wirbel durch Verbindung der vorderen oberen und der hinteren unteren sowie der vorderen unteren und hinteren oberen Wirbelkörperkanten die Diagonalen eingezeichnet. Der Schnittpunkt bildet den Wirbelkörpermittelpunkt. Die Raute, welche die Diagonalen durch die Wirbelkörper eines Bewegungssegments miteinander bilden, läßt sich durch die Verbindungslinie zwischen den Wirbelkörpermittelpunkten in 2 Dreiecke zerlegen (Abb. 70). Ist das ventrale Dreieck kleiner, dann steht das betreffende Segment in einer Kyphose, ist es größer, liegt eine lordotische Einstellung vor, sind beide Dreiecke gleich, dann sprechen wir von einer Mittelstellung.

In der erschlafften Sitzhaltung haben wir bei den Kyphosen der Lendenwirbelsäule (Gruppe K) im Segment L4/L5 unter 57 Fällen 35mal eine lordotische Haltung gefunden und nur 3mal eine Mittelstellung. Bei 19 Patienten zeigte sich auch

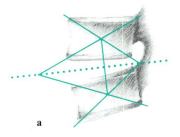

a

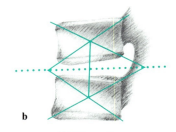

b

Abbildung 70 a, b
Hilfslinien zur Bestimmung der Krümmungsform im Bewegungssegment. **a** Lordose, **b** Kyphose

hier die im ganzen zu erwartende Kyphose. Wir hatten den Eindruck, daß diese Einstellung zum Teil mitbedingt wird durch die Form des letzten Lendenwirbels. Signifikante Unterschiede haben wir allerdings in unserem Material nicht finden können. Man muß die Gestalt des 5. Lendenwirbels stets mit der Form des 1. Kreuzbeinwirbels in Korrelation setzen. Hier lassen sich im seitlichen Röntgenbild recht unterschiedliche Formen erkennen. Darauf hat u. a. Erdmann (1956) hingewiesen. So kann sich bei einem lumbosakralen Übergangswirbel ein sog. doppelter Promontoriumswinkel erkennen lassen. Auch beim Os sacrum acutum sind diese Verhältnisse nicht ungewöhnlich.

In den höheren Segmenten war bei der Ruhehaltung im Sitzen immer eine Kyphose vorhanden, von einer Ausnahme abgesehen, auf die unten noch eingegangen wird. Interessant ist, daß bei den Steilstellungen der Gruppe S im Segment L3/L4 ebenfalls 13mal und im Segment L2/L3 17mal, also in etwa der Hälfte der Fälle eine Kyphose gefunden wurde. Faßt man alle Wirbelsäulenformen zusammen, dann ergibt sich, daß in der erschlafften Ruheposition in den letzten beiden Segmenten die Lordose die Regel bleibt, im Segment L3/L4 dagegen die Kyphosierung im allgemeinen beginnt und im Segment L2/L3 in ¾ aller Fälle gefunden wird.

Damit ist gezeigt, daß unter normalen Umständen die Lendenwirbelsäule – von den beiden unteren Segmenten abgesehen – kyphosiert und nicht nur steilgestellt werden kann. In einem Fall haben wir auch in erschlaffter Sitzhaltung eine Mittelstellung der unteren 4 Bewegungssegmente gefunden und darüber eine Abknickung nach ventral beobachtet. Man hat hier den Eindruck einer Versteifung der unteren Lendenwirbelsäule. Am Übergang von der steifgehaltenen Wirbelsäule zum beweglichen Abschnitt des Achsenskeletts entsteht dann ein Knick. Solche Veränderungen sind nicht selten, sie sind aber als pathologisch zu werten.

Die Kippung des Beckens und im Zusammenhang damit die Ventralneigung der Kreuzbeindeckplatte kann durch die Schwerkraft allein erfolgen, wenn der Rumpfschwerpunkt vor die Tuberlinie gebracht wird. Dann ändert sich wohl die Beckenstellung, die Totalkyphose der Wirbelsäule bleibt aber erhalten.

Die Rundung des Rückens tritt unter dem Einfluß der Schwerkraft in jeder Beckenstellung auf. Kommt es zu einer Lordose, dann sind, vorausgesetzt, daß die Beweglichkeit in den einzelnen Segmenten frei bleibt, dazu aktive Kräfte notwendig. Ein Maß für die Aufrichtung der Lendenwirbelsäule ist der Bewegungsumfang beim Übergang von der erschlafften zur aufrechten Sitzhaltung. Wir haben den Bewegungsumfang in unserem Material gemessen. Dabei wurden die ventralen Winkel zwischen den beiden Wirbelkörpern auf den Röntgenaufnahmen in erschlaffter und aufrechter Position miteinander verglichen. Die Differenz wurde als Bewegungsausschlag gewertet. Diese Untersuchungen hatten nicht den Zweck, die maximal möglichen Gelenksexkursionen in den einzelnen Segmenten zu erfassen, es kam uns mehr darauf an, den tatsächlich benutzten Bewegungsumfang zu studieren. Weil im allgemeinen keine Extremhaltungen eingenommen wurden, sondern die physiologische Bewegungsbreite des Einzelnen erfaßt wurde, mußten unsere Zahlen unter den Werten bleiben, die Dittmar (1931), Bakke (1931), Tanz (1953), Leger (1956, 1957, 1959) und andere angegeben haben. Es kam hier ja darauf an zu untersuchen, in welchem Exkursionsraum das Individuum sich bewegt, wenn es von einer erschlafften in eine aufrechte Position kommt. Dabei ist auch stets zu beachten, daß wir, um z. B. zu lesen, den Oberkörper insgesamt aufrecht halten. Das bedeutet, daß auch in erschlaffter Sitzhaltung die Achse des Stamms im ganzen in der Vertikalen verläuft.

Zusammenfassend hat sich gezeigt, daß die Mehrzahl der untersuchten Personen nur einen relativ geringen Teil ihres Bewegungsumfangs ausnutzt. Bei ¾ aller Untersuchten betrug der Bewegungsausschlag im Bereich der Lendenwirbelsäule nur 10–35° (Abb. 71). Lediglich bei 15 Individuen war er größer, bei 12 blieb er sogar noch darunter. In der letzten Gruppe lagen jedoch bei allen Patienten pathologische Veränderungen von seiten der Hüftgelenke, der Verbindungen zwischen Lendenwirbelsäule und Kreuzbein oder der Zwischenwirbelscheibe vor. Bei ihnen vollzog sich der Übergang von der aufrechten zur lockeren Sitzhaltung fast ausschließlich durch eine Drehung des Beckens, die in den oberen Bereichen der Lendenwirbelsäule bzw. am Dorsolumbalübergang kompensiert wurde. Wenn man bedenkt, daß die Gesamtbeweglichkeit der Lendenwirbelsäule, Ventriflexion und Extension zusammengenommen, 70° beträgt, ist zu erkennen, daß sich der Exkursionsraum etwa in der Mitte bewegt.

Zwischen der Beckenkippung und dem Bewegungsausschlag der Lendenwirbelsäule besteht im allgemeinen ein direkter Zusammenhang, wie aus dem Diagramm deutlich hervorgeht (Abb. 72). Unter normalen Umständen wirken beide Faktoren, nämlich die Beckenkippung und die Bewegung der Wirbelsäule selbst bei aufgerichtetem Oberkörper synergistisch zusammen. Die Bedeutung der einen oder anderen Komponente kann man am besten bei einem Ausfall durch pathologische Prozesse beurteilen. Solange die Hüftgelenke frei beweglich sind, und dadurch die Beckenkippung ungestört bleibt, kann auch eine weitgehende Verstei-

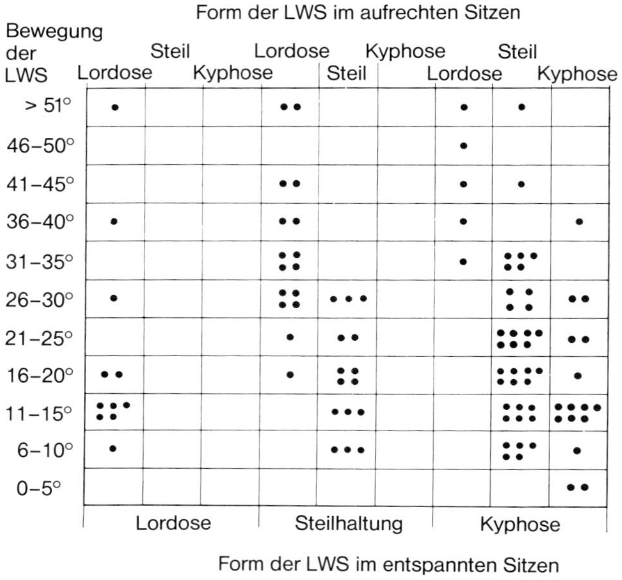

Form der LWS im aufrechten Sitzen
Bewegung der LWS
Lordose
Steil
Kyphose
Lordose
Steil
Kyphose
Steil
Lordose
Kyphose
> 51°
46–50°
41–45°
36–40°
31–35°
26–30°
21–25°
16–20°
11–15°
6–10°
0–5°
Lordose
Steilhaltung
Kyphose
Form der LWS im entspannten Sitzen

Abbildung 71
Bewegungsumfang der Lendenwirbelsäule beim Übergang von der entspannten zur aufrechten Sitzhaltung

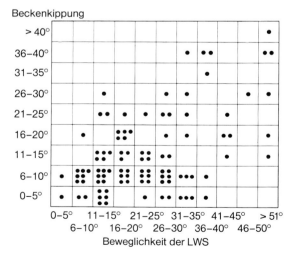

Beckenkippung
> 40°
36–40°
31–35°
26–30°
21–25°
16–20°
11–15°
6–10°
0–5°
0–5°
6–10°
11–15°
16–20°
21–25°
26–30°
31–35°
36–40°
41–45°
46–50°
> 51°
Beweglichkeit der LWS

Abbildung 72
Zusammenspiel von Wirbelsäulenbeweglichkeit und Beckenkippung

fung der Wirbelsäule gut kompensiert werden. Zwar ändert sich dann die Wirbelsäulenform nicht mehr, doch ist durchaus eine Vorneigung des Rumpfes, z. B. zum Schreiben, oder eine Rücklagerung zum Anlehnen auch auf niederen Stühlen möglich.

Fixierungen

Versteifende Prozesse im Bereich der Bewegungssegmente des Rückens bestimmen in ihrem Abschnitt die Formung des Rückens, lassen aber grundsätzlich jede Sitzhaltung zu. Dies zeigt sich deutlich an den Röntgenpausen von entspannter und aufrechter Ruhehaltung. Während die Wirbelsäulenform gleich bleibt, ändert sich die Beckendrehung deutlich, und dadurch entsteht eine Rück- oder Vorverlagerung des gesamten Rumpfs.

Anders verhält es sich bei Erkrankungen, die sich am Gelenkapparat der Wirbelsäule selbst oder im Bereich der Foramina intervertebralia abspielen. So sucht der Bechterew-Kranke naturgemäß auch im Sitzen eine Stellung, in welcher die schmerzhaften Kapselzerrungen nach Möglichkeit vermieden werden. Je nach Art und Lokalisation des Prozesses ergeben sich daraus verschiedene Haltungsbilder. Wie bei der Prüfung der Ventriflexion im Stehen die Erkrankung an der mangelhaften und nicht kontinuierlichen Rundung des Rückens erkannt wird, so drückt sie sich auch im Sitzen in einer Formabweichung aus.

Besonders eindrucksvoll läßt sich die Abhängigkeit der Wirbelbeweglichkeit und der Beckenkippung bei raumfordernden Prozessen im Bereich der Foramina intervertebralia zeigen. Bei radikulären Reizsyndromen, vor allem beim akuten Bandscheibenvorfall wird das Becken so eingestellt, daß die Belastung der Zwischenwirbelscheibe möglichst gleichmäßig wird. Das kann nur erreicht werden durch die Horizontalstellung der die Wirbelsäule tragenden Deckplatte des Kreuzbeins. Im Stehen wird zur Erreichung dieses Ziels die Überstreckung der Beine in den Hüftgelenken ausgenutzt, d.h. das Becken wird zurückgedreht bzw. aufgerichtet. Beim Sitzen erfolgt die Beckendrehung je nach dem SK-Winkel unterschiedlich.

Bei einer 25jährigen Frau mit einem SK-Winkel von 60° fand sich klinisch ein Bandscheibenvorfall nach dorsolateral, der die Wurzel L 5/S 1 komprimierte, wie die spätere Operation bestätigt hat (Abb. 73). Die Deckplatte von S 1 steht dann horizontal, wenn die Sitzbeintangente mit der Horizontalen einen Winkel von 60° bildet. Aus dieser Position heraus erfolgt eine Kyphosierung der Wirbelsäule, die deutlich zum Ausdruck kommt.

Insgesamt resultiert aus dem geschilderten Haltungsbild die Steilhaltung der Wirbelsäule, die Güntz (1937a) als typisch für radikuläre Reizerscheinungen geschildert hat. Dieses sog. Güntz-Zeichen dokumentiert den Versuch des Körpers, durch eine Steilstellung der Wirbelsäule im Stehen wie im Sitzen den Druck auf die Zwischenwirbelscheiben möglichst gleichmäßig zu verteilen.

In ähnlicher Weise ist der Fall eines 11jährigen Knaben mit einer Lendenstrecksteife nicht ohne Interesse (Abb. 74). Bei der Lendenstrecksteife ist, unabhängig von der Ätiologie, das klinische Bild dadurch geprägt, daß bei frei beweglichen Hüftgelenken eine Beckenaufrichtung dann nicht gelingt, wenn die Kniegelenke gestreckt bleiben. So kann man bei dem Versuch, die gerade gehal-

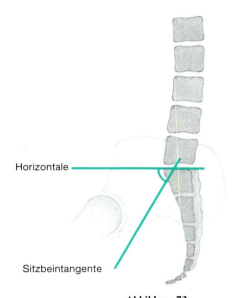

Horizontale

Sitzbeintangente

Abbildung 73
Röntgenpause der Lendenwirbelsäule bei einer 25jährigen Patientin mit Bandscheibenvorfall

tenen Beine in den Hüften zu beugen, den Patienten wie ein Brett anheben (Brettsyndrom). Werden die Kniegelenke gebeugt, die ischiokrurale Muskulatur also entspannt, dann ist wie die Röntgenaufnahme im Sitzen zeigt, die volle Kyphosierbarkeit der Lendenwirbelsäule erhalten.

Je nachdem ob der Oberkörper nach vorn oder nach hinten geneigt ist, sprechen wir von einer vorderen oder hinteren Sitzhaltung. Dazwischen liegt die mittlere Sitzhaltung. Die drei Positionen lassen sich nach der Lage des Schwerpunkts, wie zu zeigen sein wird, exakt definieren. In diesem Zusammenhang ist von Bedeutung, daß beim Übergang von der vorderen zur hinteren Sitzhaltung eine Rollbewegung des Beckens stattfindet. Diese Rollung oder Drehung geschieht um eine Achse, welche durch die am weitesten nach kaudal prominierenden Skelettpunkte, das sind die Tubera ossis ischii, geht. Alle Partien, die drehpunktfern liegen, erfahren eine Verlagerung um eine beträchtliche Distanz von ventral nach dorsal. Diese Feststellung hat für die Gestaltung des Sitzmöbels große Bedeutung. Gleiche Veränderungen finden sich im übrigen auch beim Wechsel von aufrechter zu lockerer Sitzhaltung. Das kann man an den Fotositzkurven studieren, besser dokumentiert es sich aber in der Röntgenpause von Wirbelsäulenganzaufnahmen (vgl. Abb. 148). Um nicht nach hinten umzufallen, erfährt die Wirbelsäule eine im ganzen ausgiebige Ventriflexion. Sie geht, wenn nur die Beckenrollung vollkommen geschieht, bis ans Ende des physiologischen Bewegungsausmaßes.

Mit der Rückneigung des Rumpfs ändert sich die Beugestellung in den Hüftgelenken. Achtet man auf die Horizontalstellung des Oberschenkels, dann kann man die Beugehaltung, wie ausführlich beschrieben, exakt definieren. Bei einer

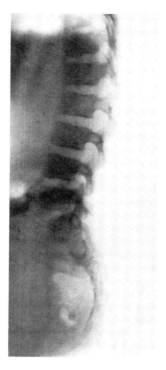

Abbildung 74
Röntgenbild eines 11jährigen Knaben mit Lendenstrecksteife. Die Lendenwirbelsäule zeigt in den
oberen Segmenten eine normale Kyphosierbarkeit

Versteifung im Hüftgelenk ist eine Sitzhaltung dann noch möglich, wenn man von
der Horizontaleinstellung des Oberschenkels abgeht. Bei stärkerer Hüftstreckung,
z. B. bei Hüftarthrodese, ist eine Horizontallagerung des Oberschenkels logischerweise nicht mehr möglich. Die fehlende Flexion kann auch durch zusätzliche Wir-
belsäulenbewegungen nicht mehr ausgeglichen werden, denn die Ventriflexion ist
bei einer Horizontalneigung der Sitzbeintangente von etwa 50° restlos erschöpft.
Selbst an isolierten Wirbelsäulen von Totgeborenen lassen sich keine stärkeren
Bewegungen vollführen. Nun muß zum aufrechten Sitzen bei einer Hüftversteifung der Oberschenkel aus der Horizontalstellung heraus gebracht werden. Er
muß nach ventral abfallen. Wir haben das in einem Fall exemplarisch ausgemes-
sen (Abb. 75).

Bei einer 30jährigen Patientin wurde wegen einer Arthrosis deformans des linken Hüftgelenks, die
auf dem Boden einer Subluxation entstanden war, eine Arthrodese durchgeführt. Das linke Bein
ist in einer Beugestellung von 160° knöchern versteift. Diese Beugehaltung war nötig, um der
Patientin eine sitzende Lebensweise zu ermöglichen. Bei einer Beugehaltung von 160°, das sind
nach der Neutralnullbezeichnung 20° Beugung, bildet die Oberschenkelachse mit der Sitzbeintangente einen Winkel von 145°. Sollte der Oberschenkel auf dem Sitzbrett horizontal aufliegen,
dann müßte die Sitzbeintangente ihrerseits mit der Horizontalen einen Winkel von 35° bilden.

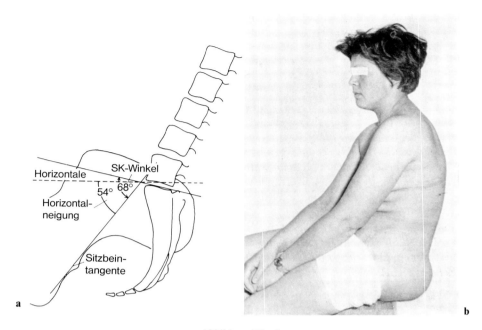

Abbildung 75 a, b
30jährige Patientin mit Hüftarthrodese links. **a** Röntgenpause der LWS. **b** Foto der Sitzhaltung

Tatsächlich haben wir bei der Patientin eine Horizontalneigung der Sitzbeintangente von 54°, also um 19° mehr gefunden. Da sich die Beugestellung im Hüftgelenk wegen der Versteifung nicht ändern kann, also der Winkel 145° konstant bleibt, muß der Oberschenkel um die fehlenden 19° auf dem Sitzbrett nach ventral abfallen, was die Fotoaufnahme deutlich bestätigt. Bei einem SK-Winkel von 68°, den diese Patienten aufwies, fällt die Kreuzbeindeckplatte um 14° nach dorsal ab. Aus dieser Einstellung ergibt sich folgerichtig eine Steilstellung bzw. eine Kyphosierung der Lendenwirbelsäule.

Die Schrägstellung des Oberschenkels erlaubt der Patientin die hintere Sitzhaltung. Sie ist bei senkrecht gestelltem Unterschenkel auf der gesunden Seite aber nur zu erreichen, wenn das in der Hüfte versteifte Bein mit etwa 20° Neigung nach ventral verläuft.

Das bedeutet, daß die vordere Stuhlkante sich vermehrt in die Weichteile der Oberschenkel eindrückt. Obwohl die Druckbelastung bei der eingenommenen hinteren Sitzhaltung gering bleibt, können sich doch Beschwerden durch einen direkten Druck auf die oberflächlich verlaufenden sensiblen Strukturen einstellen. Darum empfiehlt es sich, die Sitzfläche in diesen Fällen nach vorne abfallend zu gestalten. Diese Forderung ist realisiert im sog. Arthodesenstuhl, wo das Sitzbrett von vorn nach hinten geteilt ist. Durch einen Gelenkmechanismus läßt sich die dem versteiften Bein zugehörige Sitzfläche senken, d.h. nach ventral abfallend einstellen. Damit ist es möglich, daß das gesunde Bein horizontal im Oberschenkel dem Sitzbrett aufgelagert bleibt, während das versteifte Bein um die notwendige Winkelstellung abgesenkt werden kann. Damit ist dann ein weitgehend normales Sitzen möglich.

Bei Hüftversteifung ist unter Umständen auch durch Anbringung eines dorsalen Keils oder eines Keilkissens eine Kompensation möglich. Man kann den Umfang der Absenkung des Sitzbretts exakt bestimmen durch die Röntgenaufnahme und die Analyse der Beckenhaltung, die sich zwangsläufig aus dem Grad der Beugeeinstellung im Hüftgelenk ergibt.

Zusammenfassung

Zur Erzielung einer aufrechten Sitzhaltung ist eine ausreichende Beweglichkeit der Wirbelsäule notwendig. Die Bewegungsmöglichkeiten werden dabei im Bereich der Lendenwirbelsäule nicht voll ausgeschöpft. Auch in hinterer Ruhehaltung zeigen die unteren Segmente in den meisten Fällen eine lordotische Einstellung. Der Ausfall an Beweglichkeit in den einzelnen Bewegungssegmenten kann leicht kompensiert werden. Gravierender wirkt sich die behinderte Beckenkippung aus. Das ist der Fall bei Hüftankylosen. Zur Einnahme einer vorderen Sitzhaltung ist bei genügend hohem Stuhl, d.h. einer vergrößerten Distanz zwischen Boden und Sitzbrett, auf die ventral abfallende Sitzfläche zu achten. Sie ermöglicht die Schrägstellung des versteiften Oberschenkels und entlastet die Wirbelsäule, die dann nicht im Extremmaß ventriflektiert werden muß. Die hinteren Sitzhaltungen sind im allgemeinen auch von Hüftversteiften leicht einzunehmen.

Bei der Bewertung der Haltung des Rumpfs ist zu bedenken, daß mit der Einnahme einer erschlafften Sitzhaltung die Halswirbelsäule zum Blick geradeaus eine entsprechend gegensinnige Bewegung durchführen muß. Dabei ist zu bedenken, daß für die Halswirbelsäule als Basis die Deckplatte des 1. Brustwirbels in Betracht kommt. Mitunter ist die Basis 1–2 Segmente nach kaudal verlagert oder auch zum 7. Halswirbel hin nach kranial gewandert. Auf jeden Fall ist der zerviko-dorsale Übergang für die Position der Halswirbelsäule von Bedeutung. In gleicher Weise gilt das für die Haltung des Schädels. Hier ist darauf zu achten, daß als Normalhaltung die horizontale Einstellung der Sehachse angesehen werden muß (bei bestimmten Tätigkeiten, z.B. beim Autofahren, ist eine Neigung gegen die Horizontale von etwa 10° im Interesse des scharfen Sehens notwendig). Je stärker die Basis der Halswirbelsäule geneigt ist, um so mehr muß zur Aufrechterhaltung der normalen Kopfstellung die Halswirbelsäule lordosiert werden (Abb. 76). Das drückt sich in den Fotositzkurven und in den Röntgenaufnahmen entsprechend aus. Bei der aufrechten Sitzhaltung wird die Basis der Halswirbelsäule mehr in die Horizontale gebracht. In diesen Fällen flacht sich dann unbewußt die Lordose ab. Zur Steilstellung der Halswirbelsäule in der aufrechten Sitzhaltung ist Voraussetzung, daß die Segmente am Übergang von Hals- zu Brustwirbelsäule normal beweglich sind. Bekanntlich finden sich in diesen Segmenten aber oft weitgehende Fixierungen, so daß die Gelenkexkursionen im ganzen gering sind. Wegen der Auswirkung auf die Form der Halswirbelsäule kommt der hochsitzenden Kyphose der Brustwirbelsäule, wie man sie nicht selten als Haltungsanomalie findet, so große Bedeutung zu. Bei der Beurteilung einer ökonomischen Sitzhaltung ist auf jeden Fall auf den Übergang von der Halswirbelsäule zur Brustwirbelsäule besonders zu achten. Weil diese Zusammenhänge klinisch so außerordentlich bedeutungsvoll sind, haben wir den Verhältnissen, den Gegebenheiten und den Überlastungsreaktionen ein eigenes Kapitel gewidmet (Kap. 7).

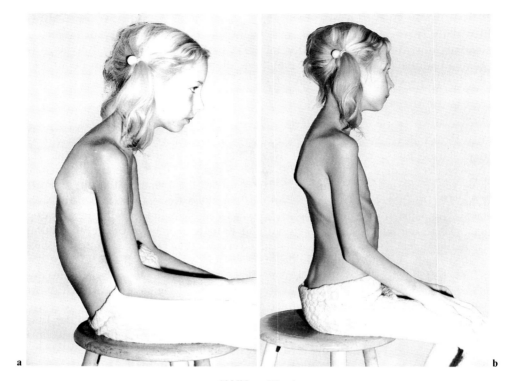

a   b

Abbildung 76 a, b
Haltung der Halswirbelsäule in Abhängigkeit von der eingenommenen Sitzposition.
a Lockere, **b** aufrechte Sitzhaltung

5.7 Bedeutung der aktiven Muskelkräfte

Die bisherigen Erörterungen sollten zeigen, welche Veränderungen der Körperform beim Sitzen auftreten und an welche anatomischen Voraussetzugnen von seiten des Skelettsystems und des Gelenk- und Bandapparats sie gebunden sind.
Beckenkippung und Beweglichkeit der Wirbelsäule ergänzen sich nach dem Prinzip eines mehrgelenkigen Systems. Eine umfassende Beurteilung der Biomechanik
des Sitzens ist aber nur dann möglich, wenn man die Rolle der Rumpfmuskulatur,
die beim Zustandekommen der Haltungsänderungen mitspielt, berücksichtigt.

5.7.1 Klinische Befunderhebung

Die Stellung des Beckens wird durch überwiegend passive Mechanismen, vor
allem durch die Schwerkraft, gesteuert. Dabei ist die Muskulatur von untergeordneter Bedeutung. Das betrifft speziell die Beckenaufrichtung, wobei man im Sitzen
besser von einer Rückdrehung spricht. In Wahrheit handelt es sich ja um eine
Rollbewegung um die kufenförmig gestalteten Sitzbeinhöcker. Zu passiven Züge-

lungen werden die entsprechenden Muskelschlingen aber sehr wohl herangezogen. Das gilt vor allem für die ischiokrurale Muskulatur. Seit H. von Meyer (1867) wird die Ansicht vertreten, daß diese die Sitzbeinhöcker nach ventral zieht und damit die Neigung der Kreuzbeindeckplatte beeinflußt. Man kann sich sehr leicht davon überzeugen, wenn man einen gesunden Erwachsenen beim Sitzen mit gestreckten Beinen beobachtet. Durch die Streckung in den Kniegelenken sind die ischiokruralen Muskeln an der Rückseite des Oberschenkels voll gespannt. Eine weitere Entfernung von Ursprung und Ansatz ist im allgemeinen nicht möglich. Bekanntlich kann ein Erwachsener auch ohne Training beim Sitzen auf dem Boden mit ausgestreckten Beinen den Rumpf gerade aufrichten. Er kann sich auch etwas vorneigen. Die Fußspitzen wird er in dieser Position allerdings nicht erreichen. Eine bekannte Dehnungsübung ist es, mit erhobenen Armen soweit nach vorn zu gelangen, daß die Füße gerade erreicht werden. Analysiert man die Beckenhaltung, erkennt man, daß die Rückdrehung bestehen bleibt. Wir haben das im Röntgenbild überprüft. Die Neigung der Sitzbeintangente beträgt dann etwa 60°. Hier ist der Beckensockel also durch die passiven Eigenschaften des Muskels in einer Aufrichtung festgestellt. Beim Sitzen auf einem Stuhl werden die Kniegelenke stets mehr oder weniger gebeugt gehalten, die ischiokrurale Muskulatur ist also entspannt. Sie kommt hier für eine passive Zugwirkung am Becken nicht in Frage. Auch die Gesäßmuskulatur spielt dafür keine wesentliche Rolle. Im Sitzen weichen die Züge des Glutaeus maximus nach lateral, so daß die Sitzbeinhöcker ohne Unterpolsterung durch Muskulatur auf dem Sitzbrett aufliegen. Die Beckenrückdrehung erfolgt also rein passiv, und zwar aus statischen Gründen.

In der vorderen Sitzhaltung wird das Gewicht des Oberkörpers je nach Grad der Vorneigung über die Bauchblase auf die Oberschenkel übertragen. Der intraabdominelle Druck ist bei dieser Sitzhaltung erhöht. Bei erschwerter Stuhlentleerung zum Beispiel krümmt sich der Patient in einer vorderen Sitzhaltung zusammen und verstärkt auf diese Weise die Wirkung der Bauchpresse. Die Defäkation wird so möglich. Außerdem wird die Exspiration forciert, weil die unter erhöhtem Druck stehenden Eingeweide das erschlaffte Zwerchfell nach oben in den Thoraxraum drücken. Eine forcierte Inspiration ist dagegen nicht mehr zu erreichen. Dazu ist es notwendig, die Wirbelsäule zu strecken, d.h. den Bauchdruck zu reduzieren. Dann kann das Zwerchfell nach abwärts bewegt werden, so daß die inspiratorischen Reserven ausgenutzt werden können.

In der hinteren Sitzlage verhindert fast ausschließlich die Reibung das Vorrutschen des Gesäßes. Man kann das deutlich spüren, wenn man auf einer glatten Unterfläche sitzt. Unterstützt wird die Stabilisierung des Gesäßes, d.h. des Bekkens, durch den Gegendruck der sich am Boden abstemmenden Beine.

Die Beckenstellung wird in der hinteren Position überwiegend durch passive Kräfte bedingt. Die Sicherung der Position dagegen ist bei der europäischen Art zu sitzen zum größten Teil aktiven Muskelkräften übertragen, wenn nicht passive Einrichtungen wie Lehnen, Sitzpolster usw. einen Teil der Arbeit übernehmen. Man kann durch eine geeignete Beckenbettung jede denkbare Stellung des Beckens, sei es in Kippung oder Aufrichtung, fixieren. Dabei muß die Beckendrehung aber direkt beeinflußt werden. Ein Angreifen an der Lendenwirbelsäule ist erst sekundär wirksam, d.h. es müssen zum Schluß der Kraftübertragung Muskeln eingesetzt werden.

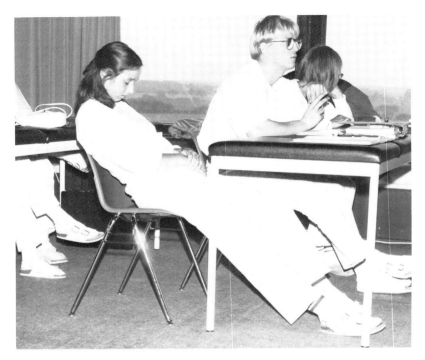

Abbildung 77
Totalkyphose der Wirbelsäule bei „Nickerchen" auf dem Stuhl

   Die Haltung des Rumpfs ist ohne Zuhilfenahme der statische Arbeit leistenden
Muskulatur nicht denkbar. So rutscht der Betrunkene oder der Schlafende von
einem lehnenlosen Stuhl, wenn jede Muskeltätigkeit ausgeschaltet ist. Stehen von
außen angreifende Kräfte nicht zur Verfügung, sinkt der Körper nach vorn oder
nach der Seite um. Beobachtet man einen im Sitzen schlafenden Menschen, z. B.
bei einem „Nickerchen" auf einem Stuhl, dann fällt stets die starke Totalkyphose
der Wirbelsäule auf (Abb. 77). Auch die Halswirbelsäule weist in diesen Fällen
eine totale nach dorsal konvexe Krümmung auf, der schwere Kopf sinkt nach
vorn, gelegentlich wohl auch zur Seite bis er durch Anspannung der passiven Halteapparate eine Stabilisierung erfährt. Daß dabei auch die Muskulatur herangezogen wird, versteht sich von selbst. Die Muskeln sind dann aber nicht aktiv tätig,
sondern wirken als passive Zügelung.
   Der Rumpf sucht beim Schlafen in der beschriebenen Position an der Lehne
eine äußeren Halt. Das Gesäß ist meist stark vorgeschoben. Dadurch sind die Voraussetzungen für die maximale Rückdrehung des Beckens geschaffen. Es scheint
in der Tat so eine Haltung erreicht, in der die Stabilisierung der Wirbelsäule ganz
durch den Bandapparat übernommen wird.

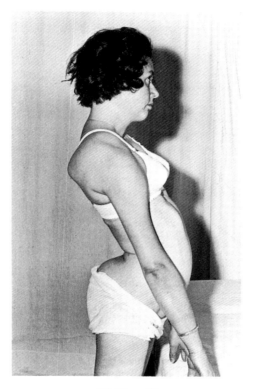

Abbildung 78
Extreme Beckenkippung nach Ausfall des Glutaeus maximus bei progressiver Muskeldystrophie

Aus der Kyphosierung im Sitzen ist eine Aufrichtung zur Lordose möglich. Dies gilt mit der Einschränkung, daß zwei Voraussetzungen gegeben sind. Die eine Voraussetzung ist die Beckenkippung. Sie darf nicht behindert sein, wie z. B. bei Hüftversteifung. Dann ist eine Aufrichtung in Lordose, d. h. die Kippung des Beckens nicht möglich. Das gleiche gilt für Versteifungen der Lendenwirbelsäule durch reflektorische muskuläre Blockierungen. Ein typisches Beispiel dafür ist der Bandscheibenvorfall. Auch bei organischen, meist entzündlichen Gelenkprozessen wird ähnliches beobachtet.

Zum anderen sind zur Erreichung der Lordose stets aufrichtende Kräfte der Muskulatur, die gegen die senkende Schwere wirken müssen, nötig. Kann diese Muskelarbeit nicht geleistet werden, so bleibt die Wirbelsäule in Kyphosierung. Das gilt auch dann, wenn das Becken gekippt werden kann. Den Einfluß der Muskelkräfte kann man am besten erkennen, wenn man Studien an der negativen Extremvariante durchführt, an Patienten, die an mehr oder minder ausgedehnten Lähmungen der Stammmuskulatur leiden.

Besonders deutlich wird der Einfluß der Beckenstellung auf die Form der Wirbelsäule beim Ausfall der hüftstreckenden Muskulatur im Stehen (Abb. 78). Es handelt sich dabei vor allem um den

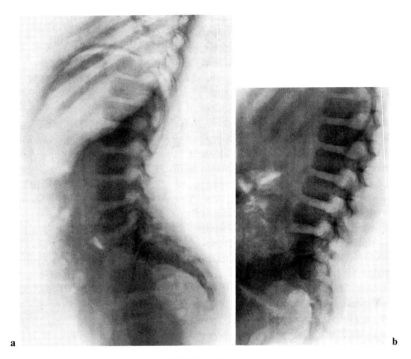

a   b

Abbildung 79 a, b
Röntgenbild der Lendenwirbelsäule bei 9jährigem Jungen mit progressiver Muskeldystrophie.
a Im Stehen, **b** im Sitzen

Funktionsausfall des M. glutaeus maximus. Bei der Patientin liegt ein Endzustand einer progressiven Muskeldystrophie vor. Die Gesäßmuskulatur hat die Kontraktionskraft weitgehend eingebüßt, die Beinmuskulatur ist noch funktionstüchtig. Deswegen ist die Patientin durchaus in der Lage zu stehen. Durch den Wegfall der Glutaealmuskulatur kann das Becken aber nicht gehalten werden, es fällt in eine extreme Kippung. Dadurch wird das Kreuzbein auf einem Kreisbogen nach kranial und ventral gebracht. Es nimmt eine Horizontalstellung ein. Die starke Beckenkippung bedingt aus statischen Gründen die maximale Lordosierung der Lendenwirbelsäule. So erscheint ein extremes „Hohlkreuz".

Im Fall eines 9jährigen Jungens mit einer progressiven Muskeldystrophie ist diese extreme Einstellung noch nicht vorhanden (Abb. 79). Immerhin zeigt die Röntgenaufnahme im Stehen auch eine stärkere Kippung des Beckens, erkennbar an der mehr horizontalen Einstellung des Kreuzbeins. Dadurch sind die unteren Lendensegmente in Lordose gebracht. Die mangelnde Aktivität und Leistungsfähigkeit des Erector spinae im Lendenbereich ruft aber eine Kyphosierung am Dorsolumbalübergang hervor. So entsteht das Bild der dorsolumbalen Kyphose, sie ist hier ausschließlich durch den Ausfall der aufrichtenden Muskulatur bedingt. Im Sitzen gleicht sich die Fehlhaltung völlig aus, durch die passive Rückdrehung des Beckens kommt das Kreuzbein in eine mehr vertikale Einstellung. Insgesamt resultiert eine Totalkyphose der Lendenwirbelsäule. Es zeigt sich, daß die Beweglichkeit in den Lendensegmenten frei ist, denn die Umkrümmung gelingt mühelos. Dieses Bild demonstriert eindrucksvoll die Rolle der aufrichtenden Muskulatur für das Zustandekommen des Haltungsbilds. Besonders bedeutungsvoll ist die völlige passive Umkrümmung im Sitzen, die allein aus statischen Gründen erfolgt.

In ähnlicher Weise ist das Röntgenbild eines 11jährigen Jungen zu werten, der im Alter von 9 Jahren an einer Kinderlähmung erkrankt war. Bei der Untersuchung fand sich noch eine Parese

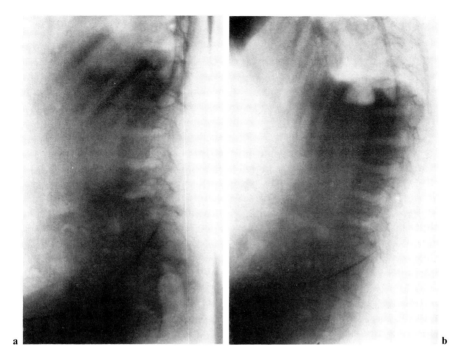

a   b

Abbildung 80 a, b
Röntgenbild der Lendenwirbelsäule eines 11jährigen Jungen im Sitzen.
a Aufrechte, **b** lockere Sitzhaltung

beider Beine sowie eine Schwächung der Rücken- und Bauchmuskulatur. Die Gesäßmuskulatur war nicht völlig ausgefallen, doch ist die Schwächung des Glutaeus beidseits deutlich gewesen. Wie die Röntgenaufnahmen zeigen (Abb. 80), reicht offensichtlich die Kraft der Rückenstrecker nicht aus, um den kyphotischen Bogen der Lendenwirbelsäule ganz aufzurichten. Die Beckenrollung, in Gang gesetzt durch den M. iliopsoas und die Spinamuskulatur, nimmt wohl mit dem Kreuzbein auch die beiden unteren Bewegungssegmente der Wirbelsäule mit. Dadurch geraten aber die Teile der unteren Lendenwirbelsäule in eine lordotische Einstellung, die passiv, eben durch die Beckenrollbewegung, hervorgerufen ist. Das wird bewiesen dadurch, daß die lumbale Kyphose bestehen bleibt, ja sie verstärkt sich noch am Dorsolumbalübergang. So entsteht das Bild eines Sitzbuckels, den man hier fälschlicherweise als rachitisch bezeichnen würde.

Die Mitwirkung der Rückenmuskulatur am Zustandekommen des Haltungsbildes ist unbestritten. Wie in der ausführlichen anatomischen Darstellung gezeigt (s. 2.4.1) ist der Erector spinae aus mehreren Systemen zusammengesetzt. Es ist im einzelnen nicht möglich, die Funktion bestimmter Muskelzüge zu erfassen. Dazu wären aufwendige elektromyographische Untersuchungen vonnöten, die praktisch keine wesentliche Bedeutung für die Klinik hätten. So ist man auf Funktionsprüfungen angewiesen, wobei man in Kauf nehmen muß, daß jeweils das Zusammenspiel von mehreren Muskelgruppen erfaßt wird. De facto spielt das aber keine sehr große Rolle, da beim Normalen von einer leistungsfähigen Muskulatur ausgegangen werden kann. Anders liegen die Verhältnisse, wenn degenerative Veränderungen der Wirbelsäule oder sonstige Störungen im Spiel sind. Dann wären nach dem Vorgehen der manuellen Medizin einzelne Segmentbefunde zu erheben. Für die Beurteilung der Leistungsfähigkeit der Muskulatur ist die einfache Ergometeruntersuchung geeignet. Wir verwenden dazu die statische, mehr aber noch die dynamische Prüfung der Muskelkraft am Krafttrainingsgerät. Hierbei ist man freilich auf die Mitwirkung des Probanden angewiesen. Somit liefert die Untersuchungsmethode zwar individuell zu verwertende Detailbefunde, objektive Aussagen sind aber nicht möglich. Trotz dieser Einschränkung kann man die Funktionsfähigkeit der Stammuskulatur global durch die statischen und dynamischen Prüfungsversuche erfassen. Für den Mediziner wird es daneben stets bedeutungsvoll sein, eventuelle Überlastungsreaktionen der Muskulatur, wie Verspannungen, Myogelosen usw., zu erkennen. Auf die Einzelheiten wird unter 8.2.2 hingewiesen. In diesem Zusammenhang, wo es darum geht, den Einfluß der Muskulatur beim Zustandekommen bestimmter Sitzhaltungen zu erfassen, genügt es, auf grobe Zusammenhänge hinzuweisen. Wie Janda (1971) zu Recht anführt, ist aber die einzige Methode, die zum Studium der Koordination und Steuerung der Motorik zur Verfügung steht, die Elektromyographie.

5.7.2 Elektromyographische Untersuchungen

Während die Elektromyographie der Gliedmaßenmuskeln ziemlich leicht und unkompliziert ist, gestaltet sich die Untersuchung der Rückenmuskulatur recht schwierig. Eine Untersuchung der tiefen Rückenmuskeln, vor allem des medialen Strangs, ist kaum möglich. Mit Hautelektroden läßt sich eine Elektromyographie hier nicht durchführen, die Nadelelektroden sind außerordentlich schwierig zu plazieren und zudem für Reihenuntersuchungen ungeeignet.

Aus den genannten Gründen haben wir uns entschlossen, an der Methode der globalen Registrierung mittels Hautelektroden festzuhalten. Es kam im übrigen auch nicht darauf an, Aussagen über die objektive Kraftentfaltung zu gewinnen. Auch die Registrierung einer eventuellen peripheren Ermüdung war nicht Ziel der Untersuchung. Es kam vielmehr darauf an zu registrieren, in welchen Regionen bei den verschiedenen Haltungen vermehrt statische Arbeit zu leisten ist. Die Auswertung der Befunde ist ohne Zweifel schwierig; immerhin haben uns die Untersuchungen zu objektivierbaren Folgerungen geführt.

Die elektromyographischen Registrierungen wurden auf einem lehnenlosen Stuhl vorgenommen. Dies geschah vor allem deswegen, weil dann der Einfluß der muskulären Tätigkeit auf die jeweilige Position rein zur Darstellung kommt. Verfälschungen durch Benutzungen von Lehnen oder sonstigen Hilfsmitteln sind nicht zu erwarten.

Daß das Sitzen auf einem lehnenlosen Stuhl nicht eine wirklichkeitsfremde, für Laboruntersuchungen genutzte Haltung ist, zeigt die tägliche Beobachtung. Wir haben seit Jahren Schreibkräfte, aber auch andere Sitzberufler beobachtet, die wegen Kreuz- oder Schulter-Nacken-Schmerzen in Verbindung mit Brachialgien die Sprechstunden aufsuchten. Bei der kritischen Analyse der im Büro tatsächlich eingenommenen Haltung vor dem Arbeitstisch war von vielen mitgeteilt worden, daß sie die Rückenlehne an ihren Bürostühlen nur in geringem Umfang benutzen.

Das Schreibmaschinenschreiben erfordert ja eine überwiegend aufrechte oder vordere Sitzhaltung. Dabei wird von vielen Schreibkräften das Gesäß auf der Sitzfläche weit nach vorn geschoben, so daß eine Kyphose der Wirbelsäule entsteht, auch wenn eine Lehne am Bürostuhl vorhanden ist. Die Sitzhaltung auf dem lehnenlosen Stuhl entspricht also in Wahrheit wesentlich eher den tatsächlichen Verhältnissen als die lordotische Haltung, die vor allem von Büromöbelherstellern häufig angepriesen wird.

Lundervold hat 1951 bei einer ähnlichen Themastellung ebenfalls Untersuchungen auf lehnenlosen Stühlen bevorzugt. Zur Beantwortung der gestellten Frage, war dieses Verfahren auf jeden Fall zu bevorzugen. Die elektromyographischen Untersuchungen sollten uns Aufschlüsse über die tatsächlich geleistete aktive Arbeit der Schulter-Nacken-Muskulatur geben. Außerdem war die Beanspruchung der Lendenmuskeln in verschiedenen Sitzhaltungen von Interesse. Es kam uns von vornherein nur auf die quantitativen Unterschiede der Muskelaktivität an, eine qualitative Auswertung des Kurvenbilds war nicht beabsichtigt und ist deswegen auch unterblieben.

Untersuchung bei verschiedenen Sitz- und Kopfhaltungen

Methode

Die Untersuchungen wurden an 36 Personen durchgeführt, 5 Männer und 29 Frauen im Alter von 17–59 Jahren und 2 Kinder, nämlich ein Junge von 13 Jahren und ein Mädchen von 9 Jahren. Von den Erwachsenen zeigten 17 Beschwerden im Schulter-Nacken-Bereich nach Art eines zervikalen Reizsyndroms bei einer bestehenden Osteochondrose der Halswirbelsäule bzw. bei einer Chondrose. Im einzelnen waren bei 8 Stenotypistinnen Brachialgien vorhanden, bei den restlichen 9 standen Schulter-, Nacken-, Kopfschmerzen im Vordergrund des klinischen Bildes. In 4 Fällen fand sich eine chronische Lumbalgie: Ein Patient im Alter von 53 Jahren litt an einer Spondylarthritis ankylopoetica Bechterew. Ein 17 Jahre alter Patient stand wegen einer Scheuermann-Adoleszentenkyphose in Behandlung. Die anderen beiden klagten über Überlastungsbeschwerden nach längerem Sitzen am Lumbosakralübergang. Die restlichen 13 Personen waren gesund und wurden zu Vergleichszwecken herangezogen. Es kam darauf an festzustellen, ob bei überwiegend myalgischen Beschwerden Abweichungen im Elektromyogramm zu erkennen waren.

Von jeder Versuchsperson wurden in 5 verschiedenen Sitzhaltungen elektromyographische Kurven aufgezeichnet. Diese 5 Haltungen wurden dadurch nochmals unterteilt, daß zuerst eine Ableitung bei aufrecht gehaltenem Kopf mit horizontal gestellter Sehachse erfolgte. Anschließend wurde eine zweite Registrierung bei Senkung des Kopfs wie zum Schreiben und Lesen durchgeführt. Hierbei mußte darauf geachtet werden, daß der Kopf nicht in eine Ruhehaltung sinkt, die dann gegeben ist, wenn das Kinn auf die Brust fällt. Dann wären nämlich, wie weitere elektromyographische Untersuchungen gezeigt haben, die Halteleistungen passiv, d. h. es wird die Spannung des Lig. nuchae herangezogen. Elektrische Aktivitäten in der zunächst zu exzentrischer Haltearbeit gezwungenen Nackenmuskulatur bestehen dann nicht mehr.

Auf die beschriebene Weise kamen wir zu insgesamt 10 Positionen, die von jeder Versuchsperson eingenommen wurden. Sie sind im folgenden als Position P1 bis P10 bezeichnet (Abb. 81).

P1: Die Haltung entspricht einer mittleren aufrechten Sitzhaltung. Der Oberkörper ist aufgerichtet, das Becken steht in Mittelstellung zwischen Kippung und maximaler Aufrichtung, die Muskulatur des Stamms ist nicht wesentlich angespannt, die Haltung ist ausbalanciert, die Oberarme hängen – wie bei den übrigen Positionen auch – locker herab, die Unterarme sind entspannt, der Blick geht gerade aus.

P2: Bei gleicher Haltung des Rumpfs und der Arme wird der Kopf gesenkt, der Blick ist dabei etwa auf die Kniegelenke gerichtet.

P3: Die Haltung entspricht der maximalen Lordosierung. Durch Anspannung der entsprechenden Muskelpartien des Erector spinae ist das Becken gekippt. Nunmehr entsteht eine Lendenlordose. Wenn auch auf passive Korrekturen verzichtet wurde, ist die Endposition der Haltung, wie bei den Sitzkurven und bei der Anfertigung von Röntgenaufnahmen, erreicht. Die Arme hängen auch in dieser Position locker, der Blick ist geradeaus gewandt.

P4: Die Haltung ist unverändert. Die Lendenlordose wird beibehalten, das Becken ist gekippt. Der Unterschied gegenüber P3 besteht darin, daß der Kopf gesenkt wird, so daß der Blick wieder auf die Kniegelenke gerichtet ist.

P5: Diese Position entspricht der Ruhehaltung. Das Becken ist so weit zurückgedreht, daß eine maximale Kyphosierung erfolgt. Die Haltung ist in sich stabilisiert. Der Rücken bildet eine totale Kyphose, der Kopf ist so weit aufgerichtet, daß die Sehachse in die Horizontale fällt, die Arme hängen wie in den übrigen Positionen locker herab.

P6: Es handelt sich ebenfalls um die Ruheposition; der Kopf wird im Gegensatz zu P5 so weit gesenkt, daß der Blick auf die Kniegelenke gerichtet ist.

P7: In aufrechter Haltung des Oberkörpers, also in Mittelstellung zwischen maximaler Lordosierung und maximaler Kyphosierung, ist das rechte Bein über das linke Bein geschlagen. Obwohl keine besondere Aufforderung an die Probanden erfolgte, ist die Haltung aufrechter als in der Ruheposition. Der Blick geht geradeaus.

P8: Bei gleicher Körperhaltung ist das rechte Bein über das linke geschlagen, der Kopf wird so gesenkt, daß der Blick auf die Kniegelenke gerichtet ist.

P9: Das linke Bein ist über das rechte geschlagen, die Wirbelsäule verbleibt in einer Mittelstellung zwischen maximaler Kyphosierung und Lordosierung. Im ganzen resultiert, wie in der vorhergehenden Position, eine Kyphosierung der Brustwirbelsäule, der Bogen ist gegenüber der Ruhehaltung deutlich schwächer ausgebildet, der Blick geht geradeaus.

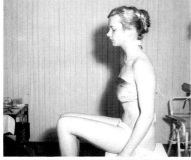

P 1

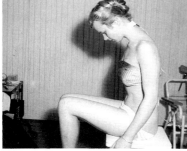

P 2

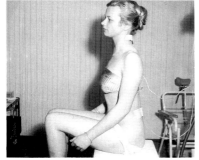

P 3

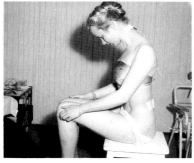

P 4

Abbildung 81
Sitzpositionen P1–P10 und elektromyographische Kurven (*oben* Hals-, *unten* Lendenmuskulatur)

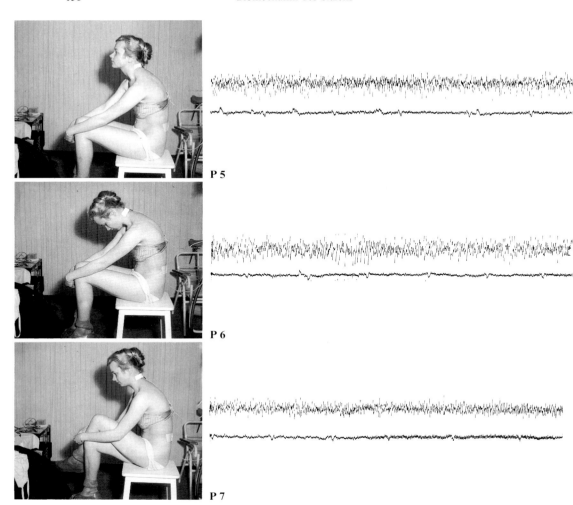

P 5

P 6

P 7

P 10: Die Rumpfhaltung ist unverändert, der Kopf wird gesenkt, der Blick richtet sich wiederum auf die Kniegelenke.

Die Sitzhaltungen mit ungerader Zahl entsprechen also einer Haltung mit geradeaus gerichtetem Kopf, während bei gerader Zahl der Kopf mit Blick auf die Kniegelenke gesenkt ist.

Die Kurven geben die elektrischen Entladungen bei einer willkürlichen Muskeltätigkeit wieder. Wir haben im allgemeinen darauf verzichtet, maximal innervieren zu lassen. So ist das bei maximaler Willkür zu erwartende Interferenzmuster nur selten zur Darstellung gekommen. Wir erreichten im allgemeinen ein Übergangsmuster oder ein gelichtetes Interferenzmuster, das die Aktivität anzeigt. Das Aktivitätsmuster bei maximaler Willkürinnervation gilt als ungefähres Maß

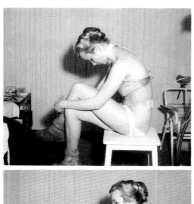
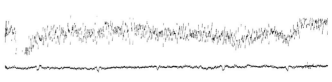

P 8

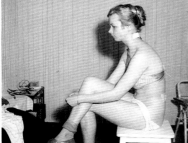
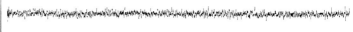
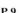

P 9

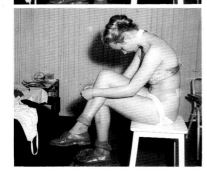
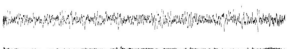

P 10

für die Zahl der rekrutierten motorischen Einheiten. Weil jede Kontraktion der Muskelfaser mit einer Spannungsentladung einher geht, die als Aktionsstrom registriert werden kann, ist bei schwachen Ausschlägen eine geringe motorische Aktivität unter der Elektrode anzunehmen, während eine gesteigerte und frequentere Amplitudenfolge auf eine höhere Aktivität der betreffenden Muskelabschnitte hinweist. Die Kurven lassen also Rückschlüsse auf die jeweilige Muskeltätigkeit zu. Da jede Muskelkontraktion mit einer Stoffwechselsteigerung einhergeht und diese wiederum zur vorzeitigen Ermüdung führen muß, kann man schließlich aus den Aktionsstromkurven auf die zu erwartende Ermüdung schließen. Dann bedeutet aber Erhöhung der Amplitude und Steigerung der Frequenz erhöhte Aktivität des Muskels, gesteigerten Stoffwechsel und damit rasche Ermüdbarkeit. Bei Dauerkontraktionen der Muskulatur, die man besser als Tonuserhöhung

bezeichnet, läßt sich ein Aktionspotential häufig nicht mehr nachweisen. Die Mus-
kelverhärtung, bei der keine Daueraktivität nachgewiesen werden kann, ist darauf
zurückzuführen, daß die Aktin-Myosin-Brücken durch den Wegfall des Weichma-
chereffekts der ATP bestehen bleiben.

Zur Auswertung der erhaltenen Kurven wurde die Amplitudenhöhe der Mus-
kelaktionsströme zusammen mit der Frequenz beurteilt. Für jeden einzelnen Fall,
bei dem Einstellung, Elektrodenlage und Registriergeschwindigkeit konstant blieben, wurde die relative Zu- oder Abnahme des Aktionspotentials bei den jeweiligen Sitzhaltungen erfaßt. Dadurch war ein Vergleich der einzelnen Ergebnisse
möglich, ohne daß darauf geachtet werden mußte, daß die Verstärkung in allen
Fällen gleich war.

Die Auswertung geschah zunächst in der Weise, daß unter den 10 Kurven der
Nacken- bzw. der Lendenableitung die Kurve mit den geringsten Abweichungen
der Amplitudenhöhe von der isoelektrischen Linie gesucht wurde. Desgleichen
wurde die Frequenz bewertet. Häufig war bei Position 5 im Lendenbereich die
geringste Aktivität zu erkennen. Bei der gewählten Verstärkung war in dieser Position bei über der Hälfte aller Fälle überhaupt keine Gipfel- oder Wellenbildung
nachzuweisen. Die isoelektrische Linie wurde nur gelegentlich durch das typische
EKG-Kurvenbild unterbrochen.

Später haben wir alle 10 Positionen ausgewertet. Dabei haben wir Kurvenfor-
men mit einem eben angedeuteten Ausschlag nach oben und unten als schwache
Aktivität bezeichnet. War ein deutlicher Ausschlag im Kurvenbild in rascher Frequenz vorhanden, dann wurde von einer starken Aktivität gesprochen. Fehler, die
sich durch die unterschiedliche Eichung bei den einzelnen Versuchspersonen ein-
schleichen könnten, wurden durch dieses Vorgehen von vornherein vermieden. Es
kam uns im übrigen nur darauf an festzustellen, in welcher Sitzposition bei den
meisten Versuchspersonen eine gesteigerte und bei welcher eine geringere Muskelaktivität vorhanden war.

Ergebnisse

Die Häufigkeit der beiden Aktivitätsstufen von Hals- und Rückenmuskulatur in
den 10 Sitzhaltungen ist in Tabelle 10 zusammengefaßt.

Klarer als aus der Tabelle ergibt sich aus dem Diagramm, daß bei den Positionen 3 und 4, also bei Sitzhaltungen in Lordose, bei der Mehrzahl der Versuchspersonen eine gesteigerte Aktivität im Lendenbereich nachzuweisen ist (Abb. 82).
Dies ist darauf zurückzuführen, daß zur Kippung des Beckens der Erector spinae
im Lendenbereich vermehrt aktive Arbeit zu leisten hat. Das Becken wird schließlich gegen die Schwere angehoben. Andererseits ergab sich bei der lockeren hinteren Sitzhaltung eine geringe Muskelarbeit im Lendenbereich. Diese Ergebnisse
stimmen mit den Untersuchungsbefunden von Lundervold (1951) überein.

Die Aktivität der Halsmuskulatur war in allen Fällen stärker als die der Lendenmuskulatur. Dabei zeigte sich, daß in der aufrechten Sitzhaltung die Kurven
über dem Trapezius weniger Entladungen aufwiesen als in den erschlafften Sitzhaltungen und daß beim Blick geradeaus die Aktivität unter der in Positionen mit
gesenktem Blick bleibt. Dies bestätigt die Auffassung, daß beim Menschen die

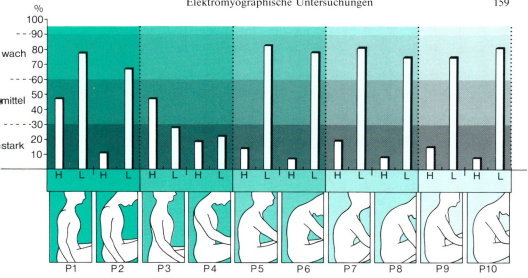

Abbildung 82
Diagramm der Muskelaktivitäten in verschiedenen Sitzpositionen.
Ordinate: relative Häufigkeit gesteigerter oder frequenterer Entladungen;
H Hals-, *L* Lendenmuskulatur

Tabelle 10
Aktivität der Hals- und Nackenmuskulatur bei der elektromyographischen
Untersuchung von 36 Personen

Sitzposition	Aktivität der Halsmuskulatur		Aktivität der Lendenmuskulatur	
	Stark	Schwach	Stark	Schwach
P 1	19	17	8	28
P 2	34	2	12	24
P 3	19	17	26	10
P 4	29	7	28	8
P 5[a]	30	5	5	30
P 6[a]	33	2	7	28
P 7	29	7	7	29
P 8	33	3	9	27
P 9	31	5	9	27
P 10	33	3	7	29

[a] In Position 5 und 6 wurden nur 35 Kurven ausgewertet, da bei einem
Patienten mit Bechterew-Krankheit keine Kurven abzuleiten waren.

ligamentären Hemmungen des Lig. nuchae im ganzen ungenügend sind und der
Kopf beim Blick nach unten durch statische Muskelarbeit mitgehalten werden
muß. Eine Entspannung tritt, wie spätere Untersuchungen gezeigt haben, erst
dann ein, wenn der Kopf völlig nach vorn geneigt ist, so daß das Kinn die Vorderseite des Rumpfs im Sternalniveau erreicht.

Die Senkung des Kopfs, d.h. die Einschränkung des Gesichtsfelds, wie sie zum Lesen und Schreiben notwendig ist, stellt muskelphysiologisch betrachtet eine ungünstige Haltung dar. Interessant ist die starke Muskelaktivität im Bereich der Halsmuskulatur in hinterer entspannter Ruhelage der Position 5 mit Blick geradeaus. Analysiert man die Haltung, erkennt man, daß die Halslordose, welche bei der Totalkyphose von Brust- und Lendenwirbelsäule zwangsläufig entsteht, durch vermehrte Anspannung der Muskulatur im Nackenbereich zu halten ist. Bei der Sitzhaltung mit übergeschlagenen Beinen ist die Nackenaktivität ebenfalls erheblich.

Nach den elektromyographischen Untersuchungen ist für Hals- und Rückenmuskulatur zusammengenommen die günstigste Position erreicht, wenn die Wirbelsäule insgesamt ausgewogen eingestellt wird, d.h. wenn die Biegungen nicht nach der extremen Seite verschoben sind. Entsprechend war die Position P1 am günstigsten. Diese Haltung erinnert, was die Wirbelsäulenform betrifft, an die Lotosstellung des Yogi, eine Sitzhaltung, in der die Wirbelsäule in sich gestreckt ist und gerade ausbalanciert werden kann. Weil die Elektromyographie Aktionspotentiale mißt, nicht aber Verhärtungen erfassen kann, ist bei Patienten mit Zervikalsyndrom grundsätzlich ein gleicher Kurvenverlauf gefunden worden wie bei gesunden Vergleichspersonen. Dies ist deswegen bemerkenswert, weil alle Erkrankten stärkere muskuläre Verspannungen aufwiesen, die vor allem den oberen Trapezius betrafen, aber auch im Bereich der langen Halsmuskeln nachzuweisen waren.

Untersuchung bei verschiedenen Sitz-, Kopf- und Armhaltungen

Methode

Die elektromyographischen Untersuchungen wurden an 50 gesunden Schülern und Schülerinnen der Krankengymnastikschule in Frankfurt am Main überprüft. 29 der Probanden waren weiblich, 21 männlich. Sie standen im Alter zwischen 18 und 41 Jahren. Die Ableitung mit Hautelektroden erfolgte diesmal 2,5 cm lateral der Mediallinie in Höhe des 7. Halswirbels, in der Mitte der Skapula und an der Skapulaspitze. Abgeleitet wurde in 6 verschiedenen Positionen, dabei wurde nach der Haltung der Arme unterschieden. Die Ausgangsposition war die ausgewogene aufrechte Haltung mit Blick geradeaus und aufgelegten Armen. In der zweiten Position erfolgte bei gleicher Armhaltung eine Kyphosierung des Rumpfes bei Blick geradeaus. In den nächsten beiden Positionen wurde die Armstellung verändert. Die Arme hingen locker am Rumpf herab, die Wirbelsäule war in Position 3 aufgerichtet, in Position 4 kyphosiert. In der Ableitung 5 war der Kopf aufgerichtet, die Arme im Ellenbogen gestreckt. Es wurde in Position 6 eine Haltung eingenommen wie etwa zum Schreibmaschinenschreiben (Abb. 83).

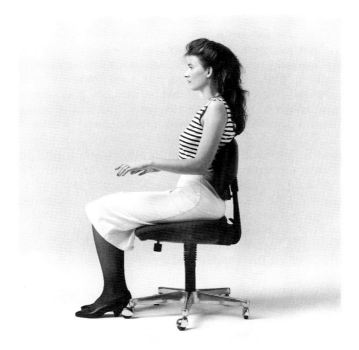

Abbildung 83
Sitzhaltung mit gebeugten Unterarmen. In dieser Position wurde das EMG abgeleitet

Ergebnisse

Über dem unteren Ableitungsort, der Spitze der Skapula, fand sich bei allen aufrechten Haltungen die größte Aktivität. Bei hängenden Armen war die Aktivität jedoch etwas höher als bei aufgelegten. Am niedrigsten waren die Werte bei völliger Kyphose der Rumpfwirbelsäule.

Beim mittleren Ableitungsort zeigten sich etwas weniger deutlich als beim unteren die gleichen Ergebnisse. Bei hängenden Armen war eine höhere Aktivität als bei aufgelegten vorhanden, was wohl auf die Haltefunktion des Trapezius zurückgeht.

Über dem oberen Ableitungsort fand sich die höchste Aktivität in der Ruhesitzhaltung mit der starken Lordose der Halswirbelsäule. Hier war eine Ruheaktivität nachzuweisen. In den aufrechten Sitzhaltungen war die Aktivität am geringsten, trotzdem im ganzen doch sehr stark. Interessant war eine zusätzliche Aktivitätserhöhung beim Einnehmen der Schreibmaschinenhaltung. Dies kann nicht auf die Gewichtserhöhung durch die Arme allein und die damit verbundene vermehrte statische Arbeit zurückgeführt werden. Um die Finger in annähernd senkrechte Stellung zur Tastatur der Schreibmaschine zu bringen, muß der Arm aus der entspannten Normalstellung im Schultergelenk außenrotiert werden. Eine zusätzliche Adduktion der Oberarme führt die Hände näher zueinander. Durch das Anwinkeln der Arme wird ihr Schwerpunkt in den von Ober- und Unterarm gebildeten Winkel verlegt. Soll der Oberarm trotzdem senkrecht gehalten werden, so entspricht dies einer aktiven Anteversion im Schultergelenk. Alle drei Bewegungskomponenten gehen mit einer Aktivitätserhöhung im Trapezius einher. Darauf hat Thoma 1966 hingewiesen. Nach seiner Untersuchung führte die Außenrotation bevorzugt zur Aktivierung der Pars transversa, in geringerem Maße auch der beiden anderen Anteile. Bei der Adduktion wird besonders die untere Portion des Trapezius innerviert, bei der Anteversion sind alle 3 Portionen aktiv. Die Betonung liegt dabei auf den obersten Portionen. Das Zusammenwirken dieser 3 Komponenten erklärt die Aktivitätserhöhung aller 3 Trapeziusanteile, die durch die 3 Ableitungsorte repräsentiert werden. Die Kopfhaltungen wirken sich besonders im obersten Ableitungsbereich aus. Die kleinste Aktivität wurde gefunden, wenn der Kopf locker hängen gelassen wurde, die Kinnspitze also auf dem Brustbein anstieß. Eine mittlere Aktivität war beim Blick geradeaus festzustellen, die größte Aktivität fand sich bei maximaler Lordosierung der Halswirbelsäule.

Nach dem Ergebnis dieser Messungen tritt bei geneigter Kopfhaltung eine zu rascher Ermüdung führende Anspannung der Rückenmuskulatur ein. Sie ist besonders ausgeprägt im Bereich des Nackens. So sind bei Kindern häufig auftretende Kopfschmerzen verbunden mit Antriebsschwäche oder Unlust zum Schulbesuch die Folge.

5.8 Einfluß der veränderten Statik

5.8.1 Unterstützungsflächen des Rumpfs beim Sitzen

Die Form der Wirbelsäule im Sitzen hängt wesentlich von den statischen Erfordernissen ab. Es kommt darauf an, den Massenschwerpunkt des Rumpfs über die Unterstützungsfläche zu bringen. Diese wird beim Sitzen von den beiden Sitzbeinhöckern und den sie umgebenden Weichteilen nach dorsal begrenzt. Die Röntgenuntersuchungen haben gezeigt, daß in normalen Sitzhaltungen das Steißbein bzw. das Kreuzbein nicht direkt mit dem Sitz in Berührung kommt. Zur Bestimmung der Unterstützungsfläche haben wir Transversalschichtbilder angefertigt (Abb. 84). Die Untersuchungen ergaben, daß bei allen entspannten Sitzhaltungen die Basis der Wirbelsäule, nämlich die Kreuzbeindeckplatte, dorsal von den Tubera ossis ischii liegt. Soll der Rumpfschwerpunkt über die Tuberlinie gebracht werden, dann muß die Wirbelsäule total kyphosiert werden. Eine andere Möglichkeit ist, das Becken so zu kippen, daß das Promontorium über die Auflagepunkte, die Sitzbeinhöcker, gedreht wird. Dazu ist die Aufrichtung durch aktive Muskelarbeit erforderlich.

Weil im Sitzen die Unterstützungsfläche des Rumpfs größer ist als im Stehen, kann Haltearbeit der Skelettmuskulatur eingespart werden. Dazu kommt, daß der Schwerpunkt der Auflagefläche des Körpers genähert wird, was eine stabilere Gleichgewichtslage als im Stehen bewirkt. Innerhalb der dem Sitz aufliegenden Körperpartien ist die Belastung nicht gleich groß, da die Hauptlast nur über Skelettareale übertragen werden kann.

Bestimmungen der Hauptbelastungspunkte des Körpers innerhalb einer Standfläche sind mehrfach vorgenommen worden. Eingehende Untersuchungen

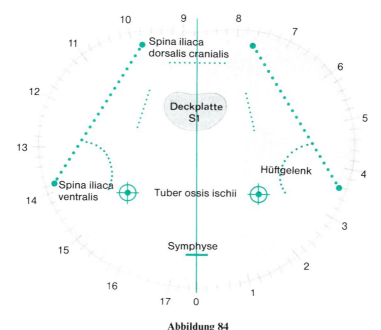

Abbildung 84
Transversalschichtbild nach Büchner (1959) in Höhe von S1

liegen besonders über die Druckbelastungszonen des Fußes vor. Ähnliche Verfahren lassen sich auch für die Sitzuntersuchungen heranziehen. Ollefs hat 1951 dazu Gipsabdrücke gemacht. Brauchbare Ergebnisse waren von dieser Methode aber deswegen nicht zu erwarten, weil der weiche Gipsbrei als plastisches Material verformbar ist und dem Druck zu stark nachgibt. Zur einfachen Registrierung der belasteten Sitzfläche ist die Betrachtung des Gesäßes einer auf einer Glasplatte sitzenden Versuchsperson ausreichend. Eigene Untersuchungen mit dieser Methode haben uns jedoch gezeigt, daß eine Abgrenzung stark oder wenig stark belasteter Areale, etwa aus dem Auftreten einer lokalen Hautanämie, nicht möglich ist. Zudem bietet die Registrierung nicht unerhebliche Schwierigkeiten. Wir haben mit einer anderen Methode rascher, billiger und exakter die Umrisse der Sitzfläche festgestellt.

Methode

Eine Schaumgummiplatte von 50×50 cm Größe wurde mit gewöhnlichem Körperpuder bestreut. Der Puder wurde mit der flachen Hand solange eingerieben, bis keine größeren Rückstände auf der Oberfläche mehr erkennbar waren. Das Kissen hielt nun in seinen Poren soviel vom Pulver fest, daß mehrere Abdrücke ohne erneute Einstreuung hintereinander gemacht werden konnten. Auf die so vorbereitete Schaumgummiplatte wurde die entkleidete Versuchsperson gesetzt.

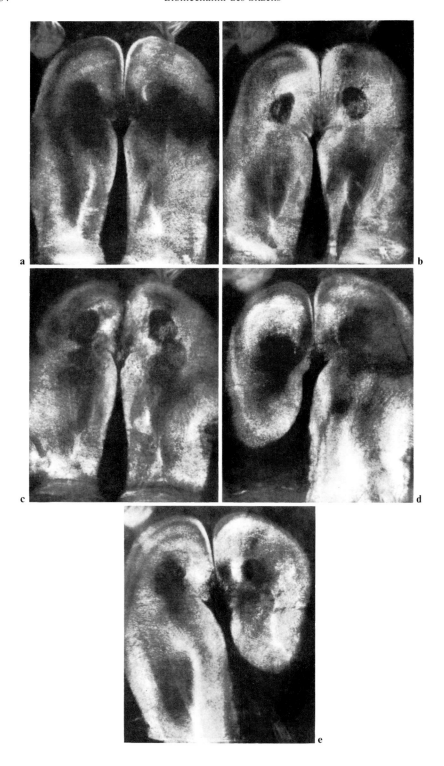

Nach dem Aufstehen haftete der Körperpuder an den Hautbezirken, die direkt aufgelegen hatten. Zum Abdruck setzte sich die Versuchsperson auf ein schwarzes Papier von entsprechender Größe, das neben die Schaumgummiunterlage gelegt worden war. Im Verlauf der Untersuchung wollten wir die Sitzbeinhöcker direkt markieren. Wir haben sie mit einer schnelltrocknenden Creme, z. B. einer gewöhnlichen Zahncreme, bestrichen. Dieses Verfahren hat den Vorteil, daß dadurch kein Schmieren eintritt, der markierte Punkt ist durch Aussparungen des Puderabdrucks leicht zu erkennen (Abb. 85).

Die Untersuchungen wurden in 5 verschiedenen Sitzhaltungen durchgeführt. Dabei waren die ersten 3 Haltungen durch symmetrisches Auflegen der Oberschenkel charakterisiert. In der 1. Position wurde die Versuchsperson aufgefordert mit möglichst totalrundem Rücken zu sitzen, in der 2. Position wurde eine mittlere Streckhaltung, eine Steilstellung der Rumpfwirbelsäule erstrebt, in der 3. Position schließlich war die Lordose bzw. die maximale Beckenkippung erfolgt. In der 4. Position wurde das rechte und in der 5. Position das linke Bein übergeschlagen.

Ergebnisse

Die markierten Sitzbeinhöcker liegen knapp dorsal der queren Gesäßfalte. Sie ist auf allen Abbildugnen gut zu erkennen, denn sie beginnt mit der Einziehung der Kontur im Grenzbereich zwischen Oberschenkel und Gesäß. Die Sitzbeinhöcker rücken schon in aufrechter, mehr noch in vorgebeugter Sitzhaltung an die hintere Peripherie. Dies ist durch die beginnende Abhebung des Gesäßes von der Unterlage bedingt, wenn das Gewicht auf die Unterschenkel und Füße verlagert wird. In der hinteren Sitzhaltung bleiben die beiden Gesäßhälften deutlich voneinander getrennt. Ein Aufliegen des Steiß- oder Kreuzbeins haben wir unter 50 Abdrücken nicht ein einziges Mal beobachten können. In allen Positionen sind die Rückflächen der Oberschenkel in die Belastung einbezogen. Beim Überkreuzen der Beine stellt sich das Becken auf der Unterlage schräg ein. Hierbei wandert der dem übergeschlagenen Bein zugehörige Sitzbeinhöcker nach ventral. Die quere Gesäßfläche ist auf diese Weise leicht verstrichen und auf der belasteten Seite nach hinten verzogen.

Die Sitzabdrücke geben einen guten Hinweis auf die tatsächlich aufliegenden Körperteile. Die markierten Sitzbeinhöcker stellen den der Sitzfläche am nächsten Skeletteil dar. Es war zu erwarten, daß über diesen Punkt die größte Gewichtsbelastung auf den Sitz übertragen wird. Von Bedeutung war aber auch, inwieweit die Rückseite der Oberschenkel, speziell im Bereich der vorderen Stuhlkante, belastet wird.

Abbildung 85 a–e
Pudersitzabdrücke in verschiedenen Sitzpositionen. **a** Hintere, **b** mittlere, **c** vordere Sitzhaltung.
d Rechtes, **e** linkes Bein übergeschlagen

5.8.2 Verteilung der Belastungsdrücke innerhalb der Unterstützungsfläche

Zur Erfassung des tatsächlichen Belastungsdrucks haben wir besondere Druckversuche unternommen. In unserer Untersuchungsreihe haben wir eine etwas komplizierte mechanische Methode angewandt. Es konnten damit aber so einwandfreie Befunde erhoben werden, daß wichtige Folgerungen gezogen werden konnten.

Methode

Ein Sitzbrett von 38,5 cm Länge und 33 cm Breite wurde in 42 Quadrate von je 5,5 cm Seitenlänge, die in 7 Längs- und 6 Querreihen angeordnet waren, unterteilt. Im Mittelpunkt eines jeden Quadrats wurde ein Loch durch das Brett gebohrt. Durch dieses wurde das konische Ansatzstück eines Gummiklistierballons geführt. Die Bällchengröße war so gewählt, daß sich die einzelnen Bällchen auch in maximal komprimiertem Zustand eben nicht berührten (Abb.86). Die Bällchen stammten aus einer Produktionsserie einer Firma. Vor dem Einsetzen wurden sie mit durch Methylenblau angefärbtem Wasser gefüllt. Nach dem Aufbringen der Klistierbällchen wurden die konischen Endstücke mit Gummischläuchen von 150 cm Länge verbunden, diese wiederum waren jeweils an ein Steigrohr von 120 cm Länge und 0,4 cm lichter Weite angeschlossen. Es mußte peinlich darauf geachtet werden, daß das System keine Luft enthielt. Vor der Registrierung wurde darauf geachtet, daß die Steighöhe in allen Röhrchen gleich war und in einer Linie verlief. Wir haben sie als Nullinie definiert. Durch Druck auf das flüssigkeitsgefüllte Bällchen kam es zu einem Ansteigen der Wassersäule im Glasrohr. Auf einem hinter dem Gestell angebrachten Gitternetz mit einer Zentimetereinteilung konnte die jeweilige Steighöhe in Zentimetern abgelesen werden. Zur Umrechnung der Steig-

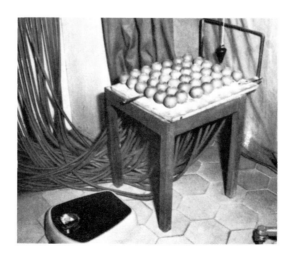

Abbildung 86
Versuchsanordnung zur Druckreliefbestimmung

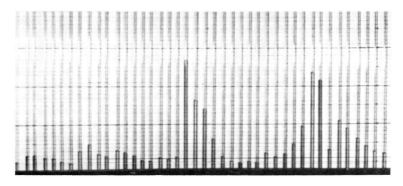

Abbildung 87
Registrierung der Drücke am Ansteigen der Flüssigkeitssäule im Glasröhrchen

höhe in tatsächlich aufgetretenen Druck war eine Eichung notwendig. Die Wahl von Gummibällchen zur Druckmessung ließ nicht erwarten, daß die Steighöhe linear mit der Gewichtsbelastung ansteigen würde. Durch die eigene Spannung des Bällchens ist nur anfangs ein gradliniges Steigen möglich. Bei einer kritischen Gewichtsbelastung, die bei unseren Bällchen bei ca. 3200 g lag, trat eine Verformung des Bällchens ein. Von da an bewirkte eine geringere Mehrbelastung bereits ein starkes Ansteigen. Wir haben zur Auswertung eine Eichkurve angelegt. Mit Hilfe dieser Eichkurve war es möglich, die Steighöhen in den Sitzdiagrammen durch die tatsächlichen Gewichte zu ersetzen.

Zur rechnerischen Auswertung und zur Kontrolle der Ergebnisse war von jeder Versuchsperson vor der Messung das Körpergewicht festgestellt worden. Außerdem wurde während des Versuchs der Gewichtsanteil, der auf die Füße fiel bestimmt. Dazu setzte die Versuchsperson ihre Füße auf eine Personenwaage, die als „Fußschemel" vor dem Untersuchungshocker stand. Im Augenblick der Auslösung des Blitzlichts zur fotografischen Registrierung der Steighöhe in den Röhren las eine Hilfsperson das Gewicht auf der Waage ab. Die gefundenen Werte nach den Messungen auf dem Sitz mußten zusammen mit dem abgelesenen Gewicht auf der Waage das Körpergewicht ergeben (Abb. 87).

Fehlerquellen sind bei dieser Methode vor allem im Material der Gummischläuche und der Gummibällchen zu suchen. Außerdem kann ein seitliches Kanten der Bällchen beim Sitzen zu hohe Meßwerte ergeben. Wir haben darum nur solche Versuche zur Auswertung herangezogen, bei denen die Gewichtssumme mit dem vorher festgestellten Körpergewicht um nicht mehr als 5% differierte.

Die Wägungen wurden in 5 verschiedenen Körperhaltungen durchgeführt. Die Versuchsperson mußte, wie bei den Sitzabdrücken, die Sitzfläche entsprechend ihrer Körperform voll ausnutzen. Dazu ließen wir sie so nahe an den Hocker herantreten, daß die Unterschenkelrückseite die Vorderkante des Sitzes berührte. Hinter dem Stuhl war ein Lot an einem Ständer angebracht und genau auf die Mitte der Rückkante des Stuhles zentriert. Die Körpermittellinie des Probanden wurde im Stehen mit diesem Lot in Übereinstimmung gebracht. Nach dem Hinsetzen blieben die Unterschenkel im Kontakt mit dem Hockervorderrand. Die

Füße standen wie oben angegeben auf einer Waage. Unter diesen Bedingungen wurde der Druckanstieg in den Steigröhren bestimmt. Insgesamt wurden die Druckkurven von 25 Versuchspersonen ausgewertet, die in zurückgeneigter, in aufrechter und in lordotischer Haltung untersucht worden waren. Bei 13 von ihnen wurde auch die Sitzhaltung mit übergeschlagenem rechten bzw. übergeschlagenem linken Bein herangezogen. Die Ergebnisse stützen sich auf die Auswertung von 101 Sitzdruckkurven.

Ergebnisse

Wie nach den Sitzabdrücken bereits zu erkennen war, erfolgt die Hauptbelastung bei der hinteren Sitzhaltung im mittleren und vorderen Drittel beider Gesäßhälften. Entsprechend der anatomischen Lage der Sitzbeinhöcker werden die Randbezirke sowohl nach dorsal als auch nach lateral nur unwesentlich belastet. Das ergibt sich aus den Druckreliefs. Die Druckaufnahme erfolgt in einem Bezirk, der beteutend größer ist, als es den Skelettstrukturen entspricht. Funktionell kann man also auch beim Menschen ein Sitzpolster um die Tubera erkennen. Die Oberschenkel nehmen nur einen sehr geringen Teil der Rumpflast auf (Abb. 88).

In der aufrechten Sitzhaltung ist das Becken um die Tubera ossis ischii nach vorn gedreht. Das kommt im Sitzdiagramm dadurch zum Ausdruck, daß die Sitzfläche deutlich kleiner wird. Am Sitzbild selbst ändert sich nicht sehr viel. Die hauptsächlich lastaufnehmenden Partien, die Sitzbeinhöcker mit ihren umgebenden Weichteilen, werden etwa in gleichem Umfang wie in der hinteren Sitzhaltung beansprucht. Auch hier sind die Seitenteile in die Belastung nur unwesentlich einbezogen.

In der nach vorn geneigten Sitzposition ergibt sich grundsätzlich das gleiche Bild. Interessant ist, daß die meisten Versuchspersonen auf die Aufforderung hin, eine Haltung wie zum Schreiben einzunehmen, zunächst vor allem die Wirbelsäule vermehrt kyphosieren. Gleichzeitig wird das Becken zurückgedreht und die Lendenwirbelsäule dadurch nach dorsal ausgebogen. Die Auswertung unserer Druckkurven hat gezeigt, daß auch dabei, nämlich beim Vorbeugen zum Schreiben, in Wahrheit eine hintere Sitzlage bestehen bleibt.

Beim Vergleich der Gewichtsbelastung zwischen der rechten und der linken Körperseite kommt die Asymmetrie der Haltung deutlich zum Ausdruck, obwohl vor Versuchsbeginn auf eine möglichst gleichmäßige Belalstung beider Körperhälften und der Beine hingewiesen worden war. Die Versuchspersonen wurden außerdem wie beschrieben „eingelotet". Die gleichmäßige Druckbelastung ist im ganzen relativ selten. Von 28 darauf überprüften Patienten saßen nur 8 symmetrisch. Als gleichmäßige Belastung wurde gewertet, wenn die Gewichtsbelastung der rechten Seite etwa derjenigen der linken Seite entsprach. Abweichungen von weniger als 10% wurden nicht beachtet. Bei 17 Probanden, d.h. zwei Dritteln der Gesamtzahl, wurde die linke Seite stärker belastet, 6 hatten mehr die rechte Seite als Unterstützungsfläche des Rumpfs herangezogen. Es liegt nahe, dieses Verhalten mit der Rechtshändigkeit zu erklären. Tatsächlich erfordert ja ein Arbeiten mit dem rechten Arm im Sitzen eine gewisse Verlagerung des Körpergewichts nach links. Nur auf diese Weise kann der arbeitende Arm genügend Spielraum zur

Bewältigung der gestellten Aufgaben bekommen. Bevor aber eventuell voreilige Schlüsse gezogen werden, müßten weitere Untersuchungen in dieser Richtung angestellt werden. Sie haben indes nur akademisches Interesse, weil eine starre Sitzhaltung im Alltag nicht vorkommt. Das dynamische Sitzen erfordert einen ständigen Wechsel der Position, so daß rein statische Überlegungen nicht angebracht sind. Interessant sind die Befunde, die beim Sitzen mit übergeschlagenen Beinen zu erheben sind. Wir haben festgestellt, daß auch bei dieser Art zu sitzen das Körpergewicht in gleicher Weise wie bei aufgelegten Beinen vom Gesäß, das dem übergeschlagenen Bein zugehörig ist, übernommen wird. Daß die Belastung der Rückseite des Oberschenkels reduziert ist, steht fest. Der Gewichtsanteil wird aber nun über ein kleineres Areal dem aufgelegten Oberschenkel mitgeteilt.

Zur Berechnung des Gewichtsanteils, der von den einzelnen Abstützpunkten getragen wird, war es notwendig, die Verteilung des Gesamtgewichts auf die einzelnen Körperabschnitte zu kennen. Wir haben uns bei der Errechnung des Partialgewichts der Zahlen bedient, die von Meyer (1863) angegeben hat. Er greift dabei auf die Untersuchungen von Harless (1857) zurück. Aus diesen Gewichten, die durch Wiegen von Kadaverteilen gefunden wurden, hat von Meyer einfache Verhältniszahlen abgeleitet. Danach entfallen vom Gesamtgewicht des Körpers auf den Stamm, d.h. den Rumpf mit Hals und Kopf und den beiden Armen, zwei Drittel, auf die Beine ein Drittel. Genauer beträgt das Relativgewicht bei einem Körpergewicht von 10000 Gewichtseinheiten für den Rumpf mit Kopf und Armen 6522, für die beiden Beine 3478. Vom Beingewicht entfallen auf die Oberschenkel 2 Teile, auf die Unterschenkel 1 Teil.

Setzt man das ganze als Gleichung an und bezeichnet man das Bein mit B und den Oberschenkel mit O, dann ergibt sich:

$$B = O + \frac{O}{2}$$

Das Rumpfgewicht ist das doppelte des Beingewichts, denn R verhält sich zu B wie 2:1. R ist also $= 2 \cdot$ Beingewicht.

$$R = 2 \cdot \left[O + \frac{O}{2} \right] ; \ R = 3 \, O$$

Das Unterschenkelgewicht U beträgt R:6. Dann ist das Oberschenkelgewicht R:3, da es doppelt so groß ist wie das Gewicht der Unterschenkel. Das Gesamtgewicht G errechnet sich dann:

$$G = R + \frac{R}{6} + \frac{R}{3}$$

$$\text{Das Rumpfgewicht } R = \frac{2 \, G}{3} \qquad\qquad (1)$$

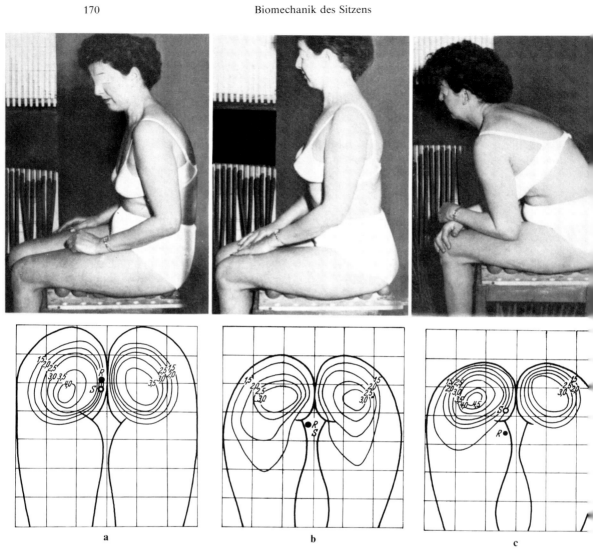

a   b   c

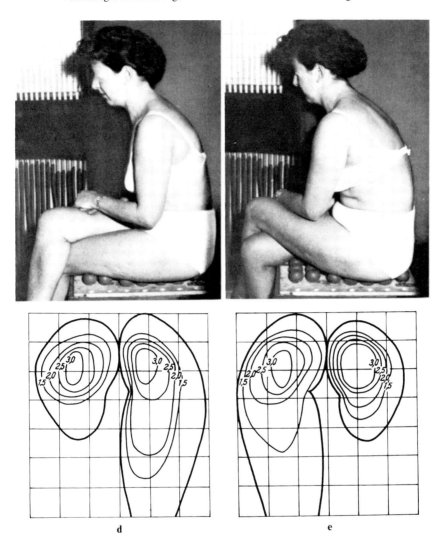

Abbildung 88 a–e
Sitzreliefs in unterschiedlichen Sitzhaltungen. **a** Hintere, **b** aufrechte, **c** nach vorn geneigte
Sitzhaltung, **d** rechtes, **e** linkes Bein überschlagen

Das Gesamtgewicht G kann man auch aus dem Oberschenkelgewicht errechnen:

$$G = 3\,O + O + \frac{O}{2}$$

$$\text{Oberschenkelgewicht } O = \frac{2\,G}{9} \qquad (2)$$

Schließlich errechnet sich das Gesamtkörpergewicht G aus dem Gewicht der Unterschenkel:

$$G = 6\,U + 2\,U + U$$

$$\text{Unterschenkelgewicht } U = \frac{G}{9} \qquad (3)$$

Die Formeln 2 und 3 geben das Gewicht beider Oberschenkel und beider Unterschenkel an. Für das Gewicht eines Oberschenkels gilt dann:

$$\text{Gewicht eines Oberschenkels} = \frac{G}{9},$$

und entsprechend für einen Unterschenkel:

$$\text{Gewicht eines Unterschenkels} = \frac{G}{18}$$

Nach diesen Formeln haben wir die Gewichtsanteile für jede Versuchsperson errechnet.

Wie zu erwarten war, hängt die Gewichtsbelastung der einzelnen Bezirke der Auflagefläche von der Höhe des benutzten Stuhls ab. Aus der Vielzahl der Möglichkeiten, die bestimmt werden durch die Körpergröße, genauer gesagt durch die Beinlänge des Sitzenden und die Stuhlhöhe, kann man 3 Grenzfälle herausgreifen.

Möglichkeit 1: Der Stuhl ist so niedrig, daß das Kniegelenk bei senkrecht aufgestelltem Unterschenkel so hoch über der vorderen Sitzkante steht, daß die Oberschenkel die Sitzfläche nur in ihrem proximalen Anteil berühren. Dann ruht das ganze Gewicht des Rumpfs mit Kopf und Armen auf einem relativ schmalen Areal um die Sitzbeinhöcker. Das Gewicht der Oberschenkel wird je nach dem Grad des Abfalls der Oberschenkelachse gegen das Sitzbrett zum größten Teil von den Sitzbeinknorren aufgenommen, während die Füße das Unterschenkelgewicht und den Rest des Oberschenkelgewichts zu tragen haben.

Möglichkeit 2: Die Oberschenkel liegen der Sitzfläche horizontal auf, die Unterschenkel stehen senkrecht, die Füße berühren voll den Boden. In diesem Fall wird das Rumpfgewicht auf einer breiten Fläche, nämlich dem Tuberareal und der proximalen Oberschenkelrückseite übertragen. Das Gewicht des Oberschenkels lastet ebenfalls noch zum größten Teil auf dem Sitz. Ein Teil wird aber bereits über die Kniegelenke und den Unterschenkel vom Fuß aufgenommen.

Möglichkeit 3: Der Stuhl ist so hoch, daß die Füße den Boden nicht mehr berühren. Während die Gewichtsverteilung des Rumpfs unverändert bleibt, haben die Oberschenkel über den Muskel-Band-Apparat das Gewicht der Unterschenkel und Füße mitzutragen.

In entspannter Sitzhaltung ruht das Oberschenkelgewicht zum größten Teil auf der Unterstützungsfläche des Rumpfs, d. h. nicht auf den Füßen. Diese haben nur das Gewicht des Unterschenkels und den verbleibenden, mehr oder weniger geringen Rest des Oberschenkelgewichts zu tragen. Die Belastung des Fußes durch den Oberschenkel in entspannter Sitzlage, in Totalkyphose, ist um so geringer, je niedriger der Stuhl ist. In unserem Material wurde bei entspannter, total kyphotischer Haltung – das entspricht in der Literatur der sog. hinteren Sitzhaltung – rund 60% des Körpergewichts im dorsal von der queren Gesäßfalte liegenden Bereich aufgenommen. Hier befinden sich die Tuber ossis ischii. Rund 16% des Körpergewichts ruhen in dieser Position auf den Füßen. Die fehlenden 24% lasten auf dem Sitz zwischen Tuberlinie und vorderer Sitzkante. In der aufrechten, gestreckten Sitzhaltung ist das Unterschenkelgewicht stärker auf die Füße übertragen. Das gilt auch für den niedrigen Stuhl. Je steiler aber die Oberschenkel ventral ansteigen, um so geringer ist die Gewichtsbelastung der Füße, denn ein Großteil des Oberschenkelgewichts wird von den Unterstützungspunkten des Rumpfs mitaufgenommen.

Bei der Analyse der verschiedenen Sitzhaltungen, z. B. beim Sitzen mit ausgestreckten Beinen, ändern sich die Belastungsverhältnisse des Tuberpolsters nur unwesentlich. Wie aus den Druckverteilungskurven hervorgeht, bleibt in jedem Fall die Belastung der distalen Oberschenkelanteile gering. Bei unseren Druckuntersuchungen betrug die Belastung pro 44 g/cm². Auch in den Fällen, in denen die Füße völlig entlastet waren, stieg sie nur unwesentlich bis maximal 70 g. Diese Feststellung hat insofern große Bedeutung, als vielfach die Ansicht besteht, daß bei zu hohen Stühlen die Vorderkante des Sitzes die Rückseite der Oberschenkel so erheblich eindrücken kann, daß eine mechanische Kompression der Blutgefäße erfolgt. Dies läßt sich nicht bestätigen, wie auch Durchblutungsuntersuchungen gezeigt haben.

5.8.3 Lage der Rumpfschwerlinie innerhalb der Unterstützungsfläche

Die Druckdiagramme geben ein anschauliches Bild von den Belastungsverhältnissen im Sitzen. Sie ermöglichen es, auch die Basis des Rumpfs, d. h. die Unterstützungsfläche zu erfassen. Man kann aus den Druckdiagrammen ersehen, daß die Sitzbeinhöcker tatsächlich im Verein mit den sie umgebenden Weichteilen den größten Teil der Körperlast aufnehmen. Sie sind in entspannter und aufrechter gerader und in vorgeneigter Sitzhaltung die Hauptunterstützungspunkte des Rumpfs. Nach den Sitzabdrücken und der Festlegung der am meisten belasteten Areale der Sitzfläche muß die Richtigkeit der von Strasser vertretenen Anschauung, daß nämlich das Kreuzbein in der hinteren Sitzhaltung mitbelastet werde, ja

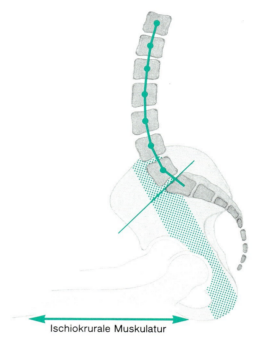

Ischiokrurale Muskulatur

Abbildung 89
Seitliches Röntgenbild im Sitzen bei starker Beckenkippung

den dritten Unterstützungspunkt abgebe, revidiert werden. Diese Behauptung, die auch von Herman von Meyer (1867) geäußert worden war, ließ uns weitere Untersuchungen anstellen. Akerblom hatte 1948 gefunden, daß die Kreuzbeinspitze in vorgesunkener Haltung 15-30 mm und die Steißbeinspitze 10-20 mm über dem Sitzbrett liegen. Wir haben in unserem Material seine Angaben überprüft und konnten seine Ergebnisse im wesentlichen bestätigen. Bei verstärkter Vorneigung des Beckens kommen die perinealen Ränder des Ramus inferior ossis ischii und des Schambeins mit zur Auflage. Erst bei sehr starker Rückneigung, die bei freiem Sitzen ohne Lehne praktisch nicht zu erreichen ist, kann das Kreuzbein der Unterlage so stark genähert werden, daß es zu einem direkten Kontakt kommen kann. Dann ist es aber auch weniger die Kreuzbeinspitze, die belastet wird. Der Rumpf ruht vielmehr auf einem Unterstützungsring, der von den Sitzbeinhöckern und den dort ausgehenden Bändern, den Ligg. sacrotuberalia gebildet wird.

Sehen wir von extremen Fällen mit hochgradigem Hängeleib ab, bei denen das aufgeblähte Abdomen sich direkt auf die Oberschenkel stützt, dann kann die Übertragung der Rumpflast nur über die Hüftgelenke erfolgen. Der Rumpf ruht auf 4 Grundpfeilern gleichsam auf einem Gewölbe, dessen hintere Teile die Sitzbeinknorren und dessen vordere die nach oben ragenden Schenkelhälse und der Hüftkopf bilden. Eine Vorstellung von dieser Konstruktion gibt das seitliche Röntgenbild bei starker Beckenkippung und rechtwinklig gebeugten Kniegelen-

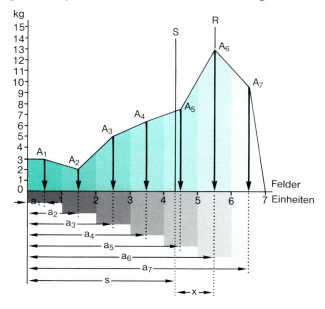

Abbildung 90
Druckdiagramm einer 41jährigen Versuchsperson in erschlaffter Sitzposition

ken (Abb. 89). So ist die ischiokrurale Muskulatur entspannt genug, um die Bekkenkippung zu ermöglichen, andererseits wirkt sie bereits als stabilisierender Faktor.

Aus den gefundenen Druckdiagrammen kann man schließlich den Fußpunkt der Rumpfschwerlinie innerhalb der Unterstützungsfläche berechnen. Die Grundlage für diese rechnerische Bestimmung der Partialschwerpunkte ist von Braune u. Fischer (1890) ermittelt worden. Nach ihren Untersuchungen ergibt sich, daß der Schwerpunkt mit großer Annäherung in der Verbindungslinie der Mittelpunkte zweier benachbarter Gelenke liegt. Außerdem teilt der Schwerpunkt die Entfernung der beiden Gelenkmittelpunkte im Verhältnis 4:5. Er liegt also bei ⁴⁄₉ der Länge des Extremitätenabschnitts von der proximalen Gelenkachse an gerechnet. Wie oben ausgeführt ist das Gewichtsverhältnis zwischen den einzelnen Körperteilen bekannt. Bekannt ist auch das Gesamtgewicht der Bezugsperson durch einfache Gewichtsbestimmung auf der Waage. Es beträgt G kg. Außerdem ist durch Wiegen bestimmt worden, welches Teilgewicht des Körpers von den Füßen aufgenommen wird. Es wird ausgedrückt durch F kg. Zieht man F von G ab, dann erhält man das Gewicht S, das auf der Sitzfläche ruht. Dieses Sitzgewicht muß übereinstimmen mit der Summe der einzelnen mit Hilfe der Gummibällchen bestimmten Auflagekräfte. S ist die Summe der auf den Sitz ausgeübten Kräfte, die für die mathematische Betrachtung durch eine gleich große, im Schwerpunkt der Auflagekräfte angreifende Kraft ersetzt werden kann. Die Auflagekräfte kann man in einem Diagramm darstellen. Dieses kommt so zustande:

Seitlich betrachtet ist das Sitzbrett in 7 Ballonreihen aufgeteilt. Jede Reihe faßt die Drücke von 6 Einheiten zusammen. Durch Addition aller 6 Ballondrücke kommt man zu einem Reihendruckwert. Er ist für die erste Reihe A1, für die zweite Reihe A2, für die weiteren Reihen A3, A4, A5, A6, A7. Die Reihendruckwerte werden in ein Koordinatensystem eingetragen. Auf der Abszisse ist die seitliche Verteilung der Angriffspunkte der Reihendruckwerte, beginnend mit der Vorderkante der Sitzfläche als Nullpunkt, verzeichnet (Abb. 90). Für die Abstände sind willkürliche Einheiten gewählt, wobei eine Einheit dem Abstand zwischen 2 Reihen entspricht. Der Abstand a1 für den ersten Reihendruck A1 ist 0,5 der erwähnten Einheit, da A in der Mitte des Abstandes, also im Zentrum des Bällchens wirksam wird. Entsprechend ist der Abstand a2 für den zweiten Reihendruckwert 1,5. Dann sind a3 = 2,5, a4 = 3,5, a5 = 4,5, a6 = 5,5, a7 = 6,5 Einheiten. Die Lage des Schwerpunkts, in welchem S angreift, wird definiert durch den Abstand s von der Vorderkante der Sitzfläche. Er errechnet sich nach der Momentengleichung:

$$S \cdot s = A1 \cdot a1 + A2 \cdot a2 + A3 \cdot a3 + A4 \cdot a4 + A5 \cdot a5 + A6 \cdot a6 + A7 \cdot a7$$
$$s = \frac{A1 \cdot a1 + A2 \cdot a2 + A3 \cdot a3 + A4 \cdot a4 + A5 \cdot a5 + A6 \cdot a6 + A7 \cdot a7}{S}$$

$$\text{oder } s = \frac{\text{Summe der Auflagekräfte} : (An)}{S \text{ kg}}$$

Nachdem jede Einheit eine Länge von 5,5 cm hat, ergibt sich der Abstand s1 in Zentimetern = s1 · 5,5 cm.

Zur Definition von Kräften sind immer zwei Gleichungsgruppen notwendig. Eine Kräftegleichung und eine Momentengleichung. Die Kräftegleichung, wie sie oben aufgestellt wurde, lautet: S + F = G.

Zur Aufstellung der Momentengleichung ist ein fiktiver Drehpunkt anzunehmen. Um eine einfache Formel zu bekommen, ließen wir den Drehpunkt mit dem räumlichen Angriffspunkt eines der beiden Auflagepunkte zusammenfallen, nämlich mit S. Die Momentengleichung lautet dann:

$$F \cdot (f + s) = R \cdot x + O \cdot \frac{4}{9} \cdot (f + s) + U \cdot (f + s)$$

f = Abstand des Auflagepunkts der Fußkraft, welcher nach Braune u. Fischer in der Mitte des Unterschenkels selbst liegt, von der Vorderkante der Sitzfläche.

Zur mathematischen Vereinfachung wird die Summe f + s in den folgenden Berechnungen ersetzt durch die Strecke b.

x = Gesuchter Abstand des Fußpunkts der Rumpfschwerlinie von dem angenommenen Drehpunkt in S (Abb. 91).

Der Angriffspunkt des Oberschenkelgewichts O wurde nach Braune u. Fischer mit 4/9 der Oberschenkellänge, von der Hüftgelenkachse aus gerechnet, angenommen.

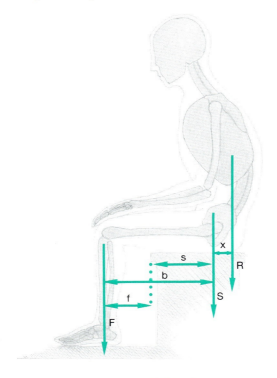

Abbildung 91
Schema der Sitzhaltung mit den zur Aufstellung der Momentengleichung notwendigen Strecken

Die räumliche Verschiebung zwischen dem proximalen Ende des Oberschenkels und dem Auflagepunkt S wurde zur Vereinfachung der mathematischen Ableitung vernachlässigt. Daß dies möglich war, ohne das Ergebnis zu verfälschen, zeigt die spätere räumliche Zuordnung von S1.

Die Momentengleichung, die oben aufgestellt wurde, kann nach x aufgelöst werden unter gleichzeitigem Einsetzen von b.

$$x = b \cdot \frac{F - \frac{4}{9} \cdot O - U}{R}$$

Um diese Formel anhand der gemessenen Daten genau auswerten zu können, werden die Gewichte R, O und U auf das Gesamtgewicht nach den Formeln (1), (2) und (3) (s. S. 169, 172) bezogen.

$$x = b \cdot \frac{F - \frac{4}{9} \cdot \frac{2}{9} G - \frac{1}{9} G}{\frac{2}{3} G}$$

$$x = b \cdot \left[\frac{3 F}{2 G} - \frac{17}{54} \right]$$

Zahlenmäßig ausgewertet ergibt sich:

$$x = b \cdot \left[1{,}5 \cdot \frac{F}{G} - 0{,}32 \right]$$

$$x = 0{,}32 \cdot b \cdot \left[4{,}75 \cdot \frac{F}{G} - 1 \right] \tag{4}$$

Grenzfall 1: Die Rumpfschwerlinie fällt mit dem Schwerpunkt der Auflagekräfte zusammen, d.h. der Rumpfschwerpunkt liegt über S. Für diesen Fall ist nach der Formel $x = O$.

Dann ist aber $4{,}75 \cdot \dfrac{F}{G} = 1$ oder $S = 0{,}23 \cdot G$.

Grenzfall 2: Äußerster Gleichgewichtszustand nach vorn $F = G$. In diesem Moment ist das Gesäß bereits vom Sitz gelöst, der Körper wird erhoben. Die Formel lautet dann:

$$x = 0{,}32 \cdot b \cdot (4{,}75 - 1)$$

$$x = 1{,}2 \cdot b$$

Der Rumpfschwerpunkt fällt in diesem Falle vor den Punkt F.

Grenzfall 3: Äußerster Gleichgewichtszustand nach hinten. $F = O$, d.h. auf den Füßen liegt überhaupt keine Gewichtsbelastung mehr. In diesem Falle ist

$$x = 0{,}32 \cdot b \cdot (4{,}75 \cdot O - 1)$$

$$x = -0{,}32 \cdot b$$

Diese drei Grenzfälle definieren die verschiedenen in der Literatur gebräuchlichsten Sitzhaltungen:

Mittlere Sitzlage: Der Rumpfschwerpunkt liegt genau über dem Auflagepunkt von S, wenn auf den Füßen rund ein Viertel des Körpergewichts ruht ($0{,}23 \cdot G$).

Vordere Sitzlage: Sie ist dann gegeben, wenn die Füße mit mehr als einem Viertel des Körpergewichts belastet werden. In diesem Fall ist $x > 0$, d.h. die Rumpfschwerlinie fällt zwischen den Auflagepunkt Fuß und den Auflagepunkt Rumpf, also zwischen F und S. Der äußerste Grenzfall ist erreicht, wenn $F = G$ und $x = 1{,}2 \cdot b$.

Hintere Sitzlage: Auf den Füßen ruht ein Gewicht, das kleiner ist als rund ein Viertel des Gesamtkörpergewichts. $x < 0$, d.h. negativ. Der äußerste Grenzfall ist gegeben, wenn $x = 0{,}32 \cdot b$. Eine weitere Rücklage des Rumpfs darüber hinaus ist

Tabelle 11
Entfernung des Schwerpunkts der Auflagekräfte S in der Sagittalebene, von der
dorsalen Begrenzung der Sitzfläche an gemessen (in cm)

Proband Nr.	Entspannte Sitzhaltung	Aufrechte Sitzhaltung	Vorgeneigte Sitzhaltung	Rechtes Bein	Linkes Bein
				überkreuzt	
1	13,2	15,4	16,0	12,7	11,6
2	12,1	14,3	10,4	14,3	13,2
3	11,0	12,1	11,6	12,7	12,2
4	12,2	12,2	11,6	14,3	14,3
5	14,3	13,8	13,2	12,1	11,0
6	11,0	9,4	9,9	12,7	12,7
7	14,3	11,0	15,4	14,9	14,9
8	13,8	14,9	14,9	11,6	13,8
9	15,9	15,4	12,6	13,8	14,9
10	13,7	13,2	9,9	15,4	14,9
Rechnerischer Mittelwert	13,15	13,17	12,55	13,39	13,35

nur durch aktive Muskelanspannung oder passive Abstützung möglich, weil der
Rumpf sonst nach hinten fiele.

Zur Festlegung, welchen anatomischen Strukturen der Schwerpunkt der Auflagefläche entspricht, haben wir in 50 Einzeldruckdiagramme die nach dieser Formel
ausgerechnete Strecke s eingetragen. Dabei zeigt sich, daß s in allen Sitzpositionen
von der hinteren Begrenzung der Gesäßkontur im Durchschnitt 13,1 cm, bei einer
Streuung zwischen 9,4 und 16 cm entfernt ist (s. Tabelle 11). Umgerechnet in
Raumeinheiten bedeutet das, daß S im Mittel in der dritten Reihe von der dorsalen Begrenzung der Sitzkontur aus gerechnet lag. Wie unsere Sitzabdrücke zeigen,
befinden sich an der gleichen Stelle die Sitzbeinhöcker. Demnach liegt S auf einer
Linie, welche die beiden aufliegenden Punkte der Sitzbeinhöcker verbindet.

Kennt man S, dann kann auch der Fußpunkt der Rumpfschwerlinie annähernd genau bestimmt werden. Die Strecke b, die sich aus s = Abstand S von der
Stuhlvorderkante und f = Abstand der Unterschenkelachse von der Stuhlvorderkante zusammensetzt, entspricht etwa der Länge des Oberschenkels, wenn S mit
dem Sitzbeinhöcker zusammenfällt. Die Femurlänge am Lebenden ist exakt nur
röntgenologisch zu bestimmen. Man kann sich dazu verschiedener Meßverfahren
bedienen. Weil uns Röntgenaufnahmen der Oberschenkel unserer Versuchspersonen nicht zur Verfügung standen, haben wir die Oberschenkellänge durch Messung am liegenden Probanden mit gestrecktem Knie von der Trochanterspitze bis
zum äußeren Gelenkspalt des Kniegelenks bestimmt. Diese Zahlen geben zwar
nur einen Näherungswert der Femurlänge, die Differenz zwischen der tatsächlichen und der angenommenen Länge beträgt jedoch, wie uns vergleichende Röntgenuntersuchungen in Einzelfällen gezeigt haben, im äußersten Falle 1 cm. Der
sich daraus ergebende Fehler ist so gering, daß er in den weiteren Betrachtungen
nicht ins Gewicht fällt.

Zur einfachen rechnerischen Bestimmung des Fußpunkts der Rumpfschwerlinie werden benötigt:

- Die Länge des Oberschenkels. Sie ist durch direkte Messung von der Trochanterspitze zum lateralen Kniegelenkspalt zu bestimmen.
- Das Gewicht, das auf den Füßen liegt. Es kann bestimmt werden durch Wägung in der betreffenden Sitzhaltung.
- Das Gesamtgewicht der Versuchsperson.

Voraussetzungen für die Bestimmung des Fußpunkts der Rumpflinie sind:

- daß der Unterschenkel senkrecht aufgestellt werden kann,
- daß die Gewichtsverhältnisse von Rumpf, Ober- und Unterschenkel zu dem Gesamtkörpergewicht nach den Bestimmungen von Braune u. Fischer (1890) richtig sind.

Der Fußpunkt der Rumpfschwerlinie in der Sagittalebene wird nach der Formel (4) bestimmt. Die Festlegung der Position in der Frontalebene ist ebenfalls leicht möglich. Dazu muß zunächst die Lage des Schwerpunkts der Auflagekräfte auch in der Frontalebene festgelegt werden. Sie wird bezeichnet mit $S'1$. Dies geschieht nach der Momentengleichung:

$$s' = \frac{A'1 \cdot a'1 + A'2 \cdot a'2 + A'3 \cdot a'3 + A'4 \cdot a'4 + A'5 \cdot a'5 + A'6 \cdot a'6}{S'}$$

wobei der räumliche Bezugspunkt die rechte seitliche Stuhlkante ist. In der Frontalebene liegen 6 Bällchen nebeneinander. Sie reichen von der linken zur rechten Stuhlkante. Der Druck auf jeder Reihe ist durch $A'n$ ausgedrückt. S' ist von der rechten seitlichen Stuhlkante s' Raumeinheiten entfernt. Wir haben auch hier an 50 Einzeldruckdiagrammen die Lage von S' bestimmt. Bei den Sitzhaltungen, in denen beide Oberschenkel gleichmäßig aufgelegt waren, verändert der Schwerpunkt der Auflagekräfte seine Lage nur unwesentlich (Tabelle 12).

Die größte beobachtete Abweichung von der Mittellinie bei den 30 symmetrischen Sitzhaltungen betrug 0,4 Raumeinheiten, das entspricht einer Distanz von 2,2 cm. Interessant ist bei der Auswertung die Tatsache, daß auch beim Sitzen mit übergeschlagenen Beinen die Seitenverschiebung unwesentlich bleibt. Wir fanden bei 20 Druckkurven in asymmetrischer Sitzposition, d.h. wenn ein Bein über das andere geschlagen war, als stärkste Abweichung von der Mittellinie eine Verschiebung nach links um 3,3 cm. Diese Zahlen zeigen, daß die Sitzposition offensichtlich durch das Becken bestimmt wird. Bewegungen der Beine im Hüftgelenk, wie sie zum Überschlagen notwendig werden, haben keinen nennenswerten Einfluß auf die gleichmäßige Belastung.

Akerblom hat 1948 Messungen am Skelett durchgeführt, um den Abstand zwischen den Sitzbeinhöckern zu bestimmen. Er betrug bei Männern 13 cm und bei Frauen 14 cm unabhängig vom Körpergewicht. Daß das Körpergewicht keinen wesentlichen Einfluß haben kann, leuchtet ein, denn es wird bestimmt durch die Ausbildung und durch den Umfang der Weichteile, das Skelett bleibt nahezu unverändert. Wenn es schon keine sogenannten schweren Knochen gibt, so gibt es auch keine nennenswerten Distanzänderungen durch das Knochenwachstum jen-

Tabelle 12

Abstand der Rumpfschwerlinie in der Frontalebene von der rechten Stuhlkante (in cm)

Proband Nr.	Entspannte Sitzhaltung	Aufrechte Sitzhaltung	Vorgeneigte Sitzhaltung	Rechtes Bein	Linkes Bein
				überkreuzt	
1	17,6	18,15	16,5	19,80	18,70
2	17,6	18,70	18,15	17,05	15,95
3	15,4	15,4	14,30	18,15	17,05
4	15,4	15,4	15,95	12,70	15,40
5	15,4	16,5	16,5	18,15	16,50
6	18,15	17,6	18,15	18,70	15,95
7	17,05	17,6	16,50	18,15	14,85
8	17,05	17,05	17,60	18,15	14,85
9	17,6	17,6	17,05	17,60	14,85
10	15,4	15,4	14,3	18,15	16,50

Tabelle 13

Abweichungen des Fußpunkts der Rumpfschwerlinie vom Schwerpunkt der Auflagekräfte.
(Negative Zahlen: Fußpunkt liegt dorsalwärts, positive Zahlen: Fußpunkt liegt ventralwärts)

Proband Nr.	Entspannte Sitzhaltung	Aufrechte Sitzhaltung	Vorgeneigte Sitzhaltung	Rechtes Bein	Linkes Bein
				überkreuzt	
1	− 2,4	−2,2	−4,7	−4,4	−2,8
2	− 5,1	+1,4	+8,8	−1,5	+3,3
3	− 4,0	−1,4	+2,9	−9,9	−6,4
4	− 2,6	−7,5	−1,4	−5,3	−7,6
5	− 0,6	+0,3	+3,9	−7,4	−3,5
6	− 3,2	−6,4	−4,0	−5,2	−7,4
7	−10,9	−7,6	−9,9	+0,1	−2,0
8	−12,8	−1,5	0	−5,6	−7,9
9	− 9,5	0	−7,2	−4,8	−6,7
10	− 1,9	0	+4,4	−2,4	−3,7

seits der Pubertät. Darum müssen die Zahlen bei allen Konstitutionstypen ungefähr gleich sein. Legt man diese Zahlen den Auswertungen zugrunde, dann zeigt
sich, daß die Schwerpunktverlagerung der Auflagekräfte durch das Sitzen mit
übergeschlagenen Beinen die innere Hälfte der Unterstützungsfläche nicht überschreitet. Dies bestätigt die Erfahrungstatsache, daß die Stabilität des Gleichgewichts in der Frontalebene auch beim Sitzen mit übergeschlagenen Beinen oder
gar bei Anheben eines Beins relativ groß ist. Erst eine extreme Seitneigung bringt
den Körper nach rechts oder links über die Kippkante zum Fallen. Solche Positionen sind normalerweise nicht zu erwarten, sie spielen beim Schlafenden oder beim
Gelähmten aber eine Rolle.

Durch die Bestimmung von s ist die Lage von S definiert. Der Schwerpunkt
der Auflagekräfte liegt auf der Parallelen, die im Abstand s 1 cm von der Stuhlvorderkante errichtet wird. Von der seitlichen rechten Stuhlkante als Bezugspunkt ist

er s'1 cm entfernt und liegt auf einer in diesem Abstand zur rechten seitlichen Stuhlkante gezogenen Parallelen. Im Schnittpunkt beider Geraden liegt dann der gesuchte Schwerpunkt der Auflagekräfte S.

Der Fußpunkt der Rumpfschwerlinie muß auf der Geraden, die im Abstand s'1 von der rechten Stuhlkante aus errichtet wird, liegen, da keine zusätzlichen Kräfte auf den Rumpfschwerpunkt einwirken. Auf dieser Geraden liegt er x cm nach ventral, wenn x positiv, und x cm nach dorsal, wenn x negativ ist. Die beobachteten Verschiebungen des Fußpunkts der Rumpfschwerlinie in den einzelnen Sitzhaltungen werden dokumentiert in Tabelle 13.

Interessant ist schließlich, daß auch nach der Aufforderung, eine Haltung wie zum Schreiben einzunehmen, nur 5 unter den 10 untersuchten Personen eine vordere Sitzhaltung einnahmen, während bei den restlichen 5 die Rumpfschwerlinie hinter der Tuberlinie lag, was einer hinteren Sitzlage entspricht. Wegen der Stellung des Beckens und dem Grad der Aufrichtung ist die Bestimmung der Rumpfschwerlinie in der Unterstützungsfläche von Bedeutung. Man kann, wie begründet, die Sitzhaltung exakt bestimmen, wenn man lediglich den Gewichtsanteil, der auf den Füßen ruht, durch Wiegen bestimmt. Zur Erreichung einer Lendenlordose ist eine bestimmte Beckenkippung nötig, sie ist in der hinteren Sitzhaltung nicht gegeben. So kann man aufgrund der gewonnenen Zahlen auch aussagen, daß die Kippung des Beckens, wie sie zur Erreichung einer Lordose im Sitzen notwendig wäre, nicht eingetreten ist. Die Beobachtungen zeigen auch, daß offensichtlich in jeder Sitzposition eine Ruhehaltung und eine aufrechte Haltung erreicht werden können. Daraus läßt sich ableiten, daß die Beckenstellung allein beim Sitzen nur eine Teilkomponente für die Erlangung einer Wirbelsäulenform darstellt. Von wesentlicher Bedeutung ist die Mitwirkung der Muskulatur.

6 Sitzhaltungen

Wie im Stehen wird die Haltung im Sitzen von einer Vielzahl von Faktoren geprägt und bestimmt. Dabei spielen physische, psychische und gesellschaftliche Momente wechselweise eine mehr oder weniger große Rolle. Letzteres ergibt sich sehr deutlich bei der Betrachtung der Sitzweise der Japaner. Hier handelt es sich offensichtlich um eine kultische Haltung, wie Irisawa (1927) dokumentiert hat.

Auf die Bedeutung der statischen Erfordernisse beim Sitzen ist ausführlich eingegangen worden. So ergibt sich ganz automatisch der Zwang zu einer Ventriflexion der Wirbelsäule, wenn der Schwerpunkt hinter die Sitzbeinhöckerlinie kommt. Aus der vorderen Sitzhaltung ist eine Aufrichtung in Lordose möglich, wenn die Kreuzbeindeckplatte genügend abfällt. Letzten Endes trifft das einzelne Individuum, je nach seinen Lebensgewohnheiten und nach den gesellschaftlichen Konventionen, der sog. Etikette, von Fall zu Fall die Entscheidung über die Sitzhaltung. Auch beim Sitzen am Arbeitsplatz dürfen soziologische Gesichtspunkte nicht außer Acht bleiben. Hier spielt das persönliche Verhältnis zu den Mitarbeitern, zu den Vorgesetzten aber auch zu den Untergebenen eine gewisse Rolle. Daß sich die Umgebung am Arbeitsplatz besonders auswirken muß, ist vielfach betont worden. Oft hat man den Eindruck, daß diesen Aspekten sogar zu große Aufmerksamkeit geschenkt wird. Wie dem auch sei, man muß die Zusammenhänge beachten.

Die Einteilung der Sitzhaltungen kann nach verschiedenen Gesichtspunkten geschehen. Überschneidungen lassen sich dabei nicht vermeiden. Am exaktesten definiert man die Sitzhaltung nach der Lage des Rumpfschwerpunktes. Wie dargelegt, kann man diese leicht mit Hilfe der Waage für jede mögliche Position erfassen. Doch damit ist nur die Kräfteverteilung exakt definiert. Der Grad der Aufrichtung selbst bleibt unberücksichtigt. Dies ist ein sehr wesentlicher Gesichtspunkt, wenn es um Fragen der Ermüdung und des Wohlbefindens geht. Grundsätzlich ist aus jeder Beckenstellung eine Aufrichtung möglich, je nach Beckenkippung wird das aber nicht immer zur Lordose führen. Fällt die Kreuzbeindeckplatte nach dorsal ab, bleibt trotz aktiver Muskelarbeit eine Restkyphose bestehen. Dies wurde am Beispiel der Hüftversteifung gezeigt. Bei jeder Haltungsanalyse muß deshalb berücksichtigt werden, daß das Becken die Basis des Rumpfs ist und daß von der Stellung des Beckens die Haltung des Rumpfs wesentlich beeinflußt wird.

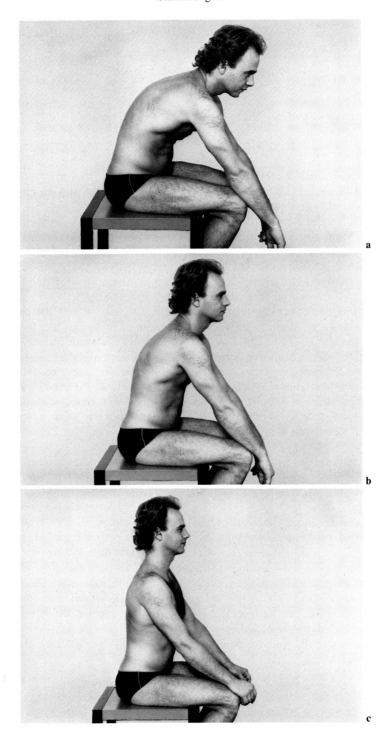

a

b

c

6.1 Haltung des Rumpfs

Um ein Bild vom Ablauf der Aufrichtung des Rumpfs aus vorgeneigter Sitzhaltung und vom Bewegungsablauf der Wirbelsäule bei der Rückkehr in eine hintere Ruhehaltung zu bekommen, haben wir zahlreiche kinematographische Aufnahmen im Sitzen angefertigt. Seit zwei Jahrzehnten führen wir die Sitzanalysen mit der Videokamera durch. Bei einem wirbelsäulengesunden, frei beweglichen Individuum lassen sich die wechselnden Haltungsbilder so leicht erfassen und beschreiben.

In der extremen vorderen Sitzhaltung bildet, wie beim Vorneigen des Rumpfs im Stehen, die Wirbelsäule einen total kyphotischen Bogen (Abb. 92). Vergleicht man die Rückenkonturen in weiteren Positionen, so läßt sich die Deckungsgleichheit durch Übereinanderlegen evtl. angefertigter Pausen leicht beweisen. Die Hüftgelenke sind im Sitzen in vorderer extremer Sitzhaltung stark gebeugt, die Beckenneigung entspricht der im Stehen. Aus dieser Haltung ist ohne Änderung der Beckenstellung die Beckenaufrichtung zur Lordose möglich. Das beweisen die übereinandergelegten Pausen der Röntgenaufnahmen in diesen beiden Sitzhaltungen (Abb. 93). Vor allem die unteren Bewegungssegmente werden lordosiert, was bei dem starken Horizontalabfall der Kreuzbeindeckplatte ohne große Anstrengung einfach durch Zurückneigen des Oberkörpers möglich wird. Je weiter der Rumpf allerdings nach dorsal gerät, um so mehr wird eine Beckenaufrichtung, d.h. eine Drehung notwendig, damit die statische Stabilisierung erhalten bleibt. Beim Übergang von der vorderen zur mittleren Sitzhaltung in Entspannung wird vor allem eine Streckung in den Hüftgelenken vollzogen. Sie wird passiv erreicht durch die Aufrichtung, d.h. Rückdrehung des Beckens. Der Rumpf rollt dabei auf den Kufen der Sitzbeinhöcker nach hinten. Grundsätzlich muß dabei keine Haltungsveränderung des Rumpfs vonstatten gehen. Um den Schwerpunkt, der in der vorderen Sitzposition mehr bodenwärts liegt als in der mittleren Sitzhaltung, nach oben zu führen, bedarf es der Spannung der Rückenstrecker. Sie ergänzen den Effekt der Beckendrehung durch die lordosierende Bewegung der Wirbelsäule. Damit flacht sich der kyphotische Bogen ab. Nachdem diese Position einmal erreicht ist, kann sie passiv gesichert werden. Dazu ist dann keine Muskelarbeit notwendig. Grundsätzlich ist bei der mittleren Sitzhaltung nach der oben gemachten Definition eine Streckung der Wirbelsäule keine unabdingbare Voraussetzung. Es kann auch ein kyphotischer Rücken zurückbleiben (Abb. 94). Bei der unbewußten Beckenrückdrehung haben die streckenden Muskeln, also die Züge des Erector spinae, eine Aktivität entfaltet. Sie setzt sich im allgemeinen nach oben fort und führt zu einer Abflachung der Totalkyphose. Die mittlere Sitzhaltung ist deswegen häufig mit einer Streckung des Rumpfs im ganzen verbunden. Sie ist um so stärker, je geringer die Beckenrückdrehung ist. Auf einer weichen Sitzunterlage, z.B. beim Sitzen auf einem Polster, kann sie völlig fehlen. Der Übergang von der vorderen zur mittleren Sitzhaltung führt dann zu einer Lordosierung. Man erkennt

---

Abbildung 92 a–c

Bei der Aufrichtung aus extremer vorderer Sitzhaltung zur Lordose tritt keine Änderung der Beckenstellung auf dem Sitz ein

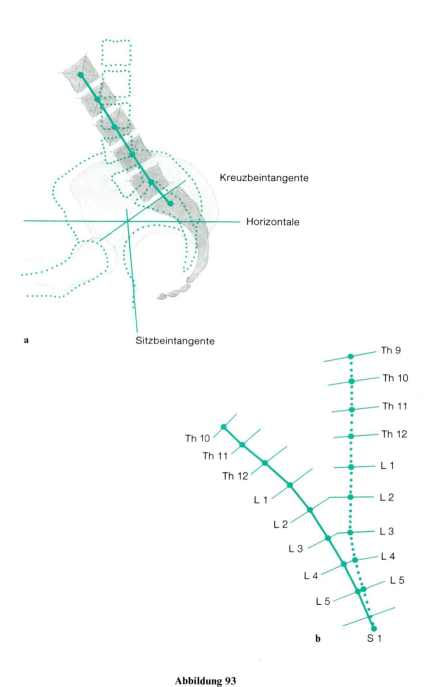

Abbildung 93
a Röntgenpause bei der Aufrichtung aus vorderer Sitzhaltung zur Lordose.
b Bewegungsumfang in der Lendenwirbelsäule

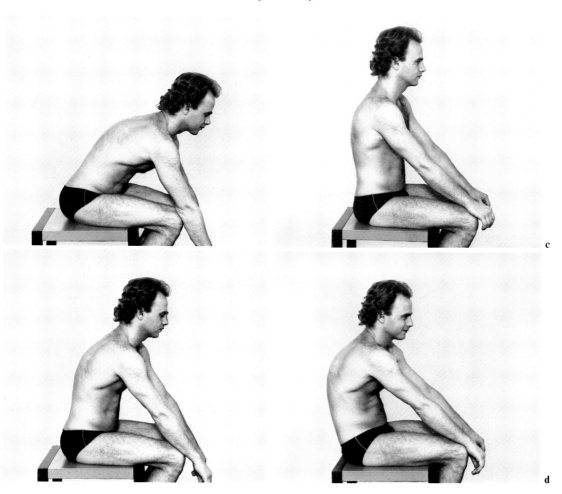

Abbildung 94 a–d
Beim Übergang von vorderer (**a, b**) zur mittleren Sitzhaltung (**c**) bewirkt die
überwiegende Beckenrotation eine Streckhaltung der Wirbelsäule. Beim Übergang von mittlerer
zu hinterer Sitzhaltung (**d**) maximale Beckenrückdrehung

hier die Bedeutung der Beckenkippung für die Form der Wirbelsäule. Wegen des größeren Muskelaufwands wird die Lordosierung aber oft vermieden, mit anderen Worten, die mittlere Sitzhaltung umgangen. Sie ist dann nur Durchgangsphase beim Übergang zur hinteren Sitzhaltung.

Die Beckenrückdrehung ist am stärksten, wenn die hintere Sitzhaltung eingenommen wird. Geht man von der maximalen Vorbeugung des Rumpfs aus, dann flacht sich zwar die Totalkyphose im Bewegungsbereich der mittleren Sitzhaltung mäßig ab, sie verstärkt sich aber wieder, wenn die hintere Position erreicht ist. Von der Wirbelsäulenhaltung her gesehen, besteht kein Unterschied zwischen extremer Vorbeugung in der vorderen und maximaler Rückneigung in der hinteren Sitzhaltung. Geändert hat sich nur der Beugegrad im Hüftgelenk. Dadurch wird der Bauchinnendruck vermindert, es tritt ein Gefühl der Bequemlichkeit auf. Das ist auch der Vorzug des Sitzens in weichen, niedrigen Polstersesseln. Schwierig wird es aber, wenn man sich z. B. zum Essen nach vorn neigen will. Jetzt ist eine Vermehrung der Hüftflexion unumgänglich mit den negativen Folgen für den Bauchinnendruck und den Stand des Zwerchfells. Darum bevorzugen viele Menschen, vor allem mit zunehmendem Lebensalter, das Sitzen auf hohen Holzstühlen, wenn auch die Bequemlichkeit scheinbar reduziert ist. Auf jeden Fall ist auf die richtige Relation zwischen Sitzhöhe und Tischplatte zu achten. Nur bei genügendem Abstand kann die Wirbelsäule gestreckt gehalten werden, sonst macht die erzwungene Vorneigung den Effekt des hohen Sitzens wieder zunichte.

In der hinteren Sitzhaltung ist eine Lordosierung nur ausnahmsweise möglich. Sie erfordert dann eine erhebliche Muskelanspannung. Es entsteht dabei praktisch immer eine Zwangshaltung. Die horizontal stehende oder gar nach dorsal abfallende Kreuzbeindeckplatte verbietet die Einstellung des Rumpfschwerpunkts über der Unterstützungsfläche. Darum erfolgt bei der Aufforderung, ein Hohlkreuz zu machen, eine Kippung des Beckens. Diese nimmt mit dem Kreuzbein die unteren Lendensegmente mit und bringt sie aus der kyphotischen in die lordotische Haltung. Grundsätzlich ist noch eine andere Möglichkeit denkbar, von der im übrigen häufig Gebrauch gemacht wird. Bei der Aufforderung, sich gerade zu setzen, bleibt oft das Becken in hinterer Sitzhaltung, also in Rückdrehung des Beckens stehen, die Kreuzbeindeckplatte fällt nach dorsal ab. Durch eine Anspannung der Rückenmuskulatur im oberen Lenden- und im Brustbereich erfolgt nun eine Streckung der Rumpfwirbelsäule, wobei die unteren Lendensegmente kyphotisch bleiben. So resultiert eine vermehrte Streckhaltung an den Gelenken des Dorsolumbalübergangs. Diese Haltung findet sich bei ermüdeten Individuen verhältnismäßig häufig. Bei der Analyse von Sitzhaltungen in der Schule haben wir die Beobachtung gemacht, daß nach der Aufforderung des Lehrers: „Setzt Euch gerade!", oft diese Haltung eingenommen wird. Das Becken bleibt in Aufrichtung stehen. Die Wirbelsäule wird über den unteren, kyphotisch eingestellten Lendensegmenten gestreckt (Abb. 95). Diese Haltung ist außerordentlich ungünstig, weil sie zu einer Stauchung der kleinen Wirbelgelenke führt, außerdem ist sie mit hohem Muskelaufwand verbunden. Das ist auch der Grund, warum der Betreffende bald wieder die alte Haltung einnimmt. Eine Ausnahme ist nur dann gegeben, wenn - was in der Schule ja die Regel ist - die Unterarme auf der Tischplatte aufgelegt werden können. Dann bleibt diese Position unter Umständen ermüdungsarm, weil ein Teil des Gewichts über die Arme direkt auf die Arbeitsplatte

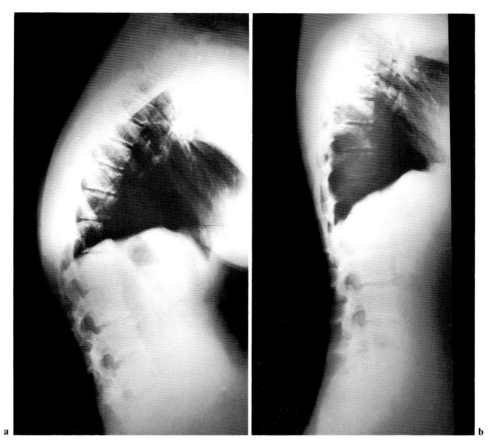

a   b

Abbildung 95 a, b
Aufrichtung in den oberen Lendensegmenten, darunter bleibt die Kyphose bestehen

übertragen wird (Abb. 96). Jetzt kann die Muskulatur des Rückens sich weitgehend entspannen, was sich elektromyographisch leicht nachweisen läßt. Dennoch
halten wir diese Haltung für ungünstig, weil durch die passive Streckung im oberen Rumpfabschnitt Schmerzen und schließlich auch Leistungsminderungen, die
länger anhalten können, nicht nur von der Muskulatur, sondern auch von den
Wirbelgelenken ausgehend entstehen können.

Waren bei der Rückführung des Beckens aus der vorderen Sitzhaltung vor
allem die dorsalen Muskelgruppen in Aktion, so wird bei der Beckenkippung der
Iliopsoas tätig. Seine Anspannung bewirkt die Vordrehung des Beckens, vermindert aber gleichzeitig die Streckung im Hüftgelenk. Indem der Iliopsoas das Bekken vordreht, wirkt er synergistisch mit dem Erector spinae im Lendenbereich, der
bei aufrecht gehaltenem Körper den hinteren oberen Darmbeinstachel anhebt,
also ebenfalls das Hüftgelenk beugt. Nimmt die Beckenkippung stärkere Grade
an, dann tritt stets der Erector spinae in Aktion, wie durch die elektromyographi-

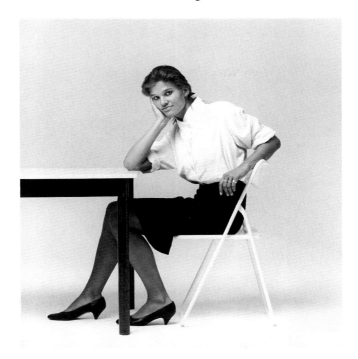

Abbildung 96
Abstützen des Kopfs auf der Tischplatte

schen Untersuchungen bewiesen wurde. Eine Fixation in dieser Position ist nur zu erreichen durch Benutzung einer sinnvoll gestalteten Lehne oder durch die Anbringung eines nach vorn abfallenden Keils auf der Sitzfläche. Daß dies problematisch ist, wird im weiteren zu begründen sein.

Überblickt man zusammenfassend die Rückenformen in den einzelnen symmetrischen Sitzhaltungen, dann zeigt sich, daß die Kyphosierung in der vorderen und in der hinteren Sitzhaltung nahezu gleich ist. In beiden Positionen ist beim Blick geradeaus die Halslordose stets verstärkt, was für die Prophylaxe von Überlastungsschäden der dorsalen zervikalen Muskelgruppen von Bedeutung ist. In der mittleren Sitzhaltung flacht sich der kyphotische Bogen stets ab, die Rumpfwirbelsäule zeigt einen mehr geraden Verlauf. Während in extremer Rundrückenbildung die Ventriflexion durch passive Mechanismen begrenzt wird, also keine wesentliche Muskelkraft aufgewandt werden muß, ist in mittlerer Sitzhaltung zunächst zusätzlich Arbeit zu leisten, damit der Rumpfschwerpunkt über die Tuberlinie angehoben und dort gehalten werden kann. Weiter ergibt sich nun die Notwendigkeit, den Beckensockel selbst zu fixieren.

6.2 Fixierung des Beckens

Dies kann auf verschiedene Weise geschehen. Die passive Fixation durch Inanspruchnahme der elastischen Kräfte entspannter Muskelgruppen kommt unter den normalen Haltungen auf einem Stuhl nur selten in Betracht. Anders ist es dagegen beim Sitzen auf ebener Unterlage, z. B. auf dem Boden. Derartige Haltungen sind bei Asiaten wie auch bei primitiven Völkern häufig anzutreffen. Im wesentlichen handelt es sich darum, daß die Beine in den Hüftgelenken abgespreizt und außenrotiert werden. Bei Kleinkindern ist beim Sitzen auf dem Boden die Verspannung des Beckensockels, die durch eine starke Innenrotation in den Hüftgelenken erreicht wird, eine Stabilisierungshilfe. Die Oberschenkel bleiben dazu in Mittelstellung nahezu parallel stehen, die Kniegelenke sind spitzwinklig gebeugt und die Außenseiten der Unterschenkel liegen dem Boden auf (Abb. 97). In dieser Sitzposition können Kleinkinder über Stunden verharren, ohne irgendwelche Beschwerden zu bekommen. Den Erwachsenen ist dies nur möglich, wenn sie diese Sitzhaltung über längere Zeit trainieren. Ähnliches gilt beim Schneidersitz. Die besondere Eigenart dieser Sitzweise liegt darin, daß die Beine in den Hüftgelenken abduziert und außenrotiert werden. Dadurch sind die Adduktoren

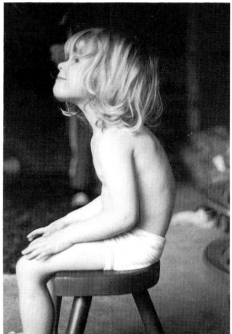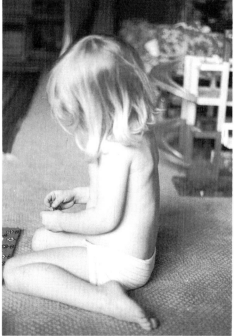

a   b

Abbildung 97

a Beim Sitzen auf dem Stuhl Totalkyphose der Wirbelsäule. **b** Auf dem Boden Abstützung des Beckens durch Innenrotation der im Kniegelenk gebeugten Beine, dadurch Stabilisierung und Streckhaltung der Wirbelsäule. Auch beim erschlafften Sitzen geringe Kyphosierbarkeit

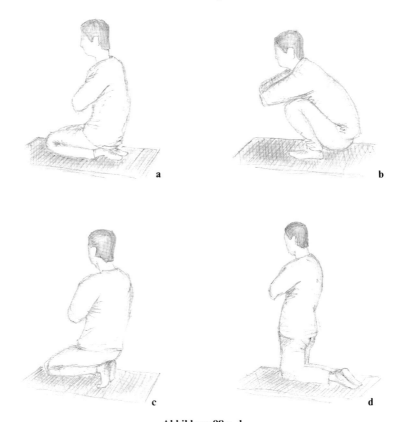

Abbildung 98 a–d
Japanische Sitzweisen. **a** Korrekte japanische Sitzweise, **b** Hocken, **c** Fersensitz, **d** Kniestand

gedehnt und bilden nunmehr eine passive Verspannung zwischen Becken und Bein. Die Muskulatur wird an der Grenze ihrer Dehnbarkeit als passiver Strang zur Verspannung herangezogen. Gleichzeitig wird die Pars lateralis des Lig. iliofemorale angespannt und auf diese Weise die weiterführende Außenrotation gebremst. Der Beckensockel ist nun insgesamt fixiert. Auf dem so festgestellten Sockel kann die Wirbelsäule in allen Ebenen frei bewegt werden. Weil die Feststellung des Beckens und damit die Festlegung der Kreuzbeindeckplatte eine Rückführung nicht mehr gestattet, ist die Rundrückenbildung begrenzt, die Lendenwirbelsäule bleibt steilgestellt.

Grundsätzlich anderer Art ist die Sitzweise der Japaner. Die heutige japanische Sitzweise besteht darin, daß gleichzeitig rechtes und linkes Kniegelenk so weit wie möglich gebeugt werden, d.h. Ober- und Unterschenkel liegen sozusagen zusammengefaltet aufeinander. Die Waden liegen den Hinterflächen der Oberschenkel fest an, das Fußgelenk wird möglichst gestreckt, d.h. plantarflektiert gehalten, und der Fußrücken kommt mit der Vorderfläche der Unterschenkel in eine Ebene zu liegen. In Zeitlupenaufnahmen kann man das sehr gut studieren. Das Gesäß wird

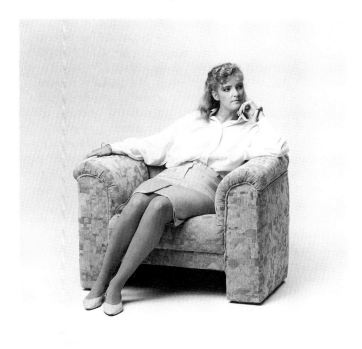

Abbildung 99
„Lümmeln" im Sessel als Entspannungshaltung

durch die beiden Fersen und Fußsohlen gestützt, der Schwerpunkt des Körpers ruht auf ihnen. Die Beine sind so weit adduziert, daß sich die Ballen der linken großen Zehe mit dem der rechten berühren. Diese Sitzweise, die in Japan als korrekte klassische Art des Sitzens betrachtet wird, ist auch für viele Japaner unbequem und lästig. Menschen, die auf Anstand und gute Manieren Wert legen, sitzen dennoch während vieler Stunden nach dieser Art (Abb. 98 a).

Es ist verständlich, daß die besondere Haltung in den Kniegelenken dem Nichtgeübten Beschwerden bereitet. Für die Wirbelsäule wird durch die Verspannung des Beckens eine aufrechte Position möglich. Gast wie Gastgebern erscheint es angemessen, in der aufrechten, offenen, zum Gespräch bereiten Position zu verharren. Im krassen Gegensatz dazu steht das Lümmeln auf weichen Sesseln (Abb. 99).

Beim Sitzen mit übergeschlagenen Beinen werden die ischiokruralen Muskeln zur Fixation herangezogen. Beide Tubera bleiben dem Sitz aufgelegt, auch wenn sich die Tuberlinie schräg einstellt. Durch das Überkreuzen wird der Beckensockel stärker als beim symmetrischen Sitz fixiert. Die Beckenrückdrehung entspricht der hinteren Sitzlage. Die Anhebung des einen Beins zum Überschlagen über das andere stellt die Kreuzbeindeckplatte in der Frontalebene schräg, so daß eine nach der Seite des aufliegenden Oberschenkels konvexe Seitwärtsneigung der Lendenwirbelsäule entsteht. Sie ist zwar nicht hochgradig, aber deutlich vorhanden. Ein weiterer Nachteil ist die Kompression der dorsalen Abschnitte der Unterschenkelbeugeseite und des übergeschlagenen Beins durch direkten Kontakt mit dem Kniegelenk des der Sitzfläche aufliegenden Beins. Man kann das vielfach an der umschriebenen reaktiven Hyperämie im proximalen dorsalen Unterschenkeldrittel, die nach dem Aufstehen sichtbar wird, erkennen. Eine direkte mechanische Kompression der Arterien tritt durch dieses Überkreuzen nicht ein, wie die oszillographischen Untersuchungen gezeigt haben. Durch direkten Nervendruck kann aber unter Umständen ein „Einschlafen" der Beine eintreten. Auch eine Beeinträchtigung des venösen Rückstroms ist denkbar.

Schließlich kann die Beckenfixation durch eine Innenrotation der Beine in den weitgehend gestreckten Hüftgelenken erfolgen. Dies beobachtet man beim Sitzen im Sattel beim Reiten. Durch die Einwärtsdrehung werden die schraubenartig verdrehten Faserzüge des Lig. iliofemorale in Mittelstellung zwischen Ab- und Adduktion angespannt und damit eine Anteversion des Beckens bewirkt. Das Sitzen auf dem Sattel gleicht hinsichtlich der Beckenstellung infolge dieser leichten Kippung weitgehend dem Stehen. Aus diesem Grunde ist eine Lordose leicht herzustellen. Auch bei Benutzung eines gewöhnlichen Stuhls kann eine dem Reitsitz ähnliche Haltung eingenommen werden. Hier wirken zwar andere passive Mechanismen, weil die Hüftgelenke gebeugt sind, doch wird die Beckenkippung fixiert. Bei dieser Art zu sitzen, umgreifen die Unterschenkel die vorderen Stuhlbeine von innen her, während sich die Fußinnenränder ihnen von außen anpressen. Je stärker die Beine innenrotiert werden, um so stärker wird die Kippung des Beckens und um so leichter die Vorneigung des Rumpfs.

Die rein symmetrischen Sitzhaltungen spielen im praktischen Leben keine allzu große Rolle. Sie werden nur dann eingenommen, wenn der Mensch sich gezwungen gibt oder feierlich sitzen will. So haftet einem Festakt immer etwas Steifes, Unnatürliches an, solange der äußere Zwang oder die gespannte Aufmerksamkeit ein Stillsitzen gebietet. Betrachtet man kritisch die einzelnen Teilnehmer an solchen Matinees, wird man aber schon bald eine Asymmetrie bemerken können, mit anderen Worten, man gibt sich leger. Besonders eindrucksvoll sind dabei die Versuche, eine zusätzliche Abstützung des Rumpfs durch Anlehnen oder Aufstützen der Arme zu gewinnen.

6.3 Abstützen von Kopf und Armen

Der Schultergürtel spielt bei der Sitzhaltung eine große Rolle. Nicht zuletzt wegen der Veränderungen der peripheren Durchblutungsverhältnisse tritt bei reiner Haltearbeit sehr rasch eine Ermüdung ein. Aus diesem Grunde ist das Auflegen der Arme auf die Oberschenkel auch beim freien Sitzen eine gerne angewandte Hilfe. Das „in den Schoß legen" der Hände ist geradezu zum Symbol des Ausruhens geworden.

Der Entspannung des Schultergürtels sind Armlehnen an Ruhestühlen besonders dienlich. Sind sie nicht vorhanden, dann wird oft die Tischplatte vor dem Stuhl zum Abstützen der Arme genommen. Hierbei kommt es weniger auf eine Entlastung der Rückenmuskulatur an, als vielmehr auf die Einsparung der statischen Haltearbeit des Schultergürtels. Damit der Sitzende die Tischplatte erreicht, muß er seinen Oberkörper nach vorn neigen, also die vordere Sitzhaltung einnehmen, sofern der Stuhl nicht teilweise unter die Tischplatte geschoben wird. Durch die starke Beckenkippung wird die Hüftbeugung vermehrt. Dadurch entsteht, worauf wiederholt hingewiesen ist, eine Steigerung des intraabdominalen Drucks. Dem weicht der Sitzende reflektorisch aus, indem er das Becken zurückdreht und die Lendenwirbelsäule damit kyphosiert. Die verstärkte, nach dorsal gerichtete Krümmung wird zum aufrechten Sitzen häufig durch eine Streckbewegung im Brustteil der Wirbelsäule kompensiert. So entsteht die Rückenform, die Staffel 1889 als charakteristisch für den muskelschwachen Menschen beschrieben hat. Sie ist ausgezeichnet durch eine lumbale bzw. lumbodorsale Kyphose und die Streckung bzw. Lordosierung in den unteren Brustsegmenten. Vergleicht man die so entstehenden Wirbelsäulenformen mit der eines hockenden Vierbeiners, dann fällt die Ähnlichkeit sofort auf. Man kann darum diese Sitzhaltung nicht von vornherein als pathologisch oder als Ausdruck der Ermüdung auffassen, wie das beispielsweise Güntz 1957 tut. Auch das Röntgenbild eines Rhesusaffen läßt diese Brustwirbelsäulenhaltung über der Lendenkyphose deutlich erkennen (Abb. 100). Hier hat man eher den Eindruck, als ob das Tier in gespannter, aufmerksamer Haltung verharrt. Daß die Lendenwirbelsäule kyphosiert ist, hängt natürlich mit der Stellung des Kreuzbeins und mit der des Beckens zusammen. Dem Affen fehlt ja auch selbst andeutungsweise die lordotische Knickbildung.

Die beschriebene Position, nämlich die Aufrichtung des oberen Rumpfteils gegen die Lendenwirbelsäule und die Rückdrehung des Beckens, ist die typische Schreibhaltung. Sie wird erfahrungsgemäß oft über längere Zeit eingehalten. Eine häufig zu beobachtende, geradezu typische Begleiterscheinung der beschriebenen Sitzposition ist das Vorstrecken des einen und das Zurückschlagen des anderen Beines. Ein gewisser Vorteil dieser Haltung besteht darin, daß durch ein einfaches Kippen des Beckens leicht eine vorübergehende Lendenlordose erzeugt werden kann. Durch diese Kippbewegung kommt es zu einer Streckung und Dehnung. Dieses kurze Aufrichten hat dann den gleichen Effekt wie das Räkeln nach längerer monotoner Haltung oder am Morgen nach dem Aufwachen. Es dient offensichtlich der Entmüdung. Die Beobachtung dieser Sitzhaltung hat zu mannigfachen Versuchen geführt, die Aufrichtung des Rumpfs durch Änderung der Stellung von Schreib- bzw. Arbeitsplatte zu beeinflussen. Daß dies nicht ohne weiteres gelingt, ist verständlich, wenn man bedenkt, daß dies auf die Kippung des Beckens bzw. auf die Aufrichtung keine wesentliche Auswirkung hat.

Auch das Aufstützen des Kopfs auf eine Hand wirkt sich streckend auf die oberen Rückenpartien aus. Durch das Aufstemmen der Arme wird die Schultermuskulatur entlastet. Das Auflegen des Kopfs auf die als Pfeiler wirkende obere Extremität entbindet gleichzeitig die dorsale Halsmuskulatur teilweise von der Haltearbeit. Eine weitere zusätzliche Entlastung ist in dieser Haltung denkbar durch das Anstemmen des Brustbeins an die Tischkante. Dadurch wird die an sich behinderte Atmung weiter beeinträchtigt. Interessanterweise tritt in dieser Position

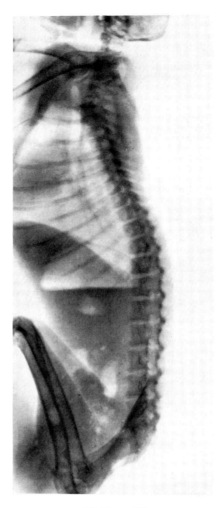

Abbildung 100
„Rachitischer Sitzbuckel" beim Rhesusaffen

sehr bald ein allgemeines Müdigkeitsgefühl auf. Dieses Phänomen ist physiologisch nicht vollkommen geklärt, möglicherweise wird durch den Schluß der Gliederkette der afferente Zufluß zur Formatio reticularis im weitesten Sinne beeinträchtigt.

Nicht selten kann man das Abstützen des Schultergürtels bei asymmetrischem Sitzen beobachten. Dabei wird der Rumpf auf der Sitzfläche verdreht (Abb. 101). Der lehnennahe Arm kann auf der Stuhllehne aufgestützt und der Kopf in die entsprechende Hand gelegt, der andere Arm kann auf die Arbeitsplatte gelegt wer-

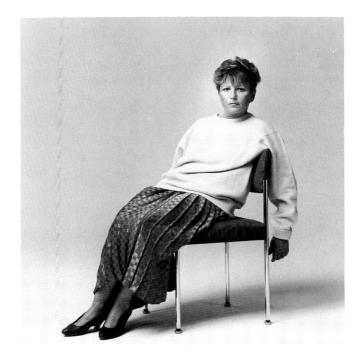

Abbildung 101
Sogenannte Pennerhaltung auf dem Stuhl

den. Auch diese Verdrehung ist eine ausgesprochene Ruhehaltung, der aufmerksamkeitshemmende Effekt macht sich auch hier bald bemerkbar. Der Nachteil dieser Position ist leicht zu verstehen. Weil die Lehnenkante die Oberarmstreckseite komprimieren kann, wird die andere Hand nicht selten gleichsam als Polster zwischen Lehnenkante und Oberarm geschoben. Bekanntlich sind in dieser Position auch Nervenläsionen nicht unbekannt. Beim Einschlafen in dieser Position hat man beim Menschen gelegentlich Schädigungen gesehen. Die sog. Pennerlähmung entsteht dadurch, daß der Schlafende seinen Oberarm über die Parkbank legt. Ist die Kante scharf, dann kann es zu einer Druckkompression des Plexus brachialis kommen.

Allen asymmetrischen Haltungen ist gemeinsam, daß sie bestimmte Muskelgruppen einseitig und damit vermehrt beanspruchen. Muß die Position über längere Zeit eingehalten werden, so ist der Wechsel der Haltung aus ökonomischen Gründen notwendig. Der Sitzende verschiebt sich auf dem Stuhl, legt den anderen, bisher hängenden Arm auf und schlägt die vorgestreckten Beine zurück. Grob anatomisch muß dabei keine Änderung der Beckenkippung und der Wirbelsäulenform in der Sagittalebene eintreten. Verschiebungen in der Frontalebene sind notwendig, es findet ein Ausgleich der seitlichen Abweichung statt.

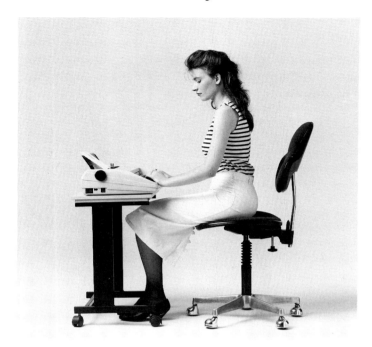

Abbildung 102
Beim Schreiben wird die vorhandene Lehne nicht benutzt

6.4 Erholung

Ein Wechsel der Körperhaltung ist im Interesse der Fortführung der Arbeit notwendig. Er ist sinnvoll, weil nunmehr die bisher ruhenden Muskelzüge zum Einsatz gebracht werden. Die bisher tätigen Partien können eine Erholungsphase durchmachen. So ist eine Regeneration denkbar, und wenn sich nach einiger Zeit das Spiel wiederholt, wird die inzwischen entmündete Muskulatur zum Einsatz gebracht. Die tägliche Beobachtung zeigt, daß durch diesen Wechsel die Behauptung einer Position im Raum möglich wird. Der Wechsel der Körperhaltung ist auch im Interesse der Fortführung der Arbeit notwendig. Er ist aber nur dann möglich, wenn der Stuhl, auf dem wir sitzen, eine Änderung zuläßt. Darum sind der Körperform zu sehr angepaßte Sitzmöbel nicht bequem und führen rasch zur Ermüdung.

Zum Arbeiten, zum Schreiben und in der Regel auch zum Lesen wird eine nach vorn gebeugte Sitzhaltung eingenommen. Sie kann symmetrisch sein, ist in der Regel aber asymmetrisch. Auf die Wirbelsäulenform bezogen spielt dies keine wesentliche Rolle. Auch in vorderer Sitzhaltung ist selbst bei Vorkippung des Beckens die Lendenlordose häufig nicht erreicht. Dies hängt damit zusammen, daß eine Streckmöglichkeit am sehr beweglichen Dorsolumbalübergang, phylogenetisch offenbar festgelegt, oft dazu verführt, daß nur die Brustwirbelsäule gestreckt wird. Die Streckung der Brustwirbelsäule insgesamt hat einen entmüdenden

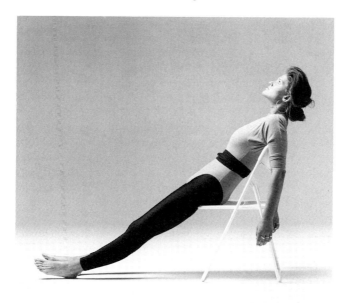

Abbildung 103
Streckhaltung der ganzen Wirbelsäule zur Dehnung der Wirbelsäule

Effekt. Die Totalkyphosierung wirkt dem entgegen. Darum ist aus der Tatsache, daß eine vordere Sitzhaltung eingenommen wird noch kein Rückschluß auf die tatsächliche Wirbelsäulenform möglich. Die früher häufig vertretene Ansicht, daß die vordere Sitzhaltung eine gestreckte sei, ist falsch. Beim manuellen Schreiben ist offensichtlich eine Lehne nicht unbedingt nötig. Bei kritischer Analyse vieler Sitzberufler fällt auf, daß das Schreiben in einer Position geschieht, bei der ein Lehnenkontakt häufig gar nicht besteht (Abb. 102). Auch die bestgemeinten Konstruktionen von Bürostühlen ändern daran nicht unbedingt etwas. Der Schreibende sitzt im vorderen Areal der Sitzfläche, wie man das auch beim Schreibmaschinenschreiben erkennen kann. Daß es dabei schnell zu Ermüdungserscheinungen kommen muß, läßt sich aus den elektromyographischen Untersuchungen ableiten. Zur Entspannung wird stets der Oberkörper nach rückwärts geneigt, also eine hintere Sitzhaltung eingenommen. Da das Becken dabei stark aufgerichtet, d. h. rückgedreht ist, resultiert jetzt immer eine Lendenkyphose. Mit dem Rückneigen des Oberkörpers bei aufgelegten Oberschenkeln vollführen die Beine in den Hüftgelenken eine Streckbewegung. Die Streckbewegung ist verbunden mit einer Reduktion des intraabdominellen Drucks. Dabei tritt ein Gefühl der Entspannung und der Behaglichkeit ein.

Dieses Ausruhen ist auf allen Stühlen mit Lehnen möglich. Die Position leitet über zur Liegehaltung. Diese Körperhaltung ist charakterisiert durch ein mehr oder minder vollkommenes Ausstrecken der Beine. Der Rumpf ruht dann zwi-

schen der Auflagefläche des Gesäßes, den Tubera, auf dem Sitz und der des Ober-
körpers an der Lehnenkante. In dieser Haltung zeigt die Gesamtwirbelsäule in der
Regel eine Streckung (Abb. 103). Im allgemeinen weist die Halswirbelsäule eine
Kyphose auf, d. h. das Kinn sinkt auf die Brust. Durch Änderung der Lage der
oberen Unterstützungsfläche kann somit eine extreme Kyphosierung der oberen
Brustwirbelsäule vermieden werden, die beim „Durchhängen" des Rumpfs, beim
„Nickerchen", charakteristisch ist. Dies gilt besonders dann, wenn die Lehnenkante am Scheitelpunkt der Brustkrümmung angreift. Dann wird die Brustwirbelsäule relativ gestreckt. Werden die Arme dazu angehoben, erfolgt insgesamt eine
Dehnung über ein Hypomochlion, in diesem Fall über die obere Lehnenkante.
Dies gelingt natürlich nur, wenn die Lehne in Höhe der Schulterblätter endet. Nun
können auch noch die Bauchmuskeln angespannt und damit eine aufrechte Haltung erzielt werden. In dieser Position ist der Körper durch afferente Reize zusätzlich stimuliert, d. h. es tritt ein höherer Wachheitsgrad auf. Diese Position wird
z. B. vom Rennfahrer im Rennwagen eingenommen, in dem er mehr liegt als sitzt.
Er muß hellwach bleiben, und hierin unterstützt ihn die Sitzhaltung.

Es ist unmöglich, die einzelnen Sitzpositionen umfassend darzustellen, weil schier
endlose Kombinationen denkbar sind. Von grundsätzlicher Bedeutung ist es, daß
die schultergürteltragende Muskulatur genügend entlastet werden kann. Dies
gelingt durch Abstützen oder Anstemmen der Arme. Ist dies möglich, können Sitzschäden an der Halsregion vermieden werden. Die phylogenetische Entwicklung
der Körperform hat gezeigt, daß beim Menschen die schultergürteltragende Muskulatur weniger zu dynamischer als zu statischer Arbeit herangezogen wird. Dabei
werden Ursprünge, Ansätze, aber auch die Muskelbäuche selbst vermehrten Belastungen unterworfen. Zum Verständnis für das Zustandekommen von bestimmten
Sitzschäden, die in den letzten Jahren bedingt durch Änderung der Techniken im
Büro zugenommen haben, muß deshalb der Form der Halswirbelsäule und ihren
Veränderungen bei den verschiedenen Sitzhaltungen besondere Aufmerksamkeit
geschenkt werden.

7 Form der Halswirbelsäule im Sitzen

Für die Beurteilung der Haltung der Halswirbelsäule sind 2 Faktoren von Bedeutung. Zum einen steht fest, daß die Basis der Halswirbelsäule, das ist die Deckplatte des 1. thorakalen Wirbels, die Stellung wesentlich beeinflußt. Sinkt sie stark nach ventral ab, muß dies Auswirkungen auf die Form der Halswirbelsäule haben. Hier ist der zweite Faktor von Bedeutung. Beim aufrechten Sitzen, sei es in Ruhehaltung oder in muskelangespannter Position, wird die Sehachse etwa in die Horizontale gebracht. Man kann, funktionell gesehen, diese als Fixpunkt betrachten. Dann wird bei jeder stärkeren Neigung der Deckplatte der 1. Brustwirbel die Halswirbelsäule vermehrt lordosiert werden müssen, denn nur so ist der Blick geradeaus möglich (Abb. 104). Anders werden die Verhältnisse, wenn der Kopf wie zum Schreiben und zum Arbeiten gesenkt wird. Hier sind dann vermehrt Muskelkräfte notwendig, um die Statik zu sichern.

Bei der Beurteilung der Form der Halswirbelsäule im Sitzen geht man also zunächst von der Horizontalstellung der Sehachse aus. Die Formänderung der Halswirbelsäule geschieht offensichtlich unbewußt reflektorisch. Dabei spielen die Spannung der Gelenkkapseln und die Aktivität der Muskulatur eine maßgebende Rolle. Dies zeigt sich beim Studium der tonischen Halsreflexe. Beim Übergang von der ruhenden zur aufrechten Sitzhaltung wird die Form der Halswirbelsäule nennenswert beeinflußt. Wir haben das an 359 Schulkindern bei der Auswertung der Fotositzkurven studiert. Hier zeigt sich, daß in der Regel in Ruhehaltung eine Lordose vorhanden ist. Sie kann mehr oder weniger ausgeprägt sein. Das hängt mit der Form der Wirbelkörper selbst, vor allem aber der der Bandscheiben zusammen. Veränderungen im Bereich der unteren Halswirbelsäule machen sich in der Regel nur unwesentlich bemerkbar. Auch bei Patienten mit stärkeren Osteochondrosen und weitgehenden Verklammerungen der Segmente C6/C7, evtl. auch noch C5/C6 ist eine lordotische starke Ausbiegung möglich. Die Funktionsaufnahmen bestätigen dies deutlich. Auf allen Fotositzkurven war eine Lordosierung der Halswirbelsäule im Sitzen in entspannter Sitzhaltung bei geradeaus gerichtetem Kopf zu sehen. Wir können insofern die Untersuchungen von Albers (1954) nicht bestätigen, der bei 10 000 gesunden Erwachsenen in 49% der Fälle eine Streckhaltung der Halswirbelsäule fand. Die Halswirbelsäule ist der beweglichste Teil der Wirbelsäule und es wäre schon deshalb nicht einzusehen, warum die Streckhaltung die typische Form sein soll. Genauere Kenntnisse erlangt man im übrigen nur durch die Funktionsdiagnostik, wobei man sich zunächst damit begnügen kann, die Gesamtform der Wirbelsäule zu betrachten. Will man nähere Einblicke bekommen, ist sowieso eine Röntgenaufnahme notwendig. Sie kann ggf. durch eine Computertomographie ersetzt werden. Bei der Aufwendigkeit des Ver-

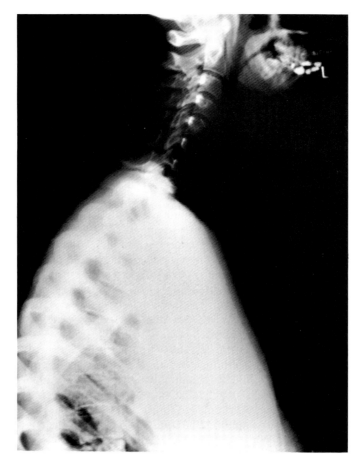

Abbildung 104
Hyperlordose der Halswirbelsäule bei Totalkyphose der Rumpfwirbelsäule im Röntgenbild

Tabelle 14
Verhalten der Halslordose beim Übergang von Ruhe- zu aufrechter
Haltung bei Kindern im Alter von 6-14 Jahren

	n	[%]
Untersuchte Halswirbelsäulen im Sitzen	359	
Lordosen in Ruhehaltung	359	100
Lordosen in aufrechter Haltung	359	100
Lordosen gegenüber Ruhehaltung		
– abgeflacht	215	60
– gleich	77	21,5
– verstärkt	67	18,5

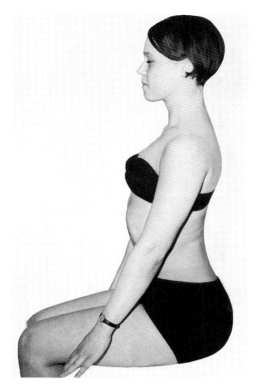

Abbildung 105
Haltung der Halswirbelsäule im Sitzen. Die Lordose flacht sich bei Aufrichtung ab

fahrens sind wir aber nach wie vor auf die klinische Inspektion, die Palpation und die Funktionsdiagnostik angewiesen. Für den Gesunden, und von ihm ist in der Arbeitsmedizin zunächst auszugehen, genügt die gewöhnliche Betrachtung.

Mit der Streckhaltung der Rumpfwirbelsäule ändert sich auch die Form der Halswirbelsäule. Das zeigen die Auswertungen der Fotositzaufnahmen in aufrechter Haltung. Hier flacht sich die Halslordose in 81,4% der Fälle ab (Abb. 105). Es kann auch eine Steilstellung erreicht werden. Über Einzelheiten orientiert Tabelle 14.

Die Streckung der Halswirbelsäule bringt die Unterstützungsfläche des Schädels, nämlich die Kondylen des Atlas, so unter den Schädel, daß dieser überwiegend ausbalanciert werden kann. Die ausbalancierte Stellung ist indes bei der Arbeitshaltung von untergeordneter Bedeutung, weil der Schädel als Sitz der Sehorgane bewegt werden muß. Selbst bei starrem Geradeausblicken, z. B. bei der Arbeit am Bildschirm, ändert sich die Spannung der Nackenmuskulatur im Zusammenhang mit der Änderung der Information. Offensichtlich ist die Spannungsänderung der Halsmuskeln Ausdruck der konzentrativen Tätigkeit. Auf die anatomischen Grundlagen wurde bereits ausführlich hingewiesen. Die Halswirbelsäule ist durch einen kräftigen Muskelmantel verspannt und somit fixiert. Dabei üben die kurzen tiefen Nackenmuskeln im wesentlichen einen Ventralschub auf die kleinen Wirbelgelenke aus. Im Zusammenwirken mit den prävertebralen Muskelgruppen ist aber eine Mittelstellung und somit eine Entlastung der Gelenke zu erreichen. Es kommt, wie auch die Erfahrung zeigt, darauf an, daß der Kopf insgesamt locker ausbalanciert wird. Wesentliche Voraussetzung für diese Haltung ist aber die Haltung der Rumpfwirbelsäule in ihrer Gesamtheit. Hier ist Gutmann zu widersprechen, wenn er meint, daß das Problem des Haltungsverfalls im Sitzen nicht vom Stuhl her zu lösen sei. Den Schlüssel zur Verbesserung der Situation liefert nach seiner Meinung der Tisch bzw. die Arbeitsfläche. Das stellt er schon 1968 fest. Während in der Schule eine Schrägstellung der Tischfläche wünschenswert ist, ist im Büroalltag eine Realisierung solcher Vorstellungen nicht ohne weiteres möglich. Zudem muß darauf hingewiesen werden, daß auch bei schräggestellter Tischplatte eine Hyperlordose der Halswirbelsäule auftreten kann. Das Problem des „schlampigen" Sitzens auch auf guten Schulbänken ist jedem Lehrer hinreichend bekannt. Erst wenn der Beckensockel entsprechend eingestellt ist, besteht die Chance, daß die schräge Tischplatte, die im ganzen sicher ihre Vorteile hat, auch richtig zur Auswirkung kommen kann.

Brügger (1977) hat in seinen Untersuchungen die lockere Sitzhaltung mit verstärkter Brustkyphose unter Aufhebung der Lendenlordose genauer studiert. Er findet dabei auch eine Hyperlordose der Halswirbelsäule. In der Analyse stellt er fest, daß das Gewicht des Kopfs und des Schultergürtels nunmehr die Wirbelsäule nicht mehr axial belastet. Es werde vielmehr zu einem nicht unerheblichen Teil über Schlüsselbein und obere Rippen auf das Brustbein übertragen. Er bezeichnet deswegen diese Haltung als sternale Belastungshaltung und stellt sie der aufrechten Thoraxhaltung gegenüber, bei der die Schlüsselbein-Brustbein-Verbindungen entlastet werden.

Wenn wir seinen Argumentationen, vor allem seinen klinischen Konsequenzen auch nicht in allen Punkten folgen können, so ist seine Beobachtung doch von großer Bedeutung. Er bestätigt, was auch wir aufgrund unserer Untersuchungen gefunden haben: daß die lockere Sitzhaltung mit Totalkyphose der Rumpfwirbelsäule und konsekutiver Hyperlordosierung der Halswirbelsäule eine ungünstige Dauerhaltung darstellt. Die Streckhaltung, die Brügger als aufrechte Thoraxhaltung bezeichnet, flacht die Halslordose ab. Sie gibt die Chance zu einer längerdauernden Beanspruchung der Wirbelsäule und des Nackens im Sitzen, ohne daß es zu Beschwerden kommt.

8 Sitzschäden

8.1 Allgemeine Pathophysiologie

Sitzen ist eine Ruhehaltung. Sie wird immer dann eingenommen, wenn der Mensch das Bedürfnis hat, sich zu entspannen oder wenn er Kräfte einsparen will. Dazu scheint diese Haltung besonders geeignet. Durch die direkte Kraftübertragung des Rumpfs über die Sitzbeinhöcker auf die Sitzfläche werden die Beine entlastet. Bei Benutzung einer Lehne kann zusätzlich Gewicht des Rumpfs auf das Sitzgerät übertragen werden. Dadurch ist eine Minderbeanspruchung der Rücken- und Nackenmuskulatur möglich. Eine vollkommene Entlastung und Entspannung tritt dann auf, wenn der Rumpf aus der Vertikalen zunehmend in die Horizontale gebracht wird. Dann geht die Sitzhaltung in die Liegehaltung über. Am vollkommensten ist dies beim Ruhesessel, noch mehr beim Liegestuhl zu beobachten. In dieser Position kommt es nun aber bald zu einer allgemeinen Ermüdung, die totale Entspannung ist deswegen nicht zu vereinen mit einer länger dauernden Arbeitstätigkeit. Man hat bald das Bedürfnis wieder aufzustehen und sich zu bewegen, um munter zu bleiben. Wird das Sitzen zur Zwangshaltung, z. B. bei langen Omnibusfahrten oder im Flugzeug, macht sich zunehmend das Gefühl der Unbequemlichkeit und der Belastung bemerkbar. Hierbei kann man noch nicht ohne weiteres von Schäden sprechen, denn zunächst bilden sich die Unannehmlichkeiten und Beschwerden rasch zurück, wenn die Position geändert wird. Anders verhält es sich, wenn man gezwungen ist, diese Position längere Zeit einzunehmen.

Am ehesten kommt es dann zum Auftreten von Schwellungserscheinungen in den Beinen, die als statische Ödeme aufzufassen sind. Auch sie verschwinden bei Änderung der Haltung und hinterlassen kaum jemals Folgen. Aus den Beobachtungen, daß ungünstiges Sitzen über längere Zeit zu Beschwerden führen kann, leiten sich die Vorstellungen über Sitzschäden ab. Es ist interessant, daß weniger über Stehschäden oder Schäden durch langes Liegen gesprochen wird. Warum das Sitzen als schädigender Faktor so in den Vordergrund gestellt wird, hat verschiedene Gründe. Um sie zu verstehen, muß man sich zunächst daran erinnern, daß die Wirbelsäule eine völlig andere Form als im Stehen aufweist. Im Stehen ist die Lendenlordose als typisches Merkmal des Homo sapiens zu erkennen. Im Sitzen ist diese weitgehend verschwunden. Das führt schon rein vom Aspekt her zur Vermutung einer unphysiologischen Haltung. Bei der Beurteilung des Einflusses der Wirbelsäulenform auf die Leistungsfähigkeit des Menschen muß man bedenken, daß auch im Liegen im allgemeinen die Lendenlordose verschwunden ist. Der Mensch behält lediglich in Bauchlage eine Restlordose zurück. In der Rükkenlage, mehr aber noch in der Seitenlage ist die Lendenwirbelsäule abgeflacht. Lediglich im Zusammenhang mit der Gestaltung von Matratzen und Liegen werden Überlegungen über die Zweckmäßigkeit der einen oder anderen Haltung angestellt. Weil das Sitzen oft als Ruhehaltung eingenommen wird, kommt man auf den Gedanken, daß Arbeiten im Sitzen zu den leichten Tätigkeiten gehören. Man mutet einem Wirbelsäulenerkrankten oft noch halbtags sitzende Arbeiten in geschlossenen Räumen zu. Dabei wird nicht bedacht, daß das Sitzen für die Wirbelsäule Schwerstarbeit darstellt. Ob daraus nun aber automatisch Schäden resultieren, bleibt zu untersuchen.

Um die Zusammenhänge erfassen zu können, sind einige neurophysiologische Fakten zu bedenken. Zur Erhaltung der Leistungsfähigkeit des Organismus und seiner Organe sind adäquate Belastungen notwendig. Hettinger (1983) hat in seinen Untersuchungen darauf hingewiesen, daß die Skelettmuskulatur mit mindestens 30% ihrer maximalen Leistungsfähigkeit belastet werden muß, wenn die Normalkraft erhalten werden soll. Diese Erkenntnisse sind deswegen von Bedeutung, weil bei längerem Sitzen durch die *Unterbeanspruchung* von Teilen der Skelettmuskulatur eine Atrophie, d.h. eine Leistungsminderung droht. Sie wird zunächst kaum bemerkt, weil der moderne Mensch größeren Kraftbelastungen nicht oder nur selten ausgesetzt ist. Schließlich zeigen sich aber dann doch die Folgen der Unterbeanspruchung. Ein typisches Beispiel ist die Organleistungsschwäche der Muskulatur, die man bei vielen Kindern und Jugendlichen antrifft. Schuld daran ist aber nicht nur die effektive Unterbelastung, sondern auch das mangelnde körperliche Engagement. Daß man diese Schwäche dem Sitzen anlasten möchte, ist verständlich. Die Schuldzuweisung ist aber deswegen schwierig, weil das Sitzverhalten der einzelnen Individuen sehr unterschiedlich ist. Es gibt Kinder, die von früh bis spät sitzen, sei es vor dem Fernsehapparat oder zum Spielen. Sie verbringen den größten Teil ihres Tages zu Hause. Schuld daran ist nicht nur die familiäre Einwirkung, sondern ohne Zweifel auch das soziale Umfeld.

Die Lebensgewohnheiten des modernen Menschen beeinflussen im übrigen in ganz entscheidendem Maße die körperliche Entwicklung des Kindes. Schon im Kindergarten wird dem heranwachsenden jungen Menschen allzu oft ein Sitzzwang auferlegt. Ihm erliegt das Kleinkind um so eher, als es in seiner Umgebung fast ausschließlich sitzenden Erwachsenen begegnet. Der Nachahmungstrieb veranlaßt es auch, seine Spiele, die weitgehend dem Vorbild der Großen entnommen werden, im Sitzen auszuführen. Das stillsitzende Kind wird zudem von Eltern und Nachbarn gelobt und als artig mit Geschenken belohnt. Darüber hinaus ist unsere Wohnraumsituation so recht dazu angetan, schon dem Kleinkind den zur Entwicklung notwendigen Bewegungsraum entscheidend einzuengen. Die Grünflächen unserer modernen Städte sind zwar ein erfreulicher Ausdruck modernen Lebenswillens, doch ist leider das Betreten des Rasens den Kindern verboten. Die Straßen sind bei dem wachsenden Verkehr als Spielfläche ungeeignet, und auf den eigens errichteten Spielplätzen tummeln sich oft nur die Halbwüchsigen. Daran ändert zunächst auch die Schaffung von Ruhezonen in den Städten nichts. Das Kleinkind wird zwangsläufig mit allen nur erdenklichen Mitteln zum Sitzen erzogen. Dazu kommt die Unsitte, dem Kind längeres Fernsehen mit dem Vorwand zu gestatten, daß dadurch die geistige Entwicklung gefördert würde. Wesentlicher als die Kritik am Inhalt von Kindersendungen muß die Erkenntnis Raum greifen, daß es für ihre muskuläre Entwicklung nicht gut ist, wenn die Kinder über längere Zeit, unter Umständen über Stunden, vor dem Fernsehapparat verharren.

Kindergarten oder Schule, Fernsehen und Spiele üben einen gewissen Zwang aus. Die Muskulatur erhält nicht mehr die notwendigen Entwicklungsreize. Daraus resultiert eine erschreckende *Leistungsschwäche*. Eine so unterentwickelte Muskulatur kann später den Aufgaben im Beruf einfach nicht mehr gerecht werden. Mit der Leistungsminderung der Muskulatur ist zwangsläufig auch eine Leistungsschwäche der Kreislauforgane verbunden. Ein Kind braucht die Möglichkeit, sich mehrere Male am Tag so auszutoben, daß es echt ins Schwitzen kommt. Nur dann wird dem Herzen der Entwicklungsreiz angeboten, den es braucht. Denn es ist zu bedenken, daß auch das Herz trainierbar ist, andererseits aber auch trainiert werden muß. Die dem Kind adäquate Trainingsform ist das Intervalltraining, d.h. die Ausschöpfung der Leistungsfähigkeit durch kurzzeitige, submaximale Belastungen, die anschließende Ruhepause und die erneute Belastung. Dies setzt Freiräume voraus. Aber auch ein weiteres darf nicht vernachlässigt werden: nämlich die Schulung des sozialen Verhaltens, denn in seiner psychosomatischen Ganzheit muß der Mensch im Berufsleben bestehen. Man kann gewisse Umgangsformen entwickeln oder den sog. Frust durch Unterentwicklung programmieren.

Aus dem Gesagten geht unschwer hervor, daß Sitzschäden nicht allein die Folge einer Überlastung am Arbeitsplatz sind. Es ist von wesentlicher Bedeutung, daß der Auszubildende entsprechend vorbereitet, mit anderen Worten, an die Berufstätigkeit herangeführt wird. Dazu bedarf es einer Aufklärung im Elternhaus und einer Reform des Schulsports. Darauf soll im einzelnen noch eingegangen werden.

Die normale Entwicklung des Körpers ist gebunden an die physiologische Reizsetzung, d.h. an die Beanspruchung. Nicht das Sitzen an sich ist ungünstig, sondern der mangelnde Ausgleich schafft das Problem. Er ist der entscheidend schädigende Faktor. Die Bewegungsarmut läßt die Entwicklung der Wirbelsäule nicht in vollem Umfang ungestört zu Ende kommen. Die Folgen einer solchen Hemmung sind zunächst gar nicht zu erkennen. Sie bleiben verborgen. So bedingen sie lediglich die Einschränkung der physiologischen Leistungsbreite. Die optimale Leistungsfähigkeit eines Organs ist aber an seine normale Form gebunden. Das ist in der Orthopädie wiederholt bewiesen worden. Nicht zuletzt ist das Auftreten von Verschleißerscheinungen zwar nicht erkennbar durch bestimmte exogene Faktoren hervorgerufen, doch wirkt die mangelnde muskuläre Führung im Sinne der Fehlbeanspruchung auf das Haltungs- und Bewegungssystem ein. So sind die Sitzschäden insgesamt zu einem hohen Prozentsatz Organleistungsschwächungen, vor allem der Muskulatur, aber auch der Kreislauforgane und der Atmung. Sie münden zwangsläufig in der neurovegetativen Dysfunktion mit ihren vielfältigen Erscheinungsformen.

8.2 Überlastungsschäden

Vor diesem Hintergrund lassen sich die Beschwerden, die bei längerem Sitzen an der Schreibmaschine oder am Bildschirm auftreten, erklären. Einschlägige Untersuchungen sind vielfach durchgeführt worden (Abb. 106). Man hat in letzter Zeit versucht, diese Beschwerden systematisch zu erfassen. Zur prozentualen Häufigkeit körperlicher Beschwerden bei sitzender Arbeitsweise wurden Fragebögen an 246 Arbeitnehmer vergeben. Dabei ergab sich, daß beim Schreibmaschinenschreiben bei gewöhnlichem Sitzen von 57% Beschwerden im Rücken geklagt wurden, bei 14% waren Kopfschmerzen registriert worden. Bei 24% war die Schulter-Nakken-Region betroffen. Diese Angaben haben sich grundsätzlich geändert bei der Tätigkeit am Bildschirm. Im Vordergrund standen jetzt Schmerzen im Schulter-Nacken-Bereich. Sie sind zusammen mit den Kopfschmerzen erheblich angestiegen. Kopfschmerzen waren vorhanden bei 48%, Schmerzen in der Schulter-Nakken-Region gaben 51,2% der Befragten an. Die Rückenbeschwerden waren mit 45,5% im ganzen etwas weniger geworden. Nach neuesten statistischen Erhebungen (Stand: Mitte 1986) haben sich bei der Bildschirmarbeit weitere Verschiebungen des Beschwerdebilds ergeben: Zunahme der Schulter-Nacken-Schmerzen um 6%, Abnahme der Rückenschmerzen um 25%. Über Beschwerden an Gesäß und Oberschenkeln klagen jetzt 56%. Man darf diese Zahlen jedoch nicht überbewerten, denn Beschwerden sind das Ergebnis eines subjektiven Erlebnisses, sie sind ein Phänomen der Wahrnehmung. Macht man Menschen auf die Möglichkeit aufmerksam, daß sie bei einer bestimmten Betätigung Schmerzen bekommen könnten, dann veranlaßt das sehr viele, in sich hinein zu hören. So werden unter Umständen Beschwerden registriert, die man sonst in die Kategorie der Unlustgefühle oder der Ermüdung eingeordnet hätte. Immerhin sind es aber diese negativen Erlebnisse, die insgesamt den Lebenswert beeinträchtigen. Und vom Unlustgefühl über die Beschwerden bis hin zu unerträglichen Schmerzen ist oft nur ein kleiner Weg. Für den kritischen Arzt ist es notwendig, die Ursache der Beschwerden zu analysieren.

Schmerzen können nur dann auftreten, wenn Schmerzrezeptoren gereizt werden. Dies kann auf 2 Wegen geschehen:

- durch direkte Einwirkung auf die nervösen Endverzweigungen bzw. deren Membran,
- indirekt durch Einwirkung von chemischen Substanzen, die am Ort der Läsion gebildet oder freigesetzt werden, z.B. durch Veränderung des örtlichen pH-Werts und des osmotischen Drucks. Aber auch die Erhöhung der Kaliumionenkonzentration, Histaminfreisetzung und nicht zuletzt die Prostaglandinsynthese spielen eine große Rolle.

Als Ausgangspunkt für die Schmerzen kommen grundsätzlich in Frage: Wirbelgelenk, Bandapparat, Muskulatur und Nervenwurzeln, speziell im Foramen intervertebrale. Über die Nozizeptoren der Gelenkkapseln sind vor allem seit den Untersuchungen von Wyke (1967), Brodal (1981) u.a. gesicherte Erkenntnisse bekannt geworden. Nach Dvorak (1982) gibt es Dehnungs- und Spannungsrezeptoren sowie Sensoren für die Registrierung von Stellungsänderungen und Beschleunigung. Diese Propriozeptoren informieren über die physiologischen Abläufe am

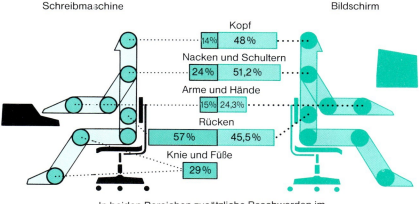

Schreibmaschine   Bildschirm

Kopf
14%   48%

Nacken und Schultern
24%   51,2%

Arme und Hände
15% 24,3%

Rücken
57%   45,5%

Knie und Füße
29%

In beiden Bereichen zusätzliche Beschwerden im
Gesäß (16%) und den Oberschenkeln (19%)

Abbildung 106
Verteilung der Beschwerden beim Sitzen, bei der Arbeit an der Schreibmaschine
und am Bildschirm

Gelenk. Nozizeptoren kontrollieren den Funktionszustand und melden den Schaden. So können Schmerzempfindungen ausgelöst werden.

8.2.1 Arthrogene Kreuzschmerzen

Die kleinen Wirbelgelenke werden in den unterschiedlichen Wirbelsäulenhaltun-
gen ggf. stark beansprucht (Abb. 107). In der *kyphotischen Einstellung* entfernen
sich die kleinen Wirbelgelenke voneinander, die Gelenkkapseln werden gespannt.
Durch die Spannung kommt es zu einer Reaktion dergestalt, daß zunehmend
Afferenzen zum Rückenmark ausgesandt werden. Als Reaktion darauf sind durch
lokale Muskelkontraktionen Stellungsänderungen oder Fixationen zu erwarten.
Die Nozizeptoren unterscheiden sich von anderen nervalen Strukturen sensori-
scher Art durch zwei wichtige Merkmale. Sie zeigen eine höhere Reaktions-
schwelle, und sie reagieren auf die Wiederholung des Reizes mit einer Verstärkung
der Afferenz, lassen also das sonst bekannte Adaptionsphänomen vermissen.
Durch die Spannung vor allem im Bereich der Kyphose der Rumpfwirbelsäule
kommt es über kurz oder lang auch zu Schmerzempfindungen, die sich als dump-
fer Ermüdungsschmerz bemerkbar machen können. Oft werden diese Beschwerden unbewußt dadurch abgeblockt, daß eine Stellungsänderung in den Bewegungssegmenten herbeigeführt wird. Sie geschieht unwillkürlich. So ist das
Umherrutschen auf dem Sitz, das man vor allem bei Kindern im jüngeren Schulalter beobachtet, als Zeichen der Ermüdung aufzufassen und zu verstehen. Durch
die afferente nozizeptive Tätigkeit treten Muskeldauerkontraktionen ein, die sich
häufig in der Tiefe abspielen. So kann es dann zu einem Reflexhypertonus kommen, der als Ermüdungserscheinung in der Muskulatur gedeutet werden muß.
Dies führt schließlich zur Auslösung von muskulären Schmerzen.

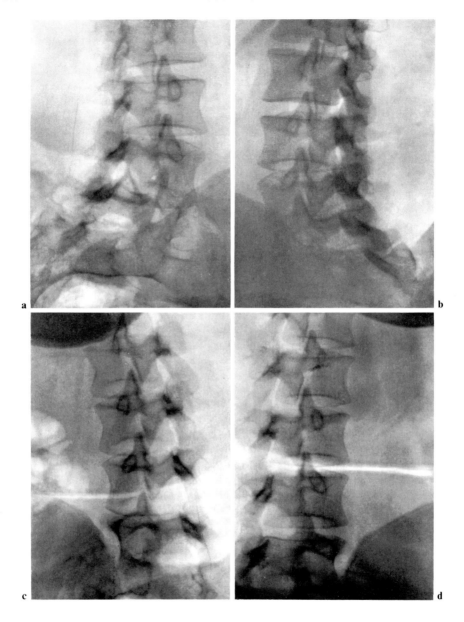

Abbildung 107 a–d
Schrägaufnahmen zur Darstellung der Gelenkfortsätze der Lendenwirbelsäule
in Lordose (**a, b**) und Kyphose (**c, d**)

Bei der *lordotischen Einstellung* werden die Gelenkfortsätze ineinander gestaucht. Dadurch wird die Gelenkkapsel, welche haubenartig die Gelenkfortsatzspitzen überzieht, in Raumnot gebracht. Auch durch solche Mechanismen können Schmerzen auftreten. Sie werden hervorgerufen durch die mechanische Irritation der direkt komprimierten und somit gereizten Gelenkkapsel. Dazu kommt wieder die muskuläre Komponente. Der Einsatz des Erector spinae ist ja zur Erreichung der Beckenkippung notwendig. Weil die Muskulatur vorzeitig ermüdet, wird die lordotische Zwangshaltung häufig schnell aufgegeben, so daß Schmerzen dadurch weniger zu erwarten sind. Weil beim Sitzen keine abrupten lordosierenden Bewegungen auftreten, können direkte periostale Reizungen oder gar Zerreißungen der Gelenkkapsel, wie man sie bei der dynamischen Belastung sieht, nicht entstehen.

Im Zusammenhang mit Lordose und Kyphose ändern sich auch die Belastungsverhältnisse in den *Bandscheiben*. Damit ist es denkbar, daß bei einer kyphotischen Haltung vermehrt Protrusionen gegen das hintere Längsband erfolgen. Nachemson u. Elfström (1970) haben, wie bereits angeführt, darauf hingewiesen, daß in der kyphotischen Sitzhaltung, die unserer Ruhehaltung entspricht, der Bandscheibeninnendruck gegenüber dem Liegen deutlich ansteigt. Er hat die höchsten Drücke beim Sitzen mit Totalkyphose in leichter Vorbeugung gefunden. Durch degenerative Veränderungen im hinteren Anteil des Faserrings an der Lendenwirbelsäule können die Voraussetzungen für Massenverlagerungen entstehen, so daß Dehnungsreize am hinteren Längsband wirksam werden. Dieses ist bekanntlich von Nervenendigungen reich durchsetzt. So treten Schmerzen durch direkte Nozizeptorenerregung im Längsband auf.

Schließlich muß bedacht werden, daß mit dem Sitzen eine deutliche Beeinträchtigung des *venösen Rückflusses* erfolgt. Auch dadurch können Schmerzen ausgelöst werden. Zum Verständnis ist wichtig zu wissen, daß die Nervenwurzeln von einem dichten Venengeflecht umgeben werden. Die Venengeflechte im Foramen intervertebrale sind nicht selten von einer Erweiterung bis hin zu einer Varicosis befallen. Darauf ist in anderem Zusammenhang noch hinzuweisen.

8.2.2 Muskuläre Überlastungssyndrome

Als wichtige Schmerzquelle kommt die Muskulatur in Frage. In der Muskulatur sind neben den Muskelspindeln und den Sehnenorganen freie Nervenendigungen gefunden worden. Diese freien Nervenendigungen sind unter anderem verantwortlich für den Muskelschmerz. Er kann zum Teil als ischämischer Schmerz aufgefaßt werden. Diese Beschwerden sind aus der Leistungsphysiologie bekannt.

Schmerzen können Ausdruck einer vorübergehenden örtlichen Alteration sein. So führen z. B. die Anhäufung von sauren Stoffwechselprodukten oder der Sauerstoffmangel und schießlich die schon erwähnte Ionenverschiebung zu Beschwerden. Sie lassen sich fast schlagartig beseitigen durch Änderung der Durchblutung und durch Entspannung der Muskulatur. Jedem ist bekannt, daß einfaches Dehnen und Strecken, evtl. auch das Umhergehen solche Beschwerden beeinflussen kann. Treten Schmerzen aber regelmäßig neu wieder auf, wenn sich der Arbeitnehmer setzt, und klagt er bei bestimmten Haltungen über ihre Zunahme, dann ist

der Verdacht begründet, daß die Sitzposition selbst die Ursache ist. Hier kann die
Änderung des Sitzmöbels oder auch die Umstellung der Sitzgewohnheiten eine
entscheidende Hilfe schaffen. Die anfänglich reversiblen Veränderungen können
aber schließlich auch zu Dauerschäden im Gewebe führen. Dann treten die
Beschwerden relativ rasch, trotz der Umgestaltung des Arbeitsplatzes, wieder in
Erscheinung. Am bekanntesten sind die in der Muskulatur selbst liegenden Störungen, die unter dem Begriff der Muskelverspannung oder der Muskelhärte
bekannt geworden sind.

Die *Muskelhärten* oder *Myogelosen* finden sich vor allem in statisch stark bela-
steten Muskeln. Sie sind offensichtlich gebunden an bestimmte Faserstrukturen im
Skelettmuskel. So ist die Schulter-Nacken-Region bevorzugt befallen, desgleichen
Areale in der Lendengegend. Diese Bezirke werden im Zusammenhang mit dem
Sitzen vermehrt zu statischen Leistungen herangezogen, wie ausführlich bespro-
chen.

Bei den Muskelhärten handelt es sich um umschriebene Gewebsveränderun-
gen, die deutlich als Verhärtungen tastbar sind. Man hat früher angenommen, daß
sie Störungen in der Muskelchemie zur Grundlage haben. Man hat sogar vom
Übergang vom Sol- in den Gelzustand im Sarkoplasma gesprochen. Darauf weist
auch der Name Myogelose hin. Heute weiß man, daß die Muskelhärten nach länger dauernder Überlastung auftreten. Man kann sie direkt ableiten aus der Muskelermüdung. Für die muskuläre Ermüdung aber wird der Sauerstoffmangel,
genauer gesagt, eine Verarmung an Adenosintriphosphorsäure verantwortlich
gemacht. Bei einer Haltearbeit mittels statischer Kontraktion ist die Versorgung
mit nährstoff- und sauerstoffreichem Blut problematisch. Schon bei einer Kontraktion zwischen 30 und 50% der Maximalkraft wird sie unzureichend. Bei noch
stärkerer Zusammenziehung tritt eine völlige Durchblutungsunterbrechung auf,
worauf Donald et al. (1967) hingewiesen haben. Im Verlauf der Ermüdung kommt
es zu einer Verhärtung der Muskulatur, die nun ihrerseits die Diffusionsprozesse
an der terminalen Strombahn behindert. Im allgemeinen löst sich die Muskelermüdung in kurzer Zeit, d. h. innerhalb von wenigen Stunden. Bleiben die Sauer-
stoffmangelerscheinungen bestehen, führen sie zu Veränderungen auch der
geweblichen Strukturen. So sind Muskelhärten, einmal entstanden, oft nicht mehr
gänzlich zum Verschwinden zu bringen. In der Regel entwickelt sich um die Muskelhärten ein Kranz von verspannten Muskelfasern, der durch eine erhöhte
Reflextätigkeit zustande kommt. Hier kann man Aktionsströme messen und damit
nachweisen, daß eine aktive Muskelkontraktion stattfindet. Weil diese reflektorischen Verspannungen aber nicht durch bleibende Gewebsschädigung, sondern
nur funktionell verursacht sind, können sie durch Ausschaltung der Ursache, aber
auch durch örtliche Betäubungsmittel gelöst werden. Hier sind auch Massagen
wirksam. Es versteht sich aber von selbst, daß die Verspannungen wiederkommen,
wenn die auslösende Ursache, nämlich die Fehlhaltung nicht beseitigt wird. Im
übrigen bleiben die Myogelosen im Zentrum solcher Verspannungen bestehen
und können wieder neue Beschwerden hervorrufen. Will man eine endgültige
Beseitigung erreichen, ist es notwendig, die auslösenden Ursachen zu eliminieren.

Primär wird die ungünstige Haltung korrigiert. Nunmehr kann durch Lösung
des Reflexhypertonus eine Verbesserung der elastischen Eigenschaften der Muskulatur eintreten. Allmählich werden auch die Verspannungen um den Myogelo-

sekern weitgehend zum Verschwinden gebracht. Die im Muskelgewebe selbst ablaufenden produktiven bzw. narbigen Veränderungen sind aber irreversibel. Sie können zum Ausbruch neuer schmerzhafter Reizzustände führen. Man beschreibt diese wechselnden, auf- und abschwellenden Beschwerden als Muskelrheumatismus, wobei der Begriff der Muskelentzündung sich lediglich auf die Tatsache gründet, daß Schwellungszustände auftreten können.

Weil die Myogelosen mitunter im Schulter-Nacken-Bereich gehäuft auftreten, werden sie mit Veränderungen an der Halswirbelsäule im Sinne der Degeneration in Verbindung gebracht. Man hat darum auch von vertebragenen Erscheinungen gesprochen. Diese Annahme ist unrichtig. Derartige Einschätzungen haben dazu geführt, daß man generell nur noch die Bandscheibenveränderungen, nicht aber die eigentlichen Ursachen in den Mittelpunkt des Interesse gerückt hat. Diese Einstellung ist nach unseren Erkenntnissen vor allem deswegen fatal, weil sie zu einer völligen Fehlbewertung der Störung führt. Das kann sich in einer fehlerhaften Behandlung niederschlagen. Andererseits darf natürlich nicht verkannt werden, daß Vorschäden sich dann gravierend auswirken, wenn durch die sitzende Haltung eine bestehende Kompensation, ein labiles Gleichgewicht, gestört wird. Es ist in solchen Fällen immer schwer zu sagen, ob die sitzende Haltung, ob der Vorschaden oder ob beide gemeinsam für das Auslösen der Krankheit verantwortlich sind. Sicher ist, daß jenseits des 35. Lebensjahres bei vielen Menschen eine Disposition feingeweblicher Art besteht, die zum Zervikalsyndrom, also zu Beschwerden führen kann.

8.2.3 Insertionstendopathien

Örtliche Verspannungen in der Muskulatur, Myogelosen und Hartspann setzen insgesamt die physikalischen Eigenschaften des Muskels herab. Der Muskel wirkt dann nicht mehr wie ein elastischer Körper, der gedehnt werden kann und nach der Dehnung in seine Ruhelage zurückkehrt, sondern er zeigt deutliche Änderungen seines Dehnungsverhaltens. Bekanntlich wird ja die Verformung, d.h. die Längenzunahme mit zunehmender Belastung immer geringer. Bei einem mit Verspannungen durchsetzten Muskel ist die Dehnbarkeit insgesamt schon dann eingeschränkt, wenn ein normaler Muskel noch mühelos nachgibt. Damit können dann an den Ursprüngen und an den Ansätzen des Muskels Reaktionen auftreten. Sie sind unter der Bezeichnung Muskelansatzschmerzen bekannt. Becker (1978) weist darauf hin, daß Tendopathien besonders häufig am Ursprung des Trapezius an den Dornfortsätzen der Halswirbelsäule und am Hinterhaupt zu finden sind.

Bekannt sind die Insertionstendopathien, die Muskelansatzschmerzen vor allem im Bereich des Ellbogens am Ursprungsort der *Unterarmstrecker*. Man spricht, nicht immer zutreffend, von einem Tennisellenbogen, einer Epicondylitis humeri lateralis. Dieser Tennisellenbogen kann als Ausdruck einer mechanischen Überlastung primär entstehen. Man findet ähnliche Veränderungen aber auch bei Menschen, die eine einseitige Betätigung ausüben, z.B. bei Fließbandarbeitern. Aber auch dann, wenn über längere Zeit körperliche Arbeit von Hand- und Fingerstreckern gefordert wird, können Muskelansatzschmerzen in Erscheinung treten. Besonders bedeutungsvoll sind die Insertionstendopathien, die im Bereich der

Rumpfwirbelsäule beobachtet werden. Sie kommen vor allem an den Dorn- und an den Querfortsätzen vor. In der Tiefe sind sie nur ausnahmsweise exakt zu diagnostizieren, weil eine direkte Palpation nicht möglich ist. Hier muß man klinisch genau untersuchen und Wirbelsegment für Wirbelsegment auf seine Funktionstüchtigkeit hin überprüfen. Die Abgrenzung gegenüber Veränderungen, die sich im Bandapparat abspielen oder die bei degenerativen Prozessen zu finden sind, ist nicht immer leicht.

Große Bedeutung hat die Insertionstendopathie am inneren oberen Schulterblattwinkel. Dort setzt bekanntlich der *Levator scapulae* an, der als Tragemuskel für das Schulterblatt häufig Überlastungsreaktionen zeigt. So finden sich bei nahezu allen Menschen schmerzhafte Druckpunkte. Diese werden heute als Trigger-points bezeichnet und sind typisch für sog. myalgische Beschwerden. Man versteht darunter Schmerzen, die von der Muskulatur ausgelöst werden. Weil sie wechseln und bei Unterkühlung oft stärker empfunden werden, hat man auch hier von weichteilrheumatischen Beschwerden gesprochen. Die Muskelansatzschmerzen sind ohne Zweifel auf die ungünstige Haltung und die mechanische Überbeanspruchung zurückzuführen. Die Tatsache, daß die Beschwerden in der Schulter-Nacken-Region bei Arbeiten am Bildschirm zugenommen haben, zeigt, daß der Fehlhaltung offensichtlich größere Bedeutung zukommt als anderen Faktoren. Aus diesem Grunde muß auf entsprechende Haltungsanomalien im Sitzen besonders sorgfältig geachtet werden. Es versteht sich dabei von selbst, daß die geschilderten Beschwerden nur dann von Bedeutung sind, wenn sie zu einer nachhaltigen Beeinträchtigung der Gesundheit führen. Das ist aber bei weiten nicht immer der Fall.

Beschwerden, oder wie wir besser sagen würden, schmerzhafte Sensationen im Schulter-Nacken-Bereich sind nahezu jedem Autofahrer bekannt. Sie kommen und gehen, hängen von der Belastung und von anderen Faktoren ab und haben oft keinen Krankheitswert. Was Beachtung finden muß, sind die dauerhaften Beschwerden, die zu einer schließlich unerträglichen Belästigung werden und dann zu einer Arbeitsunfähigkeit führen können. Wenn dies der Fall ist, dann liegt im Sinne des Versicherungsrechts tatsächlich eine Krankheit vor. Krankheit ist in diesem Sinne dann das Vorhandensein von Störungen, die Krankenpflege und Behandlung erforderlich machen und eine Arbeitsunfähigkeit zur Folge haben. In diesen Fällen wird man dann auch im medizinischen Sinne von Schäden sprechen müssen. Tatsächlich gehen solche Erkrankungen bei sitzenden Berufen in die Hunderttausende. Damit wird der Haltungsschaden durch unzweckmäßiges Sitzen sozialpolitisch zum Problem. Und die Statistiken berücksichtigen nicht, daß die Beschwerden, die einzelne zu ertragen haben und die sie weitgehend durch vermehrte Anstrengung kompensieren, das Lebensgefühl erheblich beeinträchtigen. Übermäßige Anstrengung am Arbeitsplatz, rasche Ermüdbarkeit, Erregbarkeit und gestörtes psychisches und soziales Verhalten außerhalb der Arbeitszeit sind dann häufig die Folgen.

Die häufigen Krankheitsausfälle setzen dem Arbeitnehmer erheblich zu. Außerdem sind für den Betrieb langdauernde Erkrankungen oft nur schwer zu kompensieren. Darum werden innerbetriebliche Versetzungen notwendig. Es muß in diesem Zusammenhang nicht eigens betont werden, daß die sich ergebenden arbeitsrechtlichen Konsequenzen für alle Beteiligten höchst unerfreulich sind.

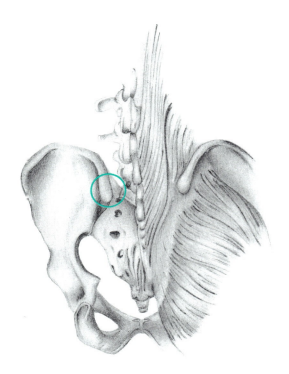

Abbildung 108
Umschriebene Druckschmerzhaftigkeit (Trigger-point) über die Spina iliaca posterior superior

Schmerzen im Schulter-Nacken-Bereich sind also von großer Bedeutung. Gesundheitspolitiker und Ergonomen gemeinsam sind hier gefordert.

Aber auch Beschwerden im Bereich der Brust- und der Lendenwirbelsäule sollen nicht vergessen werden. An der Lendenwirbelsäule treten die Veränderungen am oberen Rand des Beckens im Rückenbereich auf (Abb. 108). Am Beckenkamm, dort wo die *lange Rückenmuskulatur* entspringt, finden sich nicht selten Knötchen, die mit Muskelhärten verwechselt werden. Diese Knötchen sind fast immer kleine Fettgeschwülste, die sich auf dem Boden von Durchblutungsstörungen entwickeln. Von größerer Bedeutung als die Knötchen selbst ist die Reaktion, die am Knochen und an der Sehnenplatte der Fascia dorsolumbalis auftritt.

8.2.4 Schädigungen der Gleitgewebe

Die Überlastung der Muskulatur im Rückenbereich führt nicht selten zu einer Schwellung. Dadurch nimmt der Inhalt der Faszienröhre an Volumen zu. Nun ist die für die Leistungsfähigkeit bedeutungsvolle Gleitbewegung des Muskels in seiner Umscheidung beeinträchtigt. Dies macht sich bald bemerkbar, wenn der Patient seine Muskulatur dehnen will, also z.B. kyphosiert, was bei der lockeren Sitzhaltung der Fall ist. Bei der aufrechten Sitzhaltung verschwinden die Beschwerden häufig, so daß ein Lehnenkontakt gesucht wird. Ist dieser nicht vorhanden, stopft sich der Befallene z.B. ein Kissen in den Rücken. Damit versucht er unbewußt, die Beckenrotation zu begrenzen, die Kyphosierung gering zu halten und damit den schmerzhaften Gleitprozeß auszuschalten. Die ersten Symptome solcher Überlastungen bestehen in einer Ermüdung, was zur vorzeitigen Aufgabe der Sitzhaltung führt. Diese unbewußte Reaktion ist im Prinzip richtig, denn mit Lockerung der Anspannung ist die Chance zur Entspannung gegeben. Am Arbeitsplatz sollten hier kompensatorische Übungen einsetzen. Es muß in diesem Zusammenhang aber darauf hingewiesen werden, daß solche Maßnahmen bereits unmittelbar nach Auftreten der Überlastung, also noch am Schreibtisch einsetzen sollten. Auch allgemeine Wärmeanwendungen, z.B. durch ein heißes Vollbad zu Hause sind hilfreich.

Der Schmerz ist hier eine Schadensmeldung, die aus der Peripherie kommt. Es handelt sich um einen echten Rezeptorenschmerz. Darum hat man auch immer wieder versucht, am Ort der Schmerzentstehung mit der Therapie anzusetzen. Das hat nur seine Berechtigung, solange nicht strukturelle Wandlungen eingetreten sind.

Der Schmerz kann sich schließlich verselbständigen und dann zu Symptomen führen, die man unter dem Begriff des *oberen Zervikalsyndroms* kennt. Die mangelnde Gleitfähigkeit der Muskulatur im Lendenbereich, wie sie bei länger dauerndem verkrampftem Sitzen auftritt, kann zunächst als dumpfes Ziehen bemerkbar sein. Nicht selten wird dabei an Erkrankungen dort liegender Organe, z.B. der Nieren, gedacht. Bei Frauen werden sie gelegentlich auf die Genitalorgane bezogen. Dies ist um so eher der Fall, wenn die geschilderten Veränderungen im Sinne des oberen Zervikalsyndroms einsetzen. Dann sind nämlich häufiger Antriebsschwäche und depressive Verstimmungszustände zu beachten. So hat man zum Teil den Eindruck, einer endogenen oder exogenen Psychose. In Wahrheit handelt es sich aber um einen chronischen Schaden, der durch fehlerhafte Haltung, speziell durch das Sitzen aufgetreten ist. So ist es zu erklären, daß verschiedene, auch paramedizinische Behandlungsversuche zum Erfolg führen. Ob es sich dabei primär wirklich um eine Entspannung der Rückenmuskulatur handelt oder ob eine andere Funktionskette vorliegt, ist im Einzelfall zu entscheiden. Es ist durchaus möglich, daß über eine Änderung des Schmerzverhaltens die Nozireaktion vermindert wird. Es ist auch denkbar, daß dann über die γ-Aktivierung in der Formatio reticularis tatsächlich eine Entspannung eintritt. In diesen Fällen ist die psychosomatische Behandlung durchaus in der Lage, mit mechanisch induzierten Beschwerden fertig zu werden.

Die Entfaltung der Wirbelsäule ist bei verspannter Muskulatur nicht gewährleistet. Es findet sich eine Bewegungsbehinderung, die sich in mangelnder Kyphosierung äußert. Im Stehen oder im Sitzen fällt dann die Steilstellung der Wirbelsäule auf. Sie wird aber häufig nicht ernst genommen, weil an die Möglichkeit einer reflektorischen Fixation gar nicht gedacht wird. Die Steifheit im Kreuz macht sich bei Bewegungsbeginn, z. B. am Morgen nach dem Aufstehen besonders bemerkbar. Dies ist an sich auch ein Zeichen degenerativer Erkrankung. Wir haben gefunden, daß bei langer statischer Belastung ähnliche Veränderungen auftreten. Das zeigt sich ja auch deutlich bei Muskelermüdungen oder bei Muskelkater nach starker exzentrischer Arbeit. Wenn der Patient sich eingelaufen hat, d. h. wenn bessere Durchblutungsverhältnisse eingetreten sind, werden die Beschwerden im allgemeinen weniger. Sie treten bei verlangter muskulärer Leistung aber bald wieder auf, obwohl ein Ermüdungs-, d. h. Überlastungsrestzustand fortbesteht. Auffallend ist, daß der Betroffene eine ausgesprochene Wärmebedürftigkeit zeigt. Er hält sich warm, zieht sich entsprechend an und sucht unter Umständen Zuflucht bei hyperämisierenden Einreibemitteln oder bei hautreizenden Pflastern.

8.2.5 Pseudoradikuläre Syndrome

Der muskuläre Kreuzschmerz kann sich auch ausbreiten und dann zu Beschwerden im *Gesäßbereich* führen. Hier ist oft der große Gesäßmuskel, der Glutaeus maximus betroffen, der zu den posturalen Muskeln zu zählen ist. Die Muskelfasern des großen Gesäßmuskels strahlen in die oberen zwei Drittel des Tractus iliotibialis ein, der ventral vom Tensor fascie latae gebildet wird. Er zieht an der Außenseite des Oberschenkels entlang, bis er am Schienbein in Kniegelenknähe seine Insertion findet. Grade in diesem Bereich treten oft Beschwerden auf. Sie werden nicht selten fehlgedeutet und als die Auswirkung von Bandscheibenerkrankungen angesehen. Der Kliniker spricht dann gern von einer pseudoradikulären Symptomatik, weil die Schmerzen an ähnlicher Stelle empfunden werden wie bei einer Nervenwurzelreizung, z. B. bei einem Bandscheibenvorfall. Eine Fehldiagnose liegt deswegen besonders nahe, weil der Verlauf des Tractus iliotibialis an der Außenseite des Oberschenkels etwa dem Segment L 5 entspricht. Wenn das Computertomogramm dann gar noch eine an sich bedeutungslose, aber doch deutlich faßbare Protrusion zeigt, ist der Irrtum komplett. Wir haben wiederholt erlebt, daß in solchen Fällen sogar operative Eingriffe veranlaßt werden, die natürlich keinerlei Besserung oder Änderung des Befunds bringen. Wesentlich einfacher und erfolgreicher wäre hier die Änderung der Sitzgewohnheiten gewesen. Allein dadurch lassen sich oft schlagartige Besserungen des vermeintlichen Bandscheibenvorfalls erzielen.

Eine intensive physiotherapeutische, krankengymnastische Behandlung bereitet den Weg. Die Therapie besteht in einer Dehnung der verkürzten Muskulatur, von der Tilscher und Eder bei Lumbalgien oft Gutes gesehen haben. Wir können dies aufgrund eigener Erfahrungen nur bestätigen. Wichtig ist es auch, die Gleitfähigkeit der Muskulatur in der Faszienröhre wiederherzustellen. Dies gelingt durch gezielte dynamische Behandlung. Die Beseitigung der Schmerzen durch Schmerzmittel ist nur eine Behandlung des Symptoms. Die Beschwerden kommen dann rasch wieder. Wir haben außerdem auch sehr gute Erfolge durch gezieltes Arbeiten am Kraftübungsgerät nach Art des Bodystylings gesehen. Voraussetzung für die Verhütung eines Rezidivs ist aber die Änderung der Sitzgewohnheit. Besonderer Wert ist auf die Benutzung der Rückenlehne zu legen, die das Becken in der jeweiligen Kippstellung fixieren muß. Noch besser ist die gleichzeitige Bettung des Beckens, weil dadurch auf Dauer eine effektive Entspannung erzielt werden kann.

Auch im *Brustbereich* sind entsprechende Schäden bekannt. Leider wird die Diagnose oft nicht gestellt, weil man an die Zusammenhänge gar nicht denkt oder sie auch nicht kennt. In der französischen Literatur finden sich Hinweise auf ein sog. Trapeziussyndrom bei Büroarbeitern. Auch die „maladie des dactylos" gehört in diese Kategorie. Junghanns (1979) hat im zweiten Teil seiner Monographie *Die Wirbelsäule in der Arbeitsmedizin* Einzelheiten genau beschrieben.

Das Trapeziussyndrom bedarf einer Ergänzung. Der Trapecius ist in seinen oberen Anteilen hauptsächlich verantwortlich für die Hebung des Schulterblatts, aber auch der mittlere Anteil muß als Haltemuskulatur für das Schulterblatt bedacht werden. Hier hat er eine gemeinsame Aufgabe mit dem seitlichen Sägemuskel. Wesentlicher für die Statik ist aber das Zusammenwirken von Rhomboideus und Serratus, worauf im anatomischen Teil bereits ausführlich eingegangen worden ist. Der seitliche Sägemuskel entspringt bekanntlich mit 9–10 Zacken von den Rippen 1 bis 9 und setzt im Bereich des unteren Schulterblattwinkels an. Man muß sich diesen anatomischen Verlauf immer wieder vergegenwärtigen, wenn man die Muskelansatzschmerzen, die besonders beim Serratus häufig sind, richtig verstehen und bewerten will. Bei Überlastung werden dann an den Ursprüngen des Muskels an der seitlichen Brustkorbseite Schmerzen verspürt (Abb. 109). Treten diese Beschwerden auf der linken Seite auf, dann wird allzu leicht an eine Herzkrankheit gedacht und der Kardiologe aufgesucht. Dies ist deswegen besonders häufig der Fall, weil erfahrungsgemäß bevorzugt die am weitesten nach lateroventral prominierenden Zacken über der 5. und 6. Rippe betroffen sind. Schmerzen in dieser Region lassen den Verdacht auf eine koronare Herzkrankheit leicht aufkommen. In typischer Weise werden beim Zervikalsyndrom diese Beschwerden durch eine kyphosierte, entspannte Sitzhaltung verstärkt. Brügger (1977) macht bei der sternalen Belastungshaltung ebenfalls auf diese Zusammenhänge aufmerksam.

Bei den Insertionstendopathien des Serratus anterior findet der Internist keine krankhaften Veränderungen, weil das Herz selbst gesund ist. Die Abweichungen liegen in der Muskulatur. Daß die Muskulatur Ausgangspunkt der Beschwerden ist, läßt sich leicht erkennen, wenn man in der Axillarlinie in entsprechender Höhe

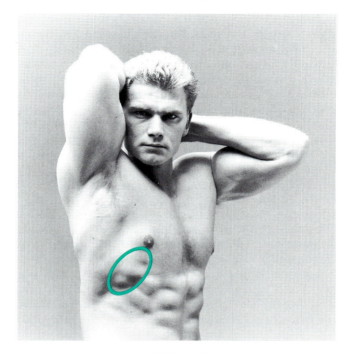

Abbildung 109
Trigger-points bei Insertionstendopathien des Serratus anterior

vorsichtig mit dem Finger die Rippen abtastet. Dann findet man unschwer schmerzhafte Druckpunkte im Sinne der Trigger-points. Hier helfen lokale Massagen oft sehr schnell.

Die Überlastung der Muskulatur ist eine häufige Ursache von Beschwerden, die im Zusammenhang mit dem Sitzen auftreten. Auch Autofahrer kennen die Beschwerden, die oft die linke Thoraxseite betreffen und in den Arm ausstrahlen. Man denkt dann an eine Erkältung und schuldigt das teilweise geöffnete Seitenfenster auf der Fahrerseite an. In Wahrheit handelt es sich aber nicht um eine sog. muskelrheumatische Erkrankung, auch wenn die Beschwerden ähnlich sind wie bei rheumatischen Myopathien, sondern es liegt ein sog. *Brustwirbelsyndrom* zugrunde. Es gleicht den Schmerzen, die man auch von Büroberufen her kennt.

Die Muskelansatzschmerzen können sich ebenfalls am *Schädel* bemerkbar machen. Muskelansatzschmerzen, die am Ursprung des Trapezius auftreten, werden als Ermüdungs- oder Überlastungsreaktionen gedeutet. Auch der sog. Spannungskopfschmerz ist oft dadurch bedingt. Man spricht in diesen Fällen von einer von der Halswirbelsäule ausgelösten Migräne. Die „migraine cervicale" im Sinne von Bärtschi-Rochaix (1949) kann durch Haltungsveränderungen bedingt sein. Die Röntgenaufnahme hat sie abzugrenzen von echten Veränderungen im Bereich der knöchernen Strukturen. Daß darüber hinaus eine subtile Untersuchung, vor allem der Atlantookzipitalregion vonnöten ist, hat Gutmann (1981) eindrucksvoll belegt. Zur Beurteilung muß aber stets daran gedacht werden, daß bei jedem Menschen jenseits des 2. Lebensjahrzehnts Veränderungen an den Bandscheiben auftreten, die nicht selten auch in einen röntgenologisch faßbaren Befund münden. Dann sind die Schmerzen im Sinne des Haltungskopfschmerzes nicht leicht einzuordnen. Es hat sich empirisch gezeigt, daß z. B. Veränderungen des Fahrzeugsitzes schon eine Besserung bringen können. Oft ist aber zusätzlich die verkrampfte Haltung, das Fahren im Stadtverkehr und die ständige Anspannung in Staus symptomverstärkend. Hier zeigt sich wieder das Zusammenspiel zwischen psychischer und somatischer Beanspruchung. Es wäre verfehlt, therapeutisch das Problem allein von einer Seite her anzugehen. Nur die Zusammensicht wird letzten Endes zum Erfolg führen.

Echte Überlastungsschmerzen im Bereich der Arme sind bei Schreibberufen beobachtet worden. So haben wir in den 50er und 70er Jahren häufig sehnenscheidenartige Beschwerden bei Stenotypistinnen gesehen, die sehr viel auf der mechanischen Schreibmaschine zu schreiben und dabei mehrere Durchschläge anzufertigen hatten. Die mechanische Beanspruchung hatte Überlastungsreaktionen in der Muskulatur hervorgerufen. Sie zeigten sich klinisch entweder als Erkrankungen der Sehnengleitlager im Sinne einer Paratendinitis oder als Muskelansatzschmerzen im Sinne der Insertionstendopathien. Diese Beschwerden haben mit der Einführung der elektrischen Schreibmaschine deutlich nachgelassen, woran sich der Einfluß der mechanischen Komponente zeigt. Eine weitere deutliche Verbesserung ließ sich nach Einführung der modernen Bürostuhlgeneration erreichen. So ist es zu erklären, daß die Häufigkeit von Beschwerden im Armbereich auf 15% abgesunken ist. Sicher spielt dabei aber auch eine andere Komponente eine Rolle. Peters (1976) hat darauf hingewiesen, daß die Beanspruchung beim Schreiben nach Tonträgern deutlich geringer ist als beim Schreiben nach einer Vorlage. Interessant ist, daß in letzter Zeit wieder eine Zunahme der Armbeschwerden beim Arbeiten am Bildschirm gefunden wird. Sie stieg auf 24,3% an.

Beim Arbeiten am Bildschirm ist eine Verdrehung des Oberkörpers gegen das Becken, vor allem aber eine Verdrehung der Halswirbelsäule gegen den Rumpf häufig zu beobachten. Damit sind die statischen Voraussetzungen der Sitzhaltung ungünstig geworden, es können wieder vermehrt Beschwerden auftreten. Daß sie mit der Halswirbelsäule im Zusammenhang stehen, ist mehrfach behauptet worden. Man spricht bei den Schmerzen im Arm-Hand-Bereich vom unteren Zervikalsyndrom. Krämer (1978) hat in seiner Monographie über die bandscheibenbedingten Erkrankungen darauf hingewiesen. Er spricht von einem zervikobrachialen Symptom und berichtet, daß die Patienten häufig ein Gefühl der Spannung und der Schwellung in der Hand haben, ohne daß diese Zustände objektivierbar seien. Auch hier muß eine pseudoradikuläre Symptomatik angenommen werden, denn osteogene Konstriktionen im Sinne der unkovertebralen Exostosen oder Bandscheibenprotrusionen finden sich im allgemeinen nicht.

Für die Beschwerden im *Hand- und Fingerbereich* sind aber ohne Zweifel auch Blutrücklaufstörungen verantwortlich zu machen. Das Schreiben mit erhobenen Unterarmen bei anliegenden Oberarmen stellt die Blutrückführung vor Probleme. Dadurch ist mit dem Anfall von Stoffwechselendprodukten aus dem Muskelstoffwechsel zu rechnen. So entsteht auch hier das Muskelermüdungssyndrom, das wir bei länger dauernder körperlicher Arbeit durchaus kennen. Die Beschwerden sind leicht zu beseitigen, wenn vorübergehend auf eine dynamische Beanspruchung ausgewichen wird. Wir verstehen darunter die konsequente kompensierende Gymnastik am Arbeitsplatz. Das Ausschütteln der Finger und Arme, das uns auch von anderen monotonen manuellen Tätigkeiten her als Hilfe bekannt ist, hat sich hier bewährt.

8.3 Sitzbuckel

Der Sitzbuckel wird in der älteren orthopädischen Literatur grundsätzlich als rachitischer Sitzbuckel bezeichnet. Nachdem die Rachitis dank der prophylaktischen Maßnahmen selten geworden ist, die Zahl der Sitzbuckel aber nicht abgenommen hat, ist wohl der Beweis erbracht, daß osteomalazische Zustände allein nicht die entscheidende Rolle beim Zustandekommen der dorsolumbalen Kyphose spielen können. Für die Diagnose ist ausschlaggebend, daß die Fixierung am Übergang von der Lendenwirbelsäule zur Brustwirbelsäule komplett ist, d.h. es darf sich nicht um eine vorübergehende Haltungsanomalie handeln. Bei

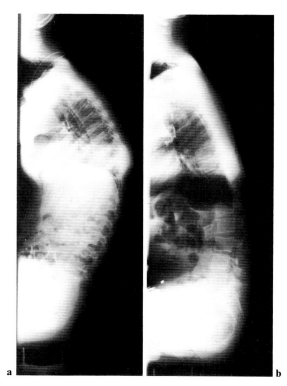

Abbildung 110a, b
Funktionsaufnahmen eines Sitzbuckels im Röntgenbild

der Analyse solcher Störungen ist man auf das Röntgenbild, speziell auf die Funktionsaufnahme im Sitzen angewiesen (Abb. 110). Wir fertigen dazu 2 Röntgenaufnahmen in den beiden Sitzhaltungsextremen, nämlich der erschlafften Ruhehaltung und der aufrechten Sitzhaltung, an. Es zeigen sich dann am Dorsolumbalübergang die typischen Veränderungen. Daß dabei die Struktur der Wirbelkörper und die Formausbildung des Bewegungssegments eine Rolle spielen, ist leicht einzusehen.

8.3.1 Ätiologie

Die Belastungen, denen der einzelne Wirbelkörper in der jeweiligen Haltung ausgesetzt ist, können nur so weit ertragen werden, wie es die Widerstandsfähigkeit des Knochens gestattet. Ist der Gleichgewichtszustand zuungunsten des Wirbels verschoben, dann müssen zwangsläufig Verformungen eintreten. Am Beispiel der Scheuermann-Adoleszentenkyphose läßt sich die Bedeutung statischer Faktoren beim Zustandekommen der Deformierungen relativ leicht nachweisen, wenn sich auch die Pathogenese heute nicht mehr so einfach darstellt wie in früheren Jahren angenommen wurde. Auch der Scheuermann-Adoleszentenkyphose liegen endogene Faktoren zugrunde. Sie können sich möglicherweise, in manchen Fällen aber beweisbar durch kyphosierende Einwirkungen verstärken. Ähnliche Verhältnisse finden sich beim Säugling.

Läßt man einen Säugling frühzeitig sitzen, dann zeigt sich in der Regel eine starke großbogige nach dorsal konvexe Wirbelsäulenausbiegung. Sie wird um so stärker, je länger das Kind in dieser Position verharrt. Diese starke dorsale Ausbiegung wird als wichtiger Faktor in der Pathogenese des sog. rachitischen Sitzbuckels angesehen. Die andere Ursache ist, wie der Name sagt, in einer rachitischen Erkrankung des Kindes gesehen worden. Man stellte sich dabei vor, daß die pathologische Erschlaffung des Muskel- und Bandapparats, die bei dieser Krankheit mit beobachtet wurde, eine entscheidende Rolle spiele. Durch das Fehlen einer inneren Stabilität könne die Wirbelsäule im Sitzen, aber auch im Liegen auf weicher Unterlage in extreme Kyphose geraten. Die Formveränderung des Achsenskeletts ziehe eine Deformierung der Wirbelkörper selbst nach sich. So entstünde die für die rachitische Sitzkyphose typische Keilform der Wirbelkörper.

M. B. Schmidt beschrieb 1929 zwar ungleichmäßige Abplattungen der Wirbelkörper beim rachitischen Sitzbuckel mit seitlichem Höhenunterschied und berichtet über zentrale Deckplatteneindellungen durch die Bandscheiben im Sinne des osteoporotischen Fischwirbels. Unseres Wissens stehen aber systematische pathologisch-anatomische Untersuchungen über die Wirbelsäulenveränderungen bei der Rachitis bis heute aus. Wie Maneke schon 1959 in anderem Zusammenhang betont hat, wurde der Krankheitsbegriff der Rachitis sicher zu weit gefaßt. Nach unseren heutigen Erkenntnissen genügt die Annahme einer einfachen Knochenerweichung nicht, um das isolierte Auftreten einer Verformung am Dorsolumbalübergang zu erklären. Auf keinen Fall ist die Annahme einer rachitischen Erkrankung aufgrund eines klinischen Befunds berechtigt. Die Rachitis ist erst dann als pathogenetischer Faktor anzuerkennen, wenn die serumchemischen Befunde, die sie charakterisieren, sichergestellt sind. Ich greife aus unserem Krankengut 5 Fälle

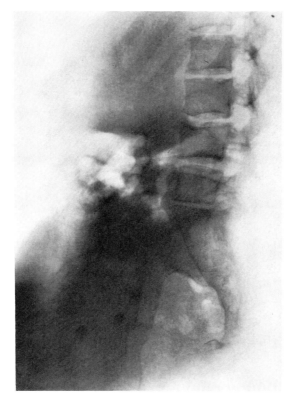

Abbildung 111
Röntgenaufnahme der Lendenwirbelsäule bei Fall 1. Infantiler Kreuzbeintyp
mit SK-Winkel von 85°

mit einer lumbalen Kyphose nach Art des rachitischen Sitzbuckels beim Erwachsenen heraus, um der ätiologischen Deutung der Entstehung des Sitzbuckels näher
zu kommen.

Fall 1 (Abb. 111)

Der 42jährigen Hausfrau, die seit ihrer frühsten Kindheit intensiv Gymnastik betreibt und die als
lokale Tennismeisterin noch heute aktiv am Sport teilnimmt, war es von jeher unmöglich, die Wirbelsäule zu überstrecken. Aus diesem Grunde konnte sie nie eine „Brücke" machen und mußte
sich beim Tennisspielen eine besondere Aufschlagtechnik aneignen. Bis zu ihrem 35. Lebensjahr
hatte sie nie Kreuzschmerzen. Seit einigen Jahren machen sich häufiger Hexenschüsse bemerkbar.
Anhalt für einen Bandscheibenvorfall, d. h. für eine radikuläre Symptomatik war nie gegeben. Bei
der Untersuchung fand sich ein mäßiger Flackrücken. Über den hinteren Darmbeinstacheln
wurde eine umschriebene Druck- und Klopfschmerzhaftigkeit angegeben. Die Beschwerden
strahlten gelegentlich an die Außenseite der Oberschenkel aus. Neurologische Ausfallserschei-
nungen fehlten. Die Röntgenaufnahme zeigte einen infantilen Kreuzbeintyp mit einem SK-Winkel von 85°. Im Sitzen ergab sich eine dorsolumbale Kyphose, die auch bei der Aufrichtung stehen blieb.

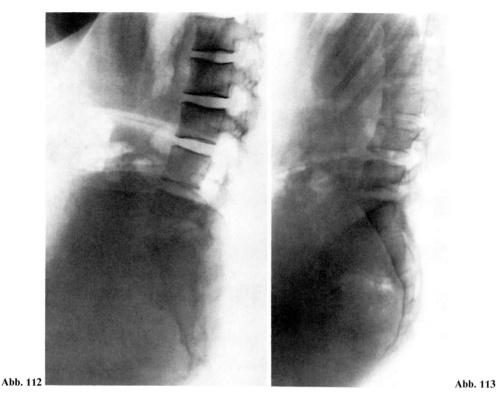

Abb. 112 Abb. 113

Abbildung 112
Röntgenaufnahme Fall 2. Infantiles Kreuzbein, SK-Winkel 85°

Abbildung 113
Röntgenaufnahme Fall 3. Infantiles Kreuzbein, SK-Winkel 85°

Fall 2 (Abb. 112)

Die 28jährige Patientin ist seit 10 Jahren als Stenotypistin tätig. In ihrer Freizeit betreibt sie aktiv Sport, sie ist im Rahmen des Betriebssports als Gymnastiklehrerin eingesetzt gewesen. Trotz ihrer gymnastischen Betätigung war sie stets steif im Kreuz, was sie aber nur unwesentlich behinderte. Sie konnte weitgehend kompensieren. Bei längerem Sitzen im Büro traten erstmals vor 5 Jahren Schmerzen am Scheitelpunkt der Brustkyphose auf. Sie bezog diese Beschwerden auf einen harmlosen Sturz, bei dem sie auf eine Treppenkante aufgeschlagen war, da sie die ersten Beschwerden nach dem Unfall bemerkte. Eine äußere Verletzung war nicht zu erkennen. Nach Massage und Wärmebehandlung klangen die Schmerzen völlig ab. Zwischenzeitlich trat eine Achillessehnenruptur auf. Die Patientin klagte im Anschluß an die Verletzung über ziehende Schmerzen ins Bein. Sie hatte auch Beschwerden im Rücken. Über dem Ursprungsareal des Erector spinae am Beckenkamm war ein isolierter Druckschmerz festzustellen. Die Röntgenaufnahme zeigt ein infantiles Kreuzbein, einen SK-Winkel von 85°. Die Funktionsaufnahmen ergaben eine dorsolumbale Kyphose.

Fall 3 (Abb. 113)

Das 17jährige Mädchen stand wegen einer angeblich schlechten Haltung wiederholt in orthopädischer Behandlung. Trotz intensiver Krankengymnastik trat eine Besserung der Wirbelsäulenbe-

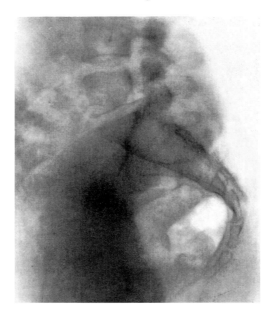

Abbildung 114
Röntgenaufnahme Fall 4. Infantiler Kreuzbeintyp mit stärkerer Abknickung
am Übergang zum Steißbein, SK-Winkel 82°

weglichkeit nicht ein. Leichte Beschwerden wurden beim Tennisspielen, hier vor allem beim Aufschlag, verspürt, sonst sind keine Schmerzen beobachtet worden. Auf Befragen gab die Mutter an, daß das Kind laufend in kinderärztlicher Überwachung stand und wegen einer starken lumbalen Kyphose ausreichend Vigantol bekommen habe. Klinisch findet sich heute noch eine erhebliche Kyphose, die vor allem beim Sitzen deutlich wird. Schmerzen sind dabei bisher nicht aufgetreten. Das Röntgenbild der Wirbelsäule zeigt eine Deformierung des 3. Lendenwirbels mit Abschrägung der oberen ventralen Kante. Der 1. Kreuzbeinwirbel steht relativ hoch über dem Becken, die Kreuzbeindeckplatte ist nur wenig geneigt. Der SK-Winkel beträgt 85°.

Fall 4 (Abb. 114)

31jährige Jugendleiterin, die gern und viel Sport treibt. Wegen eines Steifheitsgefühls im Kreuz habe sie immer wieder Schwierigkeiten gehabt, die Lendenwirbelsäule zu strecken. In letzter Zeit klagte sie über Schmerzen im Rücken, vor allem wenn sie auf niedrigen Stühlen wie im Kindergarten sitzen mußte. Die Beschwerden strahlen zu den Außenseiten des Oberschenkels aus. Gelegentlich ist im Bereich der linken Hüfte ein Knacken nach Art einer schnappenden Hüfte zu vernehmen. In den letzten Jahren hatte sie wiederholt Hexenschüsse, die auf Wärmebehandlung rasch wieder abklangen. Radikuläre Reizerscheinungen waren nie vorhanden. Es findet sich ein typischer Druckschmerz am hinteren oberen Darmbeinstachel und eine Druckempfindlichkeit am

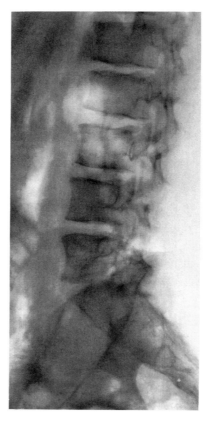

Abbildung 115
Röntgenaufnahme Fall 5. Infantiles Kreuzbein, SK-Winkel 100°

Lumbosakralübergang. Die Röntgenaufnahme ergibt ein relativ gestrecktes Kreuzbein im oberen
Abschnitt, lediglich in den unteren beiden Kreuzbeinsegmenten ist eine stärkere Krümmung vorhanden. Der SK-Winkel beträgt 82°.

Fall 5 (Abb. 115)

17jähriger Junge, wegen starker Rückenbeschwerden mußte er seinen Beruf als Gärtner aufgeben.
Auf Befragen teilten die Eltern mit, daß bei dem Jungen schon in der Kindheit eine starke Sitzbuckelbildung aufgefallen sei. Schmerzen sind erstmals um das 13. Lebensjahr aufgetreten. Klinisch findet sich eine starke lumbale Kyphose, eine Reklination der Lendenwirbelsäule war fast
unmöglich, die Steilstellung wird nur gerade eben erreicht. Über der unteren Lendenwirbelsäule
und am Lumbosakralübergang wird eine Druck- und Klopfschmerzhaftigkeit verspürt. Im übrigen ist kein krankhafter Befund zu erheben. Die Röntgenaufnahme zeigt vor allem in den oberen
Lendensegmenten eine Abschrägung der Wirbelkörper im Sinne einer Keilbildung. Im mittleren
und dorsalen Drittel sind normale Verhältnisse gegeben. Es findet sich ein infantiles Kreuzbein.
Der SK-Winkel beträgt 100°.

Diese Krankengeschichten sind in mehrfacher Hinsicht interessant. Als auffallen-
des Merkmal haben wir bei allen Patienten eine geringe Beweglichkeit der Len-

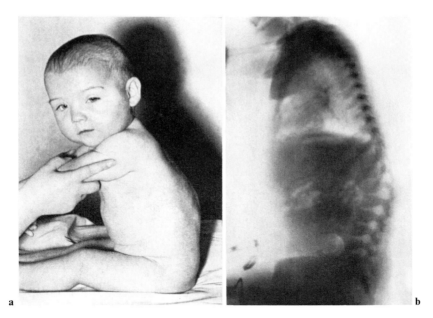

a   b

Abbildung 116a, b
„Rachitischer" Sitzbuckel beim Säugling. Knickbildung am Lenden-Brustwirbelsäulen-Übergang

denwirbelsäule gefunden. Bei allen war anamnestisch die Steifheit im Kreuz mitgeteilt worden. Regelmäßig fanden sich Zeichen einer muskulären Überlastung.
Sie werden dokumentiert durch Muskelansatzschmerzen am Beckenkamm. Die
Rückenmuskulatur war im Lendenbereich verspannt. Es traten bei den meisten
Patienten Schmerzen auf. Interessant ist es, daß die Beschwerden relativ problemlos zu beseitigen waren. Meist genügten Wärme- und Massagebehandlungen. In
der Anamnese ist (bis auf den letzten Fall) bemerkenswert, daß die Patienten
sportlich sehr aktiv waren, sie haben im übrigen auch teilweise sehr intensive krankengymnastische Behandlungen bekommen. In zwei Fällen wurden beim Tennisspielen Bewegungsbehinderungen beim Aufschlag bemerkt.

Auch bei 3 kleinen Kindern im Alter von 2 Jahren haben wir Röntgenaufnahmen im Sitzen angefertigt. Sie waren wegen eines sog. rachitischen Sitzbuckels
vorgestellt worden (Abb. 116). Bei allen dreien fand sich eine starke Kyphosebildung am Übergang von der Brust- zur Lendenwirbelsäule. In den unteren beiden
Segmenten ließ sich eine Lordose nachweisen. Die Brustwirbelsäule war über der
Knickbildung deutlich gestreckt.

Bei der Darstellung der Pathogenese des rachitischen Sitzbuckels ist in der
Literatur häufig von einer frühzeitigen Versteifung die Rede. So schreibt Güntz in
seiner 1957 erschienenen Monographie *Die Kyphosen im Jugendalter* unter anderem: „Bildet sich nun durch die Rachitis in einem oder in einigen benachbarten
Wirbelkörpern eine wenn auch nur geringe Gestaltänderung aus, so ist der ganze
Verband der Wirbelsäule im Rahmen der alten Haltung gestört, was sich durch
eine relative Fixierung eines solchen Abschnittes bemerkbar macht, im Gegensatz

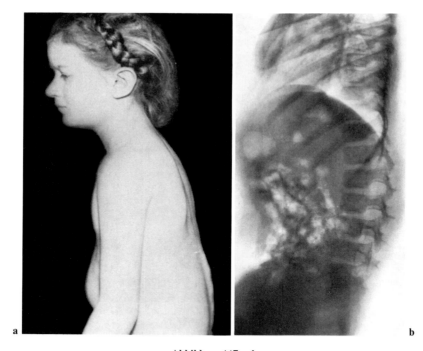

a   b

Abbildung 117 a, b
Foto und Röntgenbild einer 8jährigen Trichterbrust-Patientin mit Sitzbuckel
über der Lendenkyphose und Aufrichtung der Brustwirbelsäule

zu der guten Beweglichkeit beim einfachen Sitzrundrücken." Bei unseren Patienten mit der dorsolumbalen Kyphose ist die von Güntz beschriebene Fixation
ebenalls deutlich. Insgesamt zeigt sich bei den Kleinkindern, daß die rachitische
Genese offensichtlich nicht die entscheidende Rolle spielt. Vermutlich hat es solche Veränderungen gegeben, als die Vitamin-D-Mangelkrankheiten noch verbreitet waren. Nach heutiger Anschauung muß daran festgehalten werden, daß Differenzierungsstörungen in der Wirbelsäulenentwicklung selbst eine Rolle spielen.
Wir haben dieses Phänomen im übrigen auch bei über 100 Trichterbrustpatienten,
die im Laufe der Jahre zur operativen Behandlung in die Klinik kamen, festgestellt. Bei allen schweren Trichterbrustbildungen haben wir einen Sitzbuckel beobachtet mit einer Kyphose am Übergang von der Brustwirbelsäule zur Lendenwirbelsäule (Abb. 117). Darüber hat sich stets eine kompensatorische Steilstellung
entwickelt. Sie ging aus einer lordotischen Einstellung hervor, wenn die dorsolumbale Kyphose stärkere Grade annahm. Bei den Fällen mit erheblicher dorsolum-
baler Kyphose war bei der Trichterbrust immer eine abnorme Verminderung des
Brustkorblängsdurchmessers feststellbar. Der Querdurchmesser war in typischer
Weise vergrößert. Die sternale Einziehung konnte so groß sein, daß der Abstand
zwischen dem tiefsten Trichterpunkt und der ventralen Kante des gegenüberliegenden Wirbels auf wenige Zentimeter absank. In diesen Fällen konnte von einer
rachitischen Brustkorbdeformierung sicher nicht die Rede sein. Es handelt sich

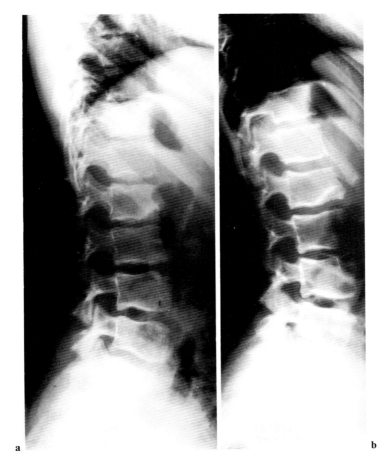

a   b

Abbildung 118 a,b
Dysostosen als Ausdruck einer tiefgreifenden Verknöcherungsstörung,
sog. lumbaler Scheuermann

vielmehr um das Symptom einer kongenitalen Formstörung. Wenn sich bei diesen
Patienten aber eine „rachitische" Sitzbuckelbildung zeigt, dann ist dies sicher
ebenfalls Ausdruck einer kongenitalen Entwicklungsstörung der mittleren Rumpfwirbelsäule. Dies wird auch dadurch unterstrichen, daß die Trichterbrust vererbbar ist. Beim Marfan-Syndrom zeigen sich ebenfalls Veränderungen an der Wirbelsäule. Darauf ist wiederholt hingewiesen worden.

Mau jr. hat 1958 in seiner Habilitationsschrift darauf aufmerksam gemacht,
daß der Lumbodorsalabschnitt in mehrfacher Hinsicht in seiner Entwicklung
besonders gefährdet sei. Wie Bardeen (1910) angibt, streckt sich der Lumbodorsalabschnitt im Laufe der embryonalen Entwicklung normalerweise zuletzt, so daß
die mechanischen Kräfte, die bei der Kyphosierung auftreten, sich hier am stärksten auswirken. Jedenfalls findet Mau die charakteristische Wirbelsäulenkyphose

bei der sog. Dysostosis metaphysaria häufig. In diesem Zusammenhang können auch die Beobachtungen von Lindemann u. Rathke (1956) bei der dorsalen Adoleszentenkyphose nicht unberücksichtigt bleiben. Sie haben deutliche Einbuchtungen der Deckplatten der Brust- und Lendenwirbelkörper gefunden, die sie als Folge einer gestörten Chordarückbildung auffaßten (Abb. 118). Nach ihrer Darstellung fehlt bei der juvenilen Kyphose der schlüssige Beweis, daß Belastungseinflüsse die gesunde knöcherne Wirbelsäule so zu schädigen vermögen, daß Wachstumsveränderungen zu bleibenden Formstörungen führen. Diese Aussage ist für die Beurteilung der Wirkung einer krankengymnastischen Behandlung von Bedeutung. Offensichtlich, und das haben unsere 5 mitgeteilten Fälle auch gezeigt, ist es in manchen Fällen unmöglich, die kongenitale Komponente nennenswert zu beeinflussen. Lindemann u. Rathke glauben als Ursache für diese Fixierung an eine angeborene Bandscheibendysplasie. Die Beobachtung, daß sich nicht selten partielle Blockbildungen finden, könnte dafür sprechen. Dies ist aber nicht typisch. Charakteristisch sind die keilförmigen Abweichungen, die mitunter so ausgeprägt sind, daß wir von einer dorsolumbalen Übergangsstörung gesprochen haben. Recht typisch sind im Röntgenbild Verknöcherungsstörungen, die an den Deckplatten von L1 bis L3 auftreten können. Man muß sie als Ossifikationsstörungen auffassen. Sie haben mit der eigentlichen Scheuermann-Erkrankung nichts zu tun. Fälschlicherweise wird aber hier von einem lumbalen Scheuermann gesprochen.

Wenn schon bei der juvenilen Kyphose die Rolle der mechanischen Belastung in Frage gestellt werden muß, so gilt das sicher in viel größerem Umfang für den Sitzbuckel des Säuglings. Es ist zwar denkbar, daß durch die Erschlaffung des Bandapparats im Rahmen einer Stoffwechselerkrankung eine Deformierung entstehen kann. Dies wird jedoch zunehmend unwahrscheinlicher, je mehr kritische Analysen eines größeren Beobachtungsguts vorliegen. Wesentlich bedeutungsvoller erscheint uns, daß die normale Ossifikation durch kongenitale Störungen vielleicht nach Art einer enchondralen Dysostose eine Rolle spielt. Hier können möglicherweise exogene Schädigungen wie zu frühes Sitzen und das Einsinken der Wirbelsäule auf einer zu weichen Unterlage am Störpotential formend mitwirken. Sicher ist die mechanische Einwirkung allein aber nicht imstande die Formentwicklung der Wirbelsäule nachhaltig zu beeinflussen. Das beweisen unter anderem die vielen normalen Wirbelsäulen, die sich trotz frühen Sitzens, noch dazu auf weicher Unterlage bei Säuglingen entwickelt haben. Auch das Tragen in den rucksackartigen Tragetaschen, in denen heute nicht wenige Säuglinge transportiert werden, hat keinen wesentlichen Einfluß auf die Wirbelsäulenform. Das ist für die Beurteilung der Haltungsschäden, die in Zusammenhang mit den Sitzschäden gebracht werden von Bedeutung.

8.3.2 Diagnose

Die Diagnose der dorsolumbalen Kyphose ist nicht schwer zu stellen, wenn man sich nicht mit der Untersuchung im Stehen begnügt.

Bedingt durch die starke Rückdrehung des Beckens wölbt sich im erschlafften Sitzen die Dornfortsatzreihe der unteren Lendenwirbelsäule stärker nach dorsal vor. Nun kann man die Spitzen der Processus spinosi gut abtasten. Im Gegensatz

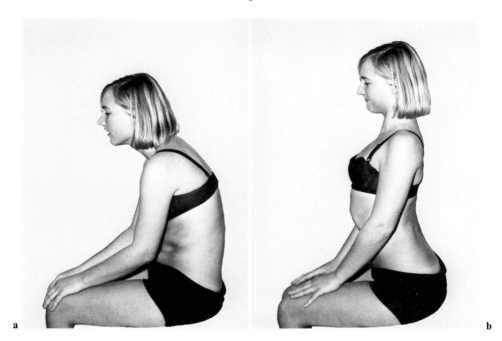

a   b

Abbildung 119 a, b
Aus der normalen Rundung in erschlaffter Sitzposition (**a**) bei Aufrichtung (**b**)
Lordose am Dorsolumbalübergang, sog. hochgezogene Lordose

zu Untersuchungen im Stehen erfolgt die Aufrichtung der Lendenwirbelsäule von
kaudal nach kranial hin fortschreitend. Man fordert den Patienten auf, durch eine
Kippung des Beckens die Lendenwirbelsäule langsam aufzurichten. Es wird
dadurch eine Streckstellung der Lendenwirbelsäule und schließlich ein maximales
Hohlkreuz erreicht. Dabei ist zunächst auf das Verhalten des Lumbosakralübergangs zu achten. Bei freier Beweglichkeit der unteren Lendensegmente stellt sich
eine ausgiebige Lordose knapp oberhalb des Beckenkamms ein (Abb. 119 a). Sie
reicht beim Sitzen bis zum dorsolumbalen Übergang, flacht sich dann rasch ab
und geht erst in Höhe des 5./6. Brustsegments in eine Kyphosierung über, die im
allgemeinen relativ flach ist. Bei manchen Wirbelsäulentypen ist die Kyphose in
der oberen Brustwirbelsäule aber auch ausgeprägt stark. Dies sind die Fälle, wo
auch in Aufrichtung eine stärkere Lordose der Halswirbelsäule beim Blick geradeaus zurückbleiben muß.

Die Lordosierung im Lendenbereich bei der Aufrichtung bleibt aus, wenn Versteifungen am lumbosakralen Übergang vorhanden sind. Dann ist die Lordose in
die oberen Lendensegmente verlagert. Wir sprechen von einer hochgezogenen
Lendenlordose (Abb. 119 b). Beim langsamen Aufrichten ist die Fixierung der
unteren Lendenwirbelsäule leicht zu erkennen. Es sieht dann so aus, als würde der
starre Abschnitt der unteren Lendenwirbelsäule zusammen mit der Beckenbewe-
gung bei der Kippung nach ventral gebracht. Die Röntgenbildanalyse von Funk-

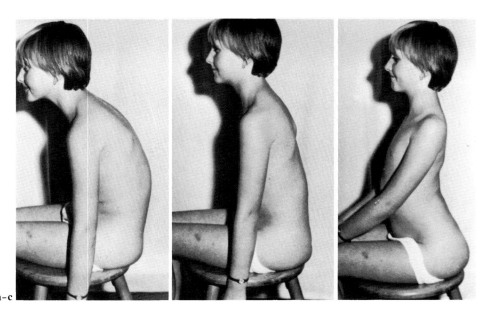

a–c

Abbildung 120 a–c
Bei der Aufrichtung aus hinterer Sitzhaltung (**a**) erkennt man in der Durchgangsphase (**b**)
die dorsolumbale Kyphose, die bei maximaler Lordosierung wieder verschwindet (**c**)

tionsaufnahmen im Sitzen zeigt, daß dies auch tatsächlich der Fall ist. Weil die
obere Brustwirbelsäule physiologischerweise fixiert ist, muß sich die Aufrichtung
bei einer Versteifung der unteren Lendensegmente nun zwischen den fixierten
Abschnitten der Brustwirbelsäule und der Lendenwirbelsäule vollziehen. Über
diesen langen Hebelarm kommt es dann leicht zu vermehrter Beweglichkeit am
Dorsolumbalübergang, unter Umständen zu einer Lockerung in den oberen Bewegungssegmenten der Lendenwirbelsäule. Interessanterweise können Versteifungen
der Brustwirbelsäule, vor allem in Streckhaltungen, im mittleren Abschnitt ähnliche Bilder hervorrufen. Hier ist dann zwar der Lendenübergang zum Kreuzbein
hin frei, dennoch tritt die hochgezogene Lordose in Erscheinung. Auch in diesen
Fällen kippt das Becken mit den unteren Segmenten nach ventral. Die Lordosierung erfaßt aber infolge der Fixation der Brustwirbelsäule den ganzen Lendenabschnitt. Zur Erfassung der Beweglichkeit des Dorsolumbalübergangs ist die Phase
vom Übergang aus der Ruhehaltung zur Aufrichtung in Zeitlupe exakt zu studieren. Gelegentlich hilft auch die Feststellung der Wirbelsäulenform in halber Aufrichtung beim Sitzen weiter. Fordert man den Patienten auf, sich aus der Ruhehaltung zu strecken, ohne daß eine wesentliche Beckenkippung ausgeführt wird, so
bleibt zunächst der Lendenteil in Kyphose stehen, während sich der Brustabschnitt streckt. Bei vorhandenen Fixierungen ergeben sich dann oberhalb des
fixierten Dorsolumbalübergangs lordotische Einziehungen. Auf der Kurve der
Rückenkrümmung zeigt sich eine Dellenbildung, eine Einziehung ober- oder
unterhalb des versteiften Segments. In der halben Aufrichtung entsteht so das Bild

des sog. Sitzbuckels, d.h. einer umschriebenen Kyphose am Dorsolumbalübergang (Abb. 120). Dieser Sitzbuckel verschwindet bei weiterer Aufrichtung, wenn die Bewegungsbehinderung nur auf ein bis zwei Segmente beschränkt ist oder wenn er nur funktionell zustande gekommen war. Bei der Betrachtung der Wirbelsäulenform im Stehen, im lockeren Sitzen, in halber Aufrichtung und bei maximaler Lordosierung zeigt sich das geschilderte Phänomen sehr deutlich. Bei dem 11jährigen Mädchen (Abb. 120) wird im Stehen durch die Rücklagerung des Oberkörpers bei relativ starker Beckenkippung eine Lordose vorgetäuscht. Wir haben im seitlichen Röntgenbild die betroffenen Segmente markiert und nach der oben geschilderten Methode Kyphose und Lordose exakt beschrieben. Es zeigt sich, daß lediglich in den unteren beiden Segmenten die lordotische Einziehung de facto vorhanden ist. Im übrigen ist die Kyphose im Stehen tief gezogen. Beim Sitzen in totaler Kyphose rundet sich die Brustwirbelsäule in gleicher Weise wie die Lendenwirbelsäule, es entsteht ein mehr kontinuierlicher Bogen. In halber Aufrichtung kommt die beschriebene Sitzbuckelbildung deutlich zur Darstellung. Läßt man weiter lordosieren, verschwindet die dorsolumbale Kyphose scheinbar. Erst bei genauem Hinsehen erkennt man, daß die versteiften Segmente am Dorsolumbalübergang eine kyphotische Reststellung zeigen. Die Röntgenfunktionsaufnahmen belegen die Fixation am Dorsolumbalübergang. Will oder muß man aus bestimmten Gründen auf Röntgenuntersuchungen verzichten, kann man durch die subtile Bewegungsprüfung im Sitzen die dorsolumbale Kyphose gut nachweisen.

Die Entwicklungsstörung als Ursache des Sitzbuckels wird aber auch durch die mangelnde Kreuzbeinkrümmung deutlich. Bei keiner lumbalen Kyphose haben wir einen normalen SK-Winkel oder einen höheren Krümmungsindex gefunden. Das Kreuzbein war in allen Fällen auffallend flach geblieben. Demgegenüber fanden sich bei schweren Skoliosen, die mit Versteifung mehrerer Segmente einhergehen, normale Winkelbildungen und normale Kreuzbeinverhältnisse. Nach alledem scheint die Sitzkyphose weniger die Folge eines Haltungsverfalls oder einer Stoffwechselerkrankung zu sein, als vielmehr der Ausdruck einer tiefgreifenden kongenitalen Störung der normalen Entwicklung der Wirbelsäule.

8.4 Sitzen und Haltungsschäden

Vor allem in der älteren orthopädischen Literatur werden der Haltungsverfall und mitunter sogar die Skoliosenentstehung mit dem Sitzen in direkten Zusammenhang gebracht. So sieht Staffel (1889) im Sitzen eine wichtige Ursache für den flachen Rücken. Nach seiner Ansicht kommt er dadurch zustande, daß in der Jugend jene Kräfte überwiegen, die einer ordentlichen Aufrichtung des Beckens und der Einbiegung der Wirbelsäule entgegenstehen. Unter den Faktoren, die ursächlich dafür in Frage kommen, wird zu frühes Sitzen bei noch nachgiebigen Bauelementen der Wirbelsäule genannt. Vor allem der mangelnden Muskelkraft komme entsprechende Bedeutung zu. Die Muskelinsuffizienz wird so zur Quelle der Fehlbildungen. Nach Staffels Ansicht sitzen schwache Kinder viel und kommen weniger in aufrechte Haltung. Je mehr sie aber sitzen, um so stärker werde die Lendenrückbiegung, worunter er die Kyphose versteht. Im Schneidersitz wird die Lendenwirbelsäule maximal nach hinten herausgedrückt. Bei dieser Haltung der unte-

ren Wirbelsäulenabschnitte wirke sich dann die Rückneigung, d. h. die Streckung
der darübergelegener Bezirke, die der Schneider zum Nadelausziehen brauche,
ungünstig aus. So erwerbe sich der Schneider den flachen oder flachhohlen Rük-
ken und sehe beim Gehen aus, als ob er eine Elle verschluckt habe. Weil das Sitzen einen Flachrücken erzeuge, spielt es nach Staffel auch in der Ätiologie der
Skoliose die allerwichtigste Rolle. Auch das Sitzen mit einem totalrunden Rücken
könne zu schweren Schädigungen führen. So meint Staffel, daß es den Menschen
dann beim Aufstehen nicht mehr gelinge, den nach vorn zusammengestauchten
Rücken aufzurichten. Aus diesem Grunde lassen diese Individuen den Rumpf in
den Hüftgelenken hintüberhängen. Die Sitzhaltung führt schließlich zum runden
Rücken.

Die Darstellung dieser von Staffel geäußerten Ansichten sind deswegen von
besonderer Bedeutung, weil sich die Haltungsanalyse auch heute noch an Staffel
orientiert. So findet sich kaum eine Monographie oder größere Abhandlung, die
sich mit dem Haltungsproblem beschäftigt, ohne daß man auf Staffels Haltungstypen zurückgreift. Dabei ist zu bedenken, daß Staffel seine Untersuchungen im
Jahre 1889 publizierte, also in den Jahren vor der Entdeckung der Röntgenstrahlen (1895) gemacht hat. Er hat seine Haltungsbefunde durch Beobachtungen
erworben. Dies ist bemerkenswert, denn es zeigt, daß man durch genaues klini-
sches Studium die Haltung sehr wohl erfassen kann. Andererseits sind aber die
ätiologischen Schlüsse, die Staffel gezogen hat, unter dem Eindruck der Röntgenbildanalyse zu korrigieren. Das gilt vor allem für die Bedeutung der dorsolumbalen Kyphosen.

Interessanterweise finden sich in der Folgezeit in nahezu allen Veröffentli-
chungen über den Haltungsverfall Staffels Deutungen wieder. So hat noch 1954
Schede in seinen *Grundlagen der körperlichen Erziehung* ähnliche Gedanken ausgesprochen. Er kommt schließlich zu der Behauptung: „In der Sitzschädigung
müssen wir die wichtigste Ursache des Haltungsverfalles sehen." Dem ist Güntz
entgegengetreten. Er hat 1957 in seiner Monographie über die Kyphose darauf
hingewiesen, daß ein gesundes Gelenk selbst eine monatelange Fixation aushalte,
ohne bleibende Schäden zu erleiden. Nun steht aber fest, daß die Fixierung der
Wirbelsäule im Sitzen nie vollkommen sein kann, weil eine baldige Korrektur
durch Änderung der Position eintritt. Aus diesem Grunde hält er es für unwahrscheinlich, daß ein Kind durch „schlechte Haltung" eine Wirbelsäulenverbiegung
bekommen könne. Dieser Ansicht stimmen wir voll zu. Es ist auch ein weit ver-
breiteter Irrtum, daß einseitiges Tragen von Lasten, z. B. einer schweren Schul-
mappe, eine bleibende Fixierung herbeiführen können. In den umfangreichen
Untersuchungen der letzen Jahre über die Genese der *Skoliose* sind die berechtig-
ten Zweifel über den ätiologischen Faktor Sitzen niedergelegt. Polster hat auf dem
Tübingener Orthophäden Kongreß 1976 zur Ätiologie der Skoliose folgende Zwi-
schenbilanz gezogen: „Die Skoliose besteht zunächst nur in einer isolierten seg-
mentalen Verformung, die sich, betrifft sie mehrere Segmente, zu einer Krümmung
aufaddieren kann. Nach Überschreitung eines bestimmten Verformungsgrades
gewinnt dieser Vorgang durch den Einfluß der Gravitation eine zusätzliche Eigen-
gesetzlichkeit, eben die der Skoliose."

Jentschura hat in seiner Monographie *Haltungsschäden bei Kindern und
Jugendlichen* 1977 Lindemann zitiert, der definiert hat: „Die Skoliose ist eine seitli-

che Wirbelsäulenverbiegung, die fixiert ist und mit Torsion einhergeht." Er setzt aber hinzu die Aussage von Schede, der in der Skoliose einen Schiefwuchs der Wirbelsäule erblickt. Damit sind wesentliche Kriterien für die Ätiologie und Pathogenese herausgearbeitet. Das Sitzen allein kann eine gesunde Wirbelsäule nicht zu einer skoliotischen Verbiegung veranlassen.

Insgesamt ist die Ätiologie der Skoliose nicht erklärt. Wenn man heute zerebrale Dysfunktionen, nachgewiesen am EEG-Befund, Stoffwechselstörungen, die sich in einer serumchemischen Aberration dokumentieren, oder genbedingte Entwicklungsstörungen diskutiert, so zeigt sich die Unsicherheit. In diesem Zusammenhang darf freilich nicht vergessen werden, daß wir schwerste Skoliosen bei muskulärer Insuffizienz entstehen sahen. Ein Beispiel soll dies verdeutlichen: Wird bei einer progressiven Muskeldystrophie oder bei der Poliomyelitis die volle Aufrichtung infolge der fehlenden Muskelkraft nicht erreicht, dann entsteht aus der dauernden Ruhehaltung eine zunächst ausgleichbare, später aber fixierte Schädigung. Hier liegt der Ansatzpunkt für eine mögliche Beeinflussung der Haltung durch das Sitzen. Bei den schweren Skoliosen, wie sie im Zusammenhang mit der Poliomyelitis entstanden, spielen sicher dystrophische Faktoren eine Rolle. Die Kinderlähmung hat immer auch deutliche trophische Störungen mit sich gebracht. Man wird deswegen den einseitigen Muskelausfall, der im übrigen sehr schwer zu erfassen war, nicht zu stark bewerten dürfen. Zusammenfassend ist zu diesem Komplex zu sagen, daß das wirbelsäulengesunde Kind, das über ausreichende Muskelkräfte verfügt, sich trotz des Sitzzwangs normal entwickelt. Die Schule allein ist nicht in der Lage, eine Skoliose zu erzeugen. Man kann dies nicht eindringlich genug feststellen. Das gesunde Kind schafft sich instinktiv den notwendigen Ausgleich. Die ständige Änderung der Haltung bedingt wechselnde Muskelspannungen. Dadurch ist eine Dysbalance ausgeschlossen. Anders verhält es sich freilich beim asthenischen Bindegewebsschwächling. Weil ihm das Gefühl für die Haltung verloren gegangen ist, entwickelt sich im Laufe der Zeit zunächst eine muskuläre Kontraktur. Aus der Fixation kann sich aber, und darauf hat Schede schon vor Jahrzehnten mit Recht hingewiesen, die dystrophische Kontraktur entwickeln. Diese ist wiederum in der Lage, durch Veränderungen der Druckeinwirkungen Verformungen zu erzeugen. Im Übrigen ist die Organleistungsschwäche als Folge des überlangen Sitzens zu bedenken, wie das bereits besprochen wurde.

Die überwiegend sitzende Lebensweise des modernen Menschen bringt Gefahren mit sich. Wir sehen das Hauptproblem darin, daß die normale aufrechte Haltung nur noch selten erstrebt wird. Der Mensch verharrt in der Ruhehaltung. Daraus können sich weniger seitliche Verbiegungen als vielmehr allgemeine Haltungsstörungen ergeben. Die Haltungsschädigung besteht dann weniger in einer direkten Beeinflussung der Wirbelsäulenform, das wäre zu einfach gedacht. Vielmehr kommt es zu einer *mangelhaften Aufrichtung,* weil diese mit einer Anstrengung verbunden ist. Im Interesse der Ökonomisierung der Kräfte spart der Körper so viel an Haltearbeit ein, wie nur eben möglich. Ist aber das Gefühl für die aufrechte Haltung einmal verkümmert, stellt sich der Computer Gehirn auf eine andersartige Haltung ein. Nun kommen Innervationen von Muskelgruppen, die für die Aufrichtung notwendig sind, gar nicht mehr durch. So entsteht dann aus der zunächst freiwillig eingenommenen Ruhehaltung eine fixierte Haltung.

Daß sich aber kyphotische Haltungen auch auf die Streckbarkeit in den Hüftgelenken auswirken können, haben wir wiederholt beobachtet. Besonders eindrucksvoll war die Analyse der Untersuchungsbefunde, die wir bei der alpinen
Skinationalmannschaft der Damen 1976 durch eigene Untersuchungen gewinnen
konnten. In der Anamnese ergab sich, daß sich bei vielen jungen Frauen, die um
20 Jahre alt waren, bereits Rückenschmerzen eingestellt hatten. Bei den jüngeren
zwischen dem 16. und 18. Lebensjahr war dieses Phänomen allerdings noch nicht
vorhanden. Bei der Analyse der Kreuzschmerzen ergab sich zunächst eine vermehrte Beckenkippung im Stehen. Die klinische Untersuchung deckte eine Verkürzung des Iliopsoas auf. Diese Verkürzung ist ohne Zweifel dadurch zustande
gekommen, daß im Training und Wettkampf durch die gebückte kyphotische Haltung beim Skifahren das Gefühl für die maximale Aufrichtung des Beckens verloren gegangen war. So hat sich allmählich die Hüftbeugekontraktur entwickelt, die
wir bei 75% aller Untersuchten aus dem Kollektiv von 21 Frauen gefunden haben.
Hier liegt möglicherweise ein Schlüssel für das Verständnis der Sitzschädigung.
Nicht das Sitzen als vorübergehende Haltungsvariante ist schädlich. Bedeutungsvoll ist vielmehr die *Fehlprogrammierung des Haltungsgefühls* und die dadurch ver-
ursachte mangelnde Aufrichtung. Diese Gedankengänge hat Schede in den
Grundlagen der körperlichen Erziehung bereits 1954 entwickelt.

Es ist ohne weiteres zu verstehen, daß die erschlaffte Sitzhaltung nicht ohne
Rückwirkung auf die *Thorax- und Atemorgane* bleiben kann. Die Rundrückenbildung beeinflußt die Form des Brustkorbs. Sicher ist die tiefe Inspiration nur bei
voller Streckung der Wirbelsäule möglich. Dies ist ja auch der Grund, weshalb der
Opernsänger seine Arie nicht in hinterer Sitzhaltung singt, wenn er überhaupt im
Sitzen zum Singen gezwungen wird, sondern die vordere Sitzhaltung einnimmt
und dabei nach Möglichkeit ein Bein zurückschlägt, so daß die Anspannung der
Bauchmuskulatur durch die Kippung des Beckens möglich wird. Über die Verschiebungen im Zusammenspiel der abdominalen und thorakalen Atemmechanis-
men im Sitzen ist viel diskutiert worden. Sicher ist die Ansicht falsch, daß durch
die flache Atmung ein Sauerstoffmangel im Gehirn eintrete. Nicht die Durchblu-
tungsminderung oder die mangelhafte Sauerstoffsättigung machen müde, sondern
die geminderte Aktivität, welche zu einer Beeinflussung des Bewußtseinsniveaus
führt. Durch eine vertiefte Atmung im Sitzen kann man ohne Zweifel geistige
Aktivität gewinnen. Dies zeigt deutlich der Yogi, der nach der aufrechten Sitzhaltung die Atemmechanik und -technik übt, um damit endlich den Zugang zur
freien Meditation, dem aktiven Spiel der geistigen Kräfte, zu erreichen. Nur so
gelangt er schließlich ins Nirwana.

Die Erhöhung des intraabdominellen Drucks durch die sitzende Haltung ist
wiederholt beschrieben worden. So kommt es leicht zu Stauungen in den venösen
Geflechten im Lendenbereich. Die Häufung von Hämorrhoiden, von denen in der
Literatur berichtet wird, ist darauf zurückzuführen. Scherzhaft hat man darum den
sitzenden Beamten wegen seiner Neigung zur Hämorrhoidenbildung als Staatshämorrhoidaikus bezeichnet (Abb. 121).

Faßt man die vorgelegten Erkenntnisse zusammen, ergibt sich:
- Das Sitzen kann für sich allein keine schwere Wirbelsäulenverbiegung, sei es im
  Sinne der Sitzkyphose, sei es im Sinne der Skoliose, hervorrufen. Die Sitzky-

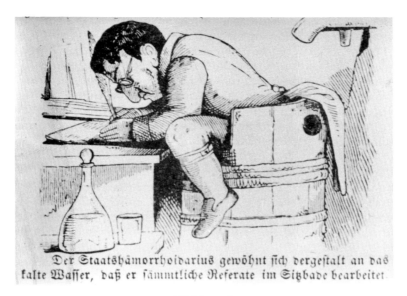

Der Staatshämorrhoidarius gewöhnt sich dergestalt an das kalte Wasser, daß er sämmtliche Referate im Sitzbade bearbeitet.

Abbildung 121
„Staatshämorrhoidaikus"

phose hat ihre eindeutige Ursache in einer Differenzierungsstörung des Bandscheibengewebes oder in Verknöcherungsstörungen am Dorsolumbalübergang. Die Skoliose wird durch lokale Fixationen, durch ischämische Kontrakturen und durch Fehlwuchs bestimmt.

– Sitzen kann dadurch, daß bestimmte Haltungsschablonen nicht mehr abgerufen werden, zu einer Innervationsstörung zentraler Art führen. Dann kommen bestimmte Aufrichtungsbilder nicht mehr vor. Der Körper „erstarrt" in seiner Ruhehaltung, was Schede für die Alterskyphose feststellt.

– Im Sitzen kann es durch mangelhafte Aufrichtung auf ähnliche Weise zu einer Fixation der Ruheposition kommen. Dann bleibt die Totalkyphose der Rumpfwirbelsäule bestehen, die erst in den unteren Lendensegmenten durch eine Lordosierung kompensiert wird. Die Rückneigung des Oberkörpers auf dem Bekken ist typisch.

– Weit mehr als das Stehen verhindert das Sitzen das notwendige Wechselspiel von Entlastung und Belastung. Wegen der besonderen statischen Erfordernisse nimmt die Wirbelsäule eine für das Sitzen charakteristische, einem früheren Entwicklungsstand der Wirbelsäule entsprechend eigene Krümmungsform an. Die Aufrichtung zur gestreckten Haltung gelingt wegen der besonderen Beckenstellung nur unvollkommen und ist meist mit großem Muskelarbeitsaufwand verbunden. Aus der hinteren Sitzhaltung kann die Lordose der Lendenwirbelsäule nur dann erreicht werden, wenn das Becken eine stärkere Rotation um den Drehpunkt, nämlich die Tubera ossis ischii, vollführt. Ist diese nicht möglich, z. B. dann, wenn das Gesäß in ein zu weiches Polster sinkt, so streckt sich nur der obere Teil des Achsenskeletts, während die untere Lendenwirbelsäule in der Kyphose der Ruhehaltung verharrt. Auf diese Weise entsteht die beschriebene lumbodorsale Kyphose mit einer Knickbildung in der Rückenkontur. Über den Buckel entwickelt sich eine Streckhaltung der Wirbelsäule, so daß die Brustkyphose häufig abgeflacht ist. Es ist nicht so sehr die augenblickliche Haltung, sondern die Gewöhnung an die mangelnde Aufrichtung, die schließlich zur bleibenden Fehlform führt. Aus diesem Grunde ist Spitzy (1926) und zahlreichen Autoren nach ihm recht zu geben in der Feststellung, daß eine Schulbank um so besser sei, je weniger das Kind darin sitze.

Die Prophylaxe der Sitzschäden muß in erster Linie den notwendigen *Wechsel der Körperhaltung* anstreben. In der Kindheit sollte diese Forderung leicht zu erfüllen sein. Durch Ausbau des Turnunterrichts auch in Landschulen ist dem Haltungsverfall erfolgreich entgegengewirkt worden. In ländlichen Gegenden Schleswig-Holsteins sind ausgesprochene Haltungsschäden deswegen nicht erkennbar, weil die Kinder auch in der Pause Gelegenheit zum Auslauf haben. Leider werden diese Voraussetzungen durch Zubetonieren der Schulhöfe immer mehr beschnitten. Erst das freie Bewegen auf Naturgelände schafft die Voraussetzungen für den notwendigen Ausgleich gegenüber der Bewegungsarmut. Grundsätzlich ist vom orthopädischen Standpunkt die Einführung der täglichen Turnstunde geboten. Wichtiger ist aber die sinnvolle Freizeitgestaltung. Im übrigen ist es gar nicht entscheidend, ob bestimmte Haltungsübungen, etwa im Sinne des Schulsonderturnens alter Prägung, durchgeführt werden oder nicht. Das Wichtigste ist, daß das Kind seinem natürlichen Bewegungsdrang folgen kann und zur vollen Aufrichtung kommt.

Wesentlich schwieriger stellt sich das Problem beim Erwachsenen. Die häufig gleichförmige Arbeit am Fließband oder im Büro ist vielfach an die sitzende Haltung gebunden. Es ist völlig unzureichend, aus theoretischen Erwägungen heraus gegen das Sitzen zu polemisieren. Wenn man mögliche Schäden aufzeigt, hat man damit noch nichts erreicht. Es kommt darauf an, Auswege zu finden. Gerade dem Orthopäden, dem das „Vorbeugen ist besser als Heilen" seit Anbeginn aus vielen Beispielen bekannt ist, obliegt es, an der Verbesserung der Sitzbedingungen zu arbeiten. Dennoch muß mit dem Problem des Sitzzwangs gerechnet werden. So ist es unumgänglich, auch an die Menschen zu denken, deren Wirbelsäule bereits Schaden genommen hat. Zu denken ist an die vielen Bandscheibendegenerationen, die rein schicksalsmäßig ab einem bestimmten Lebensalter auftreten. Hier gegen das Sitzen Stellung nehmen zu wollen, wäre unrealistisch. Es kommt zunächst darauf an, zu ergründen wo die jeweilige Gefährdung liegt und wie man ihr begegnen könnte.

8.5 Sitzen bei Wirbelsäulenerkrankungen

Obwohl bei den geschilderten Beschwerden im Bereich des Nackens und der Rumpfwirbelsäule die sitzende Haltung die eigentliche Ursache für die Erkrankung darstellt, ist nicht selten ein Vorschaden am Zustandekommen des aktuellen Krankheitsbilds beteiligt. Darunter verstehen wir, daß latente Erkrankungen, deren Ursachen im Feingeweblichen liegen, erst dann ausgelöst werden, wenn durch eine Überlastung der Wirbelsäule zusätzlicher Schaden auftritt. Die im Zusammenhang mit der sitzenden Betätigung auftretenden Schmerzen sind im Prinzip verursacht durch die Leistungsinsuffizienz der Wirbelsäule. Bei einer Vorschädigung der Wirbelsäule, im wesentlichen handelt es sich dabei um *Bandscheibenveränderungen,* ist der latente Krankheitsfaktor gegeben. Er wird zur Erkrankung, wenn eine relative Überlastung eintritt.

Bei Verknöcherungsstörungen der Wirbelkörper, aber auch bei Bandscheibenschäden ist die sitzende Haltung Schwerarbeit. Die Muskulatur, die durch die primäre Schädigung der Wirbelsäule am Rande ihres Leistungsspektrums arbeiten muß, wird nun zusätzlich und über Gebühr beansprucht. So ist es zu erklären, daß jetzt Schmerzen in Abhängigkeit von der Körperhaltung auftreten. Die berufliche Beanspruchbarkeit ist stark reduziert. Man kann diese Beschwerden nur verstehen, wenn man die Haltung genau bewertet und analysiert.

Der Patient empfindet grundsätzlich die gleichen Symptome wie beim muskulären Kreuzschmerz. Es zeigen sich aber gravierende Unterschiede in der Auslösung der Schmerzen.

Bei Bandscheibenerkrankungen in den unteren beiden Segmenten der Lendenwirbelsäule wird man im wesentlichen an die dorsale *Protrusion* bzw. an die *Prolapsbildung* denken. Im mittleren Bereich der Lendenwirbelsäule spielen demgegenüber mehr die *Lockerungserscheinungen* eine Rolle. Grundsätzlich gilt, daß über einem fixierten Segment zum Ausgleich der Versteifung eine vermehrte Bewegung erzwungen wird. Diese wird sich vor allem dort auswirken, wo der Bewegungsraum von Haus aus eingeschränkt ist. Zunächst wird bei einer Lockerung im Bewegungssegment die aufrichtende, d.h. die posturale Muskulatur vermehrt in Anspruch genommen. Man findet dann objektiv eine Verspannung, die zunächst klinisch latent bleibt. Erkennbar wird die chronische Überlastung unter Umständen erst, wenn schädigende Noxen eingreifen. Dazu zählen neben der Haltung, auf die im einzelnen hingewiesen worden ist, vor allem auch thermische Alterationen. So ist die Zugempfindlichkeit mancher Schreibkräfte zu erklären. Die Muskulatur ist primär überlastet und leidet an einem Sauerstoffmangel. Durch Kälteeinwirkungen, z.B. durch Zugluft, kommt es zusätzlich zu einer Durchblutungsdrosselung, die im Sinne der Aufrechterhaltung der Körpertemperatur sinnvoll ist. Im speziellen Fall ist aber durch die Verengung der terminalen Strombahn eine mangelnde Sauerstoffversorgung der an sich unterversorgten Muskulatur unausbleiblich. So kommt es dann zu Beschwerden, die man dem Muskelrheuma zuordnet. Der Weichteilrheumatismus ist letztlich ja dadurch charakterisiert, daß eine Hypoxämie durch einen permanenten Sauerstoffmangel besteht. Dabei handelt es sich weniger um das Sauerstoffunterangebot, als vielmehr um die mangelhafte Utilisierung des arteriellen Bluts.

Bei der universellen *Zermürbung der Bandscheibe* findet man im wesentlichen Muskelansatzschmerzen im Beckenbereich. Sie werden oft durch die monotone Körperhaltung, z.B. durch das Sitzen, ausgelöst. Charakteristisch ist immer, daß die Beschwerden in der hinteren Sitzhaltung verstärkt werden, also dann, wenn eine Rückdrehung, d.h. die Aufrichtung des Beckens eine totale Kyphose verlangt. Eine Besserung tritt dann ein, wenn die Muskulatur, z.B. durch Benutzung einer entsprechenden Lehne, entlastet werden kann.

In dieser Haltung spielen auch die kleinen Wirbelgelenke, die sog. *Facettenge-lenke,* eine gewisse Rolle. Zwar haben sich, wie bereits dargestellt, die Gelenkfort-sätze in der Kyphose voneinander entfernt, eine direkte Reizung der Gelenkkap-sel, etwa durch Anschlagen der Gelenkfortsätze, ist also nicht denkbar. Analysiert man die Anamnesen von Patienten, die an lumbalen Osteochondrosen oder Spon-dylarthrosen leiden, so fällt auf, daß die Beschwerden im allgemeinen dann ver-stärkt auftreten, wenn eine erschlaffte hintere Sitzhaltung eingenommen wird. In diesem Fall ist die Rückdrehung des Beckens für die totale Kyphose verantwort-lich. In dieser Haltung sind die kleinen Wirbelgelenke weit weniger beansprucht als in Lordose, wie die Röntgenanalysen zeigen. Die Gelenkfortsätze haben sich voneinander entfernt, und eine direkte mechanische Kapselirritation, wie sie Kel-ler 1953 an den Lumbalsegmenten beschrieben hat, ist nicht denkbar. Die Deh-nung der Gelenkkapsel selbst spielt in der physiologischen Haltung deswegen keine Rolle, weil schon vor ihrer Spannung ligamentäre Hemmungen durch die gelben Bänder eintreten. Daß auch die Bandscheiben selbst in Kyphose der Len-denwirbelsäule eher entlastet sind, zeigt die Tatsache, daß beim akuten Bandschei-benprolaps der Körper ja reflektorisch die Lordose ausgleicht und eine Streckhal-tung oder sogar eine Kyphose herbeiführt. Im Sitzen spielt eine direkte mechanische Irritation im Foramen intervertebrale sicher keine Rolle. Beim Nucleus-pulposus-Prolaps ist häufig das Sitzen wenigstens anfangs noch möglich, ja wird wegen der Beugehaltung in Hüft- und Kniegelenken zur einzig erträgli-chen Körperhaltung. Dadurch ist der Ischiasnerv entdehnt, der Patient also weit von der Anspannung entfernt, die zum Lasègue-Zeichen führt.

Mit fortschreitender *Ermüdung* kann zunächst der Muskel vermehrt gedehnt werden. Bald ist diese Möglichkeit aber erschöpft. Instinktiv wehrt sich der Kör-per dagegen. Jetzt tritt die Verspannung ein. Sie ist nerval ausgelöst. Im Bereich des Bewegungssegments macht sich eine vermehrte Aktivierung bemerkbar. Sie ruft eine Tonuserhöhung der ursprünglich erschlafften Muskulatur hervor. Im Laufe der Zeit spannt sich also auch in der kyphotischen Haltung der Erector spi-nae wieder an. Dies ist um so mehr der Fall, wenn vom Betreffenden noch eine intensive konzentrative Arbeit verlangt wird. Durch die geistige Konzentration entsteht eine Tonuserhöhung der Muskulatur. Verstärkt wird dieses Phänomen, wenn der Betreffende auf einer zu weichen Sitzunterlage sitzt. Er muß dann, um das labile Gleichgewicht zu halten, das in Folge der schlechten Auflage des Bek-kens auf dem Sitz eintritt, vermehrt Muskelarbeit leisten. Diese Ermüdung macht sich in dumpfen Schmerzen bemerkbar.

Wahrscheinlich sind auch die Rückenmuskeln am Zustandekommen des dumpfen Kreuzschmerzes beteiligt, die sich nach längerem Autofahren einstellen. Unsere modernen Autositze gestatten wegen der zu geringen Höhe über der Bodenfläche des Fahrzeugs ohnehin nur eine hintere Sitzhaltung. Diese geht aber immer mit einer totalen Rundung der Wirbelsäule einher. Wollte man das Becken aktiv aufrichten, müßte eine verstärkte Anspannung des Erector spinae erfolgen. Dann kommt es bald zu Muskelübermüdungsbeschwerden. In der zunächst gün-stigen, für die Muskulatur ökonomischen, erschlafften Sitzposition sitzt der Fahrer gegebenenfalls über viele Stunden. Der moderne Verkehr macht eine erhebliche geistige Konzentration notwendig, die sich zwangsläufig auf den Körper überträgt und insbesondere die muskulären Halteapparate des Rückens aktiviert. Dazu kommt die ungünstige Gesäßbettung in der meist viel zu weichen Polsterung. So ist zur Stabilisierung des Beckens, ähnlich wie eben geschildert, zusätzliche Haltearbeit von seiten der Muskulatur notwendig. Schließlich wirken die Erschütterungen durch die permanent auftretenden, vertikal und horizontal einfallenden Schwingungen des Fahrzeugs eher tonisierend als erschlaffend auf die Muskulatur ein. Nicht die Sitzhaltung an sich, sondern die besonderen Anspannungen seines aktiven Halteapparats, verstärkt durch die geistige Konzentration, führen zu den jedem Autofahrer bekannten schmerzhaften Sensationen im Kreuz, die sich besonders dann auswirken, wenn degenerative Veränderungen vorliegen.

Wie die Erfahrung im Büro zeigt, führt das häufigere Aufstehen zu einer Änderung der Stoffwechselsituation und zur Verbesserung der lokalen Kreislaufverhältnisse. Sie wird erkennbar am Nachlassen der Beschwerden. Aus diesem Grunde ist Patienten zu raten, nach kürzerer Zeit, etwa nach 50 min, die Arbeit zu unterbrechen und umherzugehen. Unter Umständen sind die Pausenabstände noch kürzer zu wählen. Denn aus dem Stadium einer harmlosen statischen Übermüdung entwickelt sich nicht selten der echte muskuläre Kreuzschmerz.

Einseitige *Fehlhaltungen* führen bei einer gesunden Wirbelsäule ggf. zu vorübergehenden Beschwerden, evtl. auch einmal, wenn sich Insertionstendopathien entwickeln, zu zeitlich begrenzter Arbeitsunfähigkeit. Ein Bandscheibenvorfall, also eine Protrusion nach dorsal oder eine Prolapsbildung, kann durch die sitzende Körperhaltung nicht entstehen. Darauf ist in zahlreichen wissenschaftlichen Arbeiten hingewiesen worden. Dies gilt in gleicher Weise auch für die Halswirbelsäule, die man vor allem in den 50er und 60er Jahren intensiv daraufhin untersucht hat.

Arbeitsmedizinische Analysen haben gezeigt, daß einseitige Überlastung bei bestehenden degenerativen Veränderungen Schmerzen auslösen kann. Das zeigt die besondere Betroffenheit von Zahnärzten, die in einer verdrehten Haltung oft stundenlang tätig sein müssen. Hier sind Kreuzschmerzen auch nach Einführung der sitzenden Behandlungsweise nicht geringer geworden, da die Rotationsbeanspruchung des Körpers damit nicht aufgehoben werden kann. Hier zeigt sich der Einfluß der Körperhaltung, auch wenn degenerative Veränderungen eine gewisse Grundlage für das Auftreten von Beschwerden geben.

Nach Bandscheibenoperationen ist grundsätzlich eine exakte Schulung der sitzenden Tätigkeit notwendig. Man wird auf diese Weise die Arbeitsfähigkeit rasch wiederherstellen bzw. erhalten können. Weil die Protrusion oder die Prolapsbildung von Fall zu Fall unterschiedlich sein kann, gibt es auch hier keine globale Anweisung für die zweckmäßige und richtige Sitzweise. Sie muß im einzelnen individuell ausprobiert werden.

Eine besondere Form der degenerativen Erkrankungen der Wirbelsäule stellen die sog. *Bandscheibenlockerungen* dar. Dabei handelt es sich um eine Störung im Gefüge der Wirbelsäule durch die Änderung des Gewebszustandes der Bandscheibe. Mit dem Verlust des Wasserbindungsvermögens vor allem der zentralen Anteile, und das ist nicht nur der Nucleus pulposus, tritt ein Volumenverlust und damit eine Lockerung im Wirbelgefüge insgesamt ein. Nunmehr sind krankhafte Verschiebungen und Verlagerungen der Wirbel und vor allem der Gelenke gegeneinander möglich. Wenn diese Translokationen auch nur im Millimeterbereich denkbar sind, so kommt es doch unweigerlich zu Zerrungen an der Gelenkkapsel und an den Bändern. Durch die besondere Situation werden nozizeptive Afferenzen ausgelöst, die zwar zunächst unbeachtet bleiben, die schließlich aber doch zu Schmerzen führen. Im Sitzen treten solche Effekte seltener auf als im Stehen oder beim Arbeiten in vorgebeugter Haltung.

Wesentlich häufiger als bei der akuten Blockierung werden bei der Lockerung dumpfe Kreuzschmerzen, die wiederum auf eine Verspannung der Muskulatur zurückgehen, gefunden. Die Muskulatur muß bei der Gefügestörung der Zwischenwirbelscheibe vermehrt Haltearbeit leisten, um die mangelnde Stabilität im Segment zu kompensieren. Meist bleibt die Kontraktur aber nicht auf ein Segment beschränkt, sie dehnt sich über die Nachbarsegmente aus. Die Muskulatur kann nur kurzfristig die mangelnde Stabilität kompensieren. Bald kommt es zu einer Verkrampfung umschriebener Bezirke. Der Muskel arbeitet zur Kompensation der Lockerung am Rande seiner Fähigkeiten. Man kann das daran erkennen, daß sich umschriebene Verhärtungen und Verspannungen als Ausdruck der chronischen Überlastung ausbreiten. Wird einem solchen Muskel dann zusätzliche Haltearbeit zugemutet, wie das bei bestimmten Sitzhaltungen, vor allem auf ungünstigen Stühlen zwangsläufig der Fall ist, dann muß es zu Beschwerden kommen. Sie sind von der gleichen Art wie die myogenen Beschwerden bei reiner muskulärer Überlastung oder treten als Muskelansatzschmerzen im Sinne der Insertionstendopathien auf. Man kann aus dem klinischen Befund nicht ohne weiteres auf die Herkunft der Beschwerden schließen und sollte sich vor voreiligen ätiologischen Deutungen hüten. Im Einzelfall kann es notwendig werden, daß der Arzt die Arbeitssituation direkt beurteilt. Das ist die große Chance für den Betriebsarzt.

Es wurde bereits darauf hingewiesen, daß degenerative Erkrankungen durch die Sitzhaltung selbst nicht entstehen können. An der *Degeneration* kann aber eine einseitige statische Belastung formend mitwirken. Die Degeneration hat ihre Ursache im anatomischen Aufbau und der Eigenart des Gewebes. Die Bandscheibe besteht ähnlich wie der Gelenkknorpel aus Zellen und Fasern sowie aus Zwischengewebe. Fasern und Zwischengewebe sind die Produkte der Zellen und dienen der mechanischen Bewältigung der geforderten Aufgaben. Die Zelle als lebendes Gebilde muß am Stoffwechselgeschehen teilnehmen können. Das ist deswegen sehr schwer, weil die Bandscheibe keine Blutgefäße hat, sondern auf die Ernährung durch Diffusion direkt angewiesen ist. In eindrucksvoller Weise hat das Krämer (1978) dargestellt. Er weist darauf hin, daß der druckabhängige Flüssigkeitsaustausch in der Bandscheibe des Menschen einen Pumpmechanismus darstellt, der Wasser und niedermolekulare Stoffwechselsubstanzen an den Bandscheibengrenzen hin und her bewegt. Regelmäßiger Wechsel zwischen Vertikal- und Horizontallagerung verbessere den Stoffwechseltransport, Haltungskonstanz führe zum Sistieren der druckabhängigen Flüssigkeitsverschiebungen. So ist vor allem bei vorgeschädigten Bandscheiben eine, wenn auch in der Regel vorübergehende, Verschlimmerung denkbar.

Bei den langen Versorgungswegen in der Bandscheibe wird es verständlich, daß leicht Stoffwechselnotsituationen auftreten können. Sie rufen eine Schädigung der Zelle und damit eine Beeinträchtigung ihrer Leistungsfähigkeit hervor. Das wirkt sich auch im Interzellularraum aus. Die Bandscheibendegeneration ist eine Folge der Versorgungskrise. Dabei handelt es sich nicht um Altersveränderungen, sondern um den Ausdruck einer gestörten örtlichen Versorgung. Man spricht besser nicht von Ernährungsstörungen, weil tatsächlich die allgemeine Ernährung nicht im geringsten Einfluß auf degenerative Veränderungen der Bandscheibe hat. Das zeigt sich besonders deutlich, wenn man die Altersgruppen der 50- und 70jährigen untersucht. Diese Kriegsgeneration war Mangelernährungen ausgesetzt. Danach kam es zur Überernährung, also auch zu einer Stoffwechselbeeinflussung. Die Zahl der degenerativen Veränderung ist im Verhältnis zu den später Geborenen aber nahezu gleich.

Nun macht sich die Degeneration des Gewebes im Gegensatz zu entzündlichen Erkrankungen nicht unbedingt bemerkbar. Das klinische Bild bleibt lange Zeit stumm. Offensichtlich besitzt der Körper die Möglichkeit, den Schaden zu kompensieren. Er kann ihn nicht im anatomischen Sinne ausheilen, er kann ihn aber überwinden. Dazu unternimmt der Körper gegebenenfalls erhebliche Anstrengungen, die meistens auf Kosten der Muskulatur gehen. So münden auch die Belastungen bei degenerativen Vorschädigungen der Wirbelsäule immer wieder in die Überlastung der Muskulatur. Aus dieser Erkenntnis ergibt sich zwangsläufig, daß bei der Konstruktion von Stühlen, vor allem wenn sie als Arbeitsgerät benutzt werden, unter allen Umständen Sorge getragen werden muß, daß die Muskulatur entlastet wird.

Für die ärztliche Beratung in der Vorsorgeuntersuchung Jugendlicher im Zusammenhang mit der Berufswahl spielen *ossäre Störungen* an der Wirbelsäule eine Rolle. Vereinfacht ausgedrückt geht es um die Frage, bei welchen Veränderungen eine sitzende Berufstätigkeit nicht empfohlen werden soll. Zur Bewertung ist eine Vorbemerkung erforderlich.

An der Wirbelsäule kommen Veränderungen vor, die ganz offensichtlich angeboren sind, und die im genetischen Material eine Verankerung gefunden haben. Es handelt sich dabei um Verknöcherungsstörungen der Wirbel selbst und um Störungen im Aufbau der Bandscheibe. Diese Veränderungen sind bei der Geburt meist noch nicht erkennbar, sie treten erst gegen Ende des 1. und zu Beginn des 2. Lebensjahrzehnts in Erscheinung. Es geht im wesentlichen in diesen Fällen darum, daß der Ersatz des knorpelig angelegten Wirbels durch Knochen nicht ungestört erfolgt. So kommt es zu Formstörungen, die man auf einem Röntgenbild gut erkennen kann. Die Wirbel scheinen wie angenagt. Charakteristisch ist, daß sie an der Vorderseite weniger wachsen als an der Rückseite, weil sie dort durch die Reihe der Facettengelenke gestützt werden. Hier wirken sich die beiden zusätzlichen Stützpfeiler, welche die Wirbelkörperreihe entlasten können, effektiv aus. Durch die kyphotische Haltung kommen aber keilförmige Deformierungen zustande. Beim echten Scheuermann-Rundrücken ist die Brustwirbelsäule fixiert. Dies ist für die Halswirbelsäule von Bedeutung, die in der Regel den Rundrücken durch eine übermäßige Krümmung kompensieren muß. An der Lendenwirbelsäule gibt es ähnliche Veränderungen. Man hat sie fälschlicherweise auch als lumbalen Scheuermann bezeichnet. Schon ätiologisch ist diese Deutung falsch. Hinsichtlich der Auswirkungen ist der Unterschied so groß, daß man die Bezeichnung nicht verwenden sollte. Finden sich die Veränderungen an den Lendenwirbelkörpern, wobei es sich um Bandscheibeneinbrüche zu handeln scheint, dann muß man davon ausgehen, daß die betroffenen Segmente auch funktionell beeinträchtigt sind. Dorsolumbal entsteht dann die Kyphose mit der darüber zu beobachtenden und bereits beschriebenen Streckhaltung.

Wegen des eindeutigen und auffallenden Röntgenbefunds werden die Entwicklungsstörungen an der Lendenwirbelsäule leicht diagnostiziert, häufig aber
überbewertet. Dynamisch ist in diesen Fällen die Beweglichkeit der Lendenwirbelsäule behindert, wobei vor allem der sehr wichtige Übergang zur Brustwirbelsäule
betroffen ist. Die Wirbelsäule kann dann den geforderten Bewegungen nicht folgen. Gerade in diesen Fällen zeigt sich aber, daß durch geschicktes Ausbalancie-
ren die Beschwerden zum Verschwinden gebracht werden können. Darauf beru-
hen letzten Endes die Erfolge der Korsettversorgung und auch die Ergebnisse
einer krankengymnastischen Behandlung. Bei länger dauerndem Sitzen, z. B. im
Beruf, sind solche Veränderungen zu berücksichtigen. Durch die Anpassungen
eines vernünftigen Stuhls mit einer entsprechenden Lehne lassen sich die
Beschwerden nicht nur im betroffenen Gebiet, sondern auch darüber hinaus in
den angrenzenden Abschnitten vornehmlich an der Halswirbelsäule günstig beeinflussen. Es wäre töricht und unrealistisch, Menschen mit solchen Formabweichungen von einer sitzenden Betätigung fernhalten zu wollen, denn bei einer eventuellen Berufsunfähigkeit sitzen sie dann zu Hause herum.

In diesem Zusammenhang ist immer wieder vom Stehpult als einer idealen
Alternative die Rede. Dem kann nicht energisch genug widersprochen werden.
Grandjean hat das in seinen Untersuchungen sehr deutlich belegt. Er weist daraufhin, daß das Stehen eine vermehrte statische Arbeit zur dauernden Fixierung
der Gelenke erforderlich macht. Wesentlich bedeutungsvoller noch ist aber der
erhöhte hydrostatische Druck in den Beinvenen, den er beim unbewegten Stehen
auf der Höhe der Füße mit 80 mm Hg und auf der Höhe der Oberschenkel mit
40 mm Hg angibt. Auch das viel empfohlene Wechseln zwischen Sitzen, Stehen
und Umhergehen ist nicht in allen Berufen zu praktizieren. Hier wäre eine gewisse
Einschränkung zu machen für Patienten mit schweren Aufbaustörungen ihrer
Wirbelsäule. Wenn die Position nicht gewechselt werden kann, sollte man sie vor
der Ergreifung eines sitzenden Berufs warnen. Daß es zum Sitzen aber keine
Alternative gibt, muß ausdrücklich festgestellt werden. Darum ist es unsinnig,
gegen Schulgestühl zu polemisieren und etwa Cesare Borcia anzuführen, der
gesagt haben soll: „Ein Mann, der auf sich hält, reitet oder liegt." Die einzige
mögliche Konsequenz aus der verminderten Belastungsfähigkeit ist die Verbesserung der Sitzmöglichkeit und die Anpassung des Arbeitsplatzes.

8.6 Durchblutungsstörungen

Störungen in der peripheren Durchblutung werden vom Sitzenden immer wieder
geklagt. Es handelt sich dabei um ein Schweregefühl der Beine, eine Verstärkung
von Krampfaderleiden, unter Umständen auch das Auftreten von Schwellungen
und statischen Ödemen. Grundsätzlich ist in der sitzenden Haltung der Rückstrom
des Bluts zum Herzen beeinträchtigt. Das ergibt sich aus der Knickstellung in den
Kniegelenken und, wenigstens soweit es die oberflächlichen Venen anlangt, auch
in den Hüftgelenken. Neben dieser mechanischen Komponente wirkt sich die
Entlastung der Beinmuskulatur insgesamt aus. Die Anspannung der Unterschen-
kelmuskeln ist auf ein Minimum reduziert, während beim Gehen durch die Spannung und Entspannung der Wadenmuskeln ein kräftiger Impuls auf den venösen

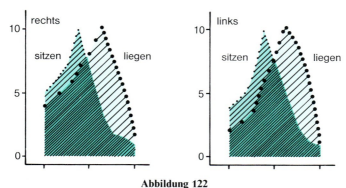

Abbildung 122
Oszillogramm im proximalen Unterschenkeldrittel im Sitzen und Liegen
bei einer 20jährigen Versuchsperson

Rückstrom ausgeübt wird. Nach Wegfall dieser Muskelpumpe bleibt das Blut
gewissermaßen in den Gefäßen stehen. Die anderen Komponenten, welche für
den venösen Rückstrom sorgen, nämlich die Schwankungen des Venendrucks in
Abhängigkeit von der Atmung, die Beschleunigung durch die Pulswelle der Arterien werden zwar nicht beeinflußt, doch reicht die Muskelerschlaffung aus, um zu
Problemen zu führen. Insgesamt dehnt der hydrostatische Druck die Gefäßwände
aus und leitet eine Venenklappeninsuffizienz ein. So kann es zu einer Verstärkung
von bestehenden Varizen kommen. Die Gefahr ist freilich nur relativ. Wenn man
bedenkt, wie häufig die Beine im Sitzen ausgestreckt, dann aber wieder gebeugt
werden, wird man erkennen, daß diese Überlegungen doch mehr theoretisch sind.
Anders verhält es sich, wenn man über längere Zeit zum Sitzen gezwungen ist.
Besonders deutlich wird das beim engen Sitzen im Flugzeug, aber auch bei langen
Omnibusfahrten. Dann treten Knöchelschwellungen auf, evtl. auch Schmerzen
und Schweregefühl in den Beinen. Die Ödeme sind im Ganzen harmlos und verschwinden im allgemeinen nach dem Wechsel der Position oder nach dem
Umhergehen wieder. Auf keinen Fall werden solche Blutumlaufstörungen hervorgerufen durch das direkte Abquetschen oder Abpressen der tiefen Blutgefäße.
Denn die großen Venenstämme verlaufen in der Tiefe der Oberschenkelweichteile
und können durch eine ungünstige Stuhlkante gar nicht erreicht werden. Die
große oberflächlich gelegene V. saphena magna liegt an der Innenseite des Beins
und ist auch dort nicht direkt zu komprimieren. Bedeutungsvoller ist dagegen der
Druck, der auf oberflächliche Hautnerven an der Rückseite des Oberschenkels
ausgeübt wird. Hier kommt vor allem der subfasziale Teil des N. cutaneus femoris
doralis in Frage, der etwa in der Mitte der Oberschenkelrückseite vom Gesäß bis
zur Kniekehle verläuft. Durch die mechanische Kompression kann es zu dem
bekannten Kribbeln und Ameisengefühl kommen. Das Einschlafen der Beine, das
man auch beim Übereinanderschlagen erleben kann, ist also eine direkte Folge
des Nervendrucks, nicht aber einer des venösen Rückstromes. Erst recht wird der
arterielle Zustrom des Bluts durch das Sitzen nicht beeinträchtigt. Um die Möglichkeit einer direkten Kompression der A. femoralis durch den Druck der Stuhlvorderkante zu prüfen, haben wir bei gesunden erwachsenen Personen oszillogra-

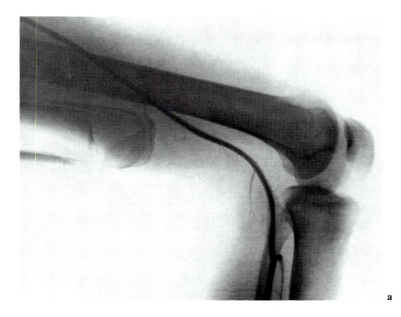

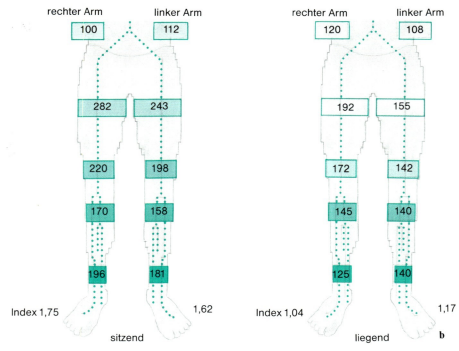

Abbildung 123
a Aortographie im Sitzen. Trotz maximaler Kompression der Oberschenkelrückseite keine
Behinderung der arteriellen Durchblutung. **b** Sonographie im Sitzen und Liegen

phische Untersuchungen durchgeführt. Zunächst wurden die Amplitudenhöhen im proximalen Unterschenkeldrittel und am Fuß im Liegen bestimmt. Anschließend wurden die Ausschläge im Sitzen geprüft. Dazu haben wir die Versuchspersonen auf einen Tisch mit scharfer Kante gesetzt und sie aufgefordert, daß Gesäß möglichst von der Sitzunterlage abzuheben, so daß das ganze Körpergewicht über die Oberschenkelrückseite auf die Tischkante drückte. Bei dieser Versuchsanordnung war eine maximale Kompression der Oberschenkelweichteile gegeben. Der Vergleich der beiden Kurven ergab keine nennenswerten Unterschiede in der Pulsation zwischen Sitzen und Liegen (Abb.122). Daß tatsächlich die A.femoralis auch durch stärksten Druck an der Stuhlkante nicht komprimiert werden kann, zeigt die Aortographie eines 18jährigen Patienten, die wir im Sitzen angefertigt haben (Abb.123a). Der Verlauf der Arterie zeigt, daß sie beim normalen Sitzen durch die Stuhlkante gar nicht erreichbar ist, sondern ausweichen kann.

Bei venenkranken Menschen müssen Änderungen der Blutrückströmung bei der Konstruktion des Stuhls Berücksichtigung finden. Sonst kommt es zu einer Verstärkung der Schmerzen, ja mitunter zum Auftreten von Venenreizerscheinungen bis hin zur Thrombose. Auf jeden Fall muß ein direkter Druck auf die Rückseite des Oberschenkels durch die Stuhlvorderkante vermieden werden. Auch der Nervendruck kann reflektorisch zu einer Spannungsänderung der Muskulatur führen und damit eine Verschlechterung der Durchblutungssituation bedingen.

Wenn auch die Rücken- und Schulter-Nacken-Beschwerden ganz im Vordergrund stehen, gaben 29% der untersuchten Schreibkräfte Beschwerden in den Füßen und im Bereich des Kniegelenks an. Diese Zahl zeigt, daß die Belastung der Beine im Sitzen nicht unterschätzt werden darf. Stauungserscheinungen in den Beinen können das Wohlbefinden bei längerem Sitzen durchaus gefährden. Auch aus diesem Grunde ist es notwendig, die Sitzposition immer wieder zu wechseln. Und auch eine Ausgleichsgymnastik am Arbeitsplatz muß darauf besondere Rücksicht nehmen.

9 Das dynamische Sitzen

Ein ständiger Wechsel der Sitzposition ist aus verschiedenen Gründen notwendig. Das zeigt sich sogar im Ruhesessel, im Liegestuhl, ja selbst auf der Liege. Zunächst ist dies eine Frage der lokalen Durchblutung. Die Drucktoleranz des Gewebes ist begrenzt. Allein aus diesem Grunde werden beispielsweise gefährdete Patienten auf der Intensivstation zur Dekubitusprophylaxe Tag und Nacht in 3stündigem Wechsel umgelagert. Das ständige Wechseln der Körperposition im Schlafen beim Gesunden hat aber noch andere Gründe. Dabei wirken sich die ständig einlaufenden afferenten Impulse aus der Peripherie aus. Sie erfordern eine Antwort auf die Steigerung der somatoviszeralen Sensibilität. Daneben spielen auch zentrale Faktoren eine Rolle. Diese Beobachtungen zeigen, daß die Tendenz zur permanenten Haltungsänderung ein Charakteristikum des Lebenden ist. Sie ist Ausdruck einer funktionellen Organisationsform des Gehirns, denn sie fehlt im Koma und in der tiefen Narkose, wenn die koordinative neurale Tätigkeit fehlt bzw. unterbrochen ist. Auf die zentrale Beeinflussung der Haltung und schließlich auf die Veränderung des Wachheitsgrades, wahrscheinlich über die Formatio reticularis, muß noch näher eingegangen werden.

Der *Skelettmuskel* ist für länger dauernde Haltearbeit ungeeignet. Schon bei einer Kontraktion von 40% seiner Maximalkraft ist die Durchblutung der kontrahierten Bezirke nicht mehr ausreichend. Das bedeutet mit anderen Worten, daß nun eine O_2-Schuld eingegangen werden muß. Sie zwingt nach kurzer Zeit zur Aufgabe der Position, wenn die biochemischen Kompensationsmöglichkeiten erschöpft sind. Wie Nöcker (1954) und Stoboy (1985) mitteilen, beträgt die statische Ausdauer bei einer Anspannung mit 10% der Maximalkraft 30 min, sie nimmt dann exponential ab und sinkt schließlich auf wenige Sekunden bei maximaler Anpannung ab.

Die Ursache sind biochemische Veränderungen, vor allem die Verminderung des ATP-Gehalts mit entsprechendem Anstieg der ADP-Konzentration. Auch der Glykogengehalt in der Muskelfaser ist vermindert, und das intramuskuläre Laktat steigt an. Wie Basmajian (1973) zeigen konnte, kommt es zu einer Ermüdung aber auch dann, wenn Gelenkkapsel und Bandapparat in Extremstellungen gebracht werden. In diesem Fall lösen die Propriorezeptoren durch ihre Frequenz als Folge der gesteigerten Aktivität eine zentrale Inhibition der Entladungen der spinalen Motoneurone aus.

Lokale Stoffwechselstörungen führen zu Schmerzen, die unterschwellig bleiben können, d.h. zunächst nicht empfunden werden. Dennoch bedingen sie nozizeptive Reaktionen. Die Folge ist dann, daß bei längerer monotoner Sitzhaltung die Position ständig gewechselt wird. Man beobachtet jetzt ein häufigeres Hin-

und Herrutschen auf dem Stuhl. Dabei wird einmal die linke, einmal die rechte
Körperseite stärker beeinträchtigt, Neigungen zur Seite kommen häufiger vor.
Davon kann jeder Lehrer einer Grundschulklasse berichten, wenn sich die Unter-
richtsstunde dem Ende zuneigt. Nicht selten kommt es bei Schulanfängern vor,
daß sie während des Unterrichts aufgrund der motorischen Unruhe und nicht,
weil sie etwa müde werden, vom Stuhl fallen, also plötzlich „untertauchen". Aus
diesen Erkenntnissen ergibt sich die Forderung nach stündlichem Wechsel der
Sitzhaltung beim längeren Sitzzwang, bevor es zu motorischer Unruhe bzw. zu
Beschwerden kommt. Ein längerer Sitzzwang ist am Fließband, aber auch an der
Schreibmaschine, an der Kasse im Supermarkt und speziell vor dem Bildschirm
gegeben. Hier können Schwierigkeiten auftreten.

Zum Verständnis des pathophysiologischen Geschehens ist es wichtig zu wissen, daß die *zentrale Ermüdung* im Gegensatz zur muskulären Ermüdung schlagartig aufgehoben werden kann, wenn neue Konditionen eintreten. Daß dies
anfangs sehr gut, später dann weniger und schließlich überhaupt nicht mehr
gelingt, ist bekannt. Hier machen sich zirkadiane Schwankungen bemerkbar, was
man an dem Absinken der Leistungsfähigkeit von Schichtarbeitern in den Stunden nach Mitternacht, nicht zuletzt an der Häufung von Unfällen und Fehlreak-
tionen in dieser Zeit erkennen kann. Aber auch die Adaptation spielt eine Rolle.
Man versteht in der Sinnesphysiologie darunter, daß ein andauernder Reiz mit der
Zeit immer schwächer empfunden wird. Dies gilt übrigens nicht für bestimmte
nozizeptive Bahnen.

Für die zentrale Ermüdung spielt das aufsteigende retikulär aktivierende
System (ARAS) eine Rolle. Wegen der grundsätzlichen Bedeutung ist in diesem
Zusammenhang eine kurze Darstellung der neurophysiologischen Grundlagen
notwendig.

Als *Formatio reticularis* bezeichnet man ein ausgedehntes Netzwerk von Neu-
ronen, das sich von der Medulla oblongata bis zum Zwischenhirn erstreckt. Die
Ganglionzellen sind miteinander verbunden und bilden entweder das Netzwerk,
das zu dem Namen geführt hat, oder sie liegen dichter beisammen. In diesem Fall
kann man von Kernen sprechen. Daneben gibt es auch Zellgruppen, welche mit
langen Axonen die höher gelegenen Hirnabschnitte erreichen, während andere zu
den Motoneuronen im Rückenmark ziehen. Man gliedert darum die Formatio
reticularis physiologisch in einen motorischen und in einen sensorischen Anteil.
Über den afferenten Bezirk, der aus abgrenzbaren Kerngebieten besteht, wird der
Wachheitsgrad des Menschen gesteuert. Grundsätzlich weist die Formatio reticularis in ihrem afferenten Anteil eine bestimmte Aktivität auf. Sie wird unterhalten
durch Reizzuwächse aus den Sinnesorganen, vor allem aus dem optischen und
dem akustischen Apparat (Auge und Ohr) sowie aus dem Geruchssinn. Dazu
kommen die Afferenzen des somatoviszeralen Systems, also aus dem Rückenmark, aber auch aus dem Trigemus als dem sensiblen Versorgungsnerv des
Gesichts. Wegen der Vielzahl der Reize kann die Erregung natürlich nur zu unspe-
zifischen Eindrücken führen, also nicht nach Sinnesqualitäten unterschieden werden. Die Aktivitäten teilen sich der Hirnrinde mit, das bedeutet: das ARAS ist in
der Lage, die neuronale Erregbarkeit der Hirnrinde zu regulieren und den Grad
des Wachseins zu verändern. Geringe Aktivitätsveränderungen führen zu einer
Änderung der augenblicklichen Aufmerksamkeit, größere bewirken den Übergang

vom Schlaf zum Wachzustand. Umgekehrt kann über den gleichen Weg aber auch eine Dämpfung der Wachheit bis hin zur Schläfrigkeit oder gar ein Schlafzustand eintreten. Auf welche Weise solche Wirkungen zustande kommen, ist noch nicht endgültig geklärt. Die These, daß die Formatio reticularis das alleinige Wachzentrum sei, wird in der ursprünglich vertretenen Form heute nicht mehr aufrecht erhalten. Doch spielen die afferenten Impulse für die Aufmerksamkeit eine unbestrittene Rolle. So ist es zu erklären, daß motorische Aktivität, wie sie z.B. das Umhergehen im Zimmer darstellt, die Wachheit, z.B. beim Diktieren eines Textes, steigern kann. Zusammenfassend muß jedenfalls gesagt werden, daß die Aktivität der Formatio reticularis durch das Ausmaß des Eingangs von afferenten Impulsen unterhalten wird. Sie vermindert sich bei Abnahme der nach zentral gerichteten Reizzuwächse.

In diesem Zusammenhang verdienen die Untersuchungen von Strand (1978) eine besondere Beachtung. Er macht darauf aufmerksam, daß jede Bewegung mit Erregung der propriozeptiven Rezeptoren einen besonders wirksamen Reiz zur Aktivierung der Formatio reticularis darstellt. Sie erhöht darum den Wachheitsgrad. Jedem ist bekannt, daß das Rekeln oder Dehnen und Strecken am Morgen das Aufwachen erleichtert, die Wachheit steigert. Ähnlich muß auch die Wirkung der Morgengymnastik, wahrscheinlich auch die Anwendung von kaltem Wasser in Form von Duschen oder Waschungen gedeutet werden. Es muß nicht die ganze Komplexität der einsetzenden vegetativen Umschaltungen dargelegt werden, um das Folgende zu verstehen. Wichtig ist die Erkenntnis, daß körperliche Aktivität munter macht und daß dieser Effekt mit der Erregung der Propriozeptoren in der Skelettmuskulatur und den Kapseln in unstreitbarem Zusammenhang steht. Wie das fast mit der Sicherheit eines Experiments funktioniert, weiß jeder zu berichten, der sich durch Überdehnen einer Gelenkkapsel, z.B. durch extreme Supinationen des Fußes oder die Überdehnung der Fingergelenke wachgehalten hat, wenn er bei einer Unterhaltung oder bei einem Vortrag einzuschlafen drohte.

Zum Verständnis der neurophysiologischen Grundlagen, auf denen das dynamische Sitzen basiert, muß aber auch das Phänomen der *Adaptation,* die Anpassung, hinreichend Beachtung finden. Aus der Sinnesphysiologie sind die Zusammenhänge wohl bekannt. Lange Reize führen zur Hemmung, zur Anpassung und schließlich zur Gewöhnung. So wird ein gleichmäßig andauernder Reiz mit der Zeit immer schwächer empfunden. Ein gutes Beispiel dafür ist die Wärmeanpassung, die Minderung der Wärmeempfindung bei heißen Packungen oder Bädern, wie das aus der physikalischen Medizin bekannt ist. Beim Einsteigen in ein Moorbreibad wird vom Patienten beispielsweise das Bademedium als heiß empfunden, nach einiger Zeit klingt diese Empfindung ab. Es kann unter Umständen ein Indifferenzgefühl eintreten, d.h. das Medium wird thermisch nicht mehr differenziert. Bewegt sich der Patient, ändert er also seine Lage, dann ist die erhöhte Wärmeempfindung erneut vorhanden.

Daß auch akustische Wahrnehmungen der Adaptation unterworfen sind, zeigt die bekannte Tatsache, daß viele Menschen bei Radiomusik einschlafen können, auch wenn sie so laut ertönt, daß die Umgebung sie gut wahrnehmen kann. Das Einschlafen vor dem Fernsehschirm ist im gleichen Sinne zu deuten. Die Adaptation kann aufgehoben werden, wenn der Dauerreiz aussetzt oder wenn wieder Einzelreize einwirken. So wird mancher Schlafende wach, wenn das Fernsehprogramm beendet ist und das Rauschen aus den Lautsprechern die Musik oder die Stimme ablöst. Diese als Deadaption bezeichneten Phänomene können die alte Empfindungsstärke wiederherstellen. Hier wird die Wirkung der Änderung einer Halteposition verständlich. Das Unruhigwerden bei einer längeren monotonen Rede, und sei es bei einem Festakt zeigt das ebenso wie die Unruhe der Klasse vor der Pause. Vielleicht sind deswegen auch viele Kirchenbänke so unbequem. Sie sollen über ein Gefühl des Unbehagens den Positionswechsel erzwingen, was dem Aktivitätsniveau der Formatio reticularis zugute kommt. Bei der langweiligsten Predigt läßt sich nicht schlafen, wenn die Sitze unbequem sind. Selbst im Barock, als man hinsichtlich Bequemlichkeit, wie die verschiedenen Polstermöbel beweisen, eine gewisse Perfektion beherrschte, waren die Kirchenbänke hart und unbequem.

Die Skelettmuskulatur ist zur Haltearbeit relativ unbegabt. Darum unternimmt der Körper gewisse Vorkehrungen zur Bewältigung der statischen Forderungen. Schon seit längerer Zeit weiß man, daß der menschliche Muskel nicht aus gleichwertigen *Muskelfasern* aufgebaut ist, sondern wenigstens 2 verschiedene Typen erkennen läßt. Sie eignen sich für die statische bzw. die dynamische Beanspruchung:

1. *Fasern mit langsamer Kontraktionsgeschwindigkeit:* Das sind die sog. ST-Fasern („slow-twitch"). Sie haben einen hohen Mitochondrienbesatz und ermüden darum nur langsam. Sie enthalten reichlich Myoglobin und sind durch ihre Ausdauerfähigkeit charakterisiert. Es handelt sich hier um tonische bzw. posturale Fasern.

2. *Fasern mit hoher Kontraktions- und Erschlaffungsgeschwindigkeit:* Diese Fasern werden als FT-Fasern („fast-twitch") bezeichnet. Wegen der Fähigkeit zur anaeroben Energiebildung sind sie, da schnell Energie zur Verfügung steht, besonders zu Schnellkraftleistungen disponiert. Infolge dieser Tätigkeit ermüden sie sehr leicht. Es handelt sich um die phasischen Muskelfasern, die wir vor allem in der Extremitätenmuskulatur, die der Bewegung dienen, finden.

Von Bedeutung in unserem Zusammenhang ist auch die Nervenversorgung. Die tonischen ST-Fasern werden von kleineren α-Motoneuronen versorgt, die langsamer leiten und längere Entladungsserien zeigen. Sie sind vor allem in den Haltemuskeln der posturalen Muskulatur zu finden. Die phasischen Muskeln dagegen werden von großen α-Motoneuronen versorgt. Sie kontrahieren sich sehr rasch und entwickeln auch viel Kraft. Durch die unterschiedliche Faserstruktur kann ein Haltemuskel von Haus aus ökonomischer arbeiten als ein phasischer Muskel. Dennoch reicht auch diese Besonderheit nicht aus, statische Leistungen auf viele Minuten oder gar Stunden auszudehnen. Eine Haltung kann nur durch den wechselnden Einsatz der meist symmetrisch angelegten Muskeln behauptet werden. Während die eine Muskelgruppe ruht, ist die Kollaterale im Einsatz. Dies bedingt aber zwangsläufig die Asymmetrie der Haltung; sie wird durch das dynamische Sitzen erleichtert. Außerdem ist zu bedenken, daß der Haltemuskel auch nicht mit 100% seiner Maximalkraft arbeitet. Das bedeutet, daß einzelne Faserkollektive im gleichen Muskel im Zustand der Ruhe verharren, während andere arbeiten. So ist eine Entmüdung in den ruhenden Faserkollektiven möglich, ohne daß insgesamt vom Muskel die Halteleistung aufgegeben wird. Durch den vikariierenden Einsatz einiger Faserkollektive ist dann bei permanenter Beanspruchung eine Dauerhaltung denkbar. In Wirklichkeit liegt ein ständiger Wechsel in der Aktivität einzelner Fasergruppen vor. Der Einsatz läßt sich über die Erhöhung und Senkung der Reizschwelle aus der Peripherie wie auch im Zentrum steuern. Wie modernere neurobiochemische Untersuchungen gezeigt haben, spielt dabei die Anhäufung von Transmittersubstanzen bzw. die Verarmung im synaptischen Bereich eine Rolle.

Insgesamt ergibt sich also, daß der statische Sitz, wie er z. B. durch eine individuell angepaßte Schale erreicht würde, sinnwidrig ist. Auch in der optimalsten Sitzhaltung kommt es über kurz oder lang aus biochemischen aber auch aus neurophysiologischen Gründen zur Ermüdung und schließlich zum Schmerz. Die Forderung nach der Dynamik des Sitzen muß in der Praxis ihren Niederschlag finden in der Konstruktion des Sitzmöbels, speziell des Arbeitsstuhls, und in der Gestaltung des Arbeitsfelds. Dabei ist zu beachten, daß in jeder Position, also sowohl in aufrechter als auch in entspannter Sitzhaltung Muskelkraft eingespart werden soll. Daraus leitet sich ab, daß das Prinzip der Ökonomisierung der Kräfte vorrangig zu sehen ist. Man kann theoretisch und praktisch auch auf einem Hokker dynamisch sitzen. Dies wird auch heute noch in der Industrie häufig praktiziert. Zur Stabilisierung des Rumpfs wird dann oft eine totalkyphotische Haltung eingenommen, die ihrerseits eine Hyperlordose der Halswirbelsäule mit all ihren Folgen erzwingt. Für länger dauerndes Sitzen wird man darum auf eine Rückenlehne nicht verzichten können. Damit ist schon eine gewisse Bewertung des sog. Kniestuhles getroffen. Auf Einzelheiten der Vor- und Nachteile wird noch einzugehen sein (s. 12.1.1). Die Rückenlehne hat bestimmte Anforderungen, die sich aus der Anatomie und Physiologie ergeben, zu erfüllen. Von größter Bedeutung ist in diesem Zusammenhang die Forderung, daß sie in jeder Sitzposition auch tatsächlich erreichbar ist. Nur dann kann sie ihre Aufgabe erfüllen. Dieser Hinweis scheint banal, die Praxis bestätigt aber, daß viele Sitzende die Lehne nicht nutzen, weil sie auf dem Sitz nach vorn rutschen. De facto sitzen sie dann auf einem Stuhl mit Lehne wie auf einem Hocker. Aus dieser häufig zu machenden Beobachtung ergibt sich, daß man den Sitzenden nicht sich selbst überlassen darf. Es ist vielmehr eine Schulung und eine *Erziehung zum Sitzen* notwendig, die in der Lehrzeit stattfinden sollte. Die Grundlagen müßten allerdings bereits im Schulsport gelegt werden. Es ist nicht einzusehen, warum nur bestimmte motorische Fertigkeiten, die später einmal dem Freizeitsort dienen, vermittelt werden. Wesentlich wichtiger wäre die Erziehung zur ökonomischen Haltung. Jeder, also 100% der Schüler, brauchen eine entsprechende Anleitung. Dies betrifft vor allem den Gebrauch eines Sitzmöbels, beginnend mit der Schulbank. Hier besteht ohne Zweifel ein großer Nachholbedarf, speziell die Sportpädagogen stehen dem Problem oft hilflos gegenüber. Mit der Propagierung der aufrechten Haltung allein als der guten ist nichts getan.

Ziel ist das dynamische Sitzen und damit ein möglichst ökonomisches Sitzen. Das soll nicht dazu dienen, daß der Arbeitgeber einen produktiveren Arbeitnehmer erhält, es kommt vielmehr darauf an, den Arbeitnehmer, den Sitzenden am Bildschirm oder sonstwo, so zu schulen, daß er mit möglichst wenig zusätzlichem Muskelaufwand seine belastende Tagesarbeit erfüllen kann. Er soll am Abend nicht „ermüdet und erschlafft" von der Arbeit zurückkehren, sondern soviel Kräfte übrig behalten, daß er seine Freizeit noch sinnvoll aktiv gestalten kann. Dies würde auch bedeuten, daß er von der lethargischen Abendruhe vor dem Fernsehschirm zur Aktivität in gesellschaftlichen Vereinigungen, in Sportclubs etc. veranlaßt wird. Ohne Zweifel erfordert das eine gewisse Umerziehung, zeigt aber andererseits auch, daß das Problem Sitzen nicht mit dem Sitzmöbel allein zu lösen ist.

Von gleicher Bedeutung wie das Lehren der richtigen Sitzhaltung ist der Hinweis auf mögliche *kompensatorische Übungen,* welche am Arbeitsplatz durchgeführt werden sollten. Sie dienen der Entmüdung, der Entspannung und der Konzentrationserhöhung in gleicher Weise. Das Programm wird aber je nach gestecktem Ziel unterschiedlich sein müssen.

10 Ausgleichsgymnastik am Arbeitsplatz

Der menschliche Organismus ist fähig, bestimmte körperliche Leistungen zu vollbringen. Er besitzt dazu eine angeborene und damit vererbbare Begabung. Wir definieren sie als motorische Grundeigenschaft. Daneben ist die Fähigkeit, Leistungen zu vollbringen, durch Übung und Gewöhnung zu vervollkommnen. Unter idealen Bedingungen folgen Phasen von Bewegung und Ruhe in abgestimmter Weise. Dadurch ist die optimale Ernährung der einzelnen Organe, speziell der sog. bradytrophen Gewebe gewährleistet. Im Zusammenhang mit der Physiologie der Bandscheibe war davon schon die Rede. Die Zivilisation und vor allem die moderne Arbeitswelt setzen hier aber Grenzen. Der moderne Mensch sitzt, statt sich zu bewegen. Mit dem Zwang zur statischen Haltung sinkt die Aktivität. Die Persönlichkeit erliegt der Monotonie. Dabei fließen körperliche Ermüdung und geistige Lethargie ineinander. Durch Bewegung läßt sich die Starre lösen, die Trägheit überwinden. Nach statischer Belastung macht Dynamik munter.

Ausgleichsgymnastik am Arbeitsplatz kann man nicht anordnen. Versuche, sie zu ganz bestimmten Zeiten allen Arbeitnehmern gleichzeitig anzubieten, nach Art eines speziellen gymnastischen Programms oder eines früheren orthopädischen Turnens, sind letzten Endes zum Scheitern verurteilt. Es mag der fernöstlichen Mentalität entsprechen, unter Anleitung eines Vorturners zu bestimmten Zeiten Arbeitsplatzgymnastik durchzuführen. Bei uns in Mitteleuropa ist individuellen Bedürfnissen Rechnung zu tragen, wenn die Übungen tatsächlich gemacht werden sollen. Erstrebenswert wäre z.B., das jeweilige Übungsprogramm auf einem Tonträger anzubieten, der auf dem Diktiergerät abgespielt werden kann. Es kommt ja nicht so sehr auf die Qualität der musikalischen Untermalung, sondern auf die Hinweise zur Durchführung der Gymnastik an. Daß Übungen tatsächlich einen Effekt haben, ist unbestritten. Die tägliche Erfahrung aus der Klinik am Beispiel der Krankengymnastik zeigt das deutlich. Es ist nicht einzusehen, warum man Erkenntnisse aus diesem Bereich den Büroarbeitern nicht zugänglich machen sollte. Wichtig ist die klare Konzeption. Man muß wissen und damit auch vermitteln, was man erreichen will. Nach unseren Beobachtungen ergeben sich 3 Bereiche, in denen eine kompensatorische Behandlung sinnvoll ist oder eine Entmüdung einsetzen muß.

10.1 Entmüdung durch körperliche Aktivität

Oft genügt schon die Unterbrechung einer Arbeit, ein Umhergehen oder ein Dehnen und Rekeln auf dem Stuhl, um eine Entmüdung herbeizuführen. Dabei ist

von Bedeutung, daß ein Druck auf die mittlere Brustwirbelsäule etwa im Scheitelpunkt der Kyphose entsteht, denn hier befindet sich, wie die Erfahrung gezeigt
hat, ein Streckzentrum. Man kann es auch mit geeigneten neurophysiologischen
Methoden nachweisen. So ist das Dehnen über eine Lehnenkante ein altherge-
brachtes Entmüdungsmittel. Besser ist es, wenn man gezielt übt.

Die Ausgangssituation ergibt sich aus dem Büroalltag. Durch die Arbeit in sitzender Haltung ist eine allgemeine Ermüdung eingetreten, die Fähigkeit zur
gezielten Tätigkeit hat nachgelassen, die geistige Konzentration erlahmt. Diese
Erscheinungen äußern sich in Symptomen wie Montonisierung der Denkabläufe
oder stereotyper Wiederholung bestimmter Bewegungsabläufe. Dadurch kommt
es zu fehlerhaften geistigen Leistungen und zu unökonomischer Tätigkeit. Um der
Ermüdung zu entgehen, wird der körperliche Aufwand unnötig gesteigert. Die
Leistungsbereitschaft läßt sich nur noch durch eine erheblich verstärkte Aktivität
erhalten. Daraus erwächst das motorische Fehlverhalten.

Übungsziel ist der Ausgleich dieses Zustands. Durch Impulse aus der Peripherie soll ein neuer Wachheitsgrad erreicht werden, um damit das Aktivitätsniveau
auf ein höheres Plateau zu bringen. Dabei stellt man sich vor, daß durch die Afferenzen, welche die Formatio reticularis im Hirnstamm stimulieren, solche Effekte
zu erzielen sind. Als Folge kommt es dann zu einer Lockerung der verkrampften
Muskulatur und zur allgemeinen Steigerung des Stoffwechsels durch Anregung
der peripheren Durchblutung. Schließlich erfolgt durch abgestufte Bewegung die
zielgerichtete neue Hinführung zur Wiederaufnahme der Tätigkeit. Je nach Lokalisation der peripheren Ermüdung werden Arme, Rumpf oder Beine allein oder in
Kombination aktiviert. Im einzelnen sieht das Programm wie folgt aus:

Dehnung

Durch passiven Zug an der Gelenkkapsel wird ein Entmüdungsimpuls gesetzt, der
dann wirksam wird, wenn der Dehnungsreiz bewußt empfunden werden kann.
Dazu müssen die Übungen so ausgeführt werden, daß subjektiv ein Ziehen in den
Gelenken und an den Sehnenansätzen verspürt wird. Bei der Ausführung ist darauf zu achten, daß die Bewegungen mit Schwung erfolgen, weil nur so die Mus-
kelbremse gelöst werden kann. Lockeres Ausschütteln, wie es vom Sport her
bekannt ist, dient der Entspannung der Muskulatur. Auch das Stretching kann
hier eingesetzt werden. Ziel ist die Senkung des Spannungszustands der Muskulatur und dadurch die Steigerung der Durchblutung.

Stoffwechselsteigerung in den Extremitäten

Die lokale Ermüdung kommt durch ein Sauerstoffdefizit zustande. Ziel der kom-
pensatorischen Übungen ist es, durch Entspannung der Muskulatur und die Steigerung der Durchblutung den Abtransport der Stoffwechselrückstände, speziell
der Milchsäure, zu fördern und gleichzeitig das sauerstoffhaltige Blutangebot zu
erhöhen. Beides wird erreicht durch rhythmische Anspannung und Entspannung
der Muskulatur, also durch dynamische Arbeit. Hier spricht man direkt von einer

Diffusionspumpe. Dabei bedeutet die Kontraktion der Muskulatur ein Auspressen des Gewebes und das Rückführen des venösen Bluts und des Lymphstroms. Bei der Entspannung, dem Lockerlassen, kommt es zu einem Nachstrom von Blut aus den Gefäßen, wodurch das Angebot von Sauerstoff und Nährflüssigkeit für die einzelnen Zellen vermehrt wird.

10.2 Entmüdung durch geistige Entspannung (Meditation)

Das autogene Training will die Entkrampfung der Muskeln mit psychischer Entspannung in einem Regelkreis zusammenfassen. Es geht dabei darum, daß aus der Bewegungsvorstellung schließlich die Abschaltung der Bewegungszentren im Gehirn erfolgt. Mit dem Erlöschen der Kontrollorgane ist eine allgemeine Erschlaffung auch der psychischen Aktivität gegeben. So muß die erstrebte Entspannung mit einer Bewegungsvorstellung in Zehen und Fingern beginnen und allmählich zur Körpermitte hin ansteigend eingeleitet werden. Dabei beginnt man mit einer gedachten Arbeit gegen die Schwerkraft, die zur Kontraktion der gegensinnig wirkenden Muskelschlinge überleitet und läßt endlich die Entspannung in Mittelstellung einer Gelenkeinheit folgen. Konkret bedeutet das z.B.: Fußspitze heben, senken und locker lassen. Auf diese Weise werden Bein- und Armgelenke abgerufen und schließlich stillgelegt. Die Konzentration auf die sonst unbewußt ablaufende Tätigkeit zwingt zur willentlichen Betätigkeit unter Abschalten sämtlicher geistiger Aktivitäten. So enthalten die Hirnareale die Chance zur schöpferischen Pause, zur Erholung und zur Regeneration. Die gleichen Zentren sollen nach dem Untertauchen in ein „Nirwana" über Einzelimpulse aus den Bewegungsorganen schließlich wieder neu stimuliert werden, um abermals tätig werden zu können. Die Steigerung der Aktivität geht aus der Plateausenkung hervor. Die Entspannung, das Sichgehenlassen wird somit zum Motor der neuen Leistungsfähigkeit.

Die praktische Ausgangsposition ist folgende: Durch angestrengte Arbeit, z.B. beim Schreiben von schwierigen Texten, ist es zu einer allgemeinen Erregung, zu einem „Überdrehen" gekommen. Man ist übermäßig aktiv, kaum mehr in der Lage sich zu konzentrieren und dadurch unproduktiv. Ermüdung und Erregung scheinen ineinander zu fließen oder miteinander zu konkurrieren. Eine schöpferische Pause ist direkt nicht mehr möglich. Die Bewegungen sind unkoordiniert. Augenlider, Finger und Beine „flattern". Die Übungsziele in dieser Situation sind körperliche und geistige Entspannung. Dabei kommt es darauf an, möglichst rasch durch Konzentration zur Lösung von Verkrampfungen zu kommen. Dann ist ein allgemeines Abschalten möglich. Es wird eine Art Dämmerzustand erstrebt. Aus der Entspannung werden in der letzten Phase durch Dehnungs- und Schwungübung schließlich neuerliche Bewegungsabläufe gebahnt und vorbereitet, so daß eine Rückkehr zum normalen Arbeitsrhythmus möglich wird. Die Phase der Entspannung dauert 1–3 min. Je vollkommener die Abschaltung, d.h. das „Wegtauchen" gelingt, um so besser ist die Entkrampfung.

10.3 Ausgleichsgymnastik nach längerer Sitzhaltung

Die Ausgangssituation ist leicht zu erfassen. Durch die lange Haltearbeit ist die Muskulatur des Rumpfs, vor allem aber des Schulter-Nacken-Bereichs und der Arme angespannt. Sie ist mit Stoffwechselrückständen überladen. Die Gelenke sind durch mangelhafte Durchsaftung steif und schwer geworden. Die erheblichen Veränderungen rufen das Gefühl der Schwellung, der Bewegungserschwerung und schließlich der allgemeinen Ermüdung hervor. Übungsziel ist eine Lockerung der verkrampften Muskulatur durch rhythmische Belastung. Auch hier ist wieder die Konzeption Entspannen – Anspannen leitendes Prinzip. Durch Wechseln von Entspannung und Anspannung wird die Durchblutung gefördert, vor allem in den distalen Bezirken. Die Dehnungsreize senken den Tonus der Muskelfasern und regen den Gelenkstoffwechsel an. Der Phase der Stoffwechselanregung folgt die Schulung der Bewegungsabläufe, vor allem in den Handgelenken und in den Fingern. Es ist so, als ob Bewegungen neu abgecheckt werden müßten und dann einzeln abgerufen werden. So vorbereitet ist die Rückkehr zur ökonomischen Tätigkeit denkbar.

Die skizzierte Ausgleichsgymnastik am Arbeitsplatz muß nach den individuellen Bedürfnissen durchgeführt werden. Zur Motivation kann eine musikalische Aufforderung herangezogen werden. Auch hier ist aber Vorsicht geboten. Das von manchen als Drill abgelehnte „Exerzieren" nach Tamburin- oder Klavierbegleitung kann dann nicht zum Ziele führen, wenn es Aversionen erzeugt. Andererseits ist gerade bei der Entspannung für viele eine bestimmte Musik sinnvoll. Hier sind Ergonomen und personalbetreuende Mitarbeiter unter Einschaltung der Psychologen eines Betriebs gefordert. Eine typisch krankengymnastische Übungsbehandlung genügt nicht, zumal ja keine Krankheit im eigentlichen Sinne vorliegt, die durch den Einsatz gezielter Übungen beseitigt werden sollte.

11 Sitzmöbel

11.1 Vorbemerkungen

Das einfachste Sitzmöbel, das sich dem Ruhesuchenden überall in der Natur anbietet, ist der Baumstamm, der Ast, ein Erdhügel oder der Felsblock. Die Anforderungen, die an den Sitz gestellt werden, um zum Ausruhen zu genügen, sind einfach. Die Sitzfläche muß sich der Unterlage anpassen können, wie im Falle eines Erdhügels, soll eben bzw. nur unwesentlich gewölbt sein, sie muß so groß sein, daß sie die Tubera ossis ischii gut aufnehmen kann, und es darf kein Druck entstehen. Grundsätzlich ist es zunächst bedeutungslos, wie hoch die zum Sitzen verwendete Unterlage vom Boden entfernt ist. Weil aber ein Sitzen mit mehr oder weniger stark gestreckten Beinen auf Dauer gesehen unbequem ist, hat man sich verschiedene Lösungen erdacht. Auf die Art zu hocken, etwa wie man es bei den primitiven Völkern findet, ist hier nicht einzugehen. Das gleiche gilt für die Art des Sitzens nach ostasiatischer bzw. japanischer Art. Beim Sitzen nach unserem Verständnis wird gern ein Sitz gewählt, der es gestattet, die Beine locker von der Vorderkante herabhängen zu lassen. Grundsätzlich lassen sich durch alle Zeiten und durch alle Theorien von den primitiven Anfängen bis heute 2 gegensätzlich anmutende Stuhlarten unterscheiden:

- der Ruhestuhl, auf dem man in wachem Zustand verharren, sich ausruhen, ggf. aber auch schlafen kann,
- der Gebrauchs- und Arbeitsstuhl.

Der Ruhestuhl ist immer so beschaffen, daß eine hintere Sitzlage möglich wird. Von hier aus ist eine mehr liegende Haltung durch einfache Rückwärtsverlagerung des Oberkörpers leicht erreichbar. Weil dabei die Rumpfschwerlinie aus der Unterstützungsfläche des Rumpfs herausfällt, ist am Ruhestuhl eine Rücklehne, die den Oberkörper abstützt, angebracht. Es kann eine einfache Stütze oder auch ein Tuch wie beim Liegestuhl sein. Seltener besteht die Stütze aus einem einfachen Brett, das senkrecht von der Sitzfläche empor steigt. Hier werden leicht Druckreaktionen am Rumpf beobachtet. Immerhin, der Übergang vom Stuhl zur Liege ist nicht scharf, sondern fließend.

Der Arbeitsstuhl muß anderen Gesichtspunkten Rechnung tragen. In jedem Fall erfordert die Hinwendung zum Arbeitsplatz, der vor dem Sitz gelegen ist, eine bestimmte Sitzhaltung. Es hat sich als Irrtum erwiesen, daß dies die vordere Sitzhaltung sein muß. Vor allem beim Arbeiten am Bildschirm ist eine halbaufgerichtete hintere Sitzhaltung die Regel. Daß sich daraus Probleme ergeben können und Gesundheitsstörungen auftreten, ist nachdrücklich dargelegt worden (s. 8.2). Es kommt ein weiteres dazu: Die Arme müssen auf oder über dem Tisch bewegt werden, so daß der zu bearbeitende Gegenstand ergriffen oder gestaltend verändert werden kann. Damit der Körper auf dem Arbeitsstuhl genügend lange und ohne zu ermüden verharren kann, ist er in der Regel mit einer Lehne versehen. Oft kann diese nicht benutzt werden, weil die Konstruktion unzweckmäßig ist.

Eine Mittelstellung zwischen beiden Stuhltypen nimmt der Gebrauchsstuhl ein. Er kann zum Arbeitsstuhl werden, wenn er die Zuwendung zum Arbeitsplatz zuläßt. Das ist in der Regel der Fall. Die Sitzfläche darf dann nicht zu niedrig über dem Boden angebracht sein und nicht zu stark nach dorsal abfallen, sonst sind Probleme mit der Hüftbeugung und der daraus resultierenden Erhöhung der Spannung der Bauchblase gegeben. Zuweilen wird der Gebrauchsstuhl dank der Abstützungsmöglichkeiten an der Rückenlehne zum Ruhestuhl. In diese Kategorie gehört der Fahrgastsitz in modernen Verkehrsmitteln, Flugzeug, Omnibus oder Bahn.

Die Anforderungen, die von jeher an den Stuhl gestellt werden, sind einfach. Mit der Feststellung, daß die Sitzfläche nicht zu hoch und nicht zu niedrig über dem Boden angebracht sein darf und daß sie flächenmäßig groß genug sein muß, um die zu unterstützenden Körperpartien aufzunehmen, sind die wesentlichsten Forderungen bereits skizziert.

Die Lehne hat die Aufgabe einen zusätzlichen Stützpunkt für den Körper zu schaffen. Wo dieser Punkt liegt, ist, wenn man die moderne Literatur ansieht, immer noch nicht klar umrissen. Ein Stützpunkt kann nur an einer festen, d.h. nicht beweglichen Struktur angreifen. Dazu ist die Wirbelsäule selbst, wegen ihrer Beweglichkeit, nicht geeignet.

Physikalisch wäre zunächst ein Areal auf dem Sitz ausreichend, das die beiden Sitzbeinhöcker aufnimmt und auf dem das Körpergewicht balanciert werden kann. Wegen der Elastizität und Kompressibilität der Haut muß die Fläche groß genug sein, um den Blut- und Lymphstrom nicht zu behindern. Die Rückenlehne als zusätzlicher Stützpunkt wird häufig der Körperform angepaßt, aus dem Gedanken, den Druck möglichst gleichmäßig zu verteilen. Dabei wird der Stützeffekt im physikalischen Sinn mitunter in den Hintergrund gedrängt.

In der Praxis ergibt sich daneben die Notwendigkeit, auch ästhetische Forderungen zu berücksichtigen, denn der Stuhl ist nicht nur Sitzgegenstand, nicht nur Mittel zum Zweck, sondern in gleicher Weise seit Anbeginn Kult- und Schmuckgegenstand. Er ist als solcher den Einflüssen der Mode unterworfen. Der Einfluß des Designers bei der Gestaltung von Sitzmöbeln ist in der Vergangenheit zu gering eingeschätzt worden. Wir sind der Überzeugung, daß Orthopäde bzw. Ergonom und Designer ein Team bilden müssen, wenn es darum geht, zweckmäßige und auch nutzbare Sitzmöbel zu gestalten. Dabei ist der Einfluß des Designers sicher größer als der des Mediziners. Orthopädisch sind nur bestimmte Minimalforderungen zu erfüllen, dann sind gute Kompromißlösungen möglich. Die Praxis zeigt das. Nicht alles, was als ärztlich überprüft und als anerkannt vertrieben wird, ist aber auch richtig. Hier wird offensichtlich sehr viel unter PR-Gesichtspunkten behauptet und kolportiert. Bedenklich wird die Situation erst, wenn die Formgestaltung die Vorrangstellung einnimmt und medizinische Gesichtspunkte ganz in den Hintergrund treten.

11.2 Geschichtliche Entwicklung des Sitzmöbels

Kurze Stuhlgeschichte

Die Geschichte der Möbel beginnt mit der Seßhaftwerdung der Völker und ist eng mit dem Wohnbau verknüpft. Aus dem Kulturkreis der *Ägypter* stammen die ältesten uns bekannten Sitzmöbel. Am gebräuchlichsten sind niedrige Hocker oder Stühle, die bereits eine Sitzlehne aufweisen können. Sie sind aus Brettern gefertigt oder verwenden als Sitz einen mit Binsengeflecht ausgefüllten Hohlraum. Die Rückenlehnen stehen steil, sie sind gelegentlich auch leicht nach hinten geneigt. Neben den Gebrauchsmöbeln finden wir frühzeitig künstlerisch ausgestaltete Sessel, deren Lehnen mit reichem Schnitzwerk geschmückt sind. Trotz allem wirken aber diese Sitze starr. Die Form des Stuhls läßt Rückschlüsse auf die Sitzhaltung der Menschen, die sie benutzten, zu. In ihren eng anliegenden Kleidern saßen die Ägypter gleichsam bandagiert wie in einem Korsett, die Beine wurden streng nebeneinander gestellt, die Füße auf dem Boden aufgesetzt, diese Haltung findet eine Stabilisierung in sich. Die Lehne hat nur unwesentlich zu stützen, aber nicht zu tragen. Ihre Konstruktion erfüllt die gestellten Aufgaben (Abb. 124). Nun darf man nicht verkennen, daß diese Sitzhaltung offensichtlich von der oberen Klasse, von den Herrschenden, eingenommen wurde. Ähnliche Positionen kennen wir ja auch heute noch. Es wäre übereilt, wollte man daraus auf die Sitzhaltung der Gesamtbevölkerung schließen. Eine Gegenüberstellung zwischen dem Sessel und einer Darstellung ägyptischer Handwerker aus der 18. Dynastie (1555–1330 v. Chr.) zeigt den Unterschied deutlich (Abb. 125). Interessant ist auf der Reliefdarstellung, daß für die unterschiedlichen Beschäftigungen unterschiedliche Sitzmö-

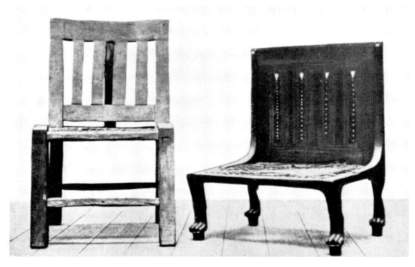

Abbildung 124
Sitzstühle aus Ägypten, 2000 v. Chr. (Britisches Museum, London)

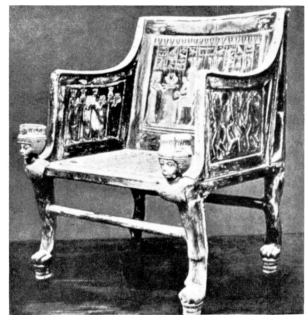

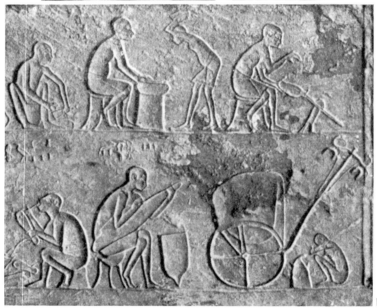

Abbildung 125
a Thronstuhl aus Ägypten, 2000 v. Chr. **b** Ägyptische Handwerker, 18. Dynastie

bel konstruiert worden sind. Das zeigt sich in der entsprechenden Neigung der Sitzfläche. In richtiger Erkenntnis der jeweiligen Arbeitssituation ist der Sitz mehr oder weniger nach vorn geneigt, eine Hinwendung zum Arbeitsplatz wurde also erleichtert. Andererseits ist ein Dorsalabfall vorhanden, wenn es die Arbeitsplatz-situation erfordert. Entsprechend ist die Sitzhaltung auf den Hockern auch grund-sätzlich anders als die Sitzhaltung auf dem Sessel oder Thron. Vergleicht man die Rückenformen der Handwerker auf dem gezeigten Relief, dann fällt die Totalky-phose der ganzen Rumpfwirbelsäule auf. Die Halslordose ist entsprechend stark ausgebildet. Diese Darstellung dokumentiert die feine Beobachtungsgabe des Künstlers. Interessant ist, daß die Sitzhaltungen unabhängig von kulturellen Ein-flüssen und von technischen Fortschritten gleichgeblieben sind. Sie sind im menschlichen Körper anatomisch bedingt und nicht zu verändern.

Bei den *Assyrern* und *Persern* sind Stühle und Sessel wohl im allgemeinen keine Gebrauchsmöbel wie bei den Ägyptern. Aus diesem Kulturkreis sind uns Steinreliefs von Luxusmöbeln der assyrischen Könige des 8. und 7.Jahrhunderts aus den Palästen Mesopotamiens erhalten. Auffallend sind die hohen Beine der Stühle. Die Lehne steigt wie bei den Ägyptern senkrecht von den Sitzflächen empor. Auch diese Möbel erlauben kein eigentliches Ausruhen, sondern verlangen ein „Thronen".

Den *Griechen* scheint das Kauern auf dem Boden für einen Untergebenen adäquat. Es ist eines freien Mannes unwürdig. So können wir frühzeitig verschie-dene Stuhltypen unterscheiden, die je nach Sinn und Gebrauch gestaltet sind. Homer unterscheidet:

Thron („thronos"): Er ist ein Ehrensitz der Könige und Fürsten, wird aber auch als Weihgeschenk dargeboten und angenommen.

Lehnsessel („klismos"): Er dient mehr dem Gebrauch, ist aber auch Kultgegen-stand, offensichtlich auch Statussymbol. Er ist mit Gold und Elfenbeineinlagen oft reich verziert.

Hocker („diphros"): Er dient als Sitz zur Arbeit.

Eine Schilderung über den Gebrauch der Sitzmöbel findet sich im ersten Gesang der Odyssee. In der Übersetzung von Hermann Höpcke aus dem Jahre 1975 ist zu lesen:

Sprachs und ging voran, ihm folgte Pallas Athene. Wie sie nun aber ins Innere der ragenden Halle getreten, nahm er den Speer und stellte ihn gegen die mächtige Säule. Tief in den glatten Behäl-tern, wo auch noch andere Speere zahlreich standen, die einst dem Dulder Odysseus gehörten. Sie aber leitete er zum kunstvoll prächtigen Thronsitz, breitet drüber ein Linnen, den Füßen diente ein Schemel, stellte für sich einen Stuhl, einen bunten, daneben, gesondert von den Freiern, damit dem Gast das Lärmen und Schreien nicht das Mahl verleide inmitten so wilder Gesellschaft und damit er ihn dort um des Vaters Verweilen befrage.

Die Rechtwinkelkonstruktion von Sitzbrett und Lehne kennzeichnet die Gestal-tung in der archaischen Zeit des 6.Jahrhunderts. Hier ist noch ganz die ägyptisch-assyrische Sitzhaltung erhalten. Ein Relief von Tharsos aus der ersten Hälfte des 5.Jahrhunderts zeigt die Stuhlform der Assyrer (Abb.126). Die Beine des Sitzen-

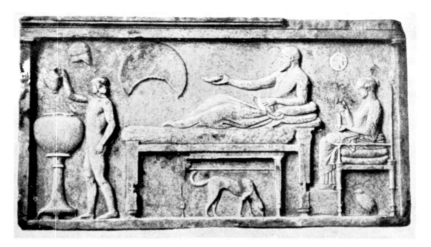

Abbildung 126
Relief von Tharsos, 1. Hälfte des 5. Jh. v. Chr. Stuhlform der Assyrer

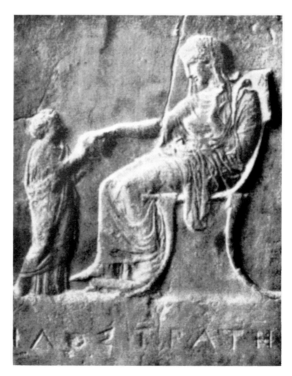

Abbildung 127
Grabrelief, 1. Hälfte des 4. Jh.

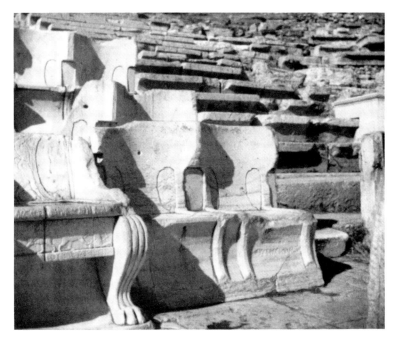

Abbildung 128
Dionysos Theater in Athen, Stühle für Würdenträger

den ruhen auf einem Schemel, zur Stützung der Arme ist eine Armlehne angebracht. An der Stuhlkonstruktion hat sich bis heute also nicht viel verändert. Ähnliche Sessel werden wieder angeboten, sie tauchen in den verschiedenen
Stilepochen des 19. und 20. Jahrhunderts auf.

Ein deutlicher Umbruch der Stuhlgestaltung ist auf einem Grabrelief aus der
ersten Hälfte des 4. Jahrhunderts, das sich in Leningrad befindet, festzustellen
(Abb. 127). Der wesentliche Unterschied besteht in der Gestaltung der Rücken-
lehne. Sie ist gebogen und schmiegt sich ganz der Ruhekyphose an. Der Sitzende
erweckt den Eindruck von Gelöstheit. Zur Zuwendung an den vor ihm Stehenden
muß er auch die Halswirbelsäule in die Totalkyphose einbeziehen. Auf diesem
Stuhl ist kein starres, feierliches Sitzen mehr möglich. Durch den Gebrauch der
Lehne kann der Sitzende die hintere Sitzhaltung einnehmen. Ein Rückneigen des
Kopfs macht auch eine entspannte Haltung denkbar. Beachtenswert in diesem
Zusammenhang ist die Neigung der Lehne gegen die Sitzfläche. Sie beträgt im
unteren Abschnitt, also ohne Berücksichtigung der konkaven Wölbung, 27°. Im
Dionysos-Theater in Athen finden sich etwa gleiche Formen der Sitze in den vor-
dersten Reihen, also dort, wo die Prominenz Platz zu nehmen pflegte (Abb. 128).
Dahinter sind die Sitze einfacher gestaltet. Sie sind, wie man das auch aus anderen
Theatern weiß, in der Regel lehnenlos.

Bei den *Römern* der Kaiserzeit sind Klappstühle und Schemel üblich, aber
auch Sessel wurden, vor allem bei Senatssitzungen und Empfängen, verwandt. Ein

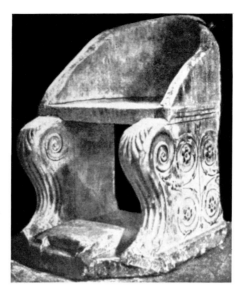

Abbildung 129
Römischer Steinsessel, 1.-2. Jh. v. Chr.

Beispiel dafür ist der Steinsessel aus dem 1. bis 2. nachchristlichen Jahrhundert
(Abb. 129).

Die weitere Entwicklung bringt nichts wesentlich Neues. In der *Spätgotik* trifft
man vor allem den aus Flandern sich verbreitenden Scherenstuhl an, der auch in
der frühen *Renaissance* noch üblich ist. Er hat Armlehnen und eine aus einem
Querbrett bestehende Rückenstütze, die die untere Lendenwirbelsäule halten
kann. Die Stühle der italienischen Hochrenaissance ähneln in Konstruktion und
Form den heute noch üblichen Typen. Hier sieht man, daß die Konstruktion einen
gewissen Endpunkt erreicht hat (Abb. 130). Wie sehr aber die Gestaltung des Sitzmöbels in der gesellschaftlichen Etikette verwurzelt ist, zeigt der etwa in der gleichen Zeit entstandene Stuhl der französischen Hochrenaissance. Die Möbelfor-
men werden wieder starr, und die Etikette spricht aus den hoch aufgerichteten
steilen Rückenlehnen, die ein bequemes Sitzen unmöglich macht. Doch dafür sind
sie auch nicht gedacht. In der süddeutschen Frührenaissance spielen Brettschemel
mit geschnitzten Rückenlehnen eine dominierende Rolle. Scherenstühle und Falt-
schemel, wie sie schon in der Bronzezeit Verwendung fanden, tauchen daneben
wieder auf. Die Sessel und Stühle des *Barock* haben neben der festen Polsterung
der Lehne auch eine mehr oder weniger stark gefederte Sitzfläche (Abb. 131). Die
ornamentalen Motive sind vor allem auf die Beine und die Armlehnen übergegan-
gen, während die Rückenlehne im allgemeinen davon frei bleibt. Auffallend ist
hier eine gewisse Konvexität der Rückenlehne, die aber relativ weit herunter gezo-

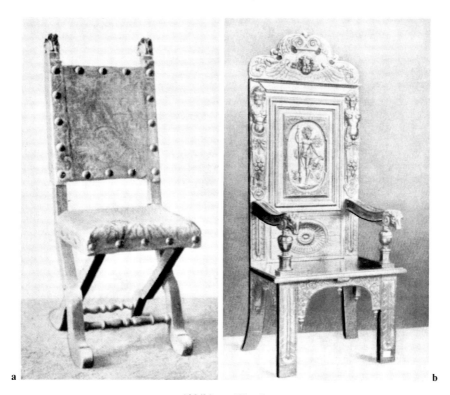

a   b

Abbildung 130a, b
Stühle aus der Renaissance. **a** Italien, Hochrenaissance, 16. Jh. **b** Frankreich, Hochrenaissance,
2. Hälfte des 16. Jh.

gen ist. Offensichtlich hat man hier aus Erfahrung die Areale gefunden, die am
Becken abgestützt werden müssen, um eine vordere Sitzhaltung zu ermöglichen.
Das relativ weiche Polster läßt im übrigen die Verschiebung des Gesäßes nach
vorn zu, so daß eine hintere Sitzhaltung ohne Mühe eingenommen werden kann.
Im *Rokoko* werden häufig Liegen anstelle von Stühlen verwandt. Die Sessel haben
tiefe Sitzflächen und geneigte bequeme Polsterlehnen. Höchste Bequemlichkeit
paart sich mit äußerster Eleganz (Abb. 132). Die monumentalen, geschweiften
Linien machen im *Frühklassizismus* und im *Empire* wieder klaren und nüchternen
Formen Platz. Weite Verbreitung erfahren die von dem englischen Kunsttischler
Thomas Chippendale (Abb. 133) geschaffenen Sitz- und Schreibmöbel. Sie sind
heute noch in der klassischen Form oder in Abwandlungen in Verwendung.

Wie die kurze historische Übersicht zeigt, hat sich an den Grundformen des
Sitzmöbels seit den ersten Anfängen kaum etwas geändert. Je nach den Erfordernissen und Möglichkeiten ändert sich zwar die Ausstattung der Sitze und der Lehnen, in bezug auf Form und Abmessung herrschen aber offensichtlich klare Vorstellungen. Wenn man bedenkt, daß bei den Sitzmöbeln im allgemeinen deutlich
zwischen Arbeitsgerät zum einen und Kult- oder Repräsentationssitz zum anderen

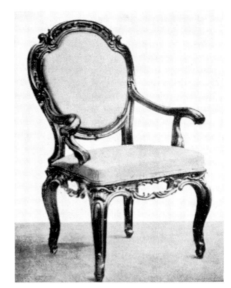

Abbildung 131
Französischer Barock, Lehnstuhl um 1710, Versailles

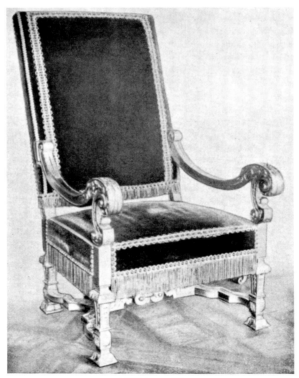

Abbildung 132
Deutsches Rokoko, Mitte des 18. Jh.

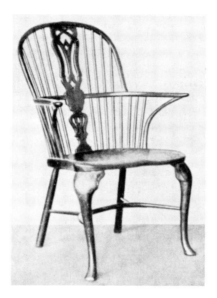

Abbildung 133
Chippendale-Stuhl, England, 2. Hälfte des 18. Jh.

unterschieden wurde, ist verständlich, daß beim Ruhemöbel, das ein Statussymbol ist, ein möglichst aufwendiger und oft bombastischer Stil bevorzugt wird. Zum Arbeiten wurde offensichtlich eher der Hocker herangezogen. Er besteht im wesentlichen aus einer horizontal eingestellten, festen Platte, meist aus Holz, und hat zur Kippsicherheit 4 Beine. Die Sitzfläche kann gepolstert werden, wie der Scherenstuhl aus der deutschen Frührenaissance deutlich zeigt.

Die Entdeckung des Stuhls durch die Orthopädie

Etwa in der Mitte des 19. Jahrhunderts begann man, sich wissenschaftlich mit dem Sitzen auseinanderzusetzen. Das hängt möglicherweise auch mit der Emanzipation der sog. Mittelklasse zusammen, ein Produkt der französischen Revolution. Im Verlauf des 19. Jahrhunderts machen sich dann auch zunehmend die Einflüsse pädagogischer Reformer bemerkbar. Im Interesse der körperlichen Ertüchtigung der Jugend beginnt man sich mit den möglichen Ursachen von Haltungsschäden und Haltungsverfall auseinanderzusetzen. So ist es verständlich, daß vor allem die Orthopäden jener Zeit auf den Plan gerufen werden.

Jetzt tauchen von medizinischer Seite konkrete Forderungen hinsichtlich der zweckmäßigen Gestaltung von Sitzmöbeln auf. Es ist kein Wunder, daß man sich dabei vor allem der möglichen Sitzschäden durch das Stillsitzen speziell in der Schule angenommen hat. In diese Zeit fällt auch die intensive Beschäftigung der Orthopädie mit der Ätiologie der Skoliose. Schon Hermann von Meyer (1867), dem wir die ersten grundlegenden Forschungen über das Sitzen verdanken, hat seine Arbeit über die Mechanik des Sitzens mit „besonderer Rücksicht auf die

Schulbankfrage" geschrieben. Staffel hat 1884 seine Arbeit „Zur Hygiene des Sitzens" genannt. Er widmet vor allem der Lehne besondere Aufmerksamkeit. Nach seinen Vorstellungen muß sie die Beckenaufrichtung, d.h. die Rückdrehung verhindern und damit das hohle Kreuz unter allen Umständen erhalten. Um diese Stütze zu bekommen, führt er den sog. Kreuzlehnstuhl ein. Er ist charakterisiert durch die hohe Kreuz- oder Lendenlehne. Sie springt über dem hinteren Sitzrand nach vorn vor und fördert so die aufrechte Haltung. Durch diese Konstruktion ist es in der Tat möglich, die Beckenrotation zu begrenzen. Die weiteren Konsequenzen zieht Staffel aber noch nicht, d.h. er legt nicht eindeutig fest, wo die Abstützung erfolgen muß. So kommt es leicht zu einer Abstützung im Lendenbereich, was natürlich zu einer Verkrampfung führen muß. Zur Unterstützung der Füße wird bei den Kindern ein Schemel verwandt, auf den erst im Erwachsenenalter verzichtet werden sollte. Nach Staffels Vorstellungen soll die Sitzfläche ausgehöhlt sein, um die Bequemlichkeit zu erhöhen. Schildbach (1872) fordert mit Staffel eine gewölbte Lehne.

Schulthess hat im *Handbuch der orthopädischen Chirurgie* von Joachimstal 1905 seine Vorstellungen über das richtige Sitzen und die Konstruktion von zweckmäßigen Möbeln dargelegt. Die Lehne der Schulbank darf nach seiner Ansicht unter keinen Umständen senkrecht stehen. Nur wenn sie deutlich nach rückwärts geneigt ist, wird ein Zurücklehnen des Rumpfs möglich, und die Wirbelsäule kann entlastet werden. Im Gegensatz zu Staffel weist er darauf hin, daß das äußerste, was beim guten Sitzen erreicht werden könne, eine abgeflachte Kyphose der Wirbelsäule sei. Eine Lordose lasse sich dagegen nicht erzielen. Die Lehne soll nach seinen Vorstellungen um 10–15° gegen die Vertikalebene geneigt sein. Außerdem wird eine leichte Schweifung in der Frontalebene gefordert. Erstmals kommen hier nun auch Angaben über die Neigung des Sitzbretts. Das Sitzbrett soll, um ein Vorrutschen nach vorn zu verhüten, um 3–5° nach dorsal abfallen. Auch eine Aushöhlung könne dem Ventralschub entgegenwirken.

Spitzy (1926) fordert eine bequeme Schulterlehne ohne Lendenbausch, weil er die Einkrümmung der Lendenwirbelsäule im Sitzen für unphysiologisch hält. Die Distanz Fußboden – Sitzfläche bezeichnet er als Bankhöhe, die Distanz zwischen Vorderrand des Sitzes und Lehne als Banktiefe. Er kommt zu einfachen Maßangaben. Die Bankhöhe entspricht der Länge der Unterschenkel, die Banktiefe der der Oberschenkel. Die Lehne soll nach hinten geneigt sein und bis zur Mitte der Schulterblätter reichen. Von großer Bedeutung ist für Spitzy der Abstand zwischen Tisch und Bank sowie das Größenverhältnis beider zueinander. Die Tischplatte soll so hoch sein, daß der Schüler die Arme auflegen kann, ohne die Schultern anheben zu müssen. Das Schreibobjekt befindet sich im Abstand von 26–30 cm vor den Augen. Die Tischplatte soll um etwa 25° geneigt sein. Darauf hatte auch der Orthopäde Schulthess (1902) bereits hingewiesen. Die Distanz zwischen Bankvorderkante und Tischplatte muß beim Schreiben negativ sein, d.h. der Stuhlrand soll etwas unter die Tischplatte reichen. Bei allen übrigen Beschäftigungen ist die Distanz positiv, entsprechend der aufrechten Blickrichtung. Am besten ist darum nach Spitzy die Trennung von Bank und Tisch.

Lorenz (1914) hat zur Bekämpfung der Totalkyphose bei längerem Sitzen eine zweiarmige Hebellehne vorgeschlagen. Sie hat in der Mitte eine Drehachse. Lehnt sich der Sitzende mit dem Oberkörper zurück, dann gibt der über dem Drehpunkt

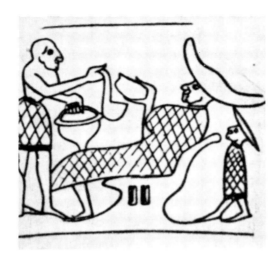

Abbildung 134
Zecher auf einer Situla von Kuffarn (Este-Kreis)

gelegene Teil der Lehne nach und kippt nach hinten, während der unter der Dreh-
achse gelegene Teil nach ventral bewegt wird. So bleibt er im Kontakt mit dem
Kreuzbein. Ein zu starkes Verrutschen des Gesäßes wird durch die Arretierung der
Lehne bei einer Rückneigung von 25° verhindert. Beim Schreiben dreht sich die
Lehne entsprechend der vorderen Haltung in die Vertikale, oder sie stellt sich
sogar noch etwas nach vorn geneigt ein. Nun erfährt auch das Kreuzbein eine gute
Stütze.

Von besonderer Bedeutung sind die Angaben von Strasser geworden. Er hat
1913 eine geknickte Lehne empfohlen, deren unterer Teil nahezu senkrecht steht
und deren oberer Teil nach rückwärts geneigt ist. Diese Knickbildung dient zur
Reduzierung der Gewichtsbelastungen des Rumpfs. Eine ähnliche Knickbildung
taucht bereits in der Antike auf. Auf einer Situla aus Kuffarn (Este-Kreis) sind
ähnliche Konstruktionen abgebildet (Abb. 134). Im Prinzip ist dieser Knick auch
bei der Rettig-Bank verwendet worden. Der Däne Akerblom (1958) hat aufgrund
intensiver Untersuchungen über die Sitz- und Stehposition ebenfalls eine
geknickte Lehnenform vorgeschlagen. Er kommt, basierend auf seinen Untersu-
chungsergebnissen, zu sehr konkreten Anfgaben über die Konstruktion von Sitzmöbeln. Was die Sitzhöhe anlangt, so bezieht er sich auf den chinesischen Philoso-
phen Lin Yutang, der glaubt, eine Formel für den Bequemlichkeitsgrad des
Sitzmöbels gefunden zu haben: „The lower chair is the more comfortable." Durch
den niedrigen Sitz wird der Druck der Stuhlvorderkante auf die Oberschenkelrückseite verhindert, der sonst zur Kompression der Blutgefäße und Nerven führen könne. Aufgrund von eigenen anthropologischen Messungen kommt er zu
dem Ergebnis, daß die beste Stuhlhöhe für Frauen bei 40 cm, für Männer bei
42–43 cm liege. Dabei bezieht er sich auf Messungen von Bennet, die dieser
bereits 1928 an Schulkindern angestellt hatte. Nach seiner Empfehlung, die sich
Akerblom weitgehend zu eigen macht, sollte ein Stuhl etw 2,5–5 cm niedriger sein

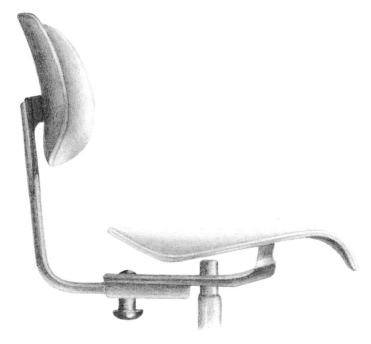

Abbildung 135
Aktilordstuhl mit dorsalem Keil

als der Unterschenkel des Sitzenden. Für die Rückenlehne empfiehlt er, daß sie
entweder nur die Lendengegend oder auch den Rücken einschließlich des Brustteils abstützt. Der untere Teil der Rückenlehne sollte ausgebuchtet sein oder ganz
ausgespart werden, damit das Gesäß genügend Platz hat. Damit der Rumpf genügend gestützt werden kann, soll die Neigung der Lehne gegen den Horizont etwa
115° betragen. Bei Ruhesesseln könne der Betrag um 5° vermehrt werden. Die
Erfahrung hat gezeigt, daß die Forderung Akerbloms, daß das Gesäß genügend
Platz haben müsse, um nach hinten ausweichen zu können, von der Möbelindu-
strie nicht berücksichtigt worden ist. Man hat von einem Akerblom Knick gesprochen, ohne recht zu begreifen, was Akerblom selbst damit gemeint hat. Auf einem
Sitz-Symposium 1969 hat er seine Angaben in der zitierten Weise präzisiert. Damit
ist ein gewisser Abschluß in der Diskussion erreicht. Aufbauend auf diesen Angaben haben wir speziell für die Konstruktion von Sitzmöbeln im Büro konkrete
Vorschläge gemacht.

Auch die Gestaltung der Sitzfläche ist wiederholt im Zusammenhang mit der
Stabilisierung des Rumpfs angesprochen worden. Burandt u. Grandjean (1964)
betrachten und analysieren die Funktion der Sitzfläche als orthopädisches Hilfs-
mittel. Über die Gestaltung, vor allem die Neigung der Sitzfläche ist immer wieder
diskutiert worden. Burandt hat deswegen nicht Recht, wenn er meint, daß erst
Schneider u. Lippert (1961) eine Innovation der Sitzflächengestaltung eingeführt
haben. Immerhin ist es seit 1961 zu einer neuen Akzentuierung der Diskussion

gekommen. Das liegt daran, daß von den beiden Autoren vorgeschlagen wurde, den dorsalen Anteil der Sitzfläche hinter den Sitzbeinhöckern um 30° anzuheben, um so das Becken an der Dorsalfläche des Sakrums und am Steißbein abzustützen. Diese Konstruktionen sind unter der Bezeichnung Aktilord oder Antikyph bekannt geworden (Abb. 135). Grandjean u. Burandt (1967) haben mit einer Sitzmaschine und mit verschiedenen Sitzschalen die Wirkung der unterschiedlichen Sitzprofile auf das subjekte Empfinden an einer größeren Versuchsgruppe getestet. Burandt kommt in einer Arbeit von 1986 zu der Auffassung, daß Sitzflächen mit anpaßbaren Neigungswinkeln zu einer wesentlichen Verbesserung von Arbeitsstühlen für den allgemeinen Gebrauch führen. Die Positionierung des Rumpfs zur Ausführung der Arbeit könne verbessert werden, und Fehlhaltungen ließen sich leichter korrigieren. Diese Auffassung geht von der irrigen Annahme aus, daß ein so kompliziertes Gebilde wie die Wirbelsäule allein vom Becken her zu beeinflussen ist. Der Ansatz indes ist richtig, nur nicht konsequent zu Ende gedacht. Es ist ohne Zweifel das Verdienst von Schneider u. Lippert, auf die Bedeutung einer Beckenbettung aufmerksam gemacht zu haben, wenn sie diesen Begriff auch noch nicht verwandt haben.

11.3 Gebräuchliche Stuhlformen

11.3.1 Stühle mit gerader, mehr oder weniger nach hinten geneigter Lehne

Diese Stühle finden sich häufig in Gasthäusern, Schulen, Vortragssälen, aber auch im Hausgebrauch (Abb. 136). Je nach ihrer Sitzhöhe erlauben sie ein einwandfreies Sitzen in gerader oder vorgeneigter Sitzhaltung. Das Becken findet, sofern die Sitzfläche nicht zu tief ist, durch die Lehne einen Gegenhalt, mit dem das weitere Nachhinterrutschen vermieden wird, das sich sonst bei der Vorneigung des Oberkörpers einstellen würde. Auf diese Weise ist auch eine gewisse Fixierung des Beckens möglich. Sie bleibt aber im allgemeinen unvollkommen. Auf dem Beckensockel ist die Wirbelsäule nach vorn bis zum Ende des normalen Bewegungsausschlags im Sinne der Kyphose frei beweglich. Finden die Arme auf einem vor dem Stuhl stehenden Tisch eine Abstützungsmöglichkeit oder wird das Brustbein selbst gegen die Tischkante gestemmt, dann ist auch längerdauerndes Sitzen auf diesen Stühlen möglich. Ihre Verwendbarkeit wird durch die Distanz Sitzfläche – Boden beeinträchtigt. In bestimmten Fällen könnte nämlich die Stuhlvorderkante direkt die Oberschenkelbeugeseite eindrücken. Dann entstehen Bilder, wie sie Akerblom (1948) veröffentlicht hat. Auch die mittlere Sitzhaltung kann bei den genannten Stühlen ohne weiteres eingenommen werden.

Zum Ausruhen in hinterer Sitzhaltung sind die Stühle schlechter geeignet, denn die steile Lehne erlaubt nur entweder das Anstemmen des Beckens mit dem Kreuzbein oder sie gewährt der totalkyphotischen Wirbelsäule an ihrem am weitesten dorsal gelegenen Punkt, der etwa in Höhe des 9. Brustwirbels zu suchen ist, eine Stütze. In diesem Fall muß das Gesäß auf der Sitzfläche nach ventral vorgeschoben werden und damit den Lehnenkontakt verlieren. Nunmehr stützt sich das Becken auf den vorderen Teil des Sitzes und der Scheitelpunkt der Brustkyphose an die Lehne. Die Folge ist, daß die Wirbelsäule zwischen diesen Stützpunkten

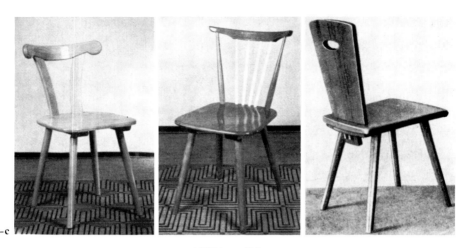

Abbildung 136 a–c
Stühle mit gerader Lehne

bald in eine maximale Kyphose sinkt, was schon Schildbach 1872 klar erkannt hat. Durch diese Haltung geraten die langen Rückenmuskeln zunehmend in den Zustand starker Dehnung, auf die sie nach kürzerer oder längerer Zeit mit ziehenden Schmerzen antworten. Auch die Dehnung der Gelenkkapseln der Facettengelenke darf nicht unberücksichtigt bleiben. Es kommt ein weiteres hinzu: Im Laufe der Zeit muß der Schub, den das Becken nach ventral erfährt, durch einen Gegendruck der Beine am Boden ausgeglichen werden. Dies ist um so mehr der Fall, je weniger aktive Kräfte den Rumpf am Stuhl selbst halten. Weil das Abstemmen im allgemeinen nicht bei gestreckten und damit stabilisierten Kniegelenken ausgeführt werden kann, haben die Beinmuskeln zusätzliche statische Arbeit zu leisten. Das Vorrutschen des Beckens, die Folge des Anstemmens der kyphotischen Wirbelsäule, kann auf verschiedene Weise verhindert werden. Beim Polsterstuhl sinkt die Gegend der stärksten Druckbelastung, das ist die Umgebung der Tubera ossis ischii, in die Sitzfläche ein. Damit wird das Vorrutschen auf dem Sitz verhindert. Damit ist bis zu einem gewissen Grad eine Entspannung der Beinmuskeln und der Hüftbeuger und -strecker möglich. In gleicher Weise wirken sich auf die Sitzfläche gelegte Kissen aus. Auch der einfache Bezug der Sitzfläche mit einem rauhen Material oder durch Verwendung von Korbgeflecht läßt sich der Reibungswiderstand so weit erhöhen, daß das Vorrutschen erschwert wird. Dies ist um so mehr der Fall, wenn die Sitzfläche zunächst noch etwas zurückgeneigt wird. Bei Verwendung von Kunststoff oder Leder wird der Vorteil der Rückwärtsneigung der Sitzfläche durch das glatte Bezugsmaterial zum Teil wieder wettgemacht, wenn nicht zusätzlich eine Polsterung vorhanden ist. Auf gepolsterten Stühlen ist der Rollung des Beckens im Sinne von Burandt vollkommen oder wenigstens teilweise Einhalt geboten. Somit kann jede beliebige Beckenstellung eingenommen werden. Daß hiervon im gewissen Umfang das Gefühl der Behaglichkeit abhängt, hat der Arbeitskreis um Grandjean betont. Wie ausführlich dargelegt, ist aber mit der

Feststellung des Beckens allein ein Einfluß auf die Wirbelsäulenform im Ganzen nicht gegeben.

Die Neigung der Lehne ist im Prinzip bei diesem Stuhltyp ohne wesentliche Bedeutung. Denn in keinem Fall ist eine gerade Lehne in der Lage, gleichzeitig der Wirbelsäule und dem Becken einen stützenden Halt zu geben. Eine in der Frontalebene konkav gebogene Form hat gegenüber den geraden Rückenlehnen den Vorteil, daß die gesamte dorsale Fläche des Rumpfs unterstützt wird. Sie bedingt aber ebenso wie die anderen Formen beim Einnehmen der hinteren entspannten Haltung den Schub nach vorn, d.h. das Abrücken des Beckens von der stützenden Lehne. Aus diesem Dilemma entstanden verschiedene Konstruktionsversuche, die jedoch zu keiner optimalen Lösung geführt haben. Oft entsteht im Bereich der sog. hinteren Schweißfurche über dem Gesäß das Gefühl einer Unterkühlung. Dies hat seinen Grund darin, daß hier keine direkte Unterstützung durch das Sitzmöbel mehr erfolgt. Aus diesem Grund wird in dieser Region oft ein Kissen eingelegt, was der Bequemlichkeit offensichtlich dient.

11.3.2 Stühle mit nach ventral konkaver Lehne

Dieser Stuhltyp geht von der Totalkyphose der Wirbelsäule im lockeren Sitzen aus. In dem Gedanken, eine möglichst große Stützfläche für den nach hinten geneigten und im ganzen runden Rücken zu bekommen, hat man die Lehnenform den Krümmungen des Körpers angepaßt (Abb. 137). Dabei wird vorausgesetzt, daß alle Strukturen, die an der Konturierung des Rückens beteiligt sind, eine

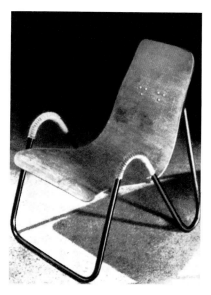

Abbildung 137
Stuhl mit nach ventral konkaver Lehne

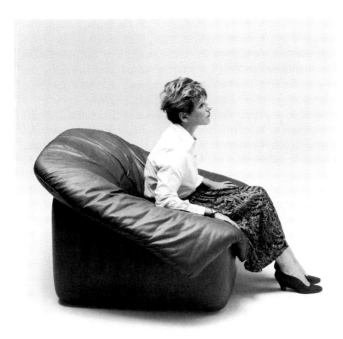

Abbildung 138
Moderner Polstersessel

gleichmäßige Unterstützung benötigen. Nicht selten wird auch noch der Rundung des Gesäßes Rechnung getragen, indem die Sitzfläche in ihrem dorsalen Teil ausgemuldet wird. Der Schalensessel ist die letzte Konsequenz derartiger Überlegungen. Diese Stuhlform nimmt die Beckenrückdrehung nicht nur in Kauf, sie erzwingt sie zusätzlich durch die Sitzausmuldung im dorsalen Abschnitt. Solange ein derartiger Stuhl oder Sessel nur zum Ausruhen dient, ist die Form in der Tat zweckmäßig und außerordentlich bequem. Der erschlaffte Rumpf sinkt in eine seiner Form entsprechende Vertiefung, das Gesäß findet eine breitflächige gleichmäßige Stützung. Die Druckbelastung am Rücken wird durch die breite Auflagefläche auf ein Minimum reduziert. Die im ganzen meist kurz gehaltenen Stuhlbeine reduzieren die Distanz Boden – Sitzfläche und bieten somit zusätzlich Vorteile. Der Sitzende kann seine unteren Extremitäten von sich strecken und zugleich mit einer Verminderung der Kniebeugung auch die Flexion in den Hüftgelenken verringern. Der Stuhl wird so zum bequemen Sessel, in den man sich nach dem Essen, am Abend zum Fernsehen oder zum Zeitunglesen flüchtet (Abb. 138). Die meisten modernen Polstersessel sind im Prinzip derartige Konstruktionen. Die Höhe der Sitzfläche, die Sitzgestaltung selbst und nicht zuletzt die Lehnenform erschweren eine aufrechte Haltung. Eine Arbeitsposition würde zu einer vermehrten Beugung in den Hüftgelenken führen. Diese bedingt das Gefühl der Umbequemlichkeit. Wie die Erfahrung zeigt, fällt es schwer, eine aufrechte Sitzhaltung, die etwa der mittleren Sitzlage entsprechen würde, einzunehmen. Dies ist aber notwendig, wenn man aktiv an einer Diskussion teilnehmen will. Das Ergreifen des vor dem Sessel auf einem Tisch stehenden Glases oder gar das Einnehmen einer Mahlzeit bereitet große Anstrengungen. Eine Abendeinladung auf solchen Sitzmöbeln wird zur Qual, vor allem wenn man aufrecht der Unterhaltung folgen will, wie es die Etikette heute noch verlangt. Man begegnet solchen Sesseln gelegentlich noch in Fernsehstudios. Dann räkelt sich der zu Interviewende gequält und sucht mit seiner Sitzposition und der Nervosität vor der Kamera gleichzeitig fertig zu werden. Das Ganze führt zu einem bedauernswerten Schauspiel. Auch in Konferenzräumen und in Chefetagen trifft man solche Sitzmöbel in den sog. Besucherecken häufig an. Die Couchgarnitur in der Ecke des Wohnraums soll der Entspannung, dem lockeren Sichgehenlassen dienen. Wenn man genügend Platz hat, sind solche Einrichtungen sinnvoll. Jede aktive Haltung ist jedoch erschwert und vor allem für ältere Menschen problematisch. Wie schwer es ist, die vordere Sitzlage zu erreichen, zeigt die Mühe, die aufgewandt werden muß, wenn man sich aus einem niedrigen Sessel erheben will. Häufig muß man bewußt oder unbewußt die Hände zur Hilfe nehmen, indem man sich auf den Armlehnen abstützt.

Die schärfste Kritik an derartigen Stühlen und Sesseln kommt trotz der unbestreitbaren Bequemlichkeit in der hinteren Ruhelage vor allem von alten Leuten. Dabei ist nicht nur die Schwierigkeit beim Aufstehen, die eben angesprochen wurde, zu bedenken. Ein wesentlicher Grund für die Unbequemlichkeit liegt darin, daß die niedere Sitzhöhe eine starke Hüftbeugung erforderlich macht, die ihrerseits wieder eine maximale Ventriflexion der Wirbelsäule nach sich zieht. Diese ist aber wegen der regressiven Veränderungen vor allem in den letzten Bewegungssegmenten der Wirbelsäule häufig behindert, wie das Ansteigen der Ruhelordosen und der Steilstellungen der Lendenwirbelsäule jenseits des 50. Lebensjahrs in unseren Analysen beweisen. Zudem gleicht das Aufstehen infolge der nicht unerheblichen Senkung des Gesamtschwerpunkts des Körpers unter die Kniegelenkachse einem Erheben aus der Kniebeuge. Wegen der Erschwerung des Hinsetzens, der Schwierigkeiten beim Sitzen und wegen der Mühe mit dem Aufstehen bevorzugen alte Menschen im allgemeinen die höheren Sessel und Stühle, auch wenn diese die gutgemeinte kyphotische Rundung der Lehne vermissen lassen. In der Sprechstunde hört man immer wieder davon, daß gerade ältere Leute scheinbar unbequeme alte Holzstühle hervorholen, um dort relativ beschwerdefrei sitzen zu können. Mitunter muß die Härte des Sitzbretts durch ein Kissen ausgeglichen werden, was sich aber im allgemeinen mühelos realisieren läßt.

Alte Leute sollten – insbesondere bei nach ventral konkaver Lehne – nur Stühle und Sessel mit einer Höhe der Sitzfläche über 40 cm verwenden. Die Differenz, die eventuell zwischen der Höhe des Sitzes und der Unterschenkellänge besteht, kann leicht mit einer Fußbank ausgeglichen werden. Zum Abstützen der Arme kann eine Seitenlehne Verwendung finden. Bei der Konstruktion solcher Möbel muß allerdings darauf geachtet werden, daß die Armstützen nicht zu eng zusammen stehen, weil sonst die freie Beweglichkeit der oberen Extremitäten, z. B. beim Handarbeiten, behindert würde.

Für reine Ruhestühle in Polsterecken, im Theater, in Verkehrsmitteln und in Warteräumen, also immer dann, wenn von dem Sitzenden keine aktive Leistung verlangt wird, haben die Sessel mit niedrigen Beinen, also mit einer Sitzhöhe unter 40 cm, ihre Berechtigung, ja sie verdienen den Vorzug vor allen anderen. Hier macht sich sonst nämlich unter Umständen die Kompression an der Rückseite der Oberschenkel doch bemerkbar. Hinsichtlich der Polsterung ist davon auszugehen, daß die Sitzfläche unterschiedlich belastet wird. Im hinteren Abschnitt wird das Hauptgewicht aufgenommen. Will man ein zu tiefes Einsinken verhindern, was notwendig ist, um das Verschieben des Gesäßes zu ermöglichen und die Oberschenkel zu entlasten, muß die Polsterung hinten härter sein als in den vorderen Anteilen der Sitzfläche. Eine Vorstellung von den aufzunehmenden Drücken ergibt sich aus den dargestellten Sitzreliefs. Die unterschiedlich feste Polsterung kann dann die gleichmäßige Auflage gewährleisten und wird bequemer empfunden, als wenn ein zu tiefes Einsinken das Gefühl der festen Stützung unterdrückt. Hier ist offensichtlich ein gewisses Umdenken notwendig.

Allen Sitzmöbelfabrikanten, vor allem den Polstermöbelherstellern, sei empfohlen, auch an die Wirbelsäulen und die behinderte Beweglichkeit in den Hüftgelenken sowie an die nachlassende Muskelkraft ihrer potentiellen Kunden zu denken. Der Seniorenmarkt weist in dieser Beziehung große Lücken auf. Es versteht sich von selbst, daß neben den orthopädischen Forderungen das Design eine sehr große Rolle spielt. Voraussetzung ist freilich, daß man akzeptiert, daß der Alte nicht unbedingt im Jugendlook gehen und leben muß. Wenn man den Alten alt sein läßt, wirkt sich das auch positiv auf die Konstruktion von Möbeln aus.

11.3.3 Stühle mit kurzer Kreuzlehne

Diese Stühle gehen im Prinzip auf Staffels Kreuzlehnstuhl zurück. Auf eine Unterstützung der Brustwirbelsäule wird bewußt verzichtet. Die Lehne soll ausschließlich die unteren Anteile des Rumpfs stützen. Sie ist deswegen nicht ganz einfach zu konstruieren, weil der Beckenkamm dorsal so weit prominiert, daß er um einige Zentimeter die Dorne des 4. und 5. Lendenwirbels überragt. Im allgemeinen soll die Kreuzlehne auch gar nicht die Lendenwirbelsäule abstützen, sondern lediglich den Beckenkamm halten. Nun kommt es beim Sitzen ja weniger auf eine Gewichtsentlastung des Beckens als vielmehr auf seine Fixierung an, die durch die Hüftbeugung weitgehend verlorengegangen ist. Die Feststellung des Beckensokkels ist ein wesentliches Erfordernis bei der sitzenden Haltung. Das zeigen die mannigfachen Kompensationsversuche, wie das Überkreuzen der Beine, das Einhaken der Füße um die vorderen Stuhlbeine usw., die alle den Sinn haben, die Basis der Wirbelsäule festzustellen.

Die Lendenlehne kommt diesem Bedürfnis entgegen, wenn sie das Becken wirklich stützt. Zu diesem Zweck muß das Gesäß nach rückwärts dorsal von der Lehnenebene gebracht werden können. Nur dann erfüllt die Rückenstütze tatsächlich ihren Zweck, die Fixierung des Beckens und darüber hinaus die Entspannung der Muskulatur. In aufrechter Haltung ist auf den so beschaffenen Stühlen ein Lehnenkontakt erhalten. Die Sitzanalysen haben ergeben, daß das Gesäß genügend Raum haben muß, um unter der Lehne nach hinten verlagert werden zu können, will man zur vorgeneigten Sitzhaltung kommen. Ein Umstand auf den übrigens Akerblom (1958) nachdrücklich hingewiesen hat.

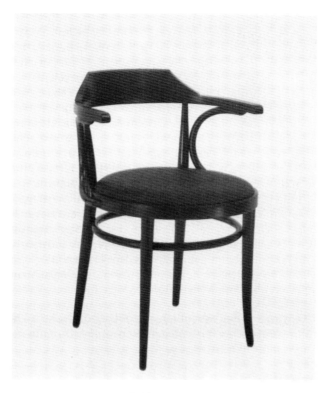

Abbildung 139
Bürostuhl mit konkaver Lehne

Eine auf reine Zweckmäßigkeit abgestimmte Abwandlung hat diese Stuhlform in den Bürostühlen gefunden (Abb. 139). Darüber ist in den letzten 30 Jahren eine fast unüberschaubare Literatur entstanden. Die Lehne wurde primär von einem federnden Metallbügel getragen, der meist in der Mitte der hinteren Stuhlkante befestigt war. Weitere Konstruktionsmerkmale lassen sich so zusammenfassen: Die Lendenlehne ist in sich in der Frontalebene gebogen und oft auch in der Höhe verstellbar, so daß die individuellen Unterschiede der Sitzhöhe ausgeglichen werden konnten. Meistens ist die Lehne leicht nach rückwärts geneigt, d.h. sie steigt von unten und vorne nach oben und hinten an. Die Folge ist dann, daß der Sitzende mit dem Gesäß weit nach vorn rutscht, wenn er diese Lehne benutzt und damit eine Beckenrückdrehung einleitet, aus der er nur durch stärkere Vorbeugung der Wirbelsäule unter gleichzeitiger Flexion der Hüftgelenke zum Arbeitsplatz kommt. Damit ist der Kreuzlehnstuhl aber de facto zum Stuhl mit einer steilen Lehne mit allen seinen Nachteilen geworden. Weil die Sitzfläche im allgemeinen glatt war, rutschte das Gesäß leicht nach vorn, was nur, wie bereits dargestellt, mit einem Gegendruck der Beine ausgeglichen werden kann. Aus diesem Grund hat man sich mit der Konstruktion unterschiedlicher Fußschemel und -stützen beschäftigt.

Das Nachvornrutschen wird grundsätzlich gefördert durch den gefederten Lehnenstiel. Diese Konstruktion geht von der Überlegung aus, daß beim Wechsel von der lockeren zur aufrechten Sitzhaltung eine nicht unbeträchtliche Rückverlagerung des Oberkörpers eintritt. Mit der elastischen Gestaltung der Rückenlehne wollte man dieser Tatsache Rechnung tragen. Der Nutzen solcher Konstruktionen, die man auch heute noch findet, ist meist sehr gering. Wie jedes elastische System gibt die Rückenlehne nämlich dem einwirkenden Druck zunächst leicht nach, d. h. sie weicht nach hinten aus, ohne eine wirksame Stützung abzugeben. Steigt die Belastung an, dann wird der Lehnenwiderstand wohl größer, gleichzeitig muß aber mehr Energie aufgewandt werden, damit die Lehne in der notwendigen Position bleibt. So ist entweder ein Mehraufwand an Muskelarbeit erforderlich, oder der Oberkörper muß weit nach dorsal verlagert werden, um durch seine Schwere die Lehne nach hinten drücken zu können. Das muß aber zwangsläufig zu einer Ventralverschiebung des Gesäßes auf der Sitzfläche führen. Besser ist darum eine feste und vor allem nicht zu breite Kreuzlehne, wie sie Staffel primär ja beschrieben hat. Damit die Ausnutzung der dorsalen Stützpunkte möglich wird, muß das Becken hinter die Lehnenebene gebracht werden können. Dies ist nur zu erreichen, wenn die Sitzfläche nicht zu tief ist, weil sonst die Kniekehlen an der vorderen Sitzkante anliegen und eine weitere dorsale Verschiebung des Beckens unmöglich wird.

Im Prinzip sind damit die wesentlichen Punkte zur Konstruktion von Bürostühlen aufgeführt. Wegen der besonderen Bedeutung wird im entsprechenden Kapitel nochmals darauf hingewiesen werden müssen (s. 12.1).

11.3.4 Stühle mit im Lendenteil abgeknickter Lehne

Mit dem eben besprochenen Stuhl mit Kreuzlehne haben diese Stühle den Lendenbausch gemeinsam (Abb. 140). Er soll die Lendenlordose, die, wie gezeigt, nur bei starker Beckenkippung zu erreichen ist, direkt abstützen. Die Wirksamkeit einer solchen Lehnenstütze ist aber nur dann gegeben, wenn der Knick tatsächlich über dem Beckenkamm steht, so daß er die knöchernen Strukturen der Lendenwirbelsäule auch tatsächlich erreichen kann. Liegt der Lehnenknick tiefer, erfüllt er logischerweise diesen Zweck nicht. Es ist nun für die weitere Betrachtung nicht gleichgültig, ob das untere Lehnenstück von der Sitzfläche bis zum Knick steil ansteigt oder ob es von hinten unten nach vorne oben geneigt verläuft. Kann das Gesäß genügend weit nach hinten unter den Lehnenknick gebracht werden, dann kann auch in vorderer Sitzlage noch ein direkter Lehnenkontakt mit dem Becken erfolgen. In diesem Falle wird dann aber nicht die Lendenlordose gestützt, wie es viele graphische Darstellungen von Herstellern zu Werbezwecken suggerieren und zum Beweis für die Güte ihrer Konstruktionen anführen. Vielmehr wird durch Fixierung des Beckens in Kippstellung auch ohne direkte Einwirkung auf die Wirbelsäule eine Aufrichtung erreicht.

Zur Abstützung der Rumpfwirbelsäule in hinterer Sitzlage wird der obere Lehnenteil benutzt. Er kann dann erreicht werden, wenn der Sitzende das Gesäß nach vorn bringt. Je nach Konstruktion kann auch dabei noch ein Kontakt mit dem Lehnenknick erhalten bleiben und so die Beckenaufrichtung (Rückdrehung)

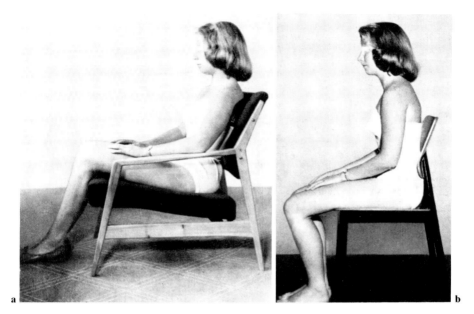

Abbildung 140 a, b
Stühle mit geknickter Lehne

begrenzt werden. Der obere Lehnenteil wird oft nicht gerade, sondern in der Frontalebene konkav geformt. Dadurch wird die Kontaktfläche zwischen Lehne und Rumpf vergrößert, was der Bequemlichkeit zugute kommt. Die Streckung der Wirbelsäule über dem ruhiggestellten Beckensockel, der in genügender Vorneigung steht, führt mühelos, unter der Voraussetzung der freien Beweglichkeit der Lendenwirbelsäule, zur Steilstellung oder zur Lordose. Darüber kann sich dann die Brustkrümmung abflachen und eine in Mittelstellung stehende Halswirbelsäule aufgebaut werden. Hierin erblicken wir den Hauptvorteil dieser Stuhlart.

Jede Sitzhaltung und mag sie zunächst noch so bequem sein, muß über kurz oder lang zur Ermüdung führen. Es ist darum notwendig, von Zeit zu Zeit die Wirbelsäule zu strecken. Daß ein derartiges Rekeln als angenehm empfunden wird und offensichtlich in der Lage ist, den dumpfen Ermüdungsschmerz der beanspruchten Muskulatur zu mildern, weiß jeder Autofahrer, der nach längerer Zeit aussteigt und sich reckt, um über eine Lordosierung eine Entmüdung herbeizuführen. Das Umhergehen fördert diesen Prozeß. Die physiologische Begründung haben wir in Kap. 9 gegeben.

Eine Entmüdung kann aber auch im Sitzen durch einfaches Strecken der Wirbelsäule erfolgen. Dies ist auf den Stühlen mit Lendenknick besonders gut möglich. Die Streckung kann durch Hochheben der Arme, was bis zu einer Rückführung aus der Vertikalen fortgesetzt werden kann, eine Verstärkung erfahren. Ist der Lendenknick hoch genug über der Sitzfläche angebracht, dann kann er geradezu als Hypomochlion zum Lordosieren benutzt werden. Um dieses ist dann die Umkrümmung der Wirbelsäule bis zum Ende des Bewegungsausschlags möglich.

Der Stuhl mit im Lendenteil abgeknickter Lehne kann zwar nicht zum Idealstuhl hochstilisiert werden, er stellt aber einen sehr guten Kompromiß für den Gebrauchsstuhl dar. Den orthopädischen Ansprüchen wird er im allgemeinen gut gerecht. Als Arbeitsstuhl genügt er allerdings nur bedingt. Hier sind andere Forderungen zu beachten, auf die im einzelnen noch eingegangen werden muß.

12 Konstruktionsprinzipien für körpergerechte Sitzmöbel

12.1 Gebrauchsstühle

12.1.1 Allgemeine Grundlagen

Nach den bisher angestellten Überlegungen ist ein Allzweckstuhl, der allen Anforderungen in optimaler Weise gerecht wird, nicht denkbar. Ein Arbeitsstuhl wird nach anderen Gesichtspunkten konstruiert werden müssen als ein Ruhesessel. Das tägliche Leben mit seinen vielfältigen Erfordernissen und nicht zuletzt die Beschränkung im Wohn- und Arbeitsraum lassen aber eine Form notwendig werden, die möglichst alle gestellten Aufgaben ausreichend erfüllen kann. Hier sind Kompromisse, das bedeutet Abstriche nach der einen wie nach der anderen Seite, oft nicht zu umgehen. Bei Gebrauchsstühlen, wie sie heute angeboten werden, ist dieser Kompromiß mit mehr oder weniger Erfolg versucht worden. Aus der Tatsache, daß es viele brauchbare und bequeme Modelle gibt, kann der Schluß gezogen werden, daß eine Lösung tatsächlich auch möglich ist.

Grundsätzlich sind die Forderungen, die der Orthopäde zu erheben hat, nicht schwer zu erfüllen. Sie lassen sich in 2 Punkten zusammenfassen:

1. Der Stuhl darf keine bestimmte Körperhaltung erzwingen. Weil jede Haltung auf die Dauer ermüdend ist, muß ein Wechsel zwischen den beiden Extremen, der hinteren und der vorderen Sitzhaltung, möglich sein. Hinsichtlich der aufrechten und der Ruhehaltung kann der Stuhl Erleichterungen bieten. Nach dem Gesagten versteht es sich von allein, daß individuell angepaßte Schalensessel im allgemeinen nicht in Frage kommen.

2. Zur Einsparung von statischer Muskelarbeit muß das Becken auf der Sitzfläche mit seiner jeweiligen Kippung festgestellt werden können. Dies ist bei der europäischen Art zu sitzen nur durch Schaffung einer zusätzlichen Stützfläche möglich. Im allgemeinen wird dazu eine Rückenlehne benutzt. In der vorderen Sitzhaltung kann sie durch direkte Abstützung des Oberkörpers, durch Auflegen der Arme auf Armlehnen oder auf der Tischplatte bzw. durch Anstemmen des Brustbeins an der Tischkante oder durch eine Brustlehne ersetzt werden.

Daß für den Gebrauchsstuhl das *Balancesitzprinzip* nicht in Betracht kommt, liegt auf der Hand. Die Grundidee ist ohne Zweifel faszinierend und richtig (Abb. 141). Die Lendenwirbelsäule ist steilgehalten, der Schultergürtel gleichmäßig belastet. Der Winkel zwischen Rumpf bzw. Becken und Oberschenkel ist um 30° größer als beim gewöhnlichen Sitzen, d.h. die Hüftgelenke sind weniger gebeugt. Nun ist eine einwandfreie Tiefatmung durch Einschaltung der abdominellen Inspiration möglich. Zusätzlich wird ein Teil des Körpergewichts über die Kniege-

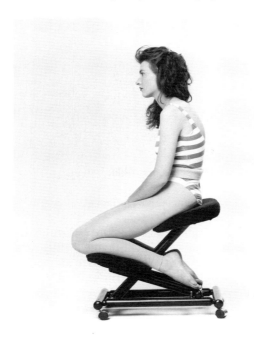

Abbildung 141
Balancestuhl

lenke bzw. die Unterschenkel dem Sitz übertragen. Der Nachteil dieser Sitzme-
thode liegt vor allem darin, daß auch in dieser Haltung nach kurzer Zeit
Beschwerden durch abnorme Gelenkstellungen eintreten. Sie liegen nun nicht
mehr im Rückenbereich, sondern im Bereich des Kniegelenks, zwischen Ober-
und Unterschenkel. Wie die japanische Sitzweise zeigt, kann dieses Sitzen ohne
Zweifel erlernt werden. Ob das beim Erwachsenen noch gelingt, muß bezweifelt
werden. Sicherlich ist es eine Wohltat für einen Sitzberufler, wenn er auf einem
Balancestuhl einen Ausgleich findet. Daher sind solche Stühle für Pausenräume
durchaus zu diskutieren, nach meiner Einschätzung zu empfehlen. Als Dauersitz
sind sie ungeeignet, vor allem als Gebrauchsstühle, weil durch die mangelnde
Abstützung des Beckens im Laufe der Zeit Reizerscheinungen an den Wirbelgelenken auftreten. Bekanntlich sind solche Nozizeptorenerregungen unabhängig
von der Muskulatur nur durch die Spannung der kollagenen Elemente auszulösen. Der Nachteil des Balancestuhls besteht auch darin, daß ein Wechseln der
Position von der aufrechten in die hintere Sitzhaltung nicht ohne weiteres gelingt.
Hat man sich aber an den Balancestuhl gewöhnt, dann kann man trotz der Sitzflä-
chenvorneigung eine totale Kyphose der Wirbelsäule erreichen, wie die Wirbel-
säulenbilder zeigen (Abb. 142).

Auf die Vorstellung von einem *Keilkissen* auf der Sitzfläche wurde bereits hingewiesen. Der wesentliche Nachteil solcher Versuche besteht darin, daß trotz

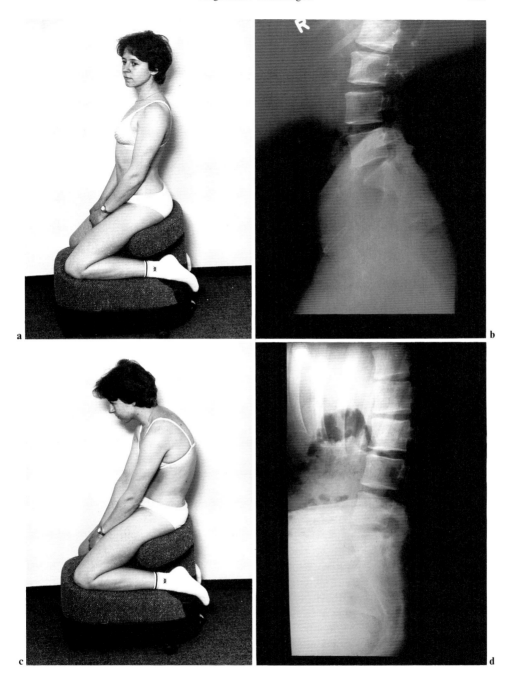

Abbildung 142 a–d
Sitzen auf dem Balancestuhl. **a, b** In aufrechter Haltung, **c, d** in entspannter Haltung

Anbringung des Sitzkeiles das Gesäß auf dem Sitz nicht verrutschen darf, sonst wird der Sitzkeil selbst unwirksam. Die an sich richtige Forderung nach der Begrenzung der Beckenrückdrehung ist leichter erfüllbar, wenn man nicht nur von der Sitzfläche her, sondern auch am Beckenkamm mit einer Stütze angreift. Das schmälert nicht die Bedeutung der Beckenbettung. Sie spielt aber bei den Überlegungen zur Konstruktion der Lehne zunächst keine Rolle. Die guten Erfahrungen, die viele Autofahrer mit ihren zusätzlichen Lendenstützen gemacht haben, zeigen anschaulich, wie auch bei ungünstiger Sitzflächengestaltung die Abstützung von dorsal her Erleichterung bringt. Tatsächlich ist ja das Os coxae ein kompakter, also in sich nicht beweglicher Knochen, der an allen Punkten, auch von kranial her, abgestützt werden kann. Diese Abstützung am Beckenkamm greift zudem an einer Stelle an, wo keine Muskeln liegen, die durch direkten Druck geschädigt werden können. Hier findet sich ein Bindegewebspolster, das aus derben, relativ unempfindlichen Zügen besteht.

Die Stützung durch eine *Rückenlehne* kann nur dann voll wirksam werden, wenn sie an den Stellen angreift, die einer Stützung bedürfen. Das ist in vorderer Sitzhaltung der obere Beckenrand, in hinterer Sitzhaltung der untere Teil der Totalkyphose, kaudal vom Scheitelpunkt der Brustwirbelsäulenrundung.

Zur Festlegung der entsprechenden Maße haben wir die Röntgenaufnahmen von 77 Personen in entspannter und in aufrechter Sitzhaltung herangezogen. Dabei kam es darauf an, die Abstände der markanten Skelettpunkte von der horizontal gestellten Sitzfläche zu erfassen. Von Interesse war zunächst die Bestimmung der Lage der Sitzbeinknorren bezogen auf die dorsalen Weichteilkonturen. Wir haben bei unseren Probanden den Abstand zwischen Sitzbeinhöckern und hinterer Weichteilkontur gemessen. In der hinteren Sitzhaltung, also dann, wenn das Becken stark aufgerichtet (rückgedreht) war, betrug der Abstand Tubermitte – hintere Weichteilkontur 10–17 cm bei einem rechnerischen Mittelwert von 13,5 cm. Je nach Sitzhaltung kann sich dieser Abstand um 2–4 cm nach hinten und nach vorn verschieben. In extremer vorderer Sitzhaltung, also wenn sehr viel Gewicht auf die Beine verlagert wird, kann er auf wenige Zentimeter absinken; dies ist z. B. dann der Fall, wenn sich die Beckenweichteile von der Sitzfläche zu heben beginnen. Schließlich können beim Aufstehen bzw. beim Sitzen auf einer Stange die Tubera überhaupt nicht mehr die Sitzfläche berühren, die ganze Körperlast wird dann entweder von den Füßen alleine oder von den Füßen und der Rückseite der Oberschenkel oder von diesen allein aufgenommen. Diese extremen Situationen interessieren im vorliegenden Fall nicht.

Auf allen Röntgenbildern waren die Sitzbeinhöcker die sitzflächennächsten Skelettpunkte (Abb. 143). In keinem Fall haben wir beim gewöhnlichen Sitzen, sowohl in vorderer als auch in hinterer Sitzhaltung, einen direkten Kontakt des Steißbeins oder der Kreuzbeinspitze mit dem Sitz gesehen. Das ist auch nicht anzunehmen, weil noch Weichteile über den genannten Skelettpunkten liegen. In der Literatur wird der Knochenkontakt aber häufig behauptet. Der Abstand Steißbein – Sitzfläche schwankt in unserem Material zwischen 1 und 4 cm in der hinteren und bis 9 cm in der aufrechten bzw. vorderen Sitzhaltung. Der Abstand der Kreuzbeinspitze vom Sitz lag zwischen 2 und 12 cm. Diese Messungen bestätigen die Befunde, die Akerblom bereits 1948 mitgeteilt hat. Ein sakraler Sitz im Sinne von Strasser (1913) ist in keinem Fall beobachtet worden. Es muß aber vermerkt

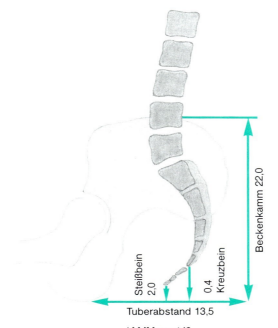

Beckenkamm 22,0

Steißbein 2,0

0,4 Kreuzbein

Tuberabstand 13,5

Abbildung 143
Entfernung der markanten Skelettstrukturen von der Sitzfläche in Zentimetern

werden, daß bei starker Rücklage, etwa im Liegestuhl oder in einem Schalensessel, die Kreuzbeinrückseite sehr wohl direkten Kontakt mit dem Sitz bzw. mit der Lehnenwölbung bekommen kann. Für die landläufigen Sitzhaltungen auf einem normalen Stuhl scheidet das Kreuzbein als dritter Unterstützungspunkt in jedem Fall aus.

Besondere Beachtung haben wir der Beckenhöhe geschenkt. Wir verstehen darunter das Maß, das angibt, wie weit sich der hintere obere Darmbeinstachel, die Spina iliaca posterior superior, über der Sitzebene befindet. Diese Meßergebnisse sind als Grundlage für die Lehnengestaltung von Bedeutung. Bei den untersuchten Patienten war die Spina iliaca posterior superior in hinterer Sitzlage zwischen 18 und 25 cm über dem Sitz zu finden. Der Mittelwert betrug etwa 21 cm. Dieser Punkt entspricht auf das Wirbelskelett bezogen zumeist der Oberkante des 4. Lendenwirbels. In aufrechter Sitzhaltung nimmt diese Entfernung ebenfalls um einige Zentimeter bis zu einem Mittelwert von etwa 24 cm zu. Diese Maße sind nicht im Sinne von absoluten Werten zu verstehen. Anthropologische Messungen haben aber ergeben, daß von einer Distanz von 20 cm ausgegangen werden kann. Im übrigen ist dieses Maß durch Abtasten der Spinae, die ja leicht unter der Haut zu fühlen sind, nachzukontrollieren. Zusammenfassend kann man also sagen, daß bis zu einer Höhe von 20 cm über dem Sitz ein direkter Kontakt der Lehne mit den knöchernen Strukturen der Wirbelsäule nicht eintritt. Dies ist auch ohne Bedeutung. Primär ist beim Sitzen die Rotation des Beckens zu begrenzen. Am

Becken muß also die Abstützung erfolgen. Dies ist in dem genannten Raum möglich.

Der Abstand der einzelnen Wirbelkörper von der Sitzfläche ist nur von bedingtem Interesse. Wir haben in unseren Aufnahmen die Höhe der Oberkante des ersten Lendenwirbels von der Sitzfläche registriert. Der Abstand betrug in aufrechter Sitzhaltung zwischen 35 und 39 cm je nach Körpergröße. Weil die Messungen nicht von wesentlicher Bedeutung sind, haben wir sie nicht weiter fortgesetzt.

12.1.2 Sitzfläche

Am einfachsten scheint die Frage nach der *Sitztiefe* beantwortet werden zu können. Die Sitzfläche darf unter keinen Umständen zu tief sein. Die äußerste Grenze wird bestimmt durch die vordere Sitzhaltung. Auch hier müssen am Lumbosakralübergang die nach dorsal prominierenden Beckenanteile noch Kontakt mit der Lehne haben können. Der Abstand zwischen der Stuhlvorderkante und dem ventralsten Punkt des Lehnenknicks liegt nach unseren Untersuchungen zwischen 42 und 44 cm. Die DIN bestimmt, daß der Abstand von der Sitzvorderkante bis zum Lot vom vordersten Punkt der Lehnenkrümmung 38–42 cm zu betragen hat. Nach dorsal kann die Sitzfläche den Fußpunkt des Lots um einige Zentimeter überragen.

Zum Ausgleich des Vorwärtsschubs, den das Becken in hinterer Sitzhaltung beim Anlehnen erfährt, muß die Sitzfläche nach dorsal leicht geneigt sein. Dem Grad der *Neigung* werden dadurch Grenzen gesetzt, daß beim Einnehmen der vorderen Sitzlage die Hüftbeugung zunimmt. Die Rückwärtsneigung der Sitzfläche sollte darum 5° nicht überschreiten. Diese Neigung ist identisch mit dem tiefsten Eindruckspunkt der Sitzfläche bei Polstersitzen. Die Ventralverschiebung des Beckens wird außerdem gebremst durch Verwendung eines angerauhten Bezugs oder durch Polsterung. Letztere darf nicht zu weich sein, weil sonst die Rückneigung der Sitzfläche die äußerste Grenze von 5° überschreitet. Eine Aushöhlung der Sitzplatte in den rückwärtigen Partien ist nur von Nutzen, wenn sie den Körper nicht in eine Zwangshaltung bringt.

Für ein bequemes Sitzen spielt die *Höhe der Sitzfläche,* d.h. der Abstand vom Boden eine Rolle. Bei der Festlegung des Abstands ist darauf zu achten, daß die Füße in jeder Haltung voll auf dem Boden aufgesetzt werden können. Dabei sollte man grundsätzlich vom absatzlosen Schuh bzw. vom unbekleideten Fuß ausgehen. Gleichzeitig sollten die Oberschenkel dem Sitzbrett horizontal aufliegen, sofern der Sitz nicht nach ventral geneigt ist, also nach vorn abfällt. Nur dadurch läßt sich ein Druck gegen die Rückseite der Oberschenkel an der Stuhlkante sicher vermeiden. Geht man vom horizontal gestellten Sitz aus, dann errechnet sich die Sitzhöhe aus der Länge der Unterschenkel mit dem Fuß. Hierüber liegen zahllose anthropologische Untersuchungen vor. Wir haben uns an die Angaben von Maresh (1955) gehalten. Er hat exakte Messungen der Tibialänge anhand der Röntgenbilder von 1600 Knaben und 1600 Mädchen vorgenommen. Dabei fand er eine durchschnittliche Tibialänge von 43,03 cm bei 18jährigen Knaben (39–49 cm) und von 39,5 cm bei 16jährigen Mädchen (34,8–42,0 cm). Bei eigenen

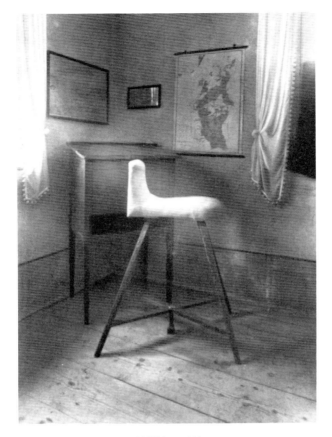

Abbildung 144
Stehstuhl im Gartenhaus Goethes in Weimar

Messungen an 21 Röntgenbildern haben wir eine durchschnittliche Fußhöhe von 6–7 cm gefunden. Darunter ist die Entfernung der Talusgelenkfläche vom Boden zu verstehen.

Diese Maße sind wiederholt überprüft worden und werden nur unwesentlich zu variieren sein. Die Fußmaße sind der Tibialänge hinzuzurechnen. Die Höhe der Sitzfläche richtet sich aber nicht allein nach der Länge des Schienbeins mit dem Fuß, weil die Kniebeugemuskulatur, die an der dorsalen Unterschenkelseite liegt, unterhalb der Kniegelenkfläche der Tibia ansetzt. Die Entfernung zwischen dem Ansatz der Kniebeuger am Schienbein und der Tibiagelenkfläche beträgt nach unseren Messungen etwa 3 cm. Dieses Maß ist von der gefundenen Länge Tibia plus Fuß wieder abzuziehen. Daraus ergibt sich eine maximale Sitzhöhe von 47 cm für die vordere und mittlere Sitzhaltung. Exakte Angaben über die Sitzhöhe am Arbeitsplatz sind ebenfalls in der DIN zu finden. Danach soll die Sitzhöhe zwischen 42 und 53 cm liegen. Die Höhe kann im Büro am besten durch einen höhenverstellbaren Drehsessel variiert werden. Auf diese Weise läßt sich der Druck auf die Rückseite der Oberschenkel reduzieren.

So wichtig Akerbloms Forderung auch ist, daß ein direkter Druck auf die Oberschenkelrückseite vermieden werden muß, so sehr lehnen wir die Forderung von Lin Yutang (1938) ab, der den Stuhl möglichst niedrig haben wollte. Es kann nicht oft genug darauf hingewiesen werden: mit der Beugung in den Hüftgelenken hängt unmittelbar die Rückdrehung des Beckens im Sitzen und damit die Spannung der Rückenstrecker zusammen. Gerade bei Gebrauchsstühlen war in der Nachkriegszeit eine Phase zu beobachten, in der man die Stuhlbeine möglichst kurz haben wollte. Mittlerweile hat sich aus dem Verbraucherverhalten eine gewisse Korrektur ergeben. Bei vielen muskulären Rückenschmerzen, vor allem aber auch bei degenerativen Wirbelsäulenerkrankungen, bringt allein die Erhöhung der Distanz Fußboden - Sitzfläche in vielen Fällen eine wesentliche Erleichterung. Denn dadurch wird die Kyphosierung der unteren Lendenwirbelsäule im allgemeinen in Grenzen gehalten, was sich direkt auf den Bandscheibeninnendruck auswirkt. Jedenfalls verschwinden bei einem dorsalen Faserringaufbruch die Beschwerden. Gleiches berichten auch Schneider u. Lippert (1961), die darauf hinweisen, daß die Begrenzung der Beckenaufrichtung durch Anbringung eines Sitzkeils bei vielen Patienten die Schmerzen im Kreuz lindern kann. Aus dem gleichen Grunde haben wir auch den Balancesitz zum Ausgleich empfohlen. Das Abknicken des Lymph- und Venenstroms durch die starke Beugung in den Kniekehlen beim Balancestuhl halten wir aber für bedenklich. Auch deshalb verbietet sich die dauernde Benutzung des Kniestuhls über einen ganzen Arbeitstag hin. Daß man auf einem hohen Sitz gut arbeiten kann, scheint auch Goethe gespürt zu haben, der sich in seinem Gartenhaus in Weimar einen reitsitzähnlichen Stuhl aufstellen ließ, dessen Sitzfläche 80 cm über dem Fußboden lag (Abb. 144). An der ventralen Kante trug der sattelähnliche Sitz eine 26 cm hohe Brustlehne. Bei Verwendung des Stehstuhls am Arbeitspult, dessen vordere Kante 111 cm über dem Fußboden liegt, konnte der linke Arm auf der Oberkante der Brustlehne abgestützt werden, so daß der rechte Arm zum Schreiben bequem und ohne Störung durch den linken darüber hinweg geführt werden konnte.

Bei den modernen Arbeitsbedingungen ist die Wiedereinführung eines Stehsitzes sicher nicht diskutabel. Arbeitsstühle dieser Art sind aber in Konstruktionsbüros, in privaten Arbeitszimmern Freischaffender oder im häuslichen Bereich durchaus sinnvoll. Sie stellen aber auch nur einen Kompromiß dar und sind keine Möglichkeit für den Dauergebrauch.

12.1.3 Beckenbettung

Gestaltung der Sitzfläche

Weil die Form der Wirbelsäule von der Stellung des Beckens im Raum maßgeblich beeinflußt wird, ist die Gestaltung der Sitzfläche von großer Bedeutung. Im Prinzip kommt es darauf an, die Kreuzbeindeckplattenneigung als Basis der Rumpfwirbelsäule so zu plazieren, daß ein Abfall nach hinten vermieden wird.

Dann ist eine Kyphosierung der Lendenwirbelsäule, d.h. eine Rundung im oberen Bereich nicht möglich. Äußerstenfalls entsteht eine Steilstellung. Ausgenommen bleiben lediglich die Fälle von lokaler Versteifung einzelner Wirbelsegmente, vor allem im unteren Bereich des Rumpfs. Diese Erscheinungen sind im ganzen aber nicht sehr häufig, so daß sie praktisch vernachlässigt werden können.

Nach arbeitsphysiologischem, d.h. medizinischem Verständnis wird als anzustrebende Sitzhaltung die in Lordosierung favorisiert. Der Rundrücken als die typische Wirbelsäulenform im entspannten Sitz wird für Arbeitsstühle als problematisch angesehen. Dabei fällt auf, daß nur ausnahmsweise an die Folgen für die Halswirbelsäule gedacht wird. So meinen Burandt u. Grandjean (1964), daß die Aufrichtung des Rumpfs durch die Sitzfläche zwar zu einer Verbesserung der Haltung des Beckens, der Lende und des Thorax zu führen scheine, aber sehr wahrscheinlich das Belastungsbild im zervikalen Bereich verschlechtere. Diese Ansichten sind falsch. Das ergibt sich aus den elektromyographischen und biomechanischen Untersuchungen. Dafür sprechen auch die funktionell-anatomischen Fakten. Die eingehende Begründung dafür wurde ausführlich dargelegt (s. Kap. 7). Burandt u. Grandjean haben in ihren Untersuchungen vergessen, daß über die Aufrichtung der Wirbelsäule im Rumpf- und Lendenbereich die Beckenstellung, im oberen Brust- und Halsbereich aber der Einsatz der Muskulatur entscheidet. Es ist auch bei einer Rückdrehung des Beckens eine Aufrichtung der oberen Brustabschnitte möglich. Darauf haben wir ausführlich hingewiesen.

Auch ein anderer Grund zwingt zu dem Versuch die Beckenstellung vom Sitzbrett her zu beeinflussen. Grandjean hat in Feldstudien festgestellt, daß nur 42% der Sitzenden im Büro die Rückenlehne wirklich benutzen (Grandjean u. Hunting 1978). Diese Zahlen decken sich mit unseren eigenen Erfahrungen, soweit es die üblichen Bürostühle betrifft. Bei ergonomisch richtigen Stühlen trifft dies nicht zu. Dies hat folgende Gründe: Das Becken besteht aus 3 Knochen, den beiden Hüftbeinen und dem Kreuzbein. In Kap. 2 wurde dies ausführlich dargestellt. Daß trotz des Vorhandenseins einer gelenkigen Verbindung in den Iliosakralgelenken die Basis des Rumpfs ein in sich stabiler, d.h. festgefügter Ring ist, sollte man sich stets vor Augen halten. Bei Diskussionen aus dem Kreis der manuellen Medizin gewinnt man oft den Eindruck, als ob das Kreuzbein locker in den Iliosakralgelenken säße. Dies hat für manche Fälle vielleicht eine gewisse Bedeutung, trifft im Prinzip aber nicht zu. Das Becken muß als eine knöcherne Einheit aufgefaßt werden. Es ist in den Hüftgelenken beweglich mit den Beinen verbunden. Zudem kann es über die kufenförmig gestalteten Sitzbeinhöcker gedreht, d.h. gekippt oder aufgerichtet werden. Dadurch entstehen Reaktionen an der Rumpfwirbelsäule.

Aus diesen Überlegungen geht hervor, daß es möglich sein muß, über die dem Sitz aufliegende Beckenteile, in der Regel die Sitzbeinhöcker und deren Umgebung, die Wirbelsäulenform vom Sitz her zu beeinflussen. Wenn es mit dem Aktilordstuhl (s. 11.2, Abb. 133) nicht möglich ist, hat das andere Gründe. Die Aktilordidee geht von der Überlegung aus, daß eine Rotationsbehinderung des Beckens aktiv eine Lendenlordose fördert. Dies setzt jedoch voraus, daß der dorsale Sitzkeil auch tatsächlich benutzt wird. Die schiefe Ebene, der Sitzkeil, fällt gegen die Horizontale nicht unbeträchtlich nach ventral ab. Die Neigung beträgt 32°. Solange der Keil benutzt wird, ist die Aufrichtung des Rumpfs erleichtert. Daran besteht kein Zweifel. Es kommt nunmehr aber darauf an, den Effekt der Becken-aufrichtung zu stabilisieren. Nicht die Begrenzung der Beckenrückdrehung allein ist das Entscheidende. Zur Stabilisierung muß man auch die ventral vom Aufstütz-punkt gelegenen Abschnitte erfassen, also wie bei einem Rad vorn und hinten einen Bremsschuh anbringen.

Durch eine besondere Gestaltung der Polsterung sind solche stabilisierenden Einwirkungen möglich. Allerdings besteht die Gefahr, daß bei nicht exakter Abstimmung zwischen Polsterung und Körpergewicht die Haltung durch spürbare Druckgefühle bewußt wird. Dies erfordert dann eine stärkere Konzentration zur Erlangung einer erträglichen Haltung. Außerdem besteht bei ungünstiger Polste-rung die Gefahr, daß ein Wechsel der Sitzpositionen erschwert oder unmöglich gemacht wird. Daraus ist die Folgerung zu ziehen, daß eine kontinuierliche, durchgehende Polsterung der Sitzfläche das Problem nicht lösen kann.

Bei der Bewertung des dorsalen Sitzkeils muß die Tätigkeit des Benutzers berücksichtigt werden. Wie leicht einzusehen, ist bei der vorderen Sitzhaltung die Zuwendung zum Arbeitsplatz als Dauerstellung erwünscht. Wäre dies der Nor-malfall, müßte über das Balancesystem, das aus dem nach ventral abfallenden Sitzbrett entstanden ist, ernsthaft diskutiert werden. Im Büro treten heute aber vor allem beim Maschinenschreiben oder beim Arbeiten am Bildschirm andere Pro-bleme auf. Beim Maschinenschreiben wird nur noch selten vom Manuskript abge-schrieben, häufiger ist das Bearbeiten eines Bandes. Hier kann ohne Probleme die mittlere oder sogar die hintere Sitzhaltung eingenommen werden. Dies ist auch tatsächlich meist der Fall. Dann ist aber eine Rückenlehne erforderlich. Im übri-gen muß man sich bei der Bewertung einer Sitzhaltung klar machen, daß nur die Einsparung von Kräften, also eine Ökonomisierung, Langzeitbeanspruchung mög-lich macht. Beim Aktilord ist im besten Fall ein labiles Gleichgewicht zu errei-chen, wenn man die zusätzliche Absicherung durch die Rückenlehne nicht in Anspruch nimmt. Der Rumpf kann nur dann in sich selbst stabilisiert werden, wenn der Beckensockel festgestellt ist oder wenn überwiegend passive Strukturen zur Haltearbeit herangezogen werden.

Gehen wir zunächst auf die Möglichkeit der Bandstabilisierung. Dazu wird die Wirbelsäule an die Endpunkte ihres Bewegungsraumes gebracht, denn nur in maximaler Kyphose, also der Totalrundung, kann der dorsale Bandapparat voll zur Haltearbeit herangezogen werden. So erst können die auf den Dornfortsätzen verlaufenden Ligg. supraspinalia und die dazwischenliegenden Bindegewebsstruk-turen, die Ligg. interspinalia zum Einsatz kommen. Dann sind aber auch die tiefen Stabilisatoren, die elastischen Bänder und die Gelenkkapseln gespannt. Wie bekannt, sind in gewissem Umfang auch die Bandscheiben an der Stabilisierung beteiligt. Durch Erhöhung des intradiskalen Drucks kommt es zu einer Anspan-nung vor allem der lateralen Faserbezirke. Der dorsale Bandapparat ist zur Begrenzung der Ventriflexion allerdings wichtiger als der Discus intervertebralis.

In die Totalkyphose wird unter Umständen auch die Halswirbelsäule mit ein-bezogen, wie die Betrachtung eines Schlafenden auf einem Stuhl von der Seite zeigt. Der Kopf ist nach vorn gesunken, die Kinnspitze berührt das Brustbein. Ver-einfacht ausgedrückt, ist diese Position dadurch charakterisiert, daß der Rumpf in seinen Bändern hängt. Zur Erreichung eines Gleichgewichtszustands, der jedoch im physikalischen Sinne nicht stabil ist, ist es erforderlich, den Massenschwerpunkt über die Unterstützungsfläche, also zwischen die aufgesetzten Füße und die Tubera mit den sie umgebenden Weichteilen, zu bringen. Die logische Konsequenz ist das Vornübersinken des Rumpfs. Um den Schultergürtel mit den Armen zu entlasten, werden Abstützmöglichkeiten gesucht. Sie werden gefunden an der Tischplatte, an den Armlehnen oder an der Vorderseite der eigenen Oberschenkel. Während diese Position nach vorn stabil scheint, ist das seitliche Gleichgewicht bedroht.

Die Stabilisierung des Rumpfs durch Feststellen des Beckensockels zeigt sich z. B. beim Sitzen des Yogi, der sog. Lotosstellung. Hier wird durch die Abduktion und die Verdrehung der Beine im Hüftgelenk der Bandapparat so gespannt, daß gewissermaßen zwei seitliche Streben das Becken passiv fixieren. Da gleichzeitig eine Aufrichtung des Beckens bis zur Horizontalstellung der Kreuzbeindeckplatte eintritt, stellt sich die Wirbelsäule in Steilstellung ein. Diese Position ist ausgewogen und durch die Ausschöpfung der Bewegungsmöglichkeiten nach ventral in sich stabil. Sie ist aber nur zu erreichen, wenn der Bandapparat der Hüftgelenke gespannt ist. Wegen der Beugehaltung in den Hüftgelenken und des Fehlens der Abduktion ist dies beim normalen Sitzen auf einem Stuhl nicht realisierbar. Durch einen dorsalen Keil auf dem Sitz kann zumindest vorübergehend eine lordotische Haltung erreicht werden. Auf Dauer ist sie aber nur durch ermüdende Muskelarbeit einzuhalten. Anders verhält es sich bei Benutzung einer entsprechend konstruierten Lehne. Bei der Gestaltung der Sitzfläche kommt es auf die Positionierung der Beckenbasis an. Das Ziel ist klar: Die Rumpfwirbelsäule mit Hals und Kopf muß auf die Basis der Kreuzbeindeckplatte gebracht und stabilisiert werden. Zur Beckenfeststellung ist zusätzlich zur Beckenauflage auf dem Sitz eine zweite Abstützung notwendig.

Abstützung am Beckenrand

Eine solche Abstützungsmöglichkeit ist am oberen Rand des Beckens, also am dorsalen Areal der Darmbeinschaufeln, denkbar. Das in Frage kommende Gebiet liegt bis etwa 20 cm über dem Sitz. Angestrebt wird außerdem die Heranziehung der Kreuzbeinrückfläche zur direkten Kontaktaufnahme in dem Raum zwischen den Spinae iliacae posteriores inferiores. Dieser Bereich wird in der älteren Literatur, speziell von Strasser (1913), besonders herausgestellt. Er beschreibt diesen Kontakt als typisch für den tuberosakralen oder für den sakralen Sitz. Hier sind in der Tat derbe Bindegewebszüge, die senkrecht in die Tiefe ziehen, vorhanden. Dadurch wird eine stärkere Verschiebung der Haut verhindert. So ist tatsächlich direkt eine gute Abstützung möglich. Die Beckenfixierung ist nun komplett. Das Sitzareal, das von den Sitzbeinhöckern und den Ligg. sacrotubereralia gebildet wird, findet sein Widerlager auf dem Sitz, der zu diesem Zweck eine besondere Polsterung aufweist. Die Beckenrotation ist durch diese Bettung gebremst, endgültig aufgehoben wird sie durch die obere Abstützung am Beckenkamm in rückgeneigter Rumpfhaltung. Bei der hinteren Sitzhaltung ist das im allgemeinen kein Problem. In der vorderen Sitzhaltung ist die Abstützung am Beckenkamm nur dann möglich, wenn der Lehnenknick in das Niveau der Sitzfläche hineinragt, das Gesäß aber unter die Abstützkante nach dorsal gebracht werden kann. Beide

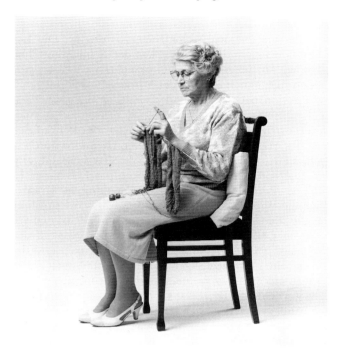

Abbildung 145
Zur Ausfüllung des Raums zwischen Sitzfläche und Beckenabstützung wird ein Kissen
ins Kreuz gelegt

Stützflächen am Sitz und an der Lehne wirken zusammen der Rotation des Bekkens entgegen. Diese kann durch Vor- oder Rückwärtsrutschen des Gesäßes korrigiert werden. Damit ist nun in jeder Position die Basis der Wirbelsäule stabilisiert. Über ihre endgültige Form entscheidet nun der Einsatz der passiven oder aktiven Haltemechanismen des Rumpfs selbst.

Am effektivsten ist die Begrenzung der Beckenrotation, wenn auch der Raum zwischen der Sitzfläche und dem oberen Abstützpunkt am Beckenkamm ausgefüllt wird, d.h. mit anderen Worten, daß die Sitzfläche in den unteren Lehnenteil hochgezogen wird.

Die *Beckenstützpunkte* haben unter anderem die Aufgabe, die Beckendrehung zu begrenzen. Der Drehpunkt liegt auf dem Sitz, die Stützung greift zusätzlich von dorsal her an. Zwischen beiden Punkten muß keine zusätzliche Kraft angreifen. So kann theoretisch die Zone zwischen dem Sitzbrett und der Unterkante der Lehne frei bleiben. Wenn nur die Distanz groß genug gewählt wird, daß das Gesäß in vorgeneigter Sitzhaltung nach hinten unter die Lehne gebracht werden kann, ist im Prinzip der Begrenzung der Beckenrotation Rechnung getragen. So findet man tatsächlich hier oft einen freien Raum. Physikalisch wäre also durch die Doppelstützung das Problem gelöst. Es hat sich aber gezeigt, daß die Entspannung der Rückenmuskulatur leichter und vor allem umfassender erreicht werden kann, wenn besagter Raum geschlossen wird. Die Erfahrung lehrt ja, daß nicht wenig Sitzende sich ein Kissen hierher legen (Abb. 145). Fragt man nach den Gründen, ergeben sich mindestens zwei Möglichkeiten. Zum einen steht außer Zweifel, daß die Wärmewirkung durch das Kissen am Ende der sog. hinteren Schweißbahn als angenehm empfunden wird. Zum anderen ist aber der taktile Reiz, den das Kissen indirekt auf die Haut ausübt, von entscheidender Bedeutung. Zur Auslösung der entscheidenden Afferenzen genügt ein leichter Widerstand, also die weiche Polsterung. Durch den Reiz auf die Haut werden Impulse ausgelöst, die zu einer Hemmung der Aktivität der Vorderhornzellen führen. Im übrigen vermittelt die leichte Berührung, die über einen nur eben empfundenen Kontakt hinausgeht, das Gefühl der wohligen Entspannung. Man erlebt hier einen ähnlichen Effekt, wie man ihn vom beruhigenden Handauflegen her kennt. Diese Überlegung ist zur Erreichung der optimalen Beckenposition von Bedeutung.

Beim Sitzen, speziell als Langzeitposition im Büro oder an vergleichbaren Arbeitsplätzen, soll das Becken als Rumpfbasis fixiert sein. Das darf aber nicht soweit gehen, daß eine Änderung der Position überhaupt nicht mehr möglich ist. Die Dynamik des Sitzens als die Möglichkeit zum Wechsel der Haltung darf nicht geschmälert werden. Trotzdem muß die Unterlage des Rumpfs, also das Becken, gut unterstützt bleiben, gleich welche Position eingenommen wird. Aus diesem Grunde haben wir von Beckenbettung gesprochen. Darunter wird die Schaffung einer festen Grundlage, etwa wie für Eisenbahngleise oder Maschinen verstanden. Sie wird in erster Linie erreicht durch die feste, also harte Zone auf dem Sitz unter dem Tuber ossis ischii und den angrenzenden Weichteilen des Stützpfeilers (Abb. 146). Die harte Zone im hinteren Anteil der Sitzfläche gestattet eine Lastbremsung des Beckens. Das bedeutet, daß die Sitzbeinhöcker in dem Polstermaterial bei Belastung soweit einsinken, wie das nach der Druckbelastung notwendig ist. Die auf den Druckbildern beim Sitzen erscheinenden Hauptzonen sinken am tiefsten, die unmittelbar anschließenden Zonen weniger und die dorsal und ventral gelegenen Abschnitte fast gar nicht mehr ein. Aus diesem Grunde schließt sich von hinten an die Hartzone eine Weichzone an, die für die Druckaufnahme keine praktische Bedeutung mehr hat. Hier kommt es nur auf den taktilen Reiz an, der die Tonussenkung der Muskulatur wesentlich unterstützt (Abb. 147).

Zur Änderung der Sitzstellung ist eine Verschiebung des Beckens nach vorn oder hinten, symmetrisch oder asymmetrisch notwendig. Sie wird durch ein Abheben des Beckens vom Sitz eingeleitet, das keine völlige Lösung bedeutet, sondern nur eine teilweise Gewichtsentlastung bewirken muß. Jetzt kann das Becken auf dem Sitz verschoben werden. Bei neuerlicher Vollbelastung, greift die Lastbremsung dann wieder in vollem Umfang. Hier liegt der grundliegende Unterschied zu den bisher bekannten dorsalen Sitzkeilen. Sie werden, wie erwähnt, unter der Vorstellung propagiert, daß durch den Keil im sog. Aktilordsystem die Beckenaufrichtung (Rückdrehung) begrenzt werden könne. Die Unterstützungsfläche mußte hart sein. Bei der Beckenbettung ist im Gegensatz dazu ein Einsinken des Sitzbeinareals erwünscht. Die Dämpfung erfolgt nach dem gleichen Prinzip, das in Judomatten wirksam ist. Ein fallender Körper würde auf einer weichen Matte Schaden leiden, die spezielle Polsterung bremst druckbezogen. Zwischen den Sitzbeinhöckern und dem oberen Beckenrand, wo die neuerliche mechanische Sicherung erfolgt, ist eine weiche Zone, eine Weichpolsterung, eingeschaltet. Sie steigt nach

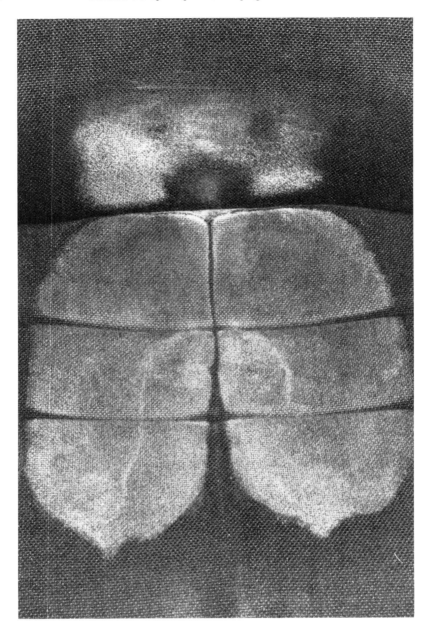

Abbildung 146
Sitzabdrücke auf einem Stuhl mit unterschiedlicher Polsterung

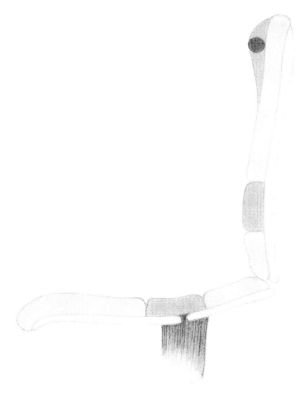

Abbildung 147
Weich-hart-weich-hart-Polsterung auf einem modernen Bürostuhl

hinten oben an. Der obere Beckenrand selbst ist wieder fest gestützt. Hier muß eine harte, nahezu unnachgiebige Partie in der Lehne vorhanden sein. Diese Bekkenbettung gewährleistet die Stabilisierung des Rumpfs von der Basis her. Ist das Becken festgestellt, und das ist bei der bestehenden Konstruktion in jeder nur denkbaren Position möglich, kann die Wirbelsäule darüber balanciert werden. Es erfolgt je nach dem Einsatz der Rückenmuskulatur eine Aufrichtung, eine Bewegung nach vorn oder auch nach hinten oder eine Verdrehung. Weil letztere aber zum Großteil aus der Rumpfwirbelsäule im oberen Lenden- und im Brustabschnitt erfolgt, muß bei der Lehnengestaltung darauf geachtet werden, daß tatsächlich eine solche Verdrehung möglich bleibt und nicht durch die Lehne gebremst wird. Hier liegt der wesentliche Faktor der Beckenbettung. Aus der Literatur, vor allem aus den Untersuchungen und Ansichten von Burandt, wird klar, daß das Problem der Rumpfaufrichtung von den meisten Autoren gar nicht gesehen wird. Die Beckensicherung ist dagegen Gegenstand vieler Erörterungen gewesen. Daß die Beckenhaltung die Wirbelsäulenform beeinflußt, ist für die Lendenwirbelsäule zu beweisen. Im Bereich der oberen Lendenwirbelsäule, der Brustwirbelsäule oder gar im Bereich der Halswirbelsäule ist dies nicht der Fall. Hier wirken sich andere Faktoren aus.

Für die Unterstützung der Rumpfwirbelsäule ist die Rückenlehne mit verantwortlich. Darum ist ihre Konstruktion gleichrangig neben die der Sitzgestaltung selbst zu stellen.

12.1.4 Rückenlehne

Nach der Arbeitsstättenverordnung muß an Arbeitsplätzen, an denen eine Tätigkeit im Sitzen ausgeführt wird, eine Sitzgelegenheit zur Verfügung stehen, die eine Rückenlehne aufweist und bestimmten Anforderungen genügt. Das regeln die Normen, die zur Zeit gültig sind. In der Fassung vom Oktober 1975 hieß es in DIN 4551: „Die Rückenlehne muß in der Höhe und in der Sitztiefe verstellbar und pendelnd gelagert sein." Die DIN-Norm 4552 galt für Drehstühle, deren Sitz und Rückenlehne aus einem Teil geformt oder fest oder durch ein Gelenk miteinander verbunden sind. Als besondere Anforderungen wurden hier genannt: „Sitz und Rückenlehne müssen durch ihre Ausbildung sowohl der Schreibhaltung als auch der aufrechten Arbeitshaltung und der Ruhehaltung sitztechnisch gerecht werden. Die Rückenlehne soll oberhalb des Abstützpunktes dem Körperdruck in begrenztem Umfang nachgeben." In der Zeit zwischen dem Inkrafttreten der Verordnung und heute haben sich neue Erkenntnisse durchgesetzt. Aus diesem Grunde war eine Revision sicher notwendig.

Nach anatomischen Untersuchungen liegt, wie beschrieben, der Oberrand des Beckens fest. Er befindet sich 18–24 cm über dem Sitz. Damit ist eine höhenverstellbare Rückenlehne nicht zu begründen. Beim Wechsel von der aufrechten zur entspannten Sitzhaltung erfolgt stets eine Drehung des Beckens um die Sitzbeinhöcker (Abb. 148). Die drehpunktfernen Anteile des Beckens beschreiben entsprechend dem Abstand einen größeren Bogen, der die Beckenkämme aus der Neigung nach ventral in die Horizontale oder sogar leicht nach hinten abfallen läßt. Man kann das leicht erkennen, wenn man sich die Beckenkämme, z. B. mit einem Fettstift auf der Haut, markiert. Noch deutlicher ist die Verlagerung des Kreuzbeins. Dies kann man allerdings nur auf Röntgenaufnahmen erkennen. Das Sakrum macht die Verlagerung der Ossa coxae logischerweise mit. Es ist ja in den Iliosakralgelenken fest mit den Hüftbeinen verbunden. So kommt die Wirbelsäule um mehrere Zentimeter nach hinten. Diese räumliche Verschiebung nach rückwärts erzwingt schließlich noch eine stärkere Ausbuchtung der Wirbelsäule nach dorsal, die zwangsläufig durch die anatomischen Verhältnisse vorgegeben ist. Die nach hinten ausladende Kyphose wird biomechanisch erzwungen durch die Notwendigkeit, den Massenschwerpunkt des Rumpfs über die Unterstützungsfläche zu bringen. Das bedeutet, daß die Wirbelsäule insgesamt nach vorn gebogen wer-

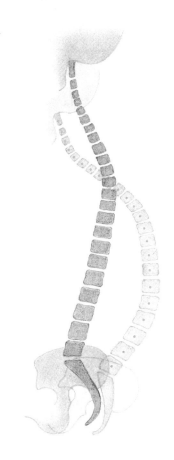

Abbildung 148
Röntgenpause der Wirbelsäule (Ganzaufnahme) beim Wechsel von lockerer
zu aufrechter Sitzhaltung

den muß. So entsteht, nachdem das Becken die Bewegung nach rückwärts gemacht hat, eine starke Beugung nach vorwärts, eine Ventriflexion. Es bildet sich der gleiche Bogen aus, der zu erreichen ist, wenn bei durchgedrückten Kniegelenken im Stand der Oberkörper maximal nach vorn gebeugt wird, so daß etwa die Fingerspitzen den Boden berühren (s. Abb. 57a).

Bei fest auf dem Sitz haftendem Becken erfolgt also beim Wechsel von der aufrechten zur entspannten Sitzhaltung eine nicht unbeträchtliche dorsale Verlagerung des Rumpfs durch Biegung im Bereich der oberen Lenden- und der Brustwirbelsäule. Aus dieser Tatsache ergeben sich für die Konstruktion der Lehne zwingende Konsequenzen. Aus den verschiedensten Gründen, die im einzelnen aufgezeigt worden sind, ist eine Stützung des Rumpfes durch die Lehne in jeder Position wünschenswert. In vorderer und aufrechter Sitzhaltung wird eine Stützung am Becken als den dorsalsten Punkten dieser Position angestrebt, nämlich an der Spina iliaca posterior superior, dem hinteren Darmbeinstachel. Eine Lehne, die dieser Aufgabe gerecht werden wird, kann aber nicht gleichzeitig der hinteren Sitzhaltung genügen, bei der es auf die Unterstützung des totalkyphotischen Bogens der Wirbelsäule im Brustbereich ankommt. Hier ist nicht mehr das Becken der dorsalste Teil, sondern die Wirbelsäule. Ein Gegenhalt muß das Gewicht des Rumpfs von unten her abfangen.

Eine wirklich unterstützende Rückenlehne für die Ruhehaltung kann deswegen nur nach ventral konkav gestaltet sein. Dabei trägt sie den dorsalsten Punkt des Rückens in der Gegend der unteren Brustwirbelsäule bis zum Scheitelpunkt der Kyphose. Weil in der lockeren hinteren Sitzhaltung aber die untere und mittlere Brustwirbelsäule zum dorsalen Punkt geworden ist, das Gesäß also ventral, d. h. mehr nach vorn liegt, kann eine Lehne, die gerade vom Sitz aufsteigt, nicht das Optimum sein. Sie wird den gestellten Anforderungen einfach aus geometrischen Gründen nicht gerecht.

Grundsätzlich sind mehrere Möglichkeiten einer universellen Abstützung des Rumpfes in den verschiedenen Sitzpositionen denkbar.

Die Dorsalverschiebung des Rumpfs beim Wechsel von aufrechter zu lockerer Haltung wird durch eine *elastische Gestaltung* der Rückenlehne ermöglicht. Der Lehnenstab federt, bzw. die ganze Lehne gibt dem Druck nach hinten nach. Hier liegt jedoch ein Problem: Die Rückfederung muß für den Sitzenden kalkulierbar sein. Er muß wissen und sozusagen gespeichert haben, wann dem Nachgeben ein Ende gesetzt ist. Ist dies nicht der Fall, wird er ständig in Spannung leben müssen, weil er die Bremsung nicht kalkulieren kann. Die Folge ist eine mehr oder minder starke Verkrampfung der Rückenmuskulatur. Bei Lehnen, die sich voraussehbar nach hinten neigen lassen, fällt dieser Nachteil weg. Dies ist vor allem dann der Fall, wenn der untere Lehnenteil, der die Beckenrückdrehung bremst, im Kontakt mit der Rückseite des Sitzenden bleibt.

Ein besserer Ausweg ist die *Polsterung* der Rückenlehne. In der aufrechten Sitzhaltung bieten die unteren Lehnenpartien dem Becken einen Halt, beim Zurücklehnen in lockerer Sitzhaltung nehmen die elastisch nachgebenden oberen Partien der Lehne die nachdrängende Wirbelsäule auf. Ist die Lehnenpolsterung hart, stützt sie zwar das Becken in vorderer Position ab, dem Druck der Wirbelsäule in hinterer erschlaffter Sitzhaltung wird aber ein so starker Widerstand entgegengesetzt, daß eine ausgiebige Rundung nicht eintreten kann. Die Folge ist, daß die Lenden- und die untere Brustwirbelsäule in eine Streckhaltung geraten, während in den oberen, nicht gestützten Abschnitten eine maximale Ventriflexion in Erscheinung tritt. Diese betrifft die Abschnitte, welche nicht mehr von der Lehne erfaßt werden, in der Regel die obere Brustwirbelsäule. Diese Haltung ist für bestimmte Arbeiten sinnvoll. Auf jeden Fall kann so eine Entlastung der Facettengelenke eintreten. Über die Aktivität der Rückenmuskulatur ist ohne weiteres nichts auszusagen.

Ist die Polsterung der Rückenlehne zu weich, kann der Rumpf in hinterer Sitzhaltung zwar gut einsinken, die Stützung des Beckens in aufrechter Position bleibt aber zu gering. Jedes wirksame Anstemmen drückt die Lehne auch in den unteren Partien zu tief ein. Auch eine härtere Polsterung im unteren und eine weichere für den oberen Anteil bringt keinen Vorteil, wenn nicht bestimmte Prinzipien berücksichtigt werden.

Von entscheidender Bedeutung ist darum der Lehnenabschnitt, welcher 20 cm über dem Sitz gelegen die Beckendrehung begrenzt. An diesem Punkt muß in jeder Sitzhaltung ein Kontakt mit der Rückenlehne erreicht werden. Sonst wird sie erfahrungsgemäß nicht genutzt.

Einfacher ist es darum, der Dorsalverschiebung des Rumpfs dadurch Rechnung zu tragen, daß der Sitzende das Gesäß auf der Sitzfläche selbst nach vorn bringt. Diese Möglichkeit spielt im praktischen Leben tatsächlich auch die entscheidende Rolle. Die Gefahr ist hier aber, daß der Lehnenkontrakt ganz aufgegeben wird, vor allem in der vorderen Sitzposition. Damit eine Lehne in allen Positionen zur Abstützung benutzt werden kann, muß sie eine bestimmte Form aufweisen. In vorderer und in aufrechter Sitzhaltung soll das Becken in seiner Gesamtheit kontinuierlich von der Sitzfläche bis zum oberen Beckenrand abgestützt werden. Unterhalb einer Linie, die durch die beiden oberen hinteren Darmbeinstachel markiert wird, ist eine Abstützung im mechanischen Sinne nicht erforderlich, denn das Becken ist ein in sich stabiler Körper, der von kranial her gut gefaßt werden kann. Der untere Abstützungspunkt liegt, wie ausführlich dargelegt im Bereich der Sitzbeinhöcker. In der hinteren Sitzhaltung kommt es darauf an, den Scheitelpunkt des totalkyphotischen Bogens, den die Wirbelsäule in Ruhehaltung bildet, zu fassen.

Beide Aufgaben, die an die Lehne gestellt werden, lassen sich nur erfüllen, wenn diese am Übergang vom Becken zur freien Wirbelsäule einen *Knick* aufweist. Dies hat Akerblom (1958) mit Recht herausgestellt, offensichtlich hat das aber bereits Strasser (1913) erkannt. Dann ist in vorderer und in mittlerer Sitzhaltung der untere Lehnenteil zu benutzen, der obere Abschnitt, der über dem Knick liegt, wird nicht benötigt, also auch nicht benutzt. Die Entfernung des Körpers vom oberen Lehnenteil ist aber problematisch. Es entsteht nämlich allzu leicht das Gefühl als könne man auf die Lehne ganz verzichten und so kommt es, daß dann auch der untere Lehnenteil nicht mehr benutzt wird. Mit anderen Worten, man entfernt sich von der Lehne und sitzt im vorderen Drittel des Stuhls. Das Optimum ist, wenn die Lehne auch in ihrem oberen Teil in jeder Haltung Kontakt zum Sitzenden behält. Das geht aber nur, wenn die Lehne nach vorn drückt, aber leicht genug nach hinten gebracht werden kann, so daß die hintere Sitzhaltung ermöglicht wird. Hier muß allerdings dann bald eine Bremsung einsetzen. Die Totalkyphose der Wirbelsäule soll auch in der hinteren Sitzhaltung in Ruheposition limi-

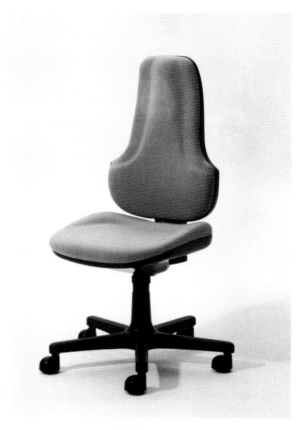

Abbildung 149
Lehnenabstützpunkt in Höhe des 7. Brustwirbeldorns

tiert sein. Je geringer die Brustwirbelsäule kyphosiert ist, um so weniger geneigt
steht die Basis der Halswirbelsäule, weil die Deckplatte der oberen Brustwirbelsäule nicht übermäßig nach vorn abfällt. Der Abfall nach vorn erzwingt aber zum
Blick geradeaus zwangsläufig, worauf bereits hingewiesen worden ist, die starke
lordotische Biegung. Aus diesem Grunde ist es wünschenswert, die Kyphose der
Rumpfwirbelsäule zu begrenzen (Abb. 149). Dies geschieht am besten dadurch,
daß man in Höhe des 7. Brustwirbeldorns einen harten Polsterbezirk anbringt.
Dadurch wird bei Lehnenkontakt ein taktiler Reiz auf den Rücken gesetzt. Im
Zentrum, d. h. am Scheitelpunkt der Brustkyphose, ist jeder stärkere Druck reflektorisch mit einer Streckbewegung verbunden, vor allem dann, wenn dieser Druck
nur von Zeit zu Zeit eingesetzt wird. Ist ein lang dauernder Kontakt vorhanden,
dann wird sich der Reiz zunehmend abschwächen und schließlich wird er sich
nicht mehr auswirken können, weil die Adaptation eintritt. Auch hier ist eine
Dynamik des Sitzens vonnöten, wenn man die Vorteile dieses Streckeffekts aus-
nützen will.

Der streckende Effekt auf die Brustwirbelsäule durch einen Druck auf den Scheitelpunkt der Brustkyphose ist bekannt. Die Erfahrung aus dem täglichen Leben lehrt, daß ein leichter Schlag in diese Gegend den erschlafft nach vorn Gebückten sich aufrichten läßt. So hat nicht selten der freundliche „Klaps" des Sportlehrers in der Sportstunde den Schüler zur Aktivität gebracht. Durch den leichten Schlag wird ein Streckreflex der Wirbelsäule ausgelöst, d. h. die Rückenmuskulatur zur Aktivität gebracht. Diese Streckbewegung löst die gedehnten Faserzüge des Erector spinae und bewirkt eine Verstellung der Muskelspindel, also des Fühlers in der Muskulatur, der die Länge regelt. Der Mechanismus ist neurophysiologisch nicht ganz leicht zu fassen. Wie die klinische Beobachtung aber zeigt, kommt es nach der anfänglichen Streckung wahrscheinlich durch Lösung einer Kontraktionszange im transversospinalen System zu einer allgemeinen Entspannung der Rückenmuskulatur. Wir bemerken eine Rückkehr aus der starken Überdehnung in den mittleren Bewegungsraum. Die Streckbewegung in der Brustwirbelsäule läßt wenigstens vorübergehend die Halswirbelsäule in eine Steilstellung geraten. Auch dieser Reflex führt zu einer wohltuenden Entspannung, die sich wiederum auf den Wachheitsgrad auswirkt. Die Überstreckung dient also ähnlich wie das Dehnen und Rekeln der Entmüdung. Dabei spielen weniger periphere als vielmehr zentrale Mechanismen eine Rolle.

Wegen der entspannenden Wirkungen haben wir dieses Zentrum, das im Scheitelpunkt der Brustkyphose angreift, *Relaxoflexpunkt* genannt.

Von hier aus ist nach Art einer Akupressur auf die Nackenmuskulatur einzuwirken. Gleichzeitig erhöht sich mit der Änderung der Sitzposition und der salvenartigen Feuerung von Afferenzen eine Änderung des Wachheitsgrades. Das Überdehnen des Rumpfs, das Zurückführen über den Relaxoflexpunkt kann verstärkt werden, wenn der Sitzende beide Arme in die Vertikale hebt und den Rumpf nach hinten durchbiegt. Dabei wirkt das Relaxoflexzentrum als sog. Hypomochlion. Man versteht darunter einen festen Punkt, über den man sich dehnen, d. h. nach hinten lehnen kann.

Um den Rumpf gegen ein seitliches Abgleiten zu sichern, sind an der Lehne *seitliche Wülste* angebracht. Dadurch entsteht eine leichte Rundung. Durch den resultierenden direkten Hautkontakt wird ein Gefühl der Sicherheit vermittelt. Man fühlt sich geborgen und gegen das seitliche Umkippen gesichert. Dabei kommt es nicht auf festen Halt im mechanischen Sinn an, sondern lediglich auf den Reiz der Hautsensoren, welche auf dem Reflexweg die Muskelspannung beeinflussen.

Ein weiterer Reflexdruckpunkt findet sich am Hinterhaupt in der Gegend der Linea terminalis nuchae. Beim Arbeiten am Bildschirm kann es sinnvoll sein, die Lehne bis zu diesem Punkt hochzuführen, da das Anstemmen des Hinterhaupts hier als sehr angenehm empfunden wird. Dabei ist aber darauf zu achten, daß dieser Punkt etwa senkrecht über dem unteren Lendenwulst zu liegen kommt. Sonst ist eine zu starke Rückneigung des Rumpfs erforderlich, damit der Kopf den Gegenhalt findet. Diese Position kann aber die Arbeit am Bildschirm, v. a. an der Tastatur behindern. Man sollte auch bedenken, daß es nicht notwendig ist, alle in Frage kommenden Körperpunkte abzustützen. Wie die Erfahrung im Yoga zeigt, kann das Sitzen so erlernt werden, daß eine Streckung und Ausbalancierung auch ohne passive Hilfe möglich wird. Das Sitzen im Sinne einer positiven Arbeitshal-

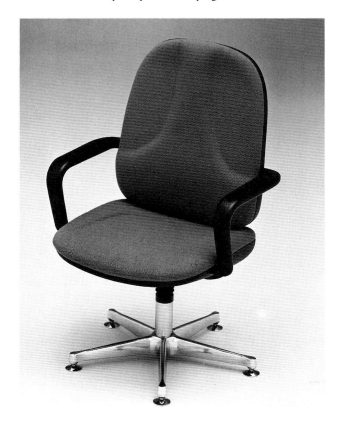

Abbildung 150
Armstützen an einem modernen Bürostuhl

tung ist nicht angeboren, sondern es muß erlernt werden. Die Erziehung zum Sitzen ist wichtige Aufgabe in der Haltungsschulung.

Die Lehne sollte fest mit dem Sitz verbunden sein und kein bewegliches Element enthalten. Da die Abstützung des Rumpfs nicht punktuell zu geschehen hat, sondern über eine Fläche geht, sind in der Höhe verstellbare Lehnenteile nicht notwendig. Durch die Rückenlehnenkonstruktion kann den unterschiedlichsten Körpergrößen Rechnung getragen werden.

Zur Entlastung des Schultergürtels sind *Armstützen* angebracht (Abb. 150). Sie sind deswegen von Bedeutung, weil sie die Last des Arms aufnehmen und damit die schultergürteltragenden Muskeln entlasten können. Der Nachteil ist, daß der Freiheitsraum des Sitzenden eingeengt wird, vor allem dann, wenn der seitliche Abstand der Armstützen zu gering ist. Aus diesem Grund ist auf die Einhaltung eines waagerechten Abstands zwischen den Innenkanten der Armauflagen zu achten. Sie betragen mindestens 40 cm und entsprechen der Sitzbreite. Sie können bis auf 48 cm voneinander entfernt sein. Armlehnen sind immer dann angebracht, wenn der Sitzende längere Pausen in seiner Tätigkeit einlegt, die ihn an sich zur vorderen Sitzhaltung zwingt, bei der er die Arme auf der Tischfläche auflegen kann. Das gleiche ist wünschenswert, wenn die Arme frei gehalten werden müssen, z. B. um eine Tastatur zu betätigen, wie zum Schreibmaschinenschreiben. Grundsätzlich ist hier eine Armlehne anzustreben, damit wenigstens temporär der Schultergürtel Entlastung finden kann.

12.1.5 Änderung der Lagebeziehungen am Sitzmöbel (Einstellung)

Wie in den DIN-Vorschriften festgelegt, soll der Drehstuhl grundsätzlich in der *Höhe* zu verändern sein. Damit kann den unterschiedlichen Körpergrößen der sitzenden Personen Rechnung getragen werden. Außerdem läßt sich die Distanz zum Arbeitsplatz, also zum Arbeitstisch oder zur Bedienungseinheit, regulieren. Wichtiges Kriterium ist immer, daß bei auf dem Boden stehenden Füßen die Unterschenkel senkrecht gestellt werden können. Nur unter diesen Umständen ist das Kniegelenk rechtwinklig gebeugt. So läßt sich auch die Blutzirkulation in den nicht dem Sitz aufliegenden Körperteilen gewährleisten. Die Kompensation mit einer Fußstütze bleibt immer problematisch.

Wir halten die Höhenverstellung auch für notwendig, weil mit wechselnden Arbeitsbedingungen am Arbeitsplatz stets zu rechnen ist. Dies ist auch dem Sitzenden klar, so daß er die stufenlose Höhenverstellung nicht nur akzeptieren, sondern auch tatsächlich nutzen wird.

Anders verhält es sich mit den *weiteren Variablen*. Über zusätzliche Bedienungsknöpfe lassen sich bekanntlich die Sitzneigung sowie die Lehnenneigung getrennt verstellen. Auf diese Weise wollte man den unterschiedlichen Sitzpositionen Rechnung tragen. Die oft sehr komplizierten Bedienungselemente werden von den meisten Sitzenden nicht benutzt. Es ist im übrigen sehr kompliziert, sich in der Bedienungsmechanik zurecht zu finden. Aus diesen Gründen hat man recht treffend davon gesprochen, daß es Bürostühle, für deren Bedienung man einen eigenen „Führerschein" machen müsse, gebe. Letztlich haben sich all diese Mechaniken nicht bewährt. Eine Ausnahme bildet der einstellbare Lendenwulst, der für die hintere Ruhehaltung nach hinten „weggefahren" werden kann. Diese Stützen haben für den Autositz eine gewisse Bedeutung erlangt. Darauf soll in anderem Zusammenhang noch eingegangen werden.

12.2 Arbeitsraum

Der Arbeitsstuhl kann nicht losgelöst vom Arbeitsplatz betrachtet werden, darum ist auch dem *Arbeitstisch* mit den evtl. benutzten Geräten Aufmerksamkeit zu schenken. In den DIN-Vorschriften wird auf die Höhenverstellbarkeit der Arbeitsstühle hinreichend hingewiesen. Dort sind Maße festgelegt. Sie gelten auch für den Arbeitstisch, der ebenfalls genormt ist. Grundsätzlich muß davon ausgegangen werden, daß eine genügende Distanz zwischen der Sitzfläche und der Unterkante des Schreibtischs bestehen muß. Sie soll mindestens 17 cm betragen. Dabei wird unterstellt, daß der Oberschenkelquerschnitt bei Männer 164, bei Frauen

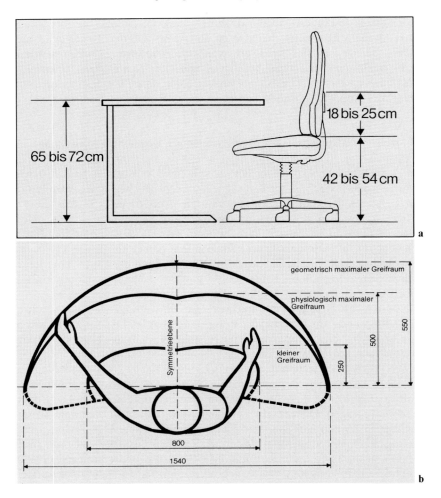

Abbildung 151a, b
Gestaltung des Arbeitsraumes nach DIN 4549

163 mm mit einer Streubreite von 25% nicht überschreitet. In diesem Falle werden die Oberflächen der Oberschenkel die Unterkante des Tischs noch nicht berühren. Besser ist es, die Distanz um weitere 5 cm, also auf 22 cm anzuheben. Die Abmessungen sind dadurch vorgegeben, daß zur Schreibtischhöhe die Höhe der zu bedienenden Tastatur gerechnet werden muß. Aus diesem Grunde sind Näherungswerte, nicht aber Optimaldistanzen zu erreichen. Die Schreibtischhöhe ist in der DIN 4549 festgelegt. Danach muß die Arbeitsflächenhöhe 650–750 mm betragen, wobei die Höhe der Schreibmaschine bzw. des Druckers zu berücksichtigen ist (Abb. 151). Bei Mißverhältnissen vor allem bei kleinen Personen ist eine Fußstütze angebracht. Sie sollte verstellbar sein und eine gewisse Neigung aufweisen. Im einzelnen muß man sich aber auch hier den örtlichen Gegebenheiten anpas-

sen. Von größerer Bedeutung ist die Einhaltung einer Beinraumhöhe von 620 mm, weil dadurch alleine die notwendige Beinfreiheit garantiert wird. Nach vorn sollte genügend Platz geschaffen werden, so daß die Beine ausgestreckt werden können. Diese Forderung kann oft nicht realisiert werden, weil eine Blende dies verhütet. Als Ausweg hat man einen Drehstuhl empfohlen, weil dann die Beine nach der Seite weggedreht werden können. So ist eine Entlastung zu erreichen. Dabei bleibt aber zu bedenken, daß nun oft eine Verdrehung der Rumpfwirbelsäule resultiert, die ihrerseits Probleme schafft.

Von großer Bedeutung ist die Gestaltung des Greifraums. Unter dem Greifraum versteht man den Raum, der ohne wesentliche Änderung der Körperposition auf dem Arbeitsplatz erreicht werden muß. Der kleine Greifraum, der in der Regel benutzt wird, beträgt bei Männer 250 und bei Frauen 200 mm. Der große Greifraum, der bei ausgestreckten Ellenbogen benutzt wird, ist mit 500 mm für Männer und 440 mm für Frauen angegeben.

Beim *Bildschirmarbeitsplatz* ist die Plazierung des Monitors von Bedeutung, da hier der Optimalbereich für die Augenbewegungen und die Sehlinien Berücksichtigung finden müssen.

Bei der Gestaltung des Arbeitsplatzes spielen Beleuchtung, Akustik, Klima und Farbgebung eine entscheidende Rolle. Wichtig ist aus psychologischen Gründen auch die Gestaltung des Umfelds nach individuellen sozialen Gesichtspunkten. Hier ist es nicht einfach damit getan, daß mit Grün, d.h. mit Pflanzen die Atmosphäre aufgelockert wird, sondern man muß den jeweiligen Bedürfnissen des Menschen am Arbeitsplatz Rechnung tragen. In der Arbeitspsychologie und der Ergonomie spielen diese Faktoren mit Recht eine sehr große Rolle.

Es wurde bereits daraufhingewiesen, daß der Stuhl nicht nur somatische Anforderungen erfüllen muß, er muß auch in psychologischer Hinsicht genügen. Das gilt in wesentlich höherem Maße noch für den gesamten Arbeitsplatz. Hier muß eine Harmonie erreicht werden. Aus diesem Grunde ist die Zusammenarbeit zwischen dem Arbeitsmediziner, dem Orthopäden und dem Designer von unschätzbarem Wert. Durch die Herrichtung eines optimalen Arbeitsplatzes lassen sich die gewünschten Voraussetzungen schaffen, die Schäden zu vermeiden helfen.

Bedeutungsvoll ist, daß der Benutzer in seiner Arbeitswelt und speziell in den Arbeitsplatz eingewiesen wird. Dazu gehört auch die Erklärung des Sitzmöbels, des Arbeitstischs und die sinnvolle Bedienung der vorhandenen Geräte. Wenn man den Menschen die Angst vor dem Unbekannten nimmt, läßt die Spannung der Muskulatur nach. Oft ist hier noch ein großes Vakuum vorhanden, das der Betriebsarzt mit Sicherheit nicht allein füllen kann. Abteilungsleiter und unmittelbare Vorgesetzte haben deswegen in diesem Felde eine Verantwortung und ein reiches Betätigungsgebiet.

12.3 Schulmöbel

Die Gestaltung der Schulmöbel hat in gleicher Weise medizinische wie pädagogische Gesichtspunkte zu berücksichtigen. Dabei geht es vorrangig um die Frage, ob man an der althergebrachten Einheit von Bank und Pult festhalten will oder ob man Stühlen und Tischen den Vorzug geben soll. Das Problem ist für die normalen Unterrichtsräume im allgemeinen zugunsten von Stühlen und Tischen entschieden. Die Trennung ist vor allem aus praktischen Gründen sehr zweckmäßig. Das Aufstehen des Schülers ist nicht durch die negative Distanz von Pult und Bank behindert, durch Veränderung des Abstands von Stuhl und Tisch kann man auch unterschiedliche Körpergrößen der Schüler ausgleichen. Die wechselnde Gruppierung der Schüler im Raum, wie sie der moderne Unterricht verlangt, ist nur bei beweglichen Möbeln denkbar. Schließlich kann der Schulraum auch ohne Schwierigkeiten gesäubert werden. Mit diesen Überlegungen ist es aber noch nicht getan. Vor allem muß dem Größenproblem besondere Aufmerksamkeit geschenkt werden.

Daß auf einem Stuhl die Wirbelsäulenhaltung eo ipso besser sei als auf einer Bank, ist ein Wunschtraum. Es ist für die Lehrkraft unmöglich, den Abstand zum Tisch im einzelnen zu kontrollieren. Ist der Stuhl zu weit vom Arbeitsplatz entfernt, dann bedingt die Hinwendung zum Schreibobjekt stets eine vordere Sitzhaltung. Daß dabei meistens die Wirbelsäule total kyphosiert wird, zeigt die tägliche Erfahrung. In der sog. Hörhaltung verführt der bewegliche Stuhl zur Einnahme einer faulen hinteren Sitzlage. Auch reizen Stühle manche Schüler geradezu unwiderstehlich zum Schaukeln, sofern nicht besondere Vorkehrungen dies verhindern, wie Kufen oder Gummistutzen. Die flache, horizontal gestellte Tischplatte erzwingt im übrigen die totale Rundung des Rückens. Überblickt man die umfangreiche Literatur über das Schulgestühlproblem, dann gewinnt man sehr rasch die Überzeugung, daß keine der vorgeschlagenen Lösungen ideal sein kann. Die Überzeugung, daß eine Schulbank um so besser sei, je weniger das Kind darin sitzt (Spitzy 1926), kann jedoch keine praktischen Konsequenzen haben. Die man-

Tabelle 15

Schulgestühlgrößen in Abhängigkeit von der Körpergröße
(*OKF* Oberkante Fußboden, *UK* Unterkante Muskel)

Schulgestühl-größe	Körpergröße [cm]	Abstand OKF bis UK Muskel [cm]	Alter (Jahre)
1	108–114	28–30	5–6
2	114–122	30–32	6–7
3	122–130	32–34	7–8
4	130–138	34–36	8–9
5	138–146	36–38	9–10½
6	146–154	38–40	10½–12
7	154–162	40–42	12–13½
8	162–170	42–44	13½–15
9	170–178	44–46	15
10	178–186	46–48	18

cherorts vorgeschlagene weitere Verkürzung der Unterrichtszeit und Zwischenschaltung von vielen Pausen ist aus pädagogischen und didaktischen Gründen
unmöglich.

Es ist das Verdienst von Berquet (1973), sich systematisch mit den Körper- und
den Gestühlgrößen auseinandergesetzt zu haben. Seine Forderungen nach *indivi-
dueller Anpassung* können nicht nachhaltig genug unterstrichen werden. Sie gip-
feln in den aufgestellten Punkten (Abb. 152 und Tabelle 15):

1. Das Kind sitzt dann richtig auf dem Stuhl, wenn die Oberschenkel waagerecht
   der Sitzfläche aufliegen. Die im Kniegelenk gebeugten Unterschenkel bilden
   mit dem Oberschenkel einen Winkel von 90°. Dabei dürfen die Kniekehlen die
   Sitzkante nicht berühren. Die Rückseite der Oberschenkel darf durch die Vorderkante des Sitzes nicht eingedrückt werden, und der Fuß soll voll aufgesetzt
   sein. Diese Forderungen decken sich mit denen, die wir für den Arbeitsstuhl
   postuliert haben. Hier ist also kein Unterschied zu erkennen.
2. Die Tischhöhe richtet sich nach der Länge des Oberarms. Besonderer Wert ist
   darauf zu legen, daß die Schultern bei der aufrechten Schreibhaltung nicht nach
   oben gehoben werden müssen.

In manchen Unterrichtsräumen, z. B. in Physiksälen und Chemieräumen, läßt sich
die Trennung von Tisch und Bank nicht erreichen, weil die Sitzanordnung stufen-
förmig zu erfolgen hat, damit ein genügender Einblick auf den Demonstrations-
tisch erreicht wird.

Nach unserer Meinung ist es letzten Endes ziemlich gleichgültig, ob das Kind
auf einer Bank oder auf einem Stuhl sitzt. Durch zweckmäßige Konstruktionen
lassen sich in beiden Fällen gute Lösungen finden. Auf die Sitzhöhe wurde bereits
hingewiesen. Die Rückenlehne entspricht in ihrer Form der beim Gebrauchsstuhl.
Damit auch in vorderer Sitzhaltung eine Unterstützung am Beckenkamm möglich
wird, darf der Sitz nicht zu tief sein. Die Entfernung des Lots von der ventralen
Lehnenkante richtet sich nach der Femurlänge. Von dieser ist die Stärke des
Unterschenkels, d. h. die Entfernung von der Tuberositas tibiae zur dorsalen
Wadenkontur abzuziehen.

Die Beckenstützung, d. h. die Unterkante der Lehne ist dann von geringerer
Bedeutung, wenn man auf eine ausreichende Beckenbettung achtet. Das ist bei
den Holzplatten, die als Sitz dienen, aber nur schwer zu realisieren. Deswegen ist
eine Aussparung zwischen der Sitzfläche und der Unterkante der Lehne von
Bedeutung. Sie soll mindestens 15 cm betragen. Im Einzelfall kann man sich als
Faustregel merken, daß der Abstand der Beckenstützung, d. h. die Unterkante der
Lehne, vom Sitzbrett etwa 10% der Körpergröße betragen soll. Die Oberkante der
Rückenlehne soll in aufrechter Sitzhaltung den unteren Schulterblattwinkel erreichen. Er liegt beim aufrecht sitzenden Menschen etwas kaudal vom Mittelpunkt
der Stammlänge. Bezogen auf die Körpergröße entspricht die Lehnenhöhe etwa
49% der Gesamtlänge des stehenden Menschen.

Von gleicher Bedeutung wie die Stuhl- oder Bankgestaltung ist die Konstruktion des Tischs oder Pults. Leicht sind die Probleme am Tisch zu lösen. Der
Abstand zwischen Sitzfläche und Tischvorderkante errechnet sich aus der Länge
des Oberarms. Um die Tischplatte erreichen zu können, ist eine Beugung in den
Ellenbogengelenken von etwa 20° über den rechten Winkel hinaus erforderlich.

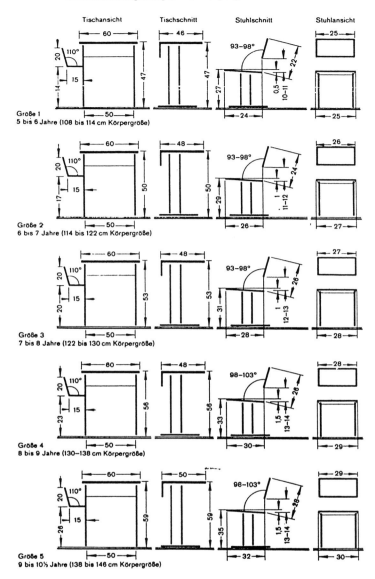

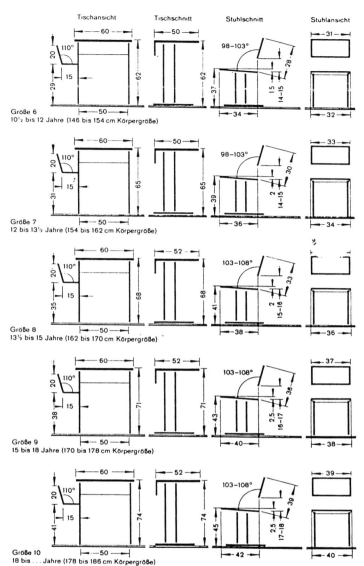

Tischansicht	Tischschnitt	Stuhlschnitt	Stuhlansicht

Größe 6
10½ bis 12 Jahre (146 bis 154 cm Körpergröße)

Größe 7
12 bis 13½ Jahre (154 bis 162 cm Körpergröße)

Größe 8
13½ bis 15 Jahre (162 bis 170 cm Körpergröße)

Größe 9
15 bis 18 Jahre (170 bis 178 cm Körpergröße)

Größe 10
18 bis ... Jahre (178 bis 186 cm Körpergröße)

Abbildung 152
Abmessungen des Schulgestühls

Aus diesen Verhältnissen ergibt sich die Tischkonstruktion. Die horizontale Schreibplatte macht jeden noch so gut gemeinten Konstruktionsversuch des Schulgestühls illusorisch. Betrachtet man Schüler, die an solchen Tischen sitzen, dann fällt auf, daß viele das Schreibheft schräg legen, mit dem Oberkörper verdreht sitzen, d.h. eine Rotation des Rumpfs gegen das Becken vollführen. Der linke Arm hält nicht selten den oberen Rand des Blatts oder des Hefts. Die Wirbelsäule ist damit total kyphosiert und torquiert. Die aufrechte Sitzhaltung läßt sich auf die Dauer nur erreichen, wenn man die Schreibfläche um einen bestimmten Grad neigt. Die mittlere Neigung wird mit 10–15° angegeben. Die Schrägstellung bringt allerdings den Nachteil mit sich, daß auf dem Tisch gelegte Gegenstände leicht abrutschen. Um dies zu vermeiden, muß die Schreibunterlage stumpf sein. Dann kann man auf die Leiste am Tischrand verzichten, die unter Umständen gegen die Unterarmweichteile drücken kann. Zum Schreiben ist es notwendig, den Stuhl etwas unter den Tisch zu schieben, so daß die Vorderkante des Sitzes 2–3 cm unter die Tischkante gelangt. Unter dieser Voraussetzung ist dann ohne weiteres auch zum Schreiben und Lesen die aufrechte Körperhaltung möglich. Über die Abmessungen haben lange Diskussionen stattgefunden, wir halten die Angaben, die Berquet (1973) macht, für außerordentlich sinnvoll.

12.4 Ruhestuhl

Der Ruhestuhl weicht in einigen wesentlichen Gesichtspunkten vom Gebrauchsstuhl ab. Er wird im allgemeinen zum Entspannen und zur Erholung benutzt. Die bevorzugte Haltung, die dabei eingenommen wird, ist die hintere Sitzlage. Sie zeichnet sich durch eine starke Rückdrehung des Beckens und eine Kyphose der ganzen Wirbelsäule aus. Auch im Ruhestuhl soll im allgemeinen die totale Ausschöpfung des Bewegungsraums vermieden werden. Um einer Überdehnung der Rückenmuskulatur zu entgehen, soll die maximale Beckenrückdrehung durch eine entsprechende Unterstützung abgefangen werden. Voraussetzung dafür ist, daß das Becken in direkten Lehnenkontakt kommt. Betrachtet man die zahlreichen Sessel, die angeboten werden, dann muß man nur allzu oft die zu große Sitztiefe kritisieren. Die in derartigen Stühlen oder Sesseln Sitzenden sind sich oft der Ursache der mangelnden Bequemlichkeit gar nicht bewußt. Sie suchen aber mehr instinktiv nach einem Ausgleich und stopfen sich Sitzkissen oder Decken zwischen die Sessellehne und den Rumpf. De facto gestalten sie damit die Rückenstütze nach ihren Erfordernissen um. Es ist nicht einzusehen, warum man diesem Streben nach universeller Stützung nicht von vornherein Rechnung trägt. Die Rückenlehne muß im Ruhestuhl den ganzen Oberkörper abstützen können. Weil die Wirbelsäule kyphotisch gebogen ist, muß auch die Lehne konkav gestaltet werden. Es versteht sich von selbst, daß der Fußpunkt der Lehne ventraler liegt, als der Stützpunkt der mittleren Brustwirbel, der am stärksten nach dorsal ausladenden Partie. Nimmt man die Scheitelpunkte der Totalkyphose zwischen dem 8. und 9. Brustwirbel an, dann muß die Abstützung in der Höhe des 10. oder 11. Brustwirbels erfolgen. Zur Entlastung der Beine neigt der Sitzende den Oberkörper so weit nach hinten, daß ein möglichst kleiner Gewichtsanteil auf den Füßen ruht. Die bequeme Ruhehaltung stellt damit den Übergang zum Liegen dar. Darum ist die

Lehne beim Ruhestuhl stärker nach hinten geneigt als beim Gebrauchsstuhl. Mit der umfassenden Unterstützung hängt unmittelbar die Möglichkeit zur weitgehenden muskulären Entspannung zusammen. Sie allein bringt das angenehme Gefühl der erholsamen Ruhehaltung. Weil die Wirbelsäule in der hinteren Sitzposition an sich schon stark kyphotisch und zusammen mit dem Becken zurückgeführt ist, kann auch die Sitzhöhe sehr gering sein. Im Sitzen spielt das keine Rolle, weil die Beine weggestreckt werden können. Bei den Abmessungen ist allerdings zu bedenken, daß das Aufstehen sehr erschwert ist, wenn die Kniekehlen zu stark flektiert werden müssen. Eine Erleichterung sind dabei jedoch die Armlehnen bzw. Armpolster, mit denen Ruhestühle in der Regel ausgestattet sind. Sie erhöhen zudem, wegen der Möglichkeit zur Entspannung der Schulter-Nacken-Muskulatur, das Gefühl der Bequemlichkeit. Gerade bei Patienten mit Beschäftigungsmyalgien und osteochondrotischen Beschwerden im Schulter-Nacken-Bereich werden solche Armstützen als sehr angenehm und wohltuend empfunden. Schließlich kann man die Armstützen auch zum Aufstehen benutzen, in dem man sich auf ihnen hochdrückt. Fehlen sie, so muß die Sitzhöhe eines Ruhestuhls etwas höher sein.

12.5 Der Fahrgastsitz

Der Fahrgastsitz in Omnibussen, in Zügen oder Flugzeugen ist im Prinzip ein Ruhesitz. Er unterscheidet sich in wesentlichen Punkten vom Arbeitsstuhl. Oberstes Prinzip ist die Vermittlung des Gefühls der Behaglichkeit. Dies ist nicht identisch mit der totalen Entspannung, wie sie im Liegestuhl oder gar in der Saunaliege angestrebt wird. Bei der Betrachtung ist es jedoch sinnvoll, von der Körperhaltung, die dort eingenommen wird, also der sog. Relaxhaltung, auszugehen.

Die Entspannungshaltung beginnt in den Gelenken der Beine. Der Fuß ist im Sprunggelenkbereich plantarflektiert, dadurch ist der Triceps surae entspannt. Gleiches gilt für den Kniestrecker, den Quadriceps, der sich durch die leichte Kniebeugung in Mittelstellung zwischen Verkürzung und Dehnung befindet. Die Hüftgelenke sind ebenfalls in leichter Beugung, der Winkelgrad beträgt ca. 120°, was einer vollzogenen Beugung von 60° entspricht. Die Wirbelsäule zeigt weder eine maximale Lordose noch eine extreme Kyphose.

Lehmann (1962) hat zur Ermittlung der optimalen Ruhestellung im Liegen die Entspannungshaltung im Wasser ermittelt. Er fand dabei, daß der ideale Beugewinkel der Kniegelenke ebenso wie der Winkel im Hüftgelenk etwa 135° beträgt, was dem halben rechten Winkel entspricht. Liegestühle wurden tatsächlich als besonders bequem empfunden, wenn sie nach den ermittelten Winkeln gebaut waren. Er weist aber auch abschließend darauf hin, daß es kaum möglich sei, nach diesem Prinzip Liegestühle zu konstruieren, die einen mehrstündigen Aufenthalt erlauben. Selbst die bequemste Stellung lasse auf die Dauer den Wunsch nach einem Lagewechsel auftreten. Aus diesem Grunde müsse ein Bett oder eine Liege, auf der eine ganze Nacht zugebracht werden solle, stets darauf verzichten, bestimmte Körperstellungen, und seien sie an sich noch so zweckmäßig, vorzuschreiben. Das Lager müsse so gebaut sein, daß ein ständiger Wechsel der Stellungen möglich ist.

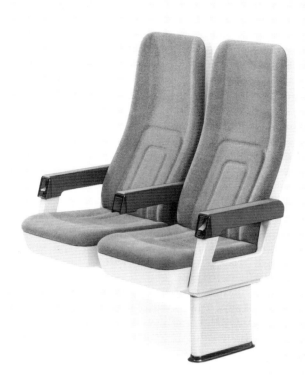

Abbildung 153
Beispiel für guten Fahrgastsitz (Foto Paulisch)

Aus diesen Beobachtungen geht eindeutig hervor, daß es den idealen Ruhesitz in Transportmitteln, in denen der Reisende für Stunden zu sitzen hat, nicht geben kann. Das gilt besonders für das Flugzeug. Da das Postulat des häufigen Wechselns der Position hier aus räumlichen und damit Preisgründen schwer zu erfüllen ist, wird es immer Unterschiede zwischen der 1. Klasse und der Touristenklasse geben. Erst wenn es gelingt, mehr Beinfreiheit zu schaffen, wird man eine größere Bequemlichkeit erreichen. Dennoch läßt sich sehr viel zur Verbesserung des Sitzkomforts tun.

Kehren wir zurück zur Entspannungshaltung, z. B. im Liegestuhl. Die Muskelerschlaffung läßt den Rückstrom des Bluts aus den Beinen ungehindert zu. Er wird durch den Wegfall des hydrostatischen Drucks infolge der Hochlagerung der Beine gegenüber dem Mündungsgebiet in der Leistenbeuge gefördert. Die Folge ist das mit der Entstauung einsetzende Wohlbefinden. Muskelentspannung und Hochlagerung der Beine wirken hier zusammen. Ganz anders werden freilich die

Verhältnisse, wenn, wie im Fahrgastsitz, die Unterschenkel mehr oder weniger senkrecht stehen, die Füße also dem Boden aufgesetzt bleiben. Nun kommt es zwangsläufig nach längerer Zeit zu venösen Rückflußstörungen, was zu Schwellungen und Spannungsgefühlen in den Beinen führen kann. Dies wird nur beeinflußt durch den ständigen Stellungswechsel der Beine, durch rhythmische Anspannung und Entspannung oder durch gelegentliches Aufstehen und Umhergehen, soweit das möglich ist.

Das Wohlbefinden im Sitzen ist von der Haltung des Rumpfs abhängig. Hier ist zunächst auf die Beugehaltung in den Hüften zu achten. Beim Sitzen ruhen die Oberschenkel auf dem Sitz. Um eine optimale Gewichtsentlastung zu erreichen, sollten sie etwa in der Horizontalen liegen. Damit ist der eine Schenkel, der den Winkel zwischen Rumpf und Bein bestimmt, gegeben. Den anderen Schenkel bildet das Becken als Träger der Hüftgelenkpfanne. Die optimale Entspannung im Hüftgelenk wird durch einen Winkel von 120–130° erreicht (Abb. 153). Messungen haben gezeigt, daß von den meisten Menschen ein etwas kleinerer Winkel, nämlich ein solcher von 110° im lockeren Sitzen bevorzugt wird. Die Analyse der Körperhaltung etwa auf einer Saunaliege gibt Hinweise auf die Entspannungshaltung im Sitzen bei aufgestellten Beinen. Das Gefühl der Entspannung, die Bequemlichkeit also, hängt von mehreren Faktoren ab. Darauf hat die Konstruktion von Sitzen Rücksicht zu nehmen.

1. *Beugehaltung in den Hüftgelenken:* Die optimale Beugehaltung beträgt 110°, der Winkel ist gemessen zwischen dem Becken und der Oberschenkelachse. In der medizinischen Nomenklatur entspräche dies einem Winkel von 70° nach der Neutral-Null-Methode. In dieser Stellung werden die Baucheingeweide am wenigsten gedrückt, haben ausreichend Funktionsraum, das Zwerchfell kann sich zudem genügend entfalten, um eine gute Atemexkursion zu gewährleisten. Dazu kommt, daß in dieser Position die Bauchmuskeln, welche die Atembewegung unterstützen, noch so weit gespannt sind, daß sie sich in einer günstigen Arbeitshaltung befinden. Schließlich ist auch der intradiskale Druck in den Bandscheiben reduziert.

2. *Haltung der Wirbelsäule:* Die optimale Ruhehaltung ist in einer Mittelstellung zwischen Kyphose und Lordose der Lendenwirbelsäule und einer mittleren Streckung der Brustwirbelsäule zu sehen. In dieser Position stellt sich auch die Halswirbelsäule in eine Entmüdungshaltung ein. In der Mittelstellung werden die Facettengelenke weder gestaucht, was bei der Lordose der Fall sein müßte, noch werden die Gelenkkapseln übermäßig gedehnt, was zwangsläufig bei der totalen Rundung eintritt.

3. *Bettung des Beckens:* Die Sitzfläche muß so gestaltet sein, daß sie den tatsächlichen Gewichtsbelastungen entspricht. In den Bezirken um die Sitzbeinhöcker wird in einem Areal von 150–250 mm von hinten nach vorn und von ca. 350 mm von rechts nach links die Rumpflast direkt der Sitzfläche übertragen. Das Sitzdiagramm hat dies deutlich veranschaulicht. Das Gewicht der Oberschenkel ruht teilweise auf dem Sitz selbst, teils wird es von den Füßen aufgenommen. Der maximale Druck, der auf die Oberschenkelrückseite bei horizontaler Auflage einwirkt, beträgt im Mittel knapp 50 g/cm².

4. *Beckenfeststellung durch Abstützung:* Sie spielt bei der Aufrichtung des Rumpfs aus der Rückneigung eine Rolle. Die Vordrehung des Beckens führt zu einer Gewichtsverlagerung. Mit der Änderung der Einstellung der Kreuzbeindeckplatte ändert sich auch die Wirbelsäulenform. Nun kommt es darauf an, das Becken, das auf den Sitzbeinkufen balanciert wird, zu stabilisieren. Aus ökonomischen Gründen, d.h. um Muskelkräfte zu sparen, soll das Becken von hinten her abgestützt, also stabilisiert werden. Darauf wurde bei der Beckenbettung genügend hingewiesen. Durch diese Beckenbettung ist es möglich, auch eine vordere Sitzhaltung zu erreichen. Dies ist zum Lesen, zum Schreiben, ggf. zum Essen notwendig. Wichtig ist, daß nach Verlassen des Lehnenkontakts die Beckenbettung erhalten bleibt.

5. *Entlastung der Nackenmuskulatur:* Ihr dient die Streckstellung des Rumpfs, weil dadurch die Halslordose abgeflacht werden kann. Sie spart Haltearbeit der aufrichtenden Muskulatur. Eine weitere Entlastung tritt ein, wenn das Eigengewicht nicht vom Körper getragen werden muß, sondern über Armstützen aufgenommen wird. Sie dürfen aber nur so hoch eingestellt sein, daß bei ihrer Benutzung die Schultern nicht hochgedrückt werden. Als Mittelwert kann ein Abstand Sitzfläche bis Armlehnenoberkante von 180 mm angenommen werden.

Aus diesen theoretischen Überlegungen ergeben sich die konstruktiven Konsequenzen für einen guten Fahrgastsitz.

12.5.1 Sitzfläche

Die Sitzfläche muß tief genug sein, um das Gesäß und die Hälfte bzw. zwei Drittel der Oberschenkel aufzunehmen. Dazu reicht ein Abstand von der abgeschrägten oder zumindest sehr weich gepolsterten Vorderkante des Sitzes bis zum Abstiegspunkt der Lehne von 470 mm aus. Eine Verlängerung der Sitzfläche etwa durch das Ausziehen nach vorn, bietet keinerlei Vorteile. Dabei ist vor allem zu bedenken, daß die Förderung des Blutstroms zur Vermeidung eines Schweregefühls in den Beinen nur durch ein Hochlegen, wie etwa im Liegestuhl, zu erreichen wäre. Die zusätzliche Gewichtsentlastung durch Verlängerung des Sitzes bleibt unbedeutend, da das Rumpfgewicht ohnedies vornehmlich im Bezirk um die Sitzbeinhöcker aufgenommen wird. Aus diesem Grunde ist die Ausziehbarkeit des Sitzes nach vorn physiologisch unnötig, es sei denn man könnte sie so weit ausziehen, daß die Beine insgesamt in die Horizontale kommen. Die praktische Erfahrung zeigt ja auch, daß Schlafende in Eisenbahnabteilen nach Möglichkeit die Beine auf den gegenüberliegenden Sitz legen, also dieser Forderung gerecht werden.

12.5.2 Rückenlehne

Die Rückenlehne ist um durchschnittlich 27° gegen die Vertikale geneigt. Sie zeigt eine flache, nach vorn konkave Rundung. Dadurch kann sie die ganze Rückenlinie vom Gesäß bis zum Nackenübergang aufnehmen und stützen. Über dem Scheitelpunkt der Brustkyphose verläuft die Rückenlehne relativ steil, damit die

Auflage des Rumpfs in mittlerer Streckung der Wirbelsäule gewährleistet bleibt. Dies ist ja auch in der Entspannungslage auf der Saunaliege beobachtet worden. Die Lehne ist starr, d. h. sie muß nicht wesentlich verstellt werden können. Das gilt vor allem für die Rückneigung, denn eine weitere Rückneigung bringt keine zusätzliche Entspannung. Eventuell ist die Steilstellung der Lehne sinnvoll. Das gilt dann, wenn man über längere Strecken hin auf dem Sitz zu verweilen hat und dann lesen oder auf einem Tischchen vor dem Sitz schreiben möchte. Seitlich sind an der Lehne vertikal verlaufende Polsterwülste angebracht, die bei einer Verdrehung des Rumpfs zur Stützung herangezogen werden können. Sie werden dann einseitig benutzt. Im übrigen haben sie die Aufgabe, beim Schlafenden den Körper vor seitlichem Umkippen zu schützen.

Die Rückenlehne trägt zur Abstützung des Kopfs seitliche Polsterbacken, die beim Anlehnen zum Schlafen benutzt werden können. Beim Schlafenden sinkt zwar bei den meisten Menschen der Kopf nach vorne. Das Kopfgewicht wird in dieser Position vom elastischen Nackenband, dem Lig. nuchae gehalten. Dadurch läßt sich Muskelarbeit einsparen. Oft wird bei der Schlafhaltung aber auch eine Seitneigung ausgeführt, mitunter verbunden mit einer Drehung des Kopfs. Diese wird durch die hochgezogenen Polsterbacken begrenzt.

12.6 Autositz

Auch die Sitze im Kraftwagen sind aus dem Ruhestuhl entwickelt. Schwierigkeiten in der Gestaltung des Fahrersitzes zeigen sich vor allem darin, daß viele Autofahrer über Schmerzen und Steifheitsgefühl im Kreuz, im Schulterbereich und seltener im Nacken klagen. Weitgehend unbeachtet geblieben sind bisher Schmerzen, die vom Übergang von der mittleren zur oberen Brustwirbelsäule ausgehen und die nicht selten mit einem Engegefühl im Brustkorb verbunden sind. Nach unseren Beobachtungen sind diese pseudopektanginösen Beschwerden häufig durch die Überlastung des M. serratus anterior verursacht. Neben den statischen Aufgaben am Schultergürtel hat er bei den zum Lenkvorgang vorgestreckten Armen zusätzlich Haltearbeit zu leisten. Er kann diese Anforderungen aber nur mangelhaft erfüllen, weil infolge der Kyphose der Brustwirbelsäule die Schulterblätter relativ weit nach lateral gebracht worden sind. Eine Verbesserung dieser Situation ist dann zu erreichen, wenn die Wirbelsäule im ganzen nicht in eine Totalkyphose gerät.

Die Beurteilung der verschiedenen Sitztypen ist schwierig. Sicher kann das Problem des Autositzes vom Mediziner allein nicht hinreichend gelöst werden. Dem stehen technische Schwierigkeiten verschiedenster Art entgegen. Außerdem spielen die Anforderungen des Straßenverkehrs eine nicht zu unterschätzende Rolle. Die dauernde psychische Anspannung gestattet keine muskuläre Entspannung im Sitzen. Dazu kommt vor allem im Stadtverkehr, beim Überholen auf der Landstraße, aber auch beim Schnellfahren auf der Autobahn, daß sich die Fahrer oft krampfhaft nach vorn orientieren, um die Verkehrssituation richtig beurteilen zu können. Autofahren erfordert Konzentration. Diesem Umstand sollte die Autoindustrie in der Sitzkonstruktion Rechnung tragen. Betrachtet man die einzelnen Sitze kritisch, so zeigt sich bei allen Unterschieden ein gemeinsames Merkmal:

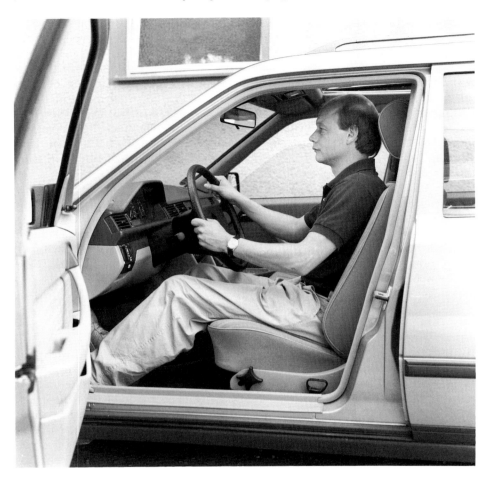

Abbildung 154
Autositz mit guter Rückenlehnengestaltung, mangelnde Vertikalbremsung

Die Sitzfläche steht relativ tief. Bei den gebräuchlichen Fahrzeugtypen wird eine Höhe von 33 cm nicht überschritten. Die Sitztiefe schwankt zwischen 44 und 50 cm.

Bei allen Typen ist der Sitz also sehr niedrig über dem Fahrzeugboden (Abb. 154). Er zwingt den Fahrer von vornherein in eine hintere Sitzhaltung mit totaler Kyphose der Lendenwirbelsäule, wenn nicht durch besondere Mechanismen dem entgegengewirkt wird. Die Last des Körpers ruht weitgehend auf dem Sitzbeinhöcker, denn die Beine müssen zur Bedienung von Kupplung, Bremse und Gaspedal gut beweglich bleiben. Damit fehlt dem Rumpf die zusätzliche Abstützung durch den vorderen Pfeiler, nämlich die Unterschenkel. Die Oberschenkel liegen zwar dem Sitz meist ausreichend auf, die Flexion in den Hüftgelenken muß durch vermehrte Anspannung der Gesäßmuskulatur mit fixiert werden. Eine weitere Stützung des Beckens wird schließlich durch die Wirbelsäule erreicht, die an der Rückenlehne Halt finden muß. Daß dabei der Lumbosakralübergang besonders beansprucht wird, ist mehrfach begründet worden. Die Abstützung erfolgt bei den meisten Lehnen nicht am Becken selbst, sondern in Höhe des Scheitelpunkts der Brustkyphose. Die Folge der Dehnungsbeanspruchung in der langen Rückenmuskulatur ist ein Ermüdungsschmerz im Kreuz. Wie beim Gebrauchsstuhl liegt das Problem in einer Abstützung des Beckensockels in jeder praktisch vorkommenden Sitzhaltung. Weil in den meisten Fällen zudem die Polsterung der Rückenlehne zu weich ist und das federnde Nachgeben eher eine Muskelanspannung erzeugt, als eine Entspannung bewirkt, greift der Fahrer zu Hilfsmitteln. Die verschiedenen Rückenstützen, die der Autofahrer gebraucht, bewirken mehr oder weniger vollkommen die unbewußt erstrebte Beckenstützung. Die Industrie hat sich teilweise darauf eingestellt. Dagegen ist aber das Problem der Verbindung zwischen Sitz und Rückenlehne höchst unzureichend gelöst. Hier hätten vor allem Verbesserungen anzusetzen.

Nicht uninteressant sind die Versuche, die Abstützung am oberen Beckenrand wahlweise einzustellen, um die Beckenstellung zu begrenzen. Als besonders vorteilhaft hat sich der Einbau einer Blattfederlehne bewährt, die aus einer leicht nach hinten gewölbten Position mittels Mechanik stark nach vorn konvex verändert werden kann. Die Abbildungen der Herstellerfirma zeigen, daß im Prinzip bei voll ausgefahrenem Lehnenteil die richtigen Stellen am Becken eine Stützung finden. Auch die darübergelegene konkave Ausbildung ist prinzipiell günstig und deckt sich mit unseren Forderungen. Problematisch wird das System aber dann, wenn die Verbindung zwischen der Lehne und dem Sitz unzureichend ist. Das erklärt auch, warum diese Hilfe von den Fahrern verschiedener Autotypen so unterschiedlich beurteilt wird.

Bei der Konstruktion des Autositzes muß die Schwingungsdämpfung mehr als bisher berücksichtigt werden. Es kommt nicht darauf an, wie beim statischen Sitz auf dem Arbeitsstuhl oder im Büro, sich allein am Bandscheibendruck zu orientieren, wichtig sind die seitlich einfallenden Kräfte, die ein „Schlingern" des Rumpfs verursachen. Dadurch werden zwangsläufig Spannungen in der Muskulatur hervorgerufen. Mit seitlichen Backen am Sitz allein ist es sicher nicht getan.

Der Sitz für den Mitfahrer muß ganz nach den Prinzipien des Ruhesessels gestaltet werden. Besonders wichtig ist die Vertikalbremsung des Rumpfs in der Region um die Sitzbeinhöcker durch eine unterschiedliche Polsterung. Grundsätzlich ist sowohl beim Fahrer als auch beim Mitfahrer die hintere Sitzhaltung erwünscht, weil sie allein die notwendige Sicherheit bei plötzlicher Geschwindigkeitsdrosselung, also beim Bremsen gibt. Nur dann wird die Beschleunigung der Körpermasse teilweise noch abgefangen werden können. In mittlerer oder vorderer Sitzhaltung wird der Ventralschub leicht zu Verletzungen führen, auch wenn heute generell ein Sicherheitsgurt benutzt wird.

13 Prävention von Gesundheitsschäden beim Sitzen

Die optimale Herrichtung des Arbeitsplatzes ist Sache des Arbeitgebers. Er wird durch Arbeitsplatzverordnungen und durch Normen in bestimmte Bahnen gelenkt und hat Mindestanforderungen zu erfüllen. Diese Festlegung allein genügt indessen nicht. Aber auch der Arbeitnehmer muß seinen Teil dazu beitragen, um Gesundheitsschäden zu vermeiden. Dazu gehört unter anderem eine gute Fitness, die selbstverständlich anders auszusehen hat als die sportliche Fitness. Unter Fitness versteht man die psychische und physische optimale Leistungsbereitschaft bei vorhandenem Leistungswillen. Hier geht als wesentlicher Bestandteil das sog. Betriebsklima mit ein. Daß der einzelne zur Gestaltung wesentlich beitragen kann und muß, ist bekannt. Die persönliche Fitness ist durch ein gewisses körperliches Training zu erreichen. Dazu ist es notwendig, daß augenfällig vorhandene Organleistungsschwächen beseitigt werden. Man versteht darunter im speziellen Fall des Sitzberuflers die mangelnde Leistungsfähigkeit von Muskulatur und örtlichem Kreislaufsystem.

Die Prävention beginnt bei der ökonomischen Arbeitshaltung und der richtigen Bedienung der Geräte. Dazu bedarf es einer Schulung. Während man den Umgang mit Geräten kurzfristig planen und lernen kann, muß das Gefühl für die Haltung rechtzeitig vorbereitet und verankert werden. Am besten geschieht das bereits in den ersten Grundschuljahren. Darum kommt der körperlichen Erziehung in der Schule große Bedeutung zu. Die Realität ist allerdings enttäuschend. Der Sportunterricht wird oft, vor allem im Grundschulalter, nebenbei und ohne wesentliche Konzeption gegeben. Dabei käme es hier darauf an, Grundlagen für den sinnvollen Umgang mit dem eigenen Körper zu legen. Das Kind muß lernen, die einzelnen Fähigkeiten individuell zu erkennen und zu testen. Nur dann sind Steigerungen möglich. Die motorische Neugierde und Unruhe des Kleinkinds liefern die beste Basis dafür. Leider werden diese Anlagen aber nicht geweckt. Grundsätzlich muß im Schulsport das Gefühl für die aufrechte und für die Ruhehaltung ebenso Beachtung finden wie ein Training der Geschicklichkeit. Die Haltungsschulung darf indessen nicht in einen Drill ausarten, sondern muß spielerisch sein. Unter allen Umständen sind Gleichgewichtsübungen einzubeziehen: Das Balancieren über einen Schwebebalken oder über eine umgestürzte Langbank, das Seiltanzen auf einem auf dem Boden liegenden Seil und das Stehen auf einem Gymnastikkreisel sind solche Übungen, um nur einige Beispiele zu nennen. Von ganz besonderer Bedeutung ist das Trampolinspringen, wobei es nicht auf den Umfang oder gar auf die Schwierigkeit der Übung ankommt. Vielmehr ist von Bedeutung, daß die Stammuskulatur zur Kontraktion angeregt wird. Natürlich ist auch die allgemeine Ausdauerbelastung wertvoll. Durch den Zwang, tief durchat-

men zu müssen, wenn das Kind außer Puste gerät, wird automatisch die Wirbelsäule gestreckt. So erlangt das Kind ein Gefühl für die aufrechte Haltung, das ihm
im häuslichen Milieu allzu leicht verloren geht. Schuld daran ist der Sitzzwang,
dem wir mehr oder weniger alle erliegen. Im Schulsport ist aus verschiedenen
Gründen die Beherrschung des Körpers geboten, die wir als eine Sonderform der
Selbstbeherrschung auffassen. Ich meine, daß Grundbegriffe des Yoga, nämlich
das richtige Sitzen und das tiefe Atmen, als Vorstufe einer Meditationsübung in
den Schulunterricht gehören. Ohne ein gewisses Umdenken der Pädagogik wird
dies nicht möglich sein. Die Sorge um die viel strapazierte „Volksgesundheit"
zwingt uns indessen dazu. Es kann im Schulsport nicht darum gehen, Organleistungsschwächen zu bekämpfen. Dazu sind Elternhaus und Verein aufgefordert.
Im Schulsport kommt es darauf an, Akzente zu setzen und bestimmte Fertigkeiten
für das Leben mitzugeben. Aus diesem Grunde versuchen engagierte Pädagogen
seit Jahren, den Kindern die Grundbegriffe eines Life-time-Sports zu vermitteln,
mit dem sie ein Leben lang umgehen können. Es ist nicht einzusehen, warum nicht
die Vorbereitung für das Berufsleben auch Teil des Schulsports sein sollte.

Mit der Entdeckung der Körperlichkeit lernt das Kind, Spannungen und Ent-
spannungen, Verkrampfung und Gelöstheit zu erkennen und ggf. zu korrigieren.
Dazu bedarf es der Ausschöpfung aller Möglichkeiten, die zur Verfügung stehen.
Ich meine damit das Üben am Großgerät ebenso wie das Spiel oder das einfache
Laufen bzw. die Gymnastik. Die Grundkonzeption muß die Aktivierung und
Schulung von Kraft, Schnelligkeit, Ausdauer, Beweglichkeit und Geschicklichkeit
enthalten. Vor allem beim Geschicklichkeitstraining, das man ausgezeichnet im
Spiel üben kann, ist der pädagogisch-psychologische Faktor gut zu erkennen. Das
Kind lernt seine eigenen Fähigkeiten kennen, lernt, sie kritisch zu bewerten, und
erlebt in der Selbstbewährung die Selbstbestätigung.

Neben der geistigen Schulung ist deshalb auch die Erziehung des Körpers
Aufgabe der Schule. Sie hat den Grundstein zu legen. Im Elternhaus und später in
der Berufsausbildung werden dann die vorhandenen Fähigkeiten ausgefeilt oder
verknüpft. Die Überbetonung des wissenschaftlichen mentalen Bereichs führt
leicht zu Entwicklungsstörungen. Dies gilt besonders in unserer zivilisierten Welt.

Die Anforderungen, die die moderne Arbeitswelt an uns stellt, sind nicht
geringer geworden. Trotz der Automatisation, die sicher manche Hilfe bringt, sind
wir körperlich gefordert. Das geschieht freilich in anderer Weise als früher. Kraft-
leistungen, wie schweres Heben und Tragen werden immer seltener, die geistigen
Anforderungen, vor allem Konzentration und Ausdauer immer mehr.

Diese Änderungen erfordern selbstverständlich auch eine Umstellung der
Lebensweise. Über die statischen Anforderungen, die das Sitzen an den Körper
stellt, ist ausführlich berichtet worden. Von großer Bedeutung für die Leistungser-
haltung sind der Umgang mit der Umwelt, die Ernährung, der Genuß von Geträn-
ken und von Aufputschmitteln. Die Kaffeemaschine gehört heute in jedes Büro.
Jeder Arbeitnehmer sollte deshalb wissen, wieviel er verträgt und wann das Über-
drehtsein beginnt.

Automatisation und qualitative Anforderungen an die Büroarbeit haben die
Arbeitswelt verändert oder sie sind im Begriff, es zu tun. Bürotätigkeit muß möglichst produktiv und rationell sein. Dabei darf der Mensch aber nicht der Sklave
des Automaten werden. Er sollte den Arbeitsrhythmus bestimmen. Was am Fließ-

band Probleme schaffen kann, müßte im Büro lösbar sein. Trotz aller Automaten muß der Mensch der Dreh- und Angelpunkt aller Entwicklungen auf dem Gebiet zu einem humanen Arbeitsplatz bleiben. Die Arbeitswelt prägt den Menschen auch für andere Bereiche seines Lebens. Darum muß ihm eine Arbeit oder doch wenigstens eine Umwelt angeboten werden, an der er Freude haben kann. Auf keinen Fall soll der Arbeitnehmer abends nach Dienstschluß so nach Hause kommen, daß er „geschafft" in den Ruhesessel sinkt und ohne jede Aktivität seine Freizeit verdöst. Es ist die vornehmste Aufgabe des Ergonomen, dafür Sorge zu tragen, daß Überlastungen und Überforderungen erspart bleiben. Die Arbeit darf den Tag ausfüllen, aber nicht den Menschen.

Literatur

Aho A, Vartiainen O, Salo O (1955a) 1 Segmentary mobility of the lumbar spine in antero-posterior flexion. Ann Med Intern Fenn 44: 275–285

Aho A, Vartiainen O, Salo O (1956b) Segmentary antero-posterior mobility of the cervical spine. Ann Med Intern Fenn 44: 287–299

Akerblom B (1948) Standing and sitting posture, Nordiska Bokhandeln, Stockholm

Akerblom B (1958) Ein neuer Sitzstuhl. In: Junghanns H (Hrsg) Störungen in der Entwicklung und Leistungsfähigkeit der Wirbelsäule. Hippokrates, Stuttgart, S 94–97

Albers D (1954) Eine Studie über die Funktion der Halswirbelsäule bei dorsaler und ventraler Flexion. ROFO 81: 606–615

Albrecht H (1932) Die Beziehungen zwischen Gynäkologie und Orthopädie. Zentralbl Gynäkol 56: 2691–2703

Albrecht K (1953) Die Fehlstellung des präsacralen Wirbels und ihre Bedeutung bei der Diagnose des Bandscheibenprolapses. ROFO 79: 461–468

Andersson BJG, Örtgren R, Nachemson A, Elfström G (1974) Lumbar disc pressure and myoelectric back muscle activity. Scand J Rehabil 6: 104–121

Arndt H (1938) Konstitution und Sitzschäden im Schulzeitalter des Kindes. Inaug. Dissertation, Universität Freiburg i. Br.

Arx v. (1922) Körperbau und Menschwerdung. Ernst Bircher, Leipzig

Asmussen G (1979) Physiologische Grundlagen von Haltung und Bewegung. Verlag Chemie, Weinheim

Bachmann R (1956) Über die osteoarthrotischen Formveränderungen an den Dornfortsätzen der Lendenwirbelsäule. Arch Orthop Unfallchir 48: 171–179

Baeyer H Ritter von (1940) Über Bewegung des Menschen. Zur Lehre von Synapsis. Z Anat Entwickl-Gesch 110: 645–708

Bärtschi-Rochaix W (1949) Migraine cervicale. Huber, Bern

Bahls G (1954) Die Epicondylitis humeri lateralis. Arch Orthop Unfallchir 46: 474–481

Bakke SN (1931) Röntgenologische Beobachtungen über die Bewegungen der Wirbelsäule. Acta Radiol (Stockh) [Suppl] XIII

Balandin I (1883) Klinische Vorträge aus dem Gebiet der Geburtshilfe und Gynäkologie. Richter, St. Petersburg

Bardeen (1910) In: Keibel F, Mall FP (Hrsg) Handbuch der Entwicklungsgeschichte des Menschen. Hirzel, Leipzig

Bardeleben K von (1896–1909) Handbuch der Anatomie des Menschen, Bd I., Fischer, Jena

Barham JN (1982) Mechanische Kinesiologie. Thieme, Stuttgart

Bartenwerfer H (1970) Psychische Beanspruchung und Ermüdung. In: Mayer A, Herwig G (Hrsg) Betriebspsychologie. Hogrefe, Göttingen (Handbuch der Psychologie, Bd 9, S 168–209)

Basler A (1929) Zur Physiologie des Hockens. Z Biol 88: 523–530

Basmajian JV (1973) Control of individual motor units. Am I Phys Med 52: 257

Bauereisen E (1954) Probleme der peripheren Muskelermüdung. Sportärztetagung 1953 in Leipzig. Volk u. Gesundheit, Berlin, S 273–278

Bayer H (1908) Entwicklungsgeschichte und Anatomie des weiblichen Genitalapparates. Schlesier u. Scheikhardt, Straßburg

Bayer H (1949) Mit welchen Kräften wirken die Rückenstrecker auf die Lendenwirbelsäule ein? Z Orthop 84: 607–615

Bayer H (1949) Das rheumatische Muskelsymptom. Dtsch Med Wochenschr 74: 917–918

Bayer H, Ihlenfeldt G (1949) Ein Beitrag zur Definition des Begriffes „Skelettmuskeltonus", Dtsch Med Wochenschr 74: 1375–1377

Becker F (1934) Beitrag zur Klinik der Kreuzschmerzen. Z Orthop 61: 348–355

Becker W (1978) Die Tendopathien. Thieme, Stuttgart

Beeck LA (1915) Der Einfluß der Körperhaltung auf die Lage der inneren Organe unter normalen Bedingungen im Röntgenbild. Inaug. Dissertation, Universität Leipzig

Benninghoff A (1954) (neubearbeitet von Goertler K) Lehrbuch der Anatomie des Menschen, Bd 1, 5. Aufl. Urban & Schwarzenberg, München

Berquet KH (1973) Praevention von Sitzschäden. Prakt. Orthopädie Bd 4. Vordruckverlag, Bruchsal, S 381–397

Berquet KH (1973) Sitzschäden und Autositz. Med Welt (N. F.) 44: 2624–2650

Blencke A (1927) Sonderturnen für Rückenschwächlinge an den Schulen. Verh dtsch orthop. Ges, 21. Kongress. Beiheft Z Orthop 48: 42–72

Blencke A (1929) Die Fehlhaltungen und ihre Beziehungen zur Schule. Verh d Tagung zur Klärung der Frage des sog. orthop. Schulturnens in Magdeburg. (Beiheft) Z Ortho Chir 50: 33–47

Blumensaat C (1955) Beitrag zur Vorbeugung und Behandlung lumbaler Bandscheibenschäden und ihrer Folgen. Die Medizinische 29/30: 1035–1037

Bode W (1902) Praktisches gegen die sitzende Lebensweise. Bl. Volksgesundheitsdienst, 2: 190–192

Brack E (1929) Über das Kreuzbein. Virchows Arch Pathol Anat 272: 295–304

Bradford KF, Spurling GF (1950) Die Bandscheibe. Enke, Stuttgart

Brandes M (1927) Zum Rückenschwächlingsproblem. Verh Dtsch Orthop Ges, 21. Kongress, Beilageheft Z Orthop 48: 92–101

Braune W, Fischer O (1890) Über den Schwerpunkt des menschlichen Körpers mit Rücksicht auf die Ausrüstung des deutschen Infanteristen. Abhandl Math-Phys Cl Kf Sächs Ges Wiss 15: 561–672

Braus H (1954) Anatomie des Menschen, Bd 1 Bewegungsapparat, 3. Aufl. Springer, Berlin Göttingen Heidelberg

Bridgmann CF, Cornwell WS (1953) Radiography of the sacroiliac articulation. Med Radiogr 29: 78–90

Brocher JEW (1957) Die Prognose der Wirbelsäulenleiden. Thieme, Stuttgart

Brodal A (1981) Neurological anatomy in relation to clinical medecine, 3rd edn. Oxford University Press, Oxford

Broek AJP v D (1915) Studien zur Morphologie des Primatenbeckens. Morphol Jahrbuch 49: 1–118

Brügger A (1977) Die Erkrankungen des Bewegungsapparates und seines Nervensystems. Fischer, Stuttgart

Buchholz CH (1926) Betrachtungen über das Haltungsproblem. Leibesübungen 2. Jahrg: 86–89

Büchner H (1959) Die Knochenmessungen für Chirurgie und Orthopädie, ein röntgenologisches Problem? Chirurg 30: 454–460

Budde E (1979) Betriebsärztliche Reihenuntersuchungen am Arbeitsplatz. Datensichtgerät. Augenarzt 2: 126–144

Burandt U (1963) Büro-Arbeitsstühle. Form Nr. 23: 42–51

Burandt U (1964) Schreibtische und Arbeitsstühle im Büro. Neue Zürcher Zeitung, Nr. 798 (28): 3–4

Burandt U (1966) Zur Gestaltung von Schulstühlen und -tischen. Präventivmedizin 11: 46–60

Burandt U, Grandjean E (1964) Die Wirkung verschiedenartig profilierter Sitzflächen von Bürostühlen auf die Sitzhaltung. Int Z Angew Physiol Arbeitsphysiol 20: 441–452

Burdzik G (1952) Die Ermüdungsfraktur als Ausdruck mechanischer und biologischer Kräfte. Arch Orthop Unfallchir 45: 334–342

Busch F (1882) Allgemeine Orthopädie, Gymnastik und Massage. In: v. Ziemssen H (Hrsg) Handbuch der allgemeinen Therapie Bd II/2. Vogel, Leipzig

Buytendijk FJJ (1956) Allgemeine Theorie der menschlichen Haltung und Bewegung. Springer, Berlin Göttingen Heidelberg

Cakir A, Hart DJ, Stewart TFM (1980) Bildschirmarbeitsplätze. Springer, Berlin Heidelberg New York

Chlumsky V (1910) Über die Behandlung der habituellen (Schul)Skoliose. Z Orthop Chir 25: 619–625

Civjan JL, Raikhinstein WCh, Motow WP et al. (1972) Ergebnisse klinischer Untersuchungen des Innendrucks der Zwischenwirbelscheiben im Lendenbereich. Ortopedija 31

Cramer A (1956) Funktionelle Merkmale statischer Störungen im Röntgenbild der Wirbelsäule. In: Junghanns H (Hrsg) Röntgenkunde und Klinik vertebragener Krankheiten. Hippokrates, Stuttgart, S 73–82

Cramer A (1958) Funktionelle Merkmale von Störungen der Wirbelsäulenstatik. In: Junghanns H (Hrsg) Störungen in der Entwicklung und Leistungsfähigkeit der Wirbelsäule. Hippokrates, Stuttgart, S 84–93

Debrunner H (1948) Lumbalgien. Huber, Bern

Dittmar O (1931) Röntgenstudien zur Mechanologie der Wirbelsäule. Z Orthop Chir 55: 321–351, 509–548

Dittrich R (1937) Die Atembewegungen der Norm und Fehlform. Beilageh Z Orthop 65

Donald KW, Lind AR, McNicol GW, Humphreys PW, Taylor RH, Staunton HP (1967) Cardio-vascular responses to sustained (static) constractions. Circ Res [Suppl. 1] 20: 115

Drescher CW (1929) Arbeitssitz und Arbeitsplatz. Reichsarbeitsblätter Teil III, Arbeitsschutz, 159–175

Drescher CW (1929) Sonderveröffentlichung „Der Arbeitssitz"

Dubois M (1925) Prinzipielle Fragen aus der Pathologie und Therapie der sagittalen und fronta-len Verkrümmungen der Wirbelsäule. Schweiz Med Wochenschr: 867–873, 890–896

Dubrig B (1927) Die Theorie der Ermüdung. In: Atzler E (Hrsg) Körper und Arbeit. Thieme, Leipzig (Handbuch f. Arbeitsphysiol, S 196–328)

Dvorak J (1982) Neurologie der Wirbelbogengelenke. Manuelle Med 20: 77–84

Eder M, Tilscher H (1982) Schmerzsyndrome der Wirbelsäule. Hippokrates, Stuttgart

Eisler P (1912) Die Muskeln des Stammes. In: Bardeleben K (Hrsg) Anatomie des Menschen (2. Abt/1. Teil) Fischer, Jena

Ellenberger-Baum (1943) Handbuch der vergleichenden Anatomie der Haustiere, 18. Aufl. Springer, Berlin

Elmer WH, Weingartner G (1955) Oblique lateroposterior radiography of the lumbo-sacral junction. Med Radiogr 29: 91–92

Engelhard W (1910) Die Haltung, Form und Beweglichkeit der Wirbelsäule in der sagittalen Ebene. Z Orthop Chir 27: 1–16

Erdmann H (1953) Endogene Ursachen bei der Wirbelsäulenosteochondrose des Lendenab-schnittes. Arch Orthop Unfallchir 45: 415–436

Erdmann H (1956) Verspannung des Wirbelsäulensockels im Beckenring. In: Junghanns H (Hrsg) Röntgenkunde und Klinik vertebragener Krankheiten. Hippokrates, Stuttgart, S 51–62

Eufinger H (1957) Chronische Erkrankungen der Sehnen, der Sehnenscheiden, des Sehnengleitge-webes und der Sehnensätze. Med Klin 52: 1101–1104

Exner G (1956) Pathologisch-anatomische und röntgenologische Vorbemerkungen zur Wirbelsäu-lenpathologie. Verh Dtsch Orthop Ges. 43. Kongr. Beilageheft Z Orthop 87: 203–208

Fassbender HG (1980) Der rheumatische Schmerz. Med Welt 31: 1263–1267

Fehling H (1876) Die Form des Beckens beim Fötus und Neugeborenen. Arch Gynäkol 10: 1–80

Fenkel F (1873) Beiträge zur anatomischen Kenntnis des Kreuzbeines der Säugetiere. Z Med Naturwissenschaft 7: 391–437

Feulner A (1927) Kunstgeschichte des Möbels, 3. Aufl. Propyläen, Berlin

Fick R (1911) Handbuch der Anatomie und Mechanik der Gelenke, 1.–3. Teil. Fischer, Jena

Fischer E (1913) Rassenphysiologie. In: Handwörterbuch der Naturwissenschaften, Bd 8. Fischer, Jena, S 116–120

Fischer KW (1935) Die Lehre von der Physiologie der Haltung und des Ganges in der Kritik und ihre Bedeutung für die biologische Bekämpfung der Sitzschäden. Dtsch Med Wochenschr 61: 1273–1276, 1311–1313

Fitzhugh M (1943) Some effects of early sitting on the body mechanics of infancy and childhood. Phys Ther Rev 23: 8–113

Fleckenstein A (1956) Elementarprozesse der Muskelkontraktion. In: Bauer KF (Hrsg) Ergeb-nisse der medizinischen Grundlagenforschung. Thieme, Stuttgart, S 259–290

Friedebold G (1958) Die Aktivität normaler Rückenstreckmuskulatur im Elektromyogramm unter verschiedenen Haltungsbedingungen; eine Studie zur Skelettmuskelmechanik. Z Orthop 90: 1–18

Ganong WF (1974) Lehrbuch der medizinischen Physiologie. Springer, Berlin Heidelberg New York

Gardiner M (1968) Grundlagen der Übungstherapie. Thieme, Stuttgart

Gelbrich H (1928) Arbeitsstühle und Werkstätten. Reichsarbeitsblätter Teil III, Arbeitsschutz, Jahrg 1928: 168–173

Glogowsky G, Wallraff J (1951) Ein Beitrag zur Klinik und Histologie der Muskelhärten (Myogelosen). Z Orthop 80: 237–268

Gottlieb H (1915) Die Antiklinie der Wirbelsäule der Säugetiere. Morphol Jb 49: 179–220

Graf U, Henning HH (1958) Formen und Tabellen der mathematischen Statistik. Springer, Berlin Göttingen Heidelberg

Grandjean E (1969) Sitting posture – Sitzhaltung – posture assise. Taylor & Francis, London

Grandjean E, Burandt U (1967) Das Sitzverhalten von Büroangestellten. Industr Organisation 31 (8): 243–250

Grandjean E, Hünting W (1978) Sitzen Sie richtig? Bayrisches Staatsministerium für Arbeit und Sozialordnung, München

Grandjean E, Kretschmar H, Wotzka G (1968) Arbeitsanalysen beim Verkaufspersonal eines Warenhauses. Z Präventivmed 13: 1–9

Güntz E (1937) Schmerzen und Leistungsstörungen bei Erkrankungen der Wirbelsäule. Beilageheft Z Orthop 67

Güntz E (1937) Rückenschmerzen in ihren Beziehungen zu Haltungsveränderungen der Wirbelsäule. Verh Dtsch Orthop Ges, 31. Kongr. Beilageheft Orthop 66: 245–257

Güntz E (1957) Die Kyphose im Jugendalter. Hippokrates, Stuttgart (Die Wirbelsäule in Forschung und Praxis)

Güntz E (1958) Die Kyphosen, ihre klinischen Erscheinungen und therapeutischen Gesichtspunkte: Störungen in der Entwicklung und Leistungsfähigkeit der Wirbelsäule. Hippokrates, Stuttgart, S 65–77

Gutmann G (1973) Haltungsfehler und Kopfschmerz – die pathogenetische Bedeutung der Schulmöbel. Man Med 11: 76–85

Gutmann G (1981) Die Halswirbelsäule. Fischer, Stuttgart

Hackenbroch M (1957) Grundlagen der Orthopädie. In: Hohmann G, Hackenbroch M, Lindemann K (Hrsg) Handbuch der Orthopädie, Bd I. Thieme, Stuttgart

Hackenbroch M (1957) Funktionelle Pathologie und Klinik der Wirbelsäule. Hippokrates, Stuttgart

Haglund P (1910) Über die Wirbelsäulenverkrümmung in einer Volksschule und über die Möglichkeit, Behandlung für dieselbe anzuordnen. Z Orthop Chir 25: 649–715

Haglund P (1923) Prinzipien der Orthopädie. Fischer, Jena

Harless (1857) Die statischen Momente der menschlichen Gliedmassen. Abhandlungen der königlichen bayrischen Akademie der Wissenschaften, München

Hasselwander A (1931–1938) Bewegungssystem. In: Wetzel PK, Heiderich F (Hrsg) Handbuch der Anatomie des Kindes, Bd 2. Bergmann, München, S 204–589

Heidenhofer J (1949) Ursächliches zum Lumbagoproblem. Z Orthop 78, 279–292

Heine KH (1957) Über Bewegungs- und Haltungseinstellungen der Wirbelsäule. In: Heine KH (Hrsg) Zur funktionellen Pathologie und Therapie der Wirbelsäule, Bd 1. Verlag für praktische Medizin, Berlin, S 33–58

Henke W (1881) Handbuch der Kinderkrankheiten. Tübingen

Henke W (1891) Der Raum der Bauchhöhle des Menschen und die Verteilung der Eingeweide in demselben. Arch Anat (Anat Abt) 1891: 89–106

Hepp O (1955) Sitzschaden und Schulgestühl. Z Orthop 85: 633–635

Hertzberg HTE (ed) (1958) Annotated bibliography of applied physical anthropology in human engineering. WADC-TR-56-30, Acro Laboratory, Wright-Patterson Air Force Base, Ohio, pp 297–300

Hettinger T (1983) Isometrisches Muskeltraining, 5. Aufl. Thieme, Stuttgart

Hettinger T, Rohmert W (1963) Arbeitsgestaltung und Muskelermüdung. RKW-Reihe, Frankfurt

Heuer F (1930) Die menschlichen Haltungstypen und ihre Beziehung zu den Rückgratverkrümmungen. Arch Orthop Unfallchir 28: 249–276

Hirsch M (1927) Beckenbildung und Berufsarbeit. Arch Frauenkd Konstit-Forsch 13: 393–437

Hofbauer L (1921) Atmungspathologie und Therapie. Springer, Berlin

Hoffmann H (1935) Studie über die Bauchmuskulatur. Z Orthop Chir 62: 129–149

Hollmann W (1985) Zentrale Themen der Sportmedizin, 3. Aufl. Springer, Berlin Heidelberg New York Tokio

Hünting W, Grandjean E (1976) Sitzverhalten und subjektives Wohlbefinden auf schwenkbaren und fixierten Formsitzen. Z Arb Wiss 30 (2NF): 161–164

Husser F (1951) Studien über Bewegungen der Brust- und Lendenwirbelsäule bei der Ausübung verschiedener Berufe unter Berücksichtigung der Berufsfürsorge für Körperbehinderte. Arch Orthop Unfallchir 44: 473–487

Ihlenfeldt G (1951) Skeletterkrankung und Muskelhärte. Z Orthop 80: 627–639

Illi FWH (1953) Wirbelsäule, Becken und Chiropraktik. Haug, Saugau

Imhäuser G (1945) Bewegungen im Iliosacralgelenk bei doppelseitiger Hüftversteifung. Z Orthop 75: 288–295

Irisawa T (1917) Mitteilungen der Deutschen Gesellschaft für Natur- und Völkerkunde Ostasiens. Über die Sitzwelle der Japaner „Asia Major", Leipzig

Janda V (1971) Aus Funktionelle Pathologie und Klinik der Wirbelsäule: Zur Funktion am Achsenorgan des Rumpfes. Hippokrates, Stuttgart, S 30–38

Jansen M (1910) Der Einfluß der respiratorischen Kräfte auf die Form der Wirbelsäule. Z Orthop Chir 25: 734–774

Jantzen PM (1958a) Über das Sitzen im Kraftwagen. Med Klin 53: 175–177

Jantzen PM (1958b) Vom Sitzen hinter dem Steuer. ADAC-Motorwelt 11: 100–101

Janzen R, Keidel WD, Herz A, Streichele C (Hrsg) (1972) Schmerz, Grundlagen, Pharmakologie, Therapie. Thieme, Stuttgart

Jentschura G (1956) Zur Pathogenese der Säuglingsskoliose. Arch Orthop Unfallchir 48: 582–603

Jentschura G (1977) Haltungsschäden bei Kindern und Jugendlichen. Enke, Stuttgart

Jentschura G, Marquardt E (1957) Ursachen und Bedeutung lockerer Haltungsfehler im Kindesalter. Dtsch Med Wochenschr 82: 1991–1995

Junge H (1950) Osteochondrosis vertebrae, hinterer Bandscheibenvorfall und Lumbago-Ischias-Syndrom. Erg Chir Orthop 36: 223–360

Junghanns H (1933) Die anatomischen Besonderheiten des fünften Lendenwirbels und der letzten Lendenbandscheibe. Arch Orthop Unfallchir 33: 260–278

Junghanns H (1951) Die funktionelle Pathologie der Zwischenwirbelscheiben als Grundlage für klinische Betrachtungen. 67. Chirurgenkongreß 1950. Arch Klin Chir 267: 393–417

Junghanns H (1951) Die Verletzungen der Zwischenwirbelscheiben und ihre Folgen. Monatsschr Unfallheilkd 54: 97–108

Junghanns H (1979) Die Wirbelsäule in der Arbeitsmedizin. Biomechanische und biochemische Probleme der Wirbelsäulenbelastung. Hippokrates, Stuttgart

Junghanns H (1979) Die Wirbelsäule in der Arbeitsmedizin. Einflüsse der Berufsarbeit auf die Wirbelsäule. Hippokrates, Stuttgart

Junghanns H (1980) Die Wirbelsäule unter Berufsbelastung. Enke, Stuttgart (Die Wirbelsäule in Forschung und Praxis, Bd 92, S. 9–24)

Kaebisch W (1938) Über das Hinsetzen, Sitzen und Aufstehen. Inaug. Dissertation, Universität Breslau

Kaiser G (1953) Die Statik der Wirbelsäule und ihre Beachtung bei der Korsettbehandlung der Spondylitis-Tbc. Z Orthop 83: 424–430

Kapandji IA (1985) Funktionelle Anatomie der Gelenke, Bd 1–3. Enke, Stuttgart

Keibel F, Mall FP (1910) Handbuch der Entwicklungsgeschichte des Menschen, 1. Bd. Hirzel, Leipzig

Keibel F, Mall FP (1978) Kurzgefaßtes Lehrbuch der Physiologie, 6. Aufl. Thieme, Stuttgart

Keller G (1953) Die Bedeutung der Veränderungen an den kleinen Wirbelgelenken als Ursache des lokalen Rückenschmerzes. Z Orthop 83: 219–228, 517–547

Keller G (1958) Kritische Betrachtungen zum Rückenschmerzproblem. Münch Med Wochenschr 100: 1833–1838

Kemsies F, Hirschlaff L (1912) Arbeits- und Ruhehaltungen in der Schulbank. Z Schulgesundheitspflege 25: 409–424, 497–510

Kirchhoff H (1949) Das lange Becken. Thieme, Stuttgart

Kirchhoff H (1949) Die postnatale Entwicklung des weiblichen Beckens. Zentralbl Gynäkol 71: 1051–1060

Kirsch E (1920) Zur Frage der Insufficientia vertebrae (Schanz). Arch Klin Chir 113: 699–711

Klapp R (1910) Der Erwerb der aufrechten Körperhaltung und seine Bedeutung für die Entstehung orthogenetischer Erkrankungen. Münch Med Wochenschr 57: 564–567, 644–647

Klopfer F (1952) Zur Ätiologie und operativen Therapie der Osgood-Schlatterschen Tibiaapophysenstörung. Arch Orthop Unfallchir 45: 39–52

Knauer S (1914) Ursachen und Folgen des aufrechten Ganges des Menschen. Ergeb Anat Entwicklungsgeschichte 22: 1–155

Knese K-H (1949/50) Kopfgelenk, Kopfhaltung und Kopfbewegung des Menschen. Z Anat Entwicklungsgeschichte 114: 67–107

Knese K-H (1954) Über physikalische und elektromyographische Untersuchungen am Bewegungsapparat. Verh Anat Ges (Jena). Anat Anz 100: 301–318

Knese K-H (1954/55) Allgemeine Bemerkungen über Belastungsuntersuchungen des Knochens sowie spezielle Untersuchungen am Oberschenkel unter Annahme einer Krankonstruktion. Anat Anz 101: 186–203

Knigge HJ (1962) Sitzen wir eigentlich richtig? Der Angestellte 8: 8–12

Knupfer H (1957) Zur konservativen Behandlung paralytischer Skoliosen. Z Orthop 88: 304–315

Koetschau H-J (1952) Hamburg „Von der Schulbank zum Schulgestühl". Städtehygiene 7: 192–195

Koetschau H-H (1952) Die Sitzschäden in der Schule und ihre Vermeidung. Gesundheitsfürsorge 2: 190–192

Kohler A, Zimmer EA (1953) Grenzen des Normalen und Anfänge des Pathologischen im Röntgenbilde des Skelettes, 9. Aufl. Thieme, Stuttgart

Kohlrausch W, Leube H (1953) Hockergymnastik. Piscator, Stuttgart

Kopits I (1932) Beiträge zur Definition, Differentialdiagnostik und Therapie „rheumatischer Erkrankungen". Arch Orthop Unfallchir 31: 7–41

Kraatz H (1957) Einleitende Ausführungen zu den heutigen Anschauungen über die Schmerzleitung. Dtsch Med J 8: 1–2

Krämer J (1978) Bandscheibenbedingte Erkrankungen. Thieme, Stuttgart

Krüger H, Müller-Limmroth W (1979) Arbeiten mit dem Bildschirm – aber richtig. Bayrisches Staatsministerium für Arbeit- und Sozialordnung, München

Krukenberg H (1926) Beiträge zur normalen und pathologischen Mechanik und Statik des Beckens. Beilageheft Z Orthop Chir 47: 140–152

Kummer B (1959) Bauprinzipien des Säugerskeletts. Thieme, Stuttgart

Laisz G, Wünsch B (1964) Arbeitssitze und Fußauflagen. Die Sozialversicherung, 10 (6): 16–17

Lange F (1928) Das Münchener Sonderturnen und andere Wege zur körperlichen Ertüchtigung. Lehmann, München

Lange F (1928) Die Bedeutung der Muskelhärten in der Orthopädie. Z Orthop Chir 50: 405–415

Lange M (1931) Die Muskelhärten (Myogelosen). Lehmann, München

Lange M (1951) Grundlagen der Beurteilung von Wirbelsäulenverletzungen und -erkrankungen. Springer, Berlin Göttingen Heidelberg (Hefte Unfallheilkd 41)

Langmaack B (1954) Druck- und Schlagversuche an Leichenlendenwirbelsäulen. Z Anat Entwicklungsgeschichte 118: 20–27

Lay WE, Fisher LC (1940) Riding Comfort and Cushions. SAE-J (Transactions) 47: 482–496

Lazarus J (1902) Der Einfluß der sitzenden Lebensweise auf die Gesundheit. Blätter Volksgesundheitspflege 2: 145–153

Leger W (1956) Röntgenologische Bewegungsstudien an der Lendenwirbelsäule. Verh Dtsch Orthop Ges, 43. Kongr. Beilageheft Z Orthop 87: 211–215

Leger W (1957) Schwerpunkte, Wirbelsäule und Becken auf Röntgenganzaufnahmen. Verh Dtsch Orthop Ges, 44. Kongr. Beilageheft Z Orthop 88: 446–451

Leger W (1959) Die Form der Wirbelsäule mit Untersuchungen über ihre Beziehung zum Becken und die Statik der aufrechten Haltung. Beilage Z Orthop 91

Lehmann G (1953) Praktische Arbeitsphysiologie. Thieme, Stuttgart, S 111–114

Lehmann G (1961) Die Körperstellung bei Ruhe und Arbeit. In: Arbeitsphysiologie. Urban & Schwarzenberg, Berlin (Handbuch gesamte Arbeitsmedizin, Bd 1, S 825–856)

Lehmann G (1962) Praktische Arbeitsphysiologie, 2. Aufl. Thieme, Stuttgart

Leubner H (1936) Die Arthritis deformans der kleinen Wirbelgelenke. Z Orthop 65: 42–52

Lindemann K, Kuhlendahl H (1953) Die Erkrankungen der Wirbelsäule. Enke, Stuttgart

Lindemann K, Rathke FW (1956) Kongenitale Formstörungen der juvenilen Kyphosen. Arch Orthop Unfallchir 48: 422–432

Lin Y (1938) The importance of living. Heinemann, London

Lorenz A (1914) Die zweiarmige Hebellehne. Z Orthop Chir 33: 182–187

Lowett RW (1905) Die Mechanik der normalen Wirbelsäule und ihr Verhältnis zur Skoliose. Z Orthop Chir 14: 399–445

Lowett RW, Reynolds E (1910) Schwerpunkt des Körpers. Seine Lage in bezug auf gewisse Knochenpunkte und seine Beziehungen zum Rückenschmerz. Z Orthop Chir 26: 579–617

Lübke P (1931) Das Kreuzbein und die Lumbosacralgegend. Arch Klin Chir 163: 707–727

Lundervold AHS (1951) Electromyographic investigations of position and manner of working in typewriting. Acta Physiol Scand 24 [Suppl]: 84

Lusted LB, Keats ThE (1959) Atlas of roentgenographic measurement. Year Book, Chicago

Mainzer, Rohmert (1980) Der wirbelsäulengerechte Arbeitsplatz. Die Wirbelsäule in Forschung und Praxis 92: 55–68

Mandal AC (1976) The sitting position, (Eigenverlag) Taarbaek Strandvej 49, DK 2930 Klampenborg, Dänemark

Mandal AC (1985) The seated man, Homo sedens. Dafnia, Denmark

Maneke M (1959) Trichterbrust, Hühnerbrust, Glockenbrust, Harrisonfurche. Dtsch Med Wochenschr 84: 504–509

Martin E (1949/50a) Das jugendliche menschliche Becken. Anat Anz 97: 196–208

Martin E (1949/50b) Die Statik und Form des menschlichen Beckens. Anat Anz 97: 226–242

Martin R (1956–58) Lehrbuch der Anthropologie, 3. umgearb. und erweit. Aufl. von Karl Saller. Fischer, Stuttgart

Martini P (1947) Methodenlehre der therapeutischen klinischen Forschung. Springer, Berlin Göttingen Heidelberg

Martius H (1930) Umbauformen und andere Anomalien der unteren Wirbelsäule und ihre pathogenetische Bedeutung. Arch Gynäkol 139: 581–613

Mateeff D (1954) Über die Muskelermüdung. Sportärzte-Tagung 1953 in Leipzig. Volk & Gesundheit, Berlin, S 279–284

Mattiash H-H (1956) Arbeitshaltung und Bandscheibenbelastung. Arch Orthop Unfallchir 48: 147–153

Matzner R (1956) Die Röntgenfunktionsdiagnostik der Brust- und Lendenwirbelsäule. Z Orthop 90: 317–324

Mau H jr (1958) Wesen und Bedeutung der enchondralen Dysostosen. Thieme, Stuttgart

Mayer E (1914) Wirbelsäulenverkrümmung und Schule. Z Schulgesundheitspflege 27: 554–562

Med M (1979) Anatomické typy meziobratlového skloubení. Lékar a tetes vychova (Die anatomischen Typen der Wirbelsäulenverbindungen). Praha, S 60–63

Meyer H von (1867) Die Mechanik des Sitzens, mit besonderer Rücksicht auf die Schulbankfrage. Arch Pathol Anat 38: 15–30

Meyer-Nachschlagewerk (1980) Wie funktioniert das? Schlank, fit, gesund. Meyers Lexikonverlag. Biographisches Institut Mannheim

Möbius H (1916) Über die Form und Bedeutung der sitzenden Gestalt in der Kunst des Orients und der Griechen. Mitt Dtsch Archäol Institut, Athen, Abt 41, S 119–219

Möhring P (1930) Die Bedeutung des Kopfes als Schwerpunkt für die Körperhaltung und eine darauf aufgebaute Übungsbehandlung. Arch Orthop Unfallchir 28: 322–328

Mollier S (1938) Plastische Anatomie. Bergmann, München

Mollison Th (1933) Phylogenie des Menschen. In: Bauer E, Hartmann M (Hrsg) Handbuch der Vererbungswissenschaften, Bd III. Bornträger, Berlin

Mommsen F (1936) Untersuchungen über die Statik bei Bauch- und Rückenmuskellähmungen. Z Orthop 65: 155–183

Mordeja J (1955) Ein Beitrag zur Genese der Epicondylitis humeri und anderer Überlastungsschäden der Arme. Z Orthop 86: 58–69

Müller E (1955) Wie sollen Stühle gebaut sein? Medizinische 1955: 1778–1779

Müller F (1923) Untersuchungen über die Topographie der Rumpfeingeweide bei verschiedenen Stellungen des Körpers. Z Anat Entwicklungsgeschichte 67: 1–189

Müller W (1932) Pathologische Physiologie der Wirbelsäule. Ambrosius Barth, Leipzig

Müller W, Zwerg HG (1930) Röntgenologisch-metrische Untersuchungen über Form und Stellung des Kreuzbeines mit Beobachtungen über die Entstehung der Spondylolisthesis. Bruns' Beitr Klin Chir 149: 155–170

Muskat G (1909) Orthopädie und Schule. Verh Dtsch Ges Chir, 8. Kongreß. Beilageheft Z Orthop Chir 24: 483–502

Nachemson A, Elfström G (1970) Intravital synamic pressure measurements in lumbar discs, Scand J Rehabil Med [Suppl] 1

Nöcker J (1954) Die Ernährung des Sportlers. Sportärzte-Tagung 1953 in Leipzig. Volk & Gesundheit, S 285–305

Nöcker J (1971) Physiologie der Leibesübungen. Enke, Stuttgart

Nothelfer K (1948) Das Sitzmöbel. Otto Maier, Ravensburg

Oehler G (1929) Der Arbeitsstuhl. Reichsarbeitsblätter, Teil III, Arbeitsschutz, S 81–84

Ollefs H (1951) Zur Orthopädie des Sitzens. Z Orthop 80: 573–596

Ott A (1954) Quellungsversuche mit operativ entferntem Bandscheibengewebe. Z Orthop 84: 577–591

Ottow B (1951) Geburtshilfliche Gegenüberstellung der Becken des Menschen und der Anthropoiden. Zentralblatt Gynäkol 73: 588–599

Pauwels F (1949/50) Beitrag zur Klärung der Beanspruchung des Beckens, insbesondere der Beckenfugen. Z Anat Entwicklungsgeschichte 114: 167–180

Payr E (1920) Analyse des Begriffes „Insufficientia vertebrae" (Schanz); Konstitutionspathologie der Wirbelsäule, zur Mechanik des Wirbelsäulentraumas. Arch Kon Chir 113: 645–698

Peters T (1976) Arbeitswissenschaft in der Büropraxis. Handbuch der Büromedizin und -ergonomie. Kiehl, Ludwigshafen

Petter CK (1933) Method of measuring the pressur of the intervertebral disx. J Bone Joint Surg 15

Peyer B (1949) Geschichte der Tierwelt. Europa, Stuttgart

Pitzen P (1938) Zur körperlichen Erziehung unserer Jugend. Verh Dtsch Orthop Ges. 32. Kongr. Beilageheft Z Orthop 67: 50–56

Polster I (1976) Neue Erkenntnisse zur Skoliosekorrektur. Z Orthop 114: 447–452

Pospischil H (1922) Grundgedanken zu einer Dynamik von Wirbelsäule und Skoliose. Z Orthop Chir 43: 183–201

Pospischil H (1925) Betrachtungen zur Mechanik der Wirbelsäule mit Ausblick auf einen neuen Gesichtspunkt zum Mechanismus der Skoliose. Z Orthop Chir 46: 385–398

Pospischil H (1929) Innere Dynamik der Wirbelsäule und Skoliose. Z Orthop Chir 50: 1–72

Radl GW (1975) Messung und Bewertung geistiger Arbeitsbeanspruchung. Moderne Unfallverhütung 19: 89–105

Radl GW (1978) Psychische Beanspruchung am Bildschirm bei Daten- und Textverarbeitung. Versicherungsbetriebe 4: 3–34

Radlauer C (1908) Beiträge zur Anthropologie des Kreuzbeines. Gegenbaurs Morphol Jahrbuch 28: 323–447

Ranke KE, Siberhorn ChrC (1925) Tägliche Schulfreiübungen. Verl d ärztl Rundschau Otto Gmelin, München

Raspe R, Heine KH (1957) Form und Haltung der Wirbelsäule auf Röntgenanzaufnahmen. In: Heine KH (Hrsg) Zur funktionellen Pathologie und Therapie der Wirbelsäule, Bd 1. Verlag für praktische Medizin, Berlin, S 59–104

Rauber-Kopsch (1939) Lehrbuch und Atlas der Anatomie des Menschen, Bd 1, 15. Aufl. Thieme, Leipzig

Rauber-Kopsch bearb. v. Töndury G (1968) Lehrbuch und Atlas der Anatomie des Menschen. Bd 1 Bewegungsapparat. Thieme, Stuttgart

Rein H (1941) Einführung in die Physiologie des Menschen, 5. und 6. Aufl. Springer, Berlin

Reischauer F (1951) Lumbago, Ischialgie und Brachialgie in ihrer Beziehung zur Bandscheibe. (Kongreßbericht). Langenbecks Arch Klin Chir 267: 418–437

Rettig H (1959) Patho-Physiologie angeborener Fehlbildungen der Lendenwirbelsäule und des Lendenwirbelsäulen-Kreuzbeinüberganges. Beilageheft Z Orthop 91

Richter GMA (1926) Ancient furniture. Clarendon, Oxford

Roaf R (1958) Rotation movements of the spine with special reference to scoliosis. J Bone Joint Surg [B] 40: 312–332

Rohlederer O (1950) Das entwicklungsmechanische Geschehen der sog. angeborenen Hüftgelenkverrenkung. Verh Dtsch Orthop Ges, 37. Kongr. Beilageheft Z Orthop 79: 58–67

Rollhäuser H (1954) Funktionelle Anpassung der Sehnenfasern im submikroskopischen Bereich. Verh Ant Ges Anat Anz 100: 318–322

Rosemeyer B (1972) Die aufrechte Körperhaltung des Menschen. Eine vergleichende Untersuchung. Z Orthop 112: 115–163

Rosemeyer B (1973) Der Einfluß von Schäden des Haltungs- und Bewegungssystems auf die Sitz-haltung. Arbeitsmed Sozialmed Präventivmed 8 (12): 273–280

Rosenberg E (1920) Die verschiedenen Formen der Wirbelsäule des Menschen und ihre Bedeu-tung. Fischer, Jena

Rössler H (1951) Über knöcherne Veränderungen im Lumbosacralabschnitt der Wirbelsäule und ihre röntgenologische Darstellung. Arch Orthop Unfallchir 44: 633–644

Ruge G (1918) Die Körperform des Menschen in ihrer gegenseitigen Abhängigkeit und ihrem Bedingtsein durch den aufrechten Gang. Engelmann, Leipzig

Schanz A (1929) Objektive Symptome der Insufficientia vertebrae. Arch Klin Chir 50: 304–320

Schanz A (1931a) Krankheit und pathologische Anatomie. Z Orthop 53: 433–453

Schanz A (1931b) Der Bauch als Hilfstrageorgan der Wirbelsäule. Arch Orthop Unfallchir 29: 245–254

Schede F (1935) Die Haltungsschwäche. Gesundheit Erziehung 48: 353–359

Schede F (1954) Grundlagen der körperlichen Erziehung, 3. Aufl. Enke, Stuttgart

Scheffer T v (1938) Homer, Odyssee, 1. Ges, S 125–135. Dtsch Ausgabe. Dietrische Verlagsbuch-handlung, Leipzig

Scherb R (1939) Spondylolisthesis (Spondylolisthesis imminens), Sacrum acutum, Sacrum arcua-tum, Regio lumbosacralis fixa als häufige Ursachen von Kreuzschmerzen. Z Orthop Chir 50: 304–320

Schildbach CH (1872) Die Skoliose. Veit, Leipzig

Schlegel KF (1956) Sitzschäden und deren Vermeidung durch eine neuartige Sitzkonstruktion. Med Klin 51: 1940–1942

Schlegel KF (1956) Die Wirbelsäulenganzaufnahme, Technik, Erfahrungen, Möglichkeiten. Verh Dtsch Orthop Ges, 43. Kongr. Beilageheft Z Orthop 87: 288–291

Schlegel KF, Dierks M (1957) Haltungsforschung im Röntgenbild. Z Orthop 88: 451–462

Schmidt FA (1926) Haltungsfehler und Schule. Leibesübungen: 81–85

Schmidt MB (1929) Rachitis und Osteomalacie. In: Henke F, Lubarsch O (Hrsg) Handbuch der speziellen Anatomie und Histologie. Springer, Berlin, S 1–165

Schmidt RF (1985) Grundriß der Neurophysiologie, 5. Aufl. Springer, Berlin Heidelberg New York

Schmidt RF, Thews G (1980) Physiologie des Menschen. Springer, Berlin Heidelberg New York

Schmitz H (1951) Das Möbelwerk. Wasmuth, Tübingen

Schmorl G, Junghanns H (1953) Die gesunde und die kranke Wirbelsäule im Röntgenbild und Klinik, 3. Aufl. Thieme, Stuttgart

Schneider H, Corradini V (1954) Aufbrauchsveränderungen in sehr beanspruchten Sehnen der oberen Extremität und ihre klinische Bedeutung. Z Orthop 84: 278–296, 333–352

Schneider H, Decker K (1961) Gedanken zur Gestaltung des Sitzes. Dtsch Med Wochenschr 86: 1816–1820

Schneider H, Gschnitzer F (1955) Die sog. Styloiditis radii – eine Tendopathie des M. brachio-radialis. Z Orthop 86: 386–396

Schneider H, Grilli PF (1955) Die Ätiologie und Pathogenese der Achillodynie. Z Orthop 86: 595–612

Schneider H, Lippert H (1961) Das Sitzproblem in funktionell-anatomischer Sicht. Med Klin 56: 1164–1168

Schneider H, Sassoli G (1955) Zur Pathologie und Klinik der sog. Peritendinitis in der Gegend des Troch. major. Bruns' Beitr Klin Chir 190: 149–168

Schoberth H (1956) Fehlstellungen des Kreuzbeines, röntgenologische und klinische Studien. Verh Dtsch Orthop Ges. 43. Kongr. Beilageheft Z Orthop 87: 216–218

Schoberth H (1961) Die Trichterbrust. Ergeb Chir Orthop 42: 121–202

Schoberth H (1962) Sitzhaltung, Sitzschaden, Sitzmöbel. Springer, Berlin Göttingen Heidelberg

Schoberth H (1969) Angeborene Fehlbildungen des Thorax. In: Diethelm L, Henck F, Olsson O, Strand F, Vieten H, Zeppinger A (Hrsg) Handbuch der Medizinischen Radiologie, Bd IX/1. Springer, Berlin Heidelberg New York, S 438–492

Schoberth H (1972) Die Leistungsprüfung der Bewegungsorgane. Urban & Schwarzenberg, Mün-chen

Schoberth H (1978) Vom richtigen Sitzen am Arbeitsplatz, Gesellschaft für Humanisierung der Arbeitswelt, Minden

Schoberth H, Leutschaft R (1962) Erfahrungen bei 100 Trichterbrust-Operationen. Dtsch Med Wochenschr 87: 774–784

Schörner R (1956) Orthopädische Rückenstütze. Münch Med Wochenschr 98: 1728–1730

Schrader E (1931) Der Bau der Zwischenwirbelscheibe in seinen Beziehungen zur Beanspruchung. Z Orthop Chir 53: 6–42

Schrader E (1933) Neuere Erkenntnisse im Aufbau und in der Funktion der Zwischenwirbelscheiben. Verh Dtsch Orthop Ges. Beilageheft Z Orthop 58: 148–154

Schuberth E von (1929) Röntgenuntersuchungen des knöchernen Beckens im Profilbild. Exakte Messung der Beckenneigung beim Lebenden. Z Geburtshilfe Gynäkol 53: 1064–1068

Schulthess W (1899) Zur normalen pathologischen Anatomie der jugendlichen Wirbelsäule. Z Orthop Chir 6: 399–434

Schulthess W (1902) Schule und Rückgratverkrümmung. Z Schulgesundheitspflege 15: 11–26, 71–92

Schulthess W (1905–1907) Die Pathologie und Therapie der Rückgratverkrümmungen. In: Joachimsthal G (Hrsg) Handbuch d. orthop. Chirurgie, Bd 1, 2. Abt., 1. Hälfte. Fischer, Jena, S 487–1224

Schwabe R (1933) Untersuchungen über die Rückbildung der Bandscheiben im menschlichen Kreuzbein. Virchows Arch Pathol Anat 287: 651–713

Setzermann P (1929) Wirtschaftliches Arbeiten im Sitzen. Reichsarbeitsblätter, Teil III, Arbeitsschutz, S 156–158

Sillan AH, Branchero N (1977) Effects on hypoxia on capillary density and fiber composition in rat skeletal muscle. Pflügers Arch 370: 227

Silbernagel S, Despopoulos A (1983) Taschenatlas der Physiologie, 2. Aufl. Thieme, Stuttgart

Snoo K de (1942) Das Problem der Menschwerdung im Lichte der vergleichenden Geburtshilfe. Fischer, Jena

Souriau P (1889) L'Estétique du mouvement. Alcan, Paris

Speransky AD (1926) Über die lumbosacrale Abteilung der Primatenwirbelsäule. Z Anat Entwicklungsgeschichte 78: 111–135

Spitzy H (1926) Die körperliche Erziehung des Kindes. 2. Aufl. Springer, Wien

Sprung HB (1956) Pathophysiologie der Zwischenwirbellöcher. Zentralblatt Chir 81: 1720–1732

Staffel F (1884) Zur Hygiene des Sitzens. Zentralblatt Allg Gesundheitspflege 3: 403–421

Staffel F (1889) Die menschlichen Haltungstypen und ihre Beziehungen zu den Rückgratverkrümmungen. Bergmann, Wiesbaden

Stahnke E (1925) Über das Verhalten des menschlichen Blutdruckes in verschiedenen Körperlagen. Mitt Grenzgeb Med Chir 38: 592–604

Stehr L (1938) Lendenlordose und Kreuzschmerzen. Arch Orthop Unfallchir 38: 514–528

Steindler A (1955) Kinesiologie of the human body. Thomas, Springfield

Stoboy H (1985) Neuromuskuläre Funktion und körperliche Leistung. In: Hohmann W v (Hrsg) Zentrale Themen der Sportmedizin. 3. Aufl. Springer, Berlin Heidelberg New York Tokio

Stracker OA (1949) Hyper- und Hypolordose der Lendenwirbelsäule. Z Orthop 78: 265–278

Strand FL (1978) Physiology. A regulatory system approach. Mc. Millan & Collier, New York

Strand FL, Cayer A, Gonzales E, Stoboy H (1978) Peptide enhancement of neuromuscular function. Animal and clinical studies. The neuropeptides. Pharmacol Biochem Behav [Suppl 1]: 5–179

Strasser H (1913) Lehrbuch der Muskel- und Gelenkmechanik, Bd II. Springer, Berlin

Tanz StS (1953) Motion of the lumbar spine. AJR 69: 399–412

Thoma E (1931) Die Zwischenwirbellöcher im Röntgenbild, ihre normale und pathologische Anatomie. Z Orthop Chir 55: 115–136

Thomsen W (1930) Über die Bedeutung der Bauchmuskeln für den Aufbau der Körperhaltung. Arch Orthop Unfallchir 28: 376–384

Thomsen W (1933) Ein vereinfachtes Krytometer. Arch Orthop Unfallchir 33: 168–172

Thomsen W (1935a) Über den Tennisarm (Epicondylitis humeri) usw. MMW 82: 1804–1806

Thomsen W (1935b) Über die Bedeutung der Rumpfmuskulatur für die Statik und Mechanik der Hüftgelenke. Z Orthop Chir 62: 21–64

Thomsen W (1955) Die statischen Anomalien der Wirbelsäule und ihre Behandlung. Regensburg. Jb. Ärztl. Fortbild IV: 240–248

Thomsen W (1957) Orthopädische Voraussetzungen für die Gestaltung von Autositzen. Wagen und Karosserie. Techn. 10. Jahrg. 9: 8–12

Töndury G (1940) Beitrag zur Kenntnis der kleinen Wirbelgelenke. Z Anat Entwicklungsgeschichte 220: 568–575

Töndury G (1958) Entwicklungsgeschichte und Fehlbildungen der Wirbelsäule in Forschung und Praxis. Hippokrates, Stuttgart

Uebermuth H (1956) Das lumbale Syndrom. Arch Orthop Unfallchir 48: 89–96

Veit E (1902) Eine modifizierte Rettig-Bank. Z Schulgesundheitspflege 15: 547–572

Veraguth O, Braendli-Wyss C (1940) Der Rücken des Menschen, die Erkennung und Behandlung seiner Erkrankungen. Huber, Bern

Virchow H (1909) Die Eigenform der menschlichen Wirbelsäule. Verh Anat Ges. 157–164

Vleeming A, Winkel D, Meijer OG (1985) Nichtoperative Orthopädie der Weichteile und des Bewegungsapparates, Bd 1, 2. Fischer, Stuttgart

Wacholder K (1928) Willkürliche Haltung und Bewegung. Ergeb Physiol 26: 568–775

Waldeyer W (1899) Das Becken. Cohen, Bonn

Warner F (1933) Der fünfte Lendenwirbel. Arch Orthop Unfallchir 33: 279–306

Weaver JK (1966) Bone, its strength and changes with aging and an evaluation of some methods for measuring its mineral content. J Bone Joint Surg [A] 48: 482

Weber E (1951) Der strenge Vergleich von Häufigkeitsziffern. Med Klin 46: 496–500

Weber HH (1957) Röntgendiagnostik des lumbalen Bandscheibenrisses und seiner Folgen. Karger, Basel

Weidenreich F (1913) Über das Hüftbein und das Becken des Primaten und ihre Umformung durch den aufrechten Gang. Anat Anz 44: 497–513

Weitnauer H (1959) Wirbelsäulenverkrümmungen im Schulalter. Landarzt 35: 40–44

Werthmann H (1948) Die Überlastungsschäden des Skelettsystems. Huber, Bern

Wilhelm R (1935) Der Kreuzschmerz, seine Ursachen und Behandlung. Ergeb Chir 28: 197–236

Wirhed R (1984) Sport – Anatomie und Bewegungslehre. Schattauer, Stuttgart

Wisser P (1891) Untersuchungen über die Beschaffenheit der Wirbelsäule bei Schulkindern. Inaug. Dissertation Universität Würzburg

Witt A, Rettig H, Schlegel KF, Hackenbroch M, Hupfauer W (1980) Orthopädie in Praxis und Klinik, Bd I, Allgemeine Orthopädie. Thieme, Stuttgart

Würtele A (1958) Die Kreuzschmerzen der Frau als Symptom der statischen Insuffizienz vom gynäkologischen Standpunkt gesehen. Dtsch Med J 8: 6–9

Wyke B (1967) The neurology of joints. Ann R Coll Surg Engl 42: 25–50

Wyss Th, Ulrich SP (1954) Festigkeitsuntersuchungen und gezielte Extensionsbehandlung der Lendenwirbelsäule unter Berücksichtigung des Bandscheibenvorfalles. Vjschr Natur-Forsch. Ges. Zürich 99 Beiheft 3/4

Yamaguchi Y, Umezawa F (unpublished) Development of a chair to minimize disc distortion in the sitting posture. Paper presented at the 4th International Congress of Ergonomics, Strasbourg, July 1970

Zettler F (1952) Die Statik des knöchernen Beckens. Bruns' Beitr Klin Chir 184: 257–270

Zimmermann M (1981) Schmerz – und Schmerztherapie – neurophysiologisch betrachtet. Schweiz Med Wochenschr 111: 1927–1936

Zuckschwert L, Emmingen E, Biedermann F, Zettel H (1955) Wirbelgelenk und Bandscheibe. Hippokrates, Stuttgart

Sachverzeichnis